U0198463

护理临床理论与实践

HULI LINCHUANG LILUN YU SHIJIAN

主编 梁晓庆 李晶晶 焦仲苗 姚桂英
方晓霞 李科菀 韩桂莲 王雪梅

上海科学技术文献出版社
Shanghai Scientific and Technological Literature Press

图书在版编目（CIP）数据

护理临床理论与实践 / 梁晓庆等主编 .-- 上海：
上海科学技术文献出版社,2023
ISBN 978-7-5439-8847-7

Ⅰ. ①护… Ⅱ. ①梁… Ⅲ. ①护理学 Ⅳ. ①R47

中国国家版本馆CIP数据核字（2023）第094431号

组稿编辑： 张　树
责任编辑： 王　珺
封面设计： 宗　宁

护理临床理论与实践

HULI LINCHUANG LILUN YU SHIJIAN

主　　编：梁晓庆　李晶晶　焦仲苗　姚桂英　方晓霞　李科菀　韩桂莲　王雪梅
出版发行：上海科学技术文献出版社
地　　址：上海市长乐路746号
邮政编码：200040
经　　销：全国新华书店
印　　刷：山东麦德森文化传媒有限公司
开　　本：787mm×1092mm 1/16
印　　张：34
字　　数：870 千字
版　　次：2023年6月第1版　2023年6月第1次印刷
书　　号：ISBN 978-7-5439-8847-7
定　　价：198.00 元

编委会

主　编

梁晓庆　李晶晶　焦仲苗　姚桂英
方晓霞　李科菀　韩桂莲　王雪梅

副主编

韩　真　王福贞　梁瑞云　张　敏
王　优　张佳丽

编　委（按姓氏笔画排序）

王　优（云南省昆明市中医医院）

王雪梅（济宁市兖州区人民医院）

王福贞（泗水县人民医院）

毛红梅（湖北省十堰市妇幼保健院）

方晓霞（高州市人民医院）

李科菀（广东省深圳市宝安区福永人民医院）

李晶晶（枣庄市中医医院）

张　敏（济南市济阳区太平街道社区卫生服务中心）

张佳丽（郑州市第七人民医院）

姚桂英（山东省聊城市茌平区人民医院）

梁晓庆（济南市槐荫人民医院）

梁瑞云（山东省莱州市人民医院）

韩　真（枣庄市中医医院）

韩桂莲（安丘市中医院）

焦仲苗（日照市岚山区人民医院）

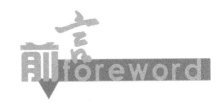

前言 foreword

护理学是一门研究有关预防保健与疾病防治过程中的护理理论与技术的科学，是理论与实践紧密结合的专业学科。随着现代医学的不断发展、基础医疗知识的全民普及，国家和社会对在各级医疗机构中从事临床护理和健康保健等工作的护理从业人员提出了更高的要求：除需具备护理学基础理论、基本技能外，还需掌握最新的护理理念及实践操作标准。

为适应现代护理理论与实践的新要求，帮助护理从业人员提升自身职业素养，更好地在临床护理及健康保健工作中进行护理评估、护理诊断，我们特组织具有丰富临床经验的编写团队归纳常见疾病护理要点，共同编写了《护理临床理论与实践》一书。

本书共16章，首先对护理学基本理论、基础护理操作技术、医院感染护理、门诊护理及手术室护理内容进行了介绍；然后阐述了呼吸内科、消化内科、心内科等科室常见疾病的护理。本书对各疾病的病因、临床表现、诊断等理论知识进行简单概述，重点介绍每一种疾病的护理诊断、护理评估、护理措施及健康教育等与临床护理密切相关的知识。本书既重视护理人员必备护理技能的分享，也注重基本理论和知识的阐述，希望能对广大临床护理工作者有所帮助。

在编写过程中，由于编者编写时间紧张、水平有限，书中难免有不足之处，希望广大读者能提出宝贵意见，以期进一步完善。

《护理临床理论与实践》编委会
2023 年 3 月

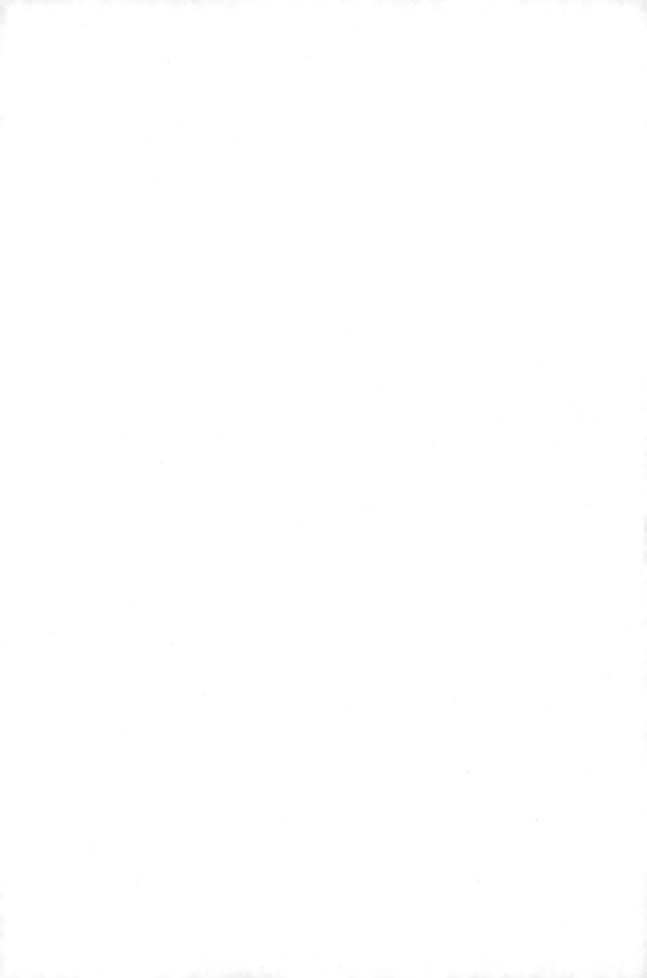

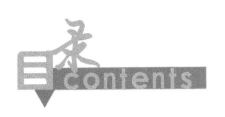

第一章

护理学基本理论

第一节 系 统 理 论

一、系统理论的产生

系统,作为一种思想,早在古代就已萌芽,但作为科学术语使用还是在现代。系统论的观点起源于 20 世纪 20 年代,由美籍奥地利理论生物学家路·贝塔朗菲提出,1932－1934 年,他先后发表了《理论生物学》和《现代发展理论》,提出用数学和模型来研究生物学的方法和机体系统论概念,可视为系统论的萌芽。1937 年,贝塔朗菲第一次提出一般系统论的概念。1954 年,以贝塔朗菲为首的科学家们创办了"一般系统论学会"。1968 年,贝塔朗菲发表了《一般系统论——基础、发展与应用》。系统论主要解释了事物整体及其组成部分间的关系,以及这些组成部分在整体中的相互作用。其理论框架被广泛应用到许多科学领域,如物理、工程、管理及护理等,并日益发挥重大而深远的影响。

二、系统的基本概念

(一)系统的概念

系统是由相互联系、相互依赖、相互制约、相互作用的事物和过程组成的具有整体功能和综合行为的统一体。各种系统,尽管它的要素有多有少,具体构成千差万别,但总由两部分组成:一部分是要素的集合,另一部分是各要素间相互关系的集合。

(二)系统的基本属性

系统是多种多样的,但都具有共同的属性。

1.整体性

组成系统的每个部分都具有各自独特的功能,但这些组成部分不具有或不能代表系统总体的特性。系统整体并不是由各组成部分简单罗列和相加构成的,各部分必须相互作用、相互融合才能构成系统整体。因此,系统整体的功能大于并且不同于各组成部分的总和。

2.相关性

系统的各个要素之间都是相互联系、相互制约,若任何要素的性质或行为发生变化,都会影响其他要素,甚至系统整体的性质或行为。如人是一个系统,作为一个有机体,由生理、心理、社会文化等各部分组成,其整体生理功能又由血液循环、呼吸、消化、泌尿、神经肌肉和内分泌等不同系统和组织器官组成。当一个人神经系统受到干扰,就会影响他的消化系统、心血管系统的功能。

3.层次性

对于一个系统来说,它既是由某些要素组成,同时,它自身又是组成更大系统的一个要素。系统的层次间存在着支配与服从的关系。高层次支配低层次,决定系统的性质,低层次往往是基础结构。

4.动态性

系统是随时间的变化而变化的。系统进行活动,必须通过内部各要素的相互作用,能量、信息、物质的转换,内部结构的不断调整以达到最佳功能状态。此外,系统为适应环境,维持自身的生存与发展,需要与环境进行物质、能量、信息的交流。

5.预决性

系统具有自组织、自调节能力,可通过反馈适应环境,保持系统稳态,这样就呈现某种预决性。预决性程度标志系统组织水平高低。

三、系统的分类

自然界或人类社会可存在千差万别的各种系统,可从不同角度对它们进行分类。分类方法如下。

(一)按组成系统的要素性质分类

系统可分成自然系统与人造系统。自然系统如生态系统、人体系统等;人造系统如机械系统、计算机软件系统等。自然系统与人造系统的结合,称为复合系统,如医疗系统、教育系统。

(二)按组成系统的内容分类

系统可分为物质系统与概念系统。物质系统如动物、仪器等;概念系统如科学理论系统、计算机程序软件等。多数情况下,实物系统与概念系统是相互结合、密不可分的。

(三)按系统与环境的关系分类

系统可分为开放系统与封闭系统。封闭系统是指与环境间不发生相互作用的系统,即与环境没有物质、信息或能量的交换,事实上绝对的封闭系统是不存在的。与封闭系统相反,开放系统是指通过与环境间的持续相互作用,不断进行物质、能量和信息交流的系统,如生命系统、医院系统等。在开放系统中,按系统有无反馈可分为开环系统与闭环系统。没有反馈的系统称为开环系统,有反馈的系统称为闭环系统。

(四)按系统运动的属性分类

系统可分为动态系统与静态系统。动态系统,如生物系统、生态系统;静态系统,如一个建筑群、基因分析图谱等。

四、系统理论的基本原则及在护理实践中的应用

(一)整体性原则

整体性原则是系统理论最基本的原则,也是系统理论的核心。

1.从整体出发,认识、研究和处理问题

护理人员在处理患者健康问题时,要以整体为基本出发点,深入了解,把握整体,找出解决问题的有效方法。

2.注重整体与部分、部分与部分之间的相互关系

从整体着眼,从部分入手,把护理工作的重点放在系统要素的各种联系上。如医院的护理系统是指从护理部到病区助理护士,任何一个要素薄弱都会影响医院护理的整体效应。

3.注重整体与环境的关系

整体性原则要求护理人员在护理患者时,要考虑系统对环境的适应性,通过调整人体系统内部结构,使其适应周围环境,或是改变周围环境,使其适应系统发展的需要。

(二)优化原则

系统的优化原则是通过系统的组织和调节活动,达到系统在一定环境下的最佳状态,发挥最好功能。

1.局部效应应服从整体效应

系统的优化是与系统整体性紧密联系的,当系统的整体效应与局部效应不一致时,局部效应服从整体效应。护理人员在实施护理计划时,要善于抓主要矛盾,追求整体效应,实现护理质量、效率的最优化。

2.坚持多极优化

优化应贯穿系统运动的全过程。护理人员在护理患者时,为追求最佳护理活动效果,在确定患者健康问题、确定护理目标、制订护理措施、实施护理计划、建立评价标准时都要进行优化抉择。

3.优化的绝对性与相对性相结合

优化本身的"优"是绝对的,但优化的程度是相对的。护理人员在工作中选择优化方案时,应从实际出发、科学分析、择优而从,如工作中经常会遇到病情复杂的患者或复杂的研究问题,往往会出现这方面问题解决较好,而那方面问题却未能很好解决,且难找到完善的解决方案。这就要在相互矛盾的需求之中,选择一个各方面都较满意的相对优化方案。

(三)模型化原则

预先设计一个与真实系统相似的模型,通过对模型的研究来描述和掌握真实系统的特征和规律的方法称为模型化。在模型化过程中应遵循的原则称为模型化原则。在护理研究领域中应用的模型有多种,如从形态上可分为具体模型与抽象模型,从性质上可分为结构模型与功能模型。在设计模型进行护理研究时,必须遵循模型化原则。模型化原则有以下 3 个方面。

1.相似性原则

模型必须与原型相似,这样建立的模型才能真正反映原型的某些属性、特征和运动规律。

2.简化原则

模型既应真实,又应是原型的简化,如无简化性,模型就失去它存在的意义。

3.客观性原则

任何模型总是真实系统某一方面的属性、特征、规律性的模仿,因此建模时,要以原型作为检验模型的真实性的客观依据。

（梁晓庆）

第二节　自　理　理　论

奥瑞姆是美国著名的护理理论学家之一。她在长期的临床护理、教育和护理管理及研究中,形成和完善了自理模式。强调护理的最终目标是恢复和增强人的自护能力,对护理实践有着重要的指导作用。

一、自理理论概述

奥瑞姆的自理模式主要包括自理理论、自理缺陷理论和护理系统理论。

(一)自理理论

每个人都有自理需要,而且因不同的健康状况和生长发育的阶段而不同。自理理论包括自我护理、自理能力、自理的主体、治疗性自理需要和自理需要等五个主要概念。

(1)自我护理是个体为维持自身的结构完整和功能正常,维持正常的生长发育过程,所采取的一系列自发的调节行为。人的自我护理活动是连续的、有意义的。完成自我护理活动需要智慧、经验和他人的指导与帮助。正常成人一般可以进行自我护理活动,但是婴幼儿和那些不能完全自我护理的成人则需要不同程度的帮助。

(2)自理能力是指人进行自我护理活动的能力,也就是从事自我照顾的能力。自理能力是人为了维护和促进健康及身心发展进行自理的能力,是一个趋于成熟或已成熟的人的综合能力。人为了维持其整体功能正常,根据生长发育的特点和健康状况,确定并详细叙述自理需要,进行相应的自理行为,满足其特殊需要,比如人有预防疾病和避免损伤的需要,在患病或受损伤后,有减轻疾病或损伤对身心损害的需要。奥瑞姆认为自理能力包括 10 个主要方面。①重视和警惕危害因素的能力:关注身心健康,有能力对危害健康的因素引起重视,建立自理的生活方式。②控制和利用体能的能力:人往往有足够的能量进行工作和日常生活,但疾病会不同程度地降低此能力,患病时人会感到乏力,无足够的能量进行肢体活动。③控制体位的能力:当感到不适时,有改变体位或减轻不适的能力。④认识疾病和预防复发的能力:患者知道引发疾病的原因、过程、治疗方法及预后,有能力采取与疾病康复和预防复发相关的自理行为,如改善或调整原有的生活方式、避免诱发因素、遵医嘱服药等。⑤动机:是指对疾病的态度。若积极对待疾病,患者有避免各种危险因素的意向或对恢复工作回归社会有信心等。⑥对健康问题的判断能力:当身体健康出现问题时,能做出决定,及时就医。⑦学习和运用与疾病治疗、康复相关的知识及技能的能力。⑧与医护人员有效沟通,配合各项治疗和护理的能力。⑨安排自我照顾行为的能力,能解释自理活动的内容和益处,并合理安排自理活动。⑩从个人、家庭和社会各方面寻求支持和帮助的能力。

(3)自理的主体是指完成自我护理活动的人。在正常情况下,成人的自理主体是本身,但是儿童、患者或残疾人等的自理主体部分是自己,部分为健康服务者或是健康照顾者,如护士等。

(4)治疗性自理需要:在特定时间内,以有效的方式进行一系列相关行为以满足自理需要,包括一般生长发育的和健康不佳时的自理需要。

(5)自理需要:为了满足自理需要而采取的所有活动,包括一般的自理需要,成长发展的自理需要和健康不佳的自理需要。

一般的自理需求:与生命过程和维持人体结构和功能的整体性相关联的需求。①摄取足够的空气、水和食物。②提供与排泄有关的照料。③维持活动与休息的平衡。④维持孤独及社会交往的平衡。⑤避免对生命和健康有害的因素。⑥按正常规律发展。

发展的自理需求:与人的成长发展相关的需求;不同的发展时期有不同的需求;有预防和处理在成长过程中遇到不利情况的需求。

健康不佳时的自理需求:个体在身体结构和功能、行为和日常生活习惯发生变化时出现的自理需求,包括:①及时得到治疗。②发现和照顾疾病造成的影响。③有效地执行诊断、治疗和康复方法。④发现和照顾因医护措施引起的不适和不良反应。⑤接受并适应患病的事实。⑥学习新的生活方式。

(6)基本条件因素:反映个体特征及生活状况的一些因素,包括年龄、健康状况、发展水平、社会文化背景、健康照顾系统、家庭、生活方式、环境和资源等。

(二)自理缺陷理论

自理缺陷理论是奥瑞姆理论的核心,是指人在满足其自理需要方面,在质或量上出现不足。当自理需要小于或等于自理主体的自理能力时,人就能进行自理活动。当自理主体的自理能力小于自理需要时,就会出现自理缺陷。这种现象可以是现存的,也可以是潜在的。自理缺陷包括两种情况:一种是当自理能力无法全部满足治疗性自理需求时,即出现自理缺陷;另一种是照顾者的自理能力无法满足被照顾者的自理需要。自理缺陷是护理工作的重心,护理人员应与患者及其家属进行有效沟通,保持良好的护患关系,以确定如何帮助患者,与其他医疗保健专业人士和社会教育性服务机构配合,形成一个帮助性整体,为患者及其家属提供直接帮助。

(三)护理系统理论

护理系统理论是在人出现自理缺陷时护理活动的体现,是依据患者的自理需要和自理主体的自理能力制定的。

护理力量是受过专业教育或培训的护士所具有的护理能力,即了解患者的自理需求及自理力量,并做出行动、帮助患者,通过执行或提高患者的自理力量来满足治疗性自理需求。

护理系统也是护士在护理实践中产生的动态的行为系统,奥瑞姆将其分为3个系统,即全补偿护理系统、部分补偿护理系统、辅助教育系统。各护理系统的适用范围、护士和患者在各系统中所承担的职责如下。

1.全补偿护理系统

患者没有能力进行自理活动;患者神志和体力上均没有能力;虽然神志清楚,知道自己的自理需求,但体力上不能完成;虽然体力上具备,但存在精神障碍无法对自己的自理需求做出判断和决定,对于这些患者需要护理给予全面的帮助。

2.部分补偿护理系统

患者的自理能力只能满足治疗性自理需求,既需要护士提供护理照顾,也需要患者采取自理行动。

3.辅助教育系统

患者能够完成自理活动,同时也要求其完成;需要学习才能完成自理,没有帮助就不能完成。护士通过对患者提供教育、支持、指导,提高患者的自理能力。

这三个系统类似于我国临床护理中一直沿用至今的分级护理制度,即特级护理和一级护理、二级护理和三级护理。

奥瑞姆理论的特征:其理论结构比较完善且有新意;相对简单而且易于推广;奥瑞姆的理论与其他已被证实的理论、法律和原则也是一致的;奥瑞姆还强调了护理的艺术性及护士应具有的素质和技术。

二、自理理论在护理实践中的应用

奥瑞姆的自理理论被广泛应用在护理实践中,她将自理理论与护理程序有机地联系在一起,通过设计好的评估方法和工具评估患者的自理能力及自理缺陷,以帮助患者更好地达到自理。她将护理程序分为以下三步。

(一)评估患者的自理能力和自理需要

在这一步中,护士可以通过收集资料来确定病种存在哪些自理缺陷及引起自理缺陷的原因,评估患者的自理能力与自理需要,从而确定患者是否需要护理帮助。

1.收集资料

护士收集的资料包括患者的健康状况,患者对自身健康的认识,医师对患者健康的意见,患者的自理能力,患者的自理需要等。

2.分析与判断

在收集自理能力资料的基础上,确定以下问题:①患者的治疗性自理需要是什么。②为满足患者的治疗性自理需求,其在自理方面存在的缺陷有哪些。③如果有缺陷,是由什么原因引起的。④患者在完成自理活动时具备的能力有哪些。⑤在未来一段时间内,患者参与自理时具备哪些潜在能力,如何制订护理目标。

(二)设计合适的护理系统

根据患者的自理需要和能力,在完全补偿系统、部分补偿系统和辅助教育系统中选择一个合适的护理系统,并依据患者智力性自理需求的内容制订出详细的护理计划,给患者提供生理和心理支持及适合于个人发展的环境,明确护士和患者的角色功能,以达到促进健康、恢复健康、提高自理能力的目的。

(三)实施护理措施

根据护理计划提供适当的护理措施,帮助和协调患者恢复和提高自理能力,满足患者的自理需求。

(梁晓庆)

第三节 需 要 理 论

一、需要概述

每个人都有一些基本的需要,包括生理的、心理的和社会的,这些需要的满足使人类得以生存和发展。

(一)需要的概念

需要是人脑对生理与社会要求的反应。人类的基本需要具有共性,在不同年代、不同地区或不同人群,为了自身与社会的生存与发展,必须对一定的事物产生需求,例如食物、睡眠、情爱、交往等,这些需求反映在个体的头脑中,就形成了他的需要。当个体的需要得到满足时,就处于一种平衡状态,这种平衡状态有助于保持个体健康。反之,当个体的需要得不到满足时,个体则可能陷入紧张、焦虑、愤怒等负性情绪中,严重者可导致疾病的发生。

(二)需要的特征

1.需要的对象性

人的任何需要都是指向一定对象的。这种对象既可以是物质性的,也可以是精神性的。无论是物质性的还是精神性的需要,都必须有一定的外部物质条件才可获得满足。

2.需要的发展性

需要是个体生存发展的必要条件,如婴儿期的主要需要是生理需要,少年期则产生了尊重的需要。

3.需要的无限性

需要不会因暂时满足而终止,当某些需要满足后,还可产生新的需要,新的需要就会促使人们去开展新的满足需要的活动。

4.需要的社会历史制约性

人的各种需要的产生及满足均可受到所处环境条件与社会发展水平的制约。

5.需要的独特性

人与人之间的需要既有相同,也有不同,其需要的独特性是由个体的遗传因素、环境因素所决定。在临床工作中,护理人员应细心观察患者需要的独特性,及时给予合理的满足。

(三)需要的分类

常见的分类有两种。

1.按需要的起源分类

需要可分生理性需要与社会性需要。生理性需要如饮食、排泄等;社会性需要如劳动、娱乐、交往等。生理性需要的主要作用是维持机体代谢平衡;社会性需要的主要作用是维持个体心理与精神的平衡。

2.按需要的对象分类

需要可分为物质需要与精神需要。物质需要如衣、食、住、行等;精神需要如认识的需要、交往的需要等。物质需要既包括生理性需要,也包括社会性需要;精神需要是指个体对精神文化方面的要求。

(四)需要的作用

需要是个体从事活动的基本动力,是个体行为积极性的源泉。根据需要的作用,护理人员在护理患者时,既要满足患者的基本需要,又要激发患者依靠自己的力量恢复健康的需要。

二、需要层次理论

许多哲学家和心理学家试图将人的需要这一概念发展成理论,并用以解释人的行为。心理学家亚伯拉罕·马斯洛于 1943 年提出了人类基本需要层次论,这一理论已被广泛应用于心理学、社会学和护理学等许多学科领域。

(一)需要层次论的主要内容

马斯洛将人类的基本需要分为 5 个层次,并按照先后次序,由低向高依次排列,包括生理的需要、安全的需要、爱与归属的需要、尊敬的需要和自我实现的需要。

1.生理的需要

生理的需要是人类最基本的需要,包括食物、空气、水、温度(衣服和住所)、排泄、休息和避免疼痛。

2.安全的需要

人需要一个安全、有秩序、可预知、有组织的世界,以使其感到有所依靠,不被意外的、危险的事情所困扰,即包括安全、保障、受到保护,以及没有焦虑和恐惧。

3.爱与归属的需要

人渴望归属于某一群体并参与群体的活动和交往,希望在群体或家庭中有一个适当的位置,并与他人有深厚的情感,即包括爱他人、被爱和有所归属,以免遭受遗弃、拒绝、举目无亲等痛苦。

4.尊敬的需要

尊敬的需要是个体对自己的尊严和价值的追求,包括自尊和被尊两方面。尊敬需要的满足可使人感到自己有价值、有能力、有力量和必不可少,使人产生自信心。

5.自我实现的需要

自我实现的需要是指一个人要充分发挥自己才能与潜力的要求,是力求实现自己可能之事的要求。

马斯洛在晚年时,又把人的需要概括为三大层次:基本需要、心理需要和自我实现需要。

(二)各需要层次之间的关系

马斯洛不仅将人的需要按照不同层次进行了划分,而且十分强调各层次之间的关系。他指出以下几点。

(1)必须首先满足较低层次的需要,然后再考虑满足较高层次的需要。生理需求是最低层次的需求,也是最重要的。人在最基本的生理需要满足后,才得以维持生命。

(2)通常一个层次的需要被满足后,更高一层的需要才会出现,并逐渐明显和强烈。例如,人的生理需要得到满足后,会争取满足安全的需要;同样,在安全的需要满足之后,才会提出爱和更高层次的需要。但是,有些人在追求满足不同层次的需要时会出现重叠,甚至颠倒。例如,有的科研工作者为探求科学真理(自我实现),不顾试验场所可能存在危害生命的因素(安全的需要);有的运动员为夺冠军,为祖国争光(自我实现),不考虑自己可能会受伤甚至致残(生理和安全的需要),也要勇往直前。

（3）维持生存所必需的低层次需要是要求立即和持续予以满足的，如氧气；越高层次的需要越可被较长久地延后，如性的需要、尊敬的需要等。但是，这些可被暂时延缓或在不同时期有所变化的需要是始终存在的，不可被忽视。

（4）人们满足较低层次需要的活动基本相同，如对氧的需要，都是通过呼吸运动来满足。而越是高层次的需要越为人类所特有，人们采用的满足方式越具有差异性，如满足自我实现的需要时，作家从事写作，科学家做研究，运动员参加竞赛等。同时，低层次需要比高层次需要更易确认、更易观测、更有限度，如人只吃有限的食物，而友爱、尊重和自我实现需要的满足则是无限的。

（5）随着需要向高层次移动，各种需要满足的意义对每个人来说越具有差异性。这是由个人的愿望、社会文化背景及身心发展水平所决定的。例如，有的人对有一个稳定的工作、受他人尊敬的职位就很满意了；而有的人还要继续学习，获得更高的学位，不断改革和创新。

（6）各需要层次之间可相互影响。例如，有些较高层次需要并非生存所必需，但它能促进生理功能更旺盛，使人的健康状态更佳、生活质量更高，如果不被满足，会引起焦虑、恐惧、抑郁等情绪，导致疾病的发生，甚至危及生命。

（7）人的需要满足程度与健康成正比。当所有的需要被满足后，就可达到最佳的健康状态。反之，基本需要的满足遭受破坏，会导致疾病。人若生活在高层次需要被满足的基础上，就意味着有更好的食欲和睡眠、更少的疾病、更好的心理健康状态和更长的寿命。

（三）需要层次论对护理的意义

需要层次论为护理学提供了理论框架，它是护理程序的理论基础，可指导护理实践有效进行。

（1）帮助护理人员识别患者未满足的需要的性质，以及对患者所造成的影响。

（2）帮助护理人员根据需要层次和优势需要，确定需要优先解决的健康问题。

（3）帮助护理人员观察、判断患者未感觉到或未意识到的需要，给予满足，以达到预防疾病的目的。

（4）帮助护理人员对患者的需要进行科学指导，合理调整需要间的关系，消除焦虑与压力。

三、影响需要满足的因素

当人的需要大部分被满足时，人就能处于一种相对平衡的健康状态。反之，会造成机体环境的失衡，导致疾病的发生。因此，了解可能引起人的需要满足的障碍因素十分必要。

（一）生理的障碍

生理的障碍包括生病、疲劳、疼痛、躯体活动有障碍等，如因腹泻而影响水、电解质的平衡及食物摄入的需要。

（二）心理的障碍

人处于焦虑、恐惧、愤怒、兴奋或抑郁等状态时会影响基本需要的满足，如引起食欲缺乏、失眠、精力不集中等。

（三）认知的障碍和知识缺乏

人要满足自身的基本需要是要具备相关知识的，如营养知识、体育锻炼知识和安全知识等。人的认知水平较低时会影响对有关信息的接受、理解和应用。

（四）能力障碍

一个人具备多方面能力，如交往能力、动手能力、创造能力等。当个体某方面能力较差，就会导致相应的需要难以满足。

（五）性格障碍

一个人的性格与他的需要产生和满足有密切关系。

（六）环境的障碍

如空气污染、光线不足、通风不良、温度不适宜、噪声等都会影响某些需要的满足。

（七）社会的障碍

缺乏有效的沟通技巧、社交能力差、人际关系紧张、与亲人分离等都会导致缺乏归属感和爱，也可影响其他需要的满足。

（八）物质的障碍

需要的满足需要一定的物质条件，当物质条件不具备时，以这些条件为支撑的需要就无法满足。如生理需要的满足需要食物、水；自我实现需要的满足需要书籍、实验设备等。

（九）文化的障碍

如地域习俗的影响、信仰观念的不同、教育的差别等，都会影响某些需要的满足。

四、患者的基本需要

一个人在健康状态下能够由自己来满足各类需要，但在患病时，情况就发生了变化，许多需要不能自行满足。这就需要护理人员作为一种外在的支持力量，帮助患者满足需要。

（一）生理的需要

1.氧气

缺氧、呼吸道阻塞、呼吸道感染等。

2.水

脱水、水肿、电解质紊乱、酸碱失衡。

3.营养

肥胖、消瘦、各种营养缺乏、不同疾病（如糖尿病、肾脏疾病）的特殊饮食需要。

4.体温

过高、过低、失调。

5.排泄

便秘、腹泻、大小便失禁等。

6.休息和睡眠

疲劳、各种睡眠形态紊乱。

7.避免疼痛

各种类型的疼痛。

（二）刺激的需要

患者在患病的急性期，对刺激的需要往往不很明显，当处于恢复期时，此需要的满足日趋重要。如长期卧床的患者，如果他心理上刺激的需要、生活上活动的需要不能得到满足，那就意味着其心理上、生理上都在退化。因此，卧床患者需要翻身、肢体活动，以减轻或避免皮肤受损、肌肉萎缩等。

长期单调的生活不但会引起体力衰退、情绪低落，而且智力也会受到影响，故应注意环境的美化，安排适当的社交和娱乐活动。对于长期住院的患者，更应注意满足其刺激的需要，如布置优美、具有健康教育性的住院环境,病友之间的交流和娱乐等。

(三)安全的需要

患病时由于环境的变化、舒适感的改变,安全感会明显降低,如担心自己的健康没有保障;寂寞和无助感;怕被人遗忘和得不到良好的治疗和护理;对各种检查和治疗产生恐惧和疑虑;对医护人员的技术不信任;担心经济负担问题等。具体护理内容包括以下两点。

1.避免身体伤害

应注意防止发生意外,如地板过滑、床位过高或没有护栏、病室内有噪声、院内发生交叉感染等均会对患者造成伤害。

2.避免心理威胁

应进行入院介绍和健康教育,增强患者自信心和安全感,使患者对医护人员产生信任感和信赖感,促进治疗和康复。

(四)爱与归属的需要

患病住院期间,由于与亲人的分离和生活方式的变化,这种需要的满足受到影响,需要就变得更加强烈,患者常常希望得到亲人、朋友和周围人的亲切关怀、理解和支持。护理人员要通过细微、全面的护理,与患者建立良好的护患关系,允许家属探视,鼓励亲人参与患者护理的活动,帮助患者之间建立友谊。

(五)自尊与被尊敬的需要

在爱与归属的需要被满足后,患者也会感到被尊敬和被重视,因而这两种需要是相关的。患病会影响自尊需要的满足,患者会觉得因生病而失去自身价值或成为他人的负担,护理人员在与患者交往中,应始终保持尊重的态度、礼貌的举止。

注意帮助患者感到自己是重要的、是被他人接受的,如礼貌称呼患者的名字,而不是床号;初次与患者见面时,护士应介绍自己的名字;重视、听取患者的意见;让患者做力所能及的事,使患者感到自身的价值。

在进行护理操作时,应注意尊重患者的隐私,减少暴露,为患者保密,理解和尊重患者的个人习惯、价值观、宗教信仰等。不要把护士自己的观念强加给患者,以增加其自尊和被尊感。

(六)自我实现的需要

个体在患病期间最受影响且最难满足的需要是自我实现的需要。特别是能力严重丧失时,如失明、耳聋、失语、瘫痪、截肢等。但是,疾病也会对某些人的成长起到促进作用,从而对自我实现有所帮助。此需要的满足因人而异,护理的功能是切实保证低层次需要的满足,使患者意识到自己有能力、有潜力,并加强学习,为自我实现创造条件。

五、满足患者需要的方式

护理人员满足患者需要的方式有3种。

(一)直接满足患者的需要

对于暂时或永久丧失自我满足某方面需要能力的患者,护理人员应采取有效措施来满足患者的基本需要,以减轻痛苦,维持生存。

(二)协助患者满足需要

对于具有或恢复一定自我满足需要能力的患者,护理人员应有针对性地给予必要的帮助和支持,提高患者自护能力,促进早日康复。

（三）间接满足患者的需要

可通过卫生宣教、健康咨询等多种形式为护理对象提供卫生保健知识，避免健康问题的发生或恶化。

（梁晓庆）

第四节　健康系统理论

贝蒂·纽曼（Betty Neuman）1970年提出了健康系统模式，后经2年的完善于1972年在《护理研究》杂志上发表了"纽曼健康系统模式"一文。经过多次修改，于1988年再版的《纽曼系统模式在护理教育与实践中的应用》中阐述了纽曼的护理观点，并被广泛地应用于临床护理及社区护理实践中。

一、健康系统理论概述

纽曼健康系统模式主要以格式塔特心理学为基础，并应用了贝塔朗菲的系统理论，席尔（Selye）压力与适应理论及凯普兰（Caplan）三级预防理论。主要概念如下。

（一）个体

个体是指个体的人，也可为家庭、群体或社区，是与环境持续互动的开放系统，称为服务对象系统。

1.正常防御线

正常防御线是指每个个体经过一定时间逐渐形成对外界反应的正常范围，即通常的健康（稳定）状态。它是由生理的、心理的、社会文化的、发展的、精神的技能组成，用来对付应激源的。这条防御线是动态的，与个体随时需要保持稳定有关。一旦压力源入侵正常防线，个体发生压力反应，表现为稳定性减低和产生疾病。

2.抵抗线

抵抗线是防御应激源的一些内部因素，其功能是使个体稳定并恢复到健康状态（正常防御线）。它保护的是基本结构，并且当环境中的应激源侵入或破坏正常防御线时，抵抗线会被激活，例如免疫机制，如果抵抗线的作用（反应）是有效的，系统可以重建；但如果抵抗线的作用（反应）是无效的，其结果是能量耗尽，系统灭亡。

3.弹性防御线

为外层的虚线，也是动态的，能在短期内迅速发生变化。当环境施加压力时，它是正常防御线的缓冲剂，而当环境给予支持并有助于成长和发展时，它是正常防御线的过滤器。其功能会因一些变化如失眠、营养不良或其他日常生活变化而降低。

当这个防御线的弹性作用不能再保护个体对抗应激源时，应激源就会破坏正常防御线而导致疾病。当弹性防御线与正常防御线之间的距离增加时，表明系统保障程度增强。

以上3种防御机制，既有先天赋予的，又有后天习得的，抵抗效能取决于心理、生理、社会文化、生长发育、精神等5个变量的相互作用。3条防御线的相互关系是弹性防御线保护正常防御线，抵抗线保护基本结构。当个体遇到压力源时，弹性防御线首先激活以防止压力源入侵。若弹性防御线抵抗不消,压力源侵入正常防御线,人体发生反应,出现症状。此时,抵抗线被激活。当抵抗有效时,个体又恢复到正常防御线未遭受入侵时的健康状态。

(二)应激源

纽曼将应激源定义为能够产生紧张及潜在地引起系统失衡的刺激。系统需要应对一个或多个刺激。纽曼系统模式中强调的是确定应激源的类型、本质和强度。

1.个体外的

这是发生在个体以外的力量。如失业,是受同事是否接受(社会文化力量)、个人对失业的感受(心理的)及完成工作的能力(生理的、发展的、心理的)的影响。

2.个体间的

发生在一个或多个个体之间的力量。如夫妻关系,常受不同地区和时代(社会文化)、双方的年龄和发展水平(生理和发展的)和对夫妻的角色感觉和期望(心理的)的影响。

3.个体内的

发生在个体内部的力量。如生气,是一种个体内部力量,其表达方式是受年龄(发展的)、体力(生理的)、同伴们的接受情况(社会文化的)及既往应对生气的经历(心理的)的影响。

应激源可以对此个体有害,但对另一个体无害。因而仔细评估应激源的数量、强度、相持时间的长度及对该系统的意义和既往的应对能力等,对护理干预是非常重要的。

(三)反应

纽曼认为保健人员应根据个体对应激源反应情况进行以下不同的干预。

1.初级预防

初级预防是指在只有怀疑有或已确定有应激源而尚未发生反应的情况下就开始进行的干预。初级预防的目的是预防应激源侵入正常防御线或通过减少与应激源相遇的可能性,以及增强防御线来降低反应的程度。如减轻空气污染、预防免疫注射等。

2.二级预防

如果反应已发生,干预就从二级预防开始。其主要是早期发现病例、早期治疗症状以增强内部抵抗线来减少反应,如进行各种治疗和护理。

3.三级预防

三级预防是指在上述治疗计划后,已出现重建和相当程度的稳定时进行的干预。其目的是通过增强抵抗线维持其适应性以防止复发,如进行患者教育,提供康复条件等。

二、纽曼系统模式在护理中的应用

纽曼系统模式自正式发表以来得到了护理学术界的一致认同,已被广泛用于护理教育、科研和临床护理实践中。

纽曼系统模式的整体观、三级预防概念及对于个人、家庭、群体、社区护理的广泛适应性,为中专、大专、本科、硕士等不同层次护理专业学生的培养提供了有效的概念框架。除了用于课程设置,此系统模式还可作为理论框架设计护理评估、干预措施和评价工具供学生在临床实习使用,且具有可操作性。

在护理科研方面,纽曼系统模式既已用于指导对相关护理现象的定性研究,又已作为对不同服务对象预防性干预效果的定量研究理论框架,而此方面报道最多的是应用纽曼系统模式改善面对特定生理、心理、社会、环境性压力源患者的护理效果研究。

在临床护理实践方面,大量文献报道,纽曼系统模式可用于从不同生长发育阶段人的护理。它既在精神科使用,也在内外科、重症监护室、急诊、康复病房、老年护理院等使用。纽曼系统模式已被用于对多种患者的护理,如慢性阻塞性肺疾病、多发性硬化、高血压、肾脏疾病、癌症、急慢性脊髓损伤、矫形整容手术等患者,甚至也用于对艾滋病和一些病情非常危重复杂的患者,如多器官衰竭、心肌梗死患者的护理。

(梁晓庆)

第五节　应激与适应理论

一、应激及其相关内容

(一)应激

应激又称压力或紧张,是指内、外环境中的刺激物作用于个体而使个体产生的一种身心紧张状态。应激可降低个体的抵抗力、判断力和决策力,例如面对突如其来的意外事件或长期处于应激状态,可影响个体的健康甚至致病;但应激也可促使个体积极寻找应对方法、解决问题,如面临高考时紧张复习、护士护理患者时遇到疑难问题设法查阅资料、请教他人等。人在生活中随时会受到各种刺激物的影响,因此应激贯穿于人的一生。

(二)应激源

任何对个体内环境的平衡造成威胁的因素都称为应激源。应激源可引起应激反应,但并非所有的应激源对人体均产生同样程度的反应。常见的应激源分为以下3类。

1.一般性应激源

(1)生物性:各种细菌、病毒、寄生虫等。

(2)物理性:温度、空气、声、光、电、外力、放射线等。

(3)化学性:酸、碱、化学药品等。

2.生理病理性应激源

(1)正常的生理功能变化:如月经期、妊娠期、更年期,或基本需要没有得到满足,如饮食、性欲、活动等。

(2)病理性变化:各种疾病引起的改变,如缺氧、疼痛、电解质紊乱、乏力等,以及手术、外伤等。

3.心理和社会性应激源

(1)一般性社会因素:如生离死别、搬迁、旅行、人际关系纠葛及角色改变,如结婚、生育、毕业等。

(2)灾难性社会因素:如地震、水灾、战争、社会动荡等。

(3)心理因素:如应付考试、参加竞赛、理想自我与现实自我冲突等。

(三)应激反应

应激反应是对应激源的反应,可分为两大类。

1.生理反应

应激状态下身体主要器官系统产生的反应包括心率加快、血压升高、呼吸深快、恶心、呕吐、腹泻、尿频、血糖增加、伤口愈合延迟等。

2.心理反应

如焦虑、抑郁、使用否认、压抑等心理防卫机制等。

一般来说,生理和心理反应经常是同时出现的,因为身心是持续相互作用的。应激状态下出现的应激反应常具有以下规律:①一个应激源可引起多种应激反应的出现,如当贵重物品被窃后,个体可能出现心悸、头晕,同时感觉愤怒、绝望,此时,头脑混乱无法作出正确决定。②多种应激源可引起同一种应激反应。③对极端的应激源,如灾难性事件,大部分人都会以类似的方式反应。

二、有关应激学说

汉斯·塞尔耶是加拿大的生理学家和内分泌学家,也是最早研究应激的学者之一。早在1950年,塞尔耶在《应激》一书中就阐述了他的应激学说。他的一般理论对全世界的应激研究产生了影响。他认为应激是身体对任何需要做出的非特异性反应,例如,不论个人是处于精神紧张、外伤、感染、冷热、X线侵害等任何情况下,身体都会发生反应,而这些反应是非特异性的。

塞尔耶还认为,当个体面对威胁时,无论是什么性质的威胁,体内会产生相同的反应群,他称为全身适应综合征(GAS),并提出这些症状都是通过神经内分泌途径产生的(图1-1)。

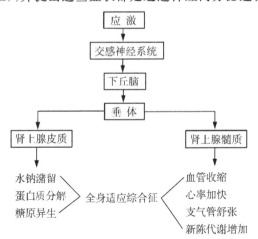

图1-1　应激反应的神经内分泌途径

全身适应综合征解释了为什么不同的应激源可以产生相同的应激反应,尤其是生理应激的反应。此外,塞尔耶还提出了局部适应综合征(LAS)的概念,即机体对应激源产生的局部反应,这些反应常发生在某一器官或区域,如局部的炎症、血小板聚集、组织修复等。

无论GAS还是LAS,塞尔耶认为都可以分为3个独立的阶段(图1-2)。

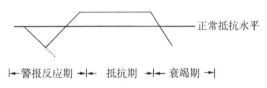

图1-2　应激反应分期

（一）警报反应期

这是应激源作用于身体的直接反应。应激源作用于人体,开始抵抗力下降,如果应激源过强,可致抵抗力进一步下降而引起死亡。但绝大多数情况下,机体开始防御,如激活体内复杂的神经内分泌系统功能,使抵抗水平上升,并常常高于机体正常抵抗水平。

（二）抵抗期

若应激源仍然存在,机体将保持高于正常的抵抗水平与应激源抗衡。此时机体也处于对应激适应的阶段。当机体成功地适应了应激之后,GAS将在此期结束,机体的抵抗力也将使原有的水平有所提高。相反则由此期进入衰竭期。

（三）衰竭期

发生在应激源强烈或长期存在时,机体所有的适应性资源和能力被耗失殆尽,抵抗水平下降。机体表现为体重减轻,肾上腺增大,随后衰竭,淋巴结增大,淋巴系统功能紊乱,激素分泌先增加后衰竭。这时若没有外部力量如治疗、护理的帮助,机体将产生疾病甚至死亡。

由此可见,为防止应激源作用于机体产生衰竭期的后果,运用内部或外部力量及时去除应激源、调整应激源的作用强度,保护和提高机体的抵抗水平是非常重要的。

塞尔耶认为,不仅GAS分为以上三期,MS也具有这样三期的特点,只是当LAS的衰竭期发生时,全身适应综合征的反应将开始被激活和唤起。

三、适应与应对

（一）适应

适应是指应激源作用于机体后,机体为保持内环境的平衡而做出改变的过程。适应是生物体区别于非生物体的特征之一,而人类的适应又比其他生物更为复杂。适应是生物体调整自己以适应环境的能力,或促使生物体更能适于生存的一个过程。适应性是生命最卓越的特性,是内环境平衡和对抗应激的基础。

1.适应的层次

人的适应层次不同于其他生物体,除生理层次的适应外,还有心理、社会文化、知识技术层次的适应。

（1）生理层次:生理层次是指发生在体内的代偿性变化。如一个从事脑力劳动的人进行跑步锻炼,开始会感到肌肉酸痛、心跳加快,但坚持一段时间后,这些感觉就会逐渐消失,这是由于体内的器官慢慢地增加了强度和功效,适应了跑步对身体所增加的需求。

（2）心理层次:心理层次是指当人们经受心理应激时,如何调整自己的心态去认识情况和处理情况。如癌症患者平静接受自己的病情,并积极配合治疗。

（3）社会文化层次:社会文化层次是调整个人的行为,使之与各种不同群体,如家庭、专业群体、社会集团等信念和习俗及规范相协调。如遵守家规、校规、院规。

（4）知识技术层次:知识技术层次是指对日常生活或工作中涉及的知识及使用的设备、技术的适应。例如信息时代年轻人应学会使用电脑,护士应学会使用先进监护设备、掌握护理技术的方法等。

2.适应的特性

所有的适应机制,无论是生理的、心理的、文化的或技术的,都有共同特性。

（1）所有的适应机制都是为了维持最佳的身心状态,即内环境的平衡和稳定。

（2）适应是一种全身性的反应过程，可同时包括生理、心理、社会文化甚至技术各个层次。如医学生在病房实习时，不仅要有充足的体力和心理上的准备，还应掌握足够的专业知识和操作技能，遵守医院、病房的规章制度，并与医师、护士、患者和其他同学做好沟通工作。

（3）适应是有一定限度的，这个限度是由个体的遗传因素如身体条件、才智及情绪的稳定性决定的。如人对冷热不可能无限制的耐受。

（4）适应与时间有关，应激源来得越突然，个体越难以适应；相反，时间越充分，个体越有可能调动更多的应对资源抵抗应激源，适应得就越好，如急性失血时，易发生休克，而慢性失血则可以适应，一般不发生休克。

（5）适应能力有个体差异，这与个人的性格、素质、经历、防卫功能的使用有关。比较灵活和有经验的人，能及时对应激源做出反应，也会应用多种防卫机制，因而比较容易适应环境而生存。

（6）适应功能本身也具有应激性。如许多药物在帮助个体对付原有疾病时，药物产生的不良反应又成为新的应激源给个体带来危害。

（二）应对

即个体对抗应激源的手段。它具有两方面的功能：一个是改变个体行为或环境条件来对抗应激源，另一个是通过应对调节自身的情绪情感并维持内环境的稳定。

面对应激源个体所使用的应对方式、策略或技巧是多种多样的。常用的应对方式如下。

1.去除应激源

避免机体与应激源的接触，如避免食用引起变态反应的食物，远离过热、过吵及不良气味的地方等。

2.增加对应激的抵抗力

适当的营养、运动、休息、睡眠，戒烟、酒，接受免疫接种，定期做疾病筛查等，以便更有效地抵抗应激源。

3.运用心理防卫功能

心理上的防卫能力决定于过去的经验、所受的教育、社会支持系统、智力水平、生活方式、经济状况及出现焦虑的倾向等。此外，坚强度也应作为对抗应激源的一种人格特征。因为一个坚强而刻苦耐劳的人相信：人生是有意义的；人可以影响环境；变化是一种挑战。这种人在任何困境下都能知难而进，尽快适应。人的一生都在学习新的应对方法，用来对抗和征服应激源。

4.采用缓解紧张的方法

缓解紧张的方法：①身体运动，可使注意力从担心的事情上分散开来而减轻焦虑。②按摩。③松弛术。④幽默等。

5.寻求支持系统的帮助

一个人的支持系统是由那些能给予他物质上或精神上帮助的人组成的，常包括其家人、朋友、同事、邻居等，此外，曾有过与其相似经历并很好应对过的人，也是支持系统中的重要成员。当个体处于应激状态时，非常需要有人与他一起分担困难和忧愁，共同讨论解决问题的良策，支持系统在对应激的抵抗中起到了强有力的缓冲剂的作用。

6.寻求专业性帮助

专业性帮助包括医师、护士、理疗师、心理医师等专业人员的帮助。人一旦患有身心疾病，就必须及时寻找医护人员的帮助。由医护人员提供针对性的治疗和护理，如药物治疗、心理治疗、物理疗法等，并给予必要的健康咨询和教育来提高患者的应对能力，以利于疾病的痊愈。

四、应激与适应在护理中的应用

应激源作用于个体,使其处于应激状态时,个体会选择和采取一系列的应对方法对应激进行适应。若适应成功,则机体达到内环境的平衡;若适应失败,则会导致机体产生疾病。为帮助患者提高应对能力,维持身心平衡,护理人员应协助住院患者减轻应激反应,措施如下。

(1)评估患者所受应激的程度、持续时间、过去个体应激的经验等。

(2)分析患者的具体情况,协助患者找出应激源。

(3)安排适宜的住院环境。减少不良环境因素对患者的影响。

(4)协助患者适应实际的健康状况,应对可能出现的心理问题。

(5)协助患者建立良好的人际关系,并与家属合作减轻患者的陌生感和孤独感。

(梁晓庆)

第二章

基础护理操作技术

第一节 鼻 饲

一、目的

对病情危重、昏迷、不能经口或不愿正常摄食的患者,通过胃管供给患者所需的营养、水分和药物,维持机体代谢平衡,保证蛋白质和热量的供给需求,维持和改善患者的营养状况。

二、准备

(一)物品准备

治疗盘内:一次性无菌鼻饲包1套(硅胶胃管1根、弯盘1个、压舌板1个、50 mL注射器1具、润滑剂、镊子2把、治疗巾1条、纱布5块),治疗碗2个,弯血管钳1把,棉签适量,听诊器1副,鼻饲流质液(38～40 ℃)200 mL,温开水适量,手电筒1个,调节夹1个(夹管用),松节油,漱口液,毛巾。慢性支气管炎患者视情况备镇静药、氧气。

治疗盘外:安全别针1个,夹子或橡皮圈1个,卫生纸适量。

(二)患者、护理人员及环境准备

患者了解鼻饲目的、方法、注意事项及配合要点。调整情绪,指导或协助患者摆好体位。护理人员应衣帽整齐,修剪指甲,洗手,戴口罩。环境安静、整洁、光线、温湿度适宜。

三、评估

(1)评估患者病情、治疗情况、意识、心理状态及合作度。

(2)评估患者鼻腔状况,有无鼻中隔偏曲、息肉,鼻黏膜有无水肿、炎症等。

(3)向患者解释鼻饲的目的、方法、注意事项及配合要点。

四、操作步骤

(1)确认患者并了解病情,向患者解释鼻饲目的,过程及方法。

(2)备齐用物,携至床旁核对床头卡、医嘱、饮食卡,核对流质饮食:种类、量、性质、温度、质量。

(3)患者如有义齿、眼镜应协助取下,妥善存放。防止义齿脱落误吞吐食管或落入气管引起窒息。插管时由于刺激可致流泪,取下眼镜便于擦除。

(4)取半坐位或坐位,可减轻胃管通过咽喉部时引起的咽反射,利于胃管插入。无法坐起者取右侧卧位,昏迷患者取去枕平卧位,头向后仰可避免胃管误入气管。

(5)将治疗巾围于患者颌下,保护患者衣服和床单,弯盘、毛巾放置于方便易取处。

(6)观察鼻孔是否通畅,黏膜有无破损,清洁鼻腔,选择通畅一侧便于插管。

(7)准备胃管测量胃管插入的长度,成人插入长度为 45～55 cm,一般取发际至胸骨剑突处或鼻尖经耳垂至胸骨剑突处,并做标记,倒少许润滑剂于纱布上,润滑胃管前段 10～20 cm,减少插管时的摩擦阻力。

(8)左手持纱布托住胃管,右手持镊子夹住胃管前端,沿选定侧鼻孔缓缓插入,插管时动作轻柔,镊子前端勿触及鼻黏膜,以防损伤,当胃管插入 10～15 cm 通过咽喉部时,如为清醒患者指导其做吞咽动作及深呼吸,随患者做吞咽动作及深呼吸时顺势将胃管向前推进胃管,直至标记处。如为昏迷患者,将患者头部托起,使下颌靠近胸骨柄,可增大咽喉部通道的弧度,便于胃管顺利通过,再缓缓插入胃管至标记处。若插管时患者恶心、呕吐感持续,用手电筒、压舌板检查口腔咽喉部有无胃管盘曲卡住。如患者有呛咳、发绀、喘息、呼吸困难等误入气管现象,应立即拔管。休息后再次插管。

(9)确认胃管在胃内,用胶布交叉胃管固定于鼻翼和面颊部。验证胃管在胃内的三种方法:①打开胃管末端胶塞连接注射器于胃管末端抽吸,抽出胃液即可证实胃管在胃内。②置听诊器于患者胃区,快速经胃管向胃内注入 10 mL 空气,同时在胃部听到气过水声,即表示已插入胃内。③将胃管末端置于盛水的治疗碗内,无气泡溢出。

(10)灌食:连接注射器于胃管末端,先回抽见有胃液,再注入少量温开水,可润滑管壁,防止喂食溶液黏附于管壁,然后缓慢灌注鼻饲液或药液等。鼻饲液温度为 38～40 ℃,每次鼻饲量不应超过 200 mL,间隔时间不少于 2 小时,新鲜果汁应与奶液分别灌入,防止凝块产生。鼻饲结束后,再次注入温开水 20～30 mL 冲洗胃管,避免鼻饲液积存于管腔中而变质,造成胃肠炎或堵塞管腔。鼻饲过程中,避免注入空气,以防造成腹胀。

(11)胃管末端胶塞:塞上如无胶塞可反折胃管末端,用纱布包好,橡皮圈系紧,用别针将胃管固定于大单,枕旁或患者衣领处防止灌入的食物反流和胃管脱落。

(12)协助患者清洁口腔,鼻孔,整理床单位,嘱患者维持原卧位 20～30 分钟,防止发生呕吐,促进食物消化、吸收。长期鼻饲者应每天进行口腔护理。

(13)整理用物,并清洁,消毒,备用。鼻饲用物应每天更换消毒,协助患者擦净面部,取舒适卧位。

(14)洗手,记录。记录插管时间、鼻饲液种类、量及患者反应等。

五、拔管

停止鼻饲或长期鼻饲需要更换胃管时进行拔管。

(1)携用物至床前,说明拔管的原因,并选择末次鼻饲结束时拔管。

(2)置弯盘于患者颌下,夹紧胃管末端放于弯盘内,防止拔管时液体反流,胃管内残留液体滴入气管。揭去固定胶布用松节油擦去胶布痕迹,再用清水擦洗。

(3)嘱患者深呼吸,在患者缓缓呼气时稍快拔管,到咽喉处快速拔出。

(4)将胃管放入弯盘中,移出患者视线,避免患者产生不舒服的感觉。

(5)清洁患者面部、口腔及鼻腔,帮助患者漱口,取舒适卧位。

(6)整理床单位,清理用物。

(7)洗手,记录拔管时间和患者反应。

六、注意事项

(1)注入药片时应充分研碎,全部溶解方可灌注。多种药物灌注时,应将药物分开灌注,每种药物之间用少量温开水冲洗一次,注意药物配伍禁忌。

(2)插胃管时护士与患者进行有效沟通,缓解紧张度。

(3)插管动作要轻稳,尤其是通过食管3个狭窄部位时(环状软骨水平处,平气管分叉处,食管通过膈肌处)以免损伤食管黏膜。

(4)每次鼻饲前应检查胃管是否在胃内及是否通畅,并用少量温开水冲管后方可进行喂食,鼻饲完毕后再次注入少量温开水,防止鼻饲液凝结。注入鼻饲液的速度要缓慢,以免引起患者不适。

(5)鼻饲液应现配现用,已配制好的暂不用时,应保存在 4 ℃以下的冰箱内,保证 24 小时内用完,防止长时间放置变质。

(6)长期鼻饲者应每天进行 2 次口腔护理,并定期更换胃管,普通胃管每周更换一次,硅胶胃管每个月更换一次,聚氨酯胃管 2 个月更换一次。更换胃管时应于当晚最后一次喂食后拔出,翌日晨从另一侧鼻孔插入胃管。

(7)每次灌注前或间隔 4~8 小时应抽胃内容物,检查胃内残留物的量。如残留物的量大于灌注量的 50%,说明胃排空延长,应告知医师采取措施。

(李晶晶)

第二节 氧　疗

供氧装置:氧气筒和管道氧气装置。

给氧方法:鼻导管给氧、氧气面罩给氧及高压给氧。

氧气面罩给氧适于长期使用氧气,患者严重缺氧、神志不清,病情较重者,氧气面罩吸入氧分数最高可达 90%,但由于气流及无法及时喝水,常会造成口腔干燥、沟通及谈话受限。而双侧鼻导管给氧则没有这些问题。鼻导管给氧方法又分单侧鼻导管给氧法和双侧鼻导管给氧法。

吸氧方式的选择:严重缺氧但无二氧化碳潴留者,宜采用面罩吸氧(吸入氧分数最高可达90%);缺氧伴有二氧化碳潴留者可用双侧鼻导管吸氧。

一、目的

提高动脉血氧分压和动脉血氧饱和度,增加动脉血氧含量,纠正各种因素导致的缺氧状态,促进组织新陈代谢,维持机体正常生命活动。

根据呼吸衰竭的类型及缺氧的严重程度,选择给氧方法和吸入氧分数。Ⅰ型呼吸衰竭:PaO_2 在 $6.7 \sim 8.0$ kPa($50 \sim 60$ mmHg),$PaCO_2 < 6.7$ kPa(50 mmHg),应给予中流量($2 \sim 4$ L/min)吸氧,吸入氧浓度($> 35\%$)。Ⅱ型呼吸衰竭:PaO_2 在 $5.3 \sim 6.7$ kPa($40 \sim 50$ mmHg),$PaCO_2$ 正常,间断给予高流量($4 \sim 6$ L/min)高浓度($> 50\%$)吸氧,若 $PaO_2 > 9.3$ kPa(70 mmHg),应逐渐降低吸氧浓度,防止长期吸入高浓度氧引起中毒。

二、准备

(一)用物准备

1.治疗盘外

氧气装置一套包括氧气筒(管道氧气装置无)、氧气流量表装置、扳手、用氧记录单、笔、安全别针。

2.治疗盘内

橡胶管、湿化瓶、无菌容器内盛一次性双侧鼻导管或一次性吸氧面罩、消毒玻璃接管、无菌持物镊、无菌纱布缸、治疗碗内盛蒸馏水、弯盘、棉签、胶布、松节油。

3.氧气筒

氧气筒顶部有一总开关,控制氧气的进出。氧气筒颈部的侧面,有一气门与氧气表相连,是氧气自氧气瓶中输出的途径。

4.氧气流量表装置

由压力表、减压阀、安全阀、流量表和湿化瓶组成。压力表测量氧气筒内的压力。减压阀是一种自动弹簧装置,将氧气筒流出的氧压力减至 $2 \sim 3$ kg/cm²($0.2 \sim 0.3$ mPa),使流量平稳安全。当氧流量过大、压力过高时,安全阀内部活塞自行上推,过多的氧气由四周小孔流出,确保安全。流量表是测量每分钟氧气的流量,流量表内有浮标上端平面所指的刻度,可知氧气每分钟的流出量。湿化瓶内盛 $1/3 \sim 1/2$ 蒸馏水、凉开水、$20\% \sim 30\%$ 乙醇(急性肺水肿患者吸氧时用,可降低肺泡内泡沫的表面张力,使泡沫破裂,扩大气体和肺泡壁接触面积使气体易于弥散,改善气体交换功能),通气管浸入水中,湿化瓶出口与鼻导管或面罩相连,湿化氧气。

5.装表

把氧气放在氧气架上,打开总开关放出少量氧气,快速关上总开关,此为吹尘(为防止氧气瓶上灰尘吹入氧气表内)。然后将氧气表向后稍微倾斜置于气阀上,用手初步旋紧固定然后再用扳手旋紧螺帽,使氧气表立于氧气筒旁,按湿化瓶,打开氧气检查氧气装置是否漏气,氧气输出是否通畅后,关闭流量表开关,推至病床旁备用。

(二)患者、护理人员及环境准备

患者了解吸氧目的、方法、注意事项及配合要点。取舒适体位,调整情绪。护理人员应衣帽整齐,修剪指甲,洗手,戴口罩。环境安静、整洁,光线、温湿度适宜,远离火源。

三、操作步骤

(1)携用物至病床旁,再次核对患者。

(2)用湿棉签清洁患者双侧鼻腔,清除鼻腔分泌物。

(3)连接鼻导管及湿化瓶的出口。调节氧流量,轻度缺氧 $1 \sim 2$ L/min,中度缺氧 $2 \sim$

4 L/min,重度缺氧 4～6 L/min,氧气筒内的氧气流量＝氧气筒容积(L)×压力表指示的压力(kg/cm)/1 kg/cm²。

(4)鼻导管插入患者双侧鼻腔约 1 cm,鼻导管环绕患者耳部向下放置,动作轻柔,避免损伤黏膜、根据情况调整长度。

(5)停止用氧时,首先取下鼻导管(避免误操作引起肺组织损伤),安置患者于舒适体位。

(6)关流量表开关,关氧气筒总阀,再开流量表开关,放出余气,再关流量表开关,最后砌表(中心供氧装置,取下鼻导管后,直接关闭流量表开关)。

(7)处理用物,预防交叉感染。

(8)记录停止用氧时间及效果。

四、注意事项

(1)用氧时认真做好四防:防火、防震、防热、防油。

(2)禁用带油的手进行操作,氧气和螺旋口禁止上油。

(3)氧气筒内氧气不能用完,压力表指针应＞0.5 mPa。

(4)防止灰尘进入氧气瓶,避免充氧时引起爆炸。

(5)长期、高浓度吸氧者观察患者有无胸骨后烧热感、干咳、恶心呕吐、烦躁及进行性呼吸困难加重等氧中毒现象。

(6)长期吸氧,吸氧浓度应＜40％。氧气浓度与氧流量的关系:吸氧浓度(％)＝21+4×氧气流量(L/min)。

(李晶晶)

第三节 冷 热 疗 法

一、温水擦浴

(一)目的

适合体温在 39.5 ℃以上,伴有寒战、四肢末梢厥冷的患者,可以减少血管收缩,迅速蒸发带走机体大量的热能,散热效果快而强。

(二)准备

1.用物准备

治疗盘内:浴巾 1 条、小毛巾 2 块、手套 1 副、热水袋(内装 60～70 ℃热水)及套、冰袋(内装 1/2 满冰袋)及套或冰槽。

治疗盘外:温水擦浴盆内盛 32～34 ℃温水,2/3 满,必要时备衣裤。冰块、帆布袋、木槌、盆、冷水、毛巾、勺、水桶、肛表、海绵。冰槽降温时备不脱脂棉球及凡士林纱布。

2.患者、护理人员及环境准备

向患者及家属解释温水擦浴的目的、操作过程等相关知识,取得患者的配合。根据病情取适宜卧位,必要时排尿。护理人员衣着整洁,修剪指甲,洗手,戴口罩。环境安静、安全、整洁、舒适。

光线、温湿度适宜,关闭门窗,必要时备屏风。

(三)评估

(1)评估患者年龄、病情、体温、意识状况、语言表达能力、治疗情况、活动能力和合作程度。

(2)观察局部皮肤状况如皮肤颜色、温度、完整性、有无感觉障碍、对冷热的敏感度等。

(四)操作步骤

(1)确认患者了解病情,解除患者紧张情绪,使患者有安全感。

(2)关闭门窗,预防患者受凉。

(3)松开床尾盖被,协助患者脱去上衣。必要时屏风遮挡患者隐私。

(4)冰袋或冰帽置患者头部,热水袋置患者足底。热水袋置足底,能促进足底血管扩张,冰袋或冰帽置头部,有利于降温并防止头部充血,预防脑水肿发生,并减轻患者不适感。

(5)将浴巾垫于要擦拭部位下方,小毛巾放入温水中浸湿后,拧至半干,包裹于手上呈手套状,以离心方式擦拭,擦拭完毕,用大毛巾擦干皮肤。浴巾垫放于要擦拭部位下方,防止浸湿,保护床单位。如为隔离患者,按隔离原则进行操作。

(6)患者取仰卧位脱去上衣,擦拭双上肢,其顺序为:颈外侧、上臂外侧、手背、腋窝、上臂内侧、手心。

(7)患者取仰卧位,擦拭腰背部,顺序为:颈下肩部、背部、臀部,擦拭完毕,穿好衣服。体表大血管流经丰富部位适当延长擦拭时间(颈部、腋窝、肘窝、手心、腹股沟、腘窝),以促进散热,增加疗效。禁忌在胸前区、腹部、后颈、足底部擦浴。

(8)患者取仰卧位,脱去裤子,擦拭双下肢,顺序为:髂骨、大腿外侧、内踝、臀部、大腿后侧、腘窝、足跟擦拭完毕,穿好裤子。擦拭时间一般控制在20分钟内。

(9)取出热水袋,密切观察患者生命体征。

(10)擦浴30分钟后测试体温,体温降至39 ℃以下时,取出头部冰袋。

(11)协助患者取舒适体位,整理床单位。

(12)处理用物,用物清洁消毒后备用。

(13)洗手,记录。体温单上显示物理降温。

(五)注意事项

(1)实施的过程中,护士应密切观察患者有无寒战、面色、脉搏、呼吸等异常反应,出现异常应立即停止操作。

(2)胸前区、腹部、后颈、足底为禁忌擦浴部位。

(3)擦浴30分钟后测量体温并记录,体温下降为降温有效。

(4)操作方法轻稳、节力,保护患者安全及隐私。

(5)注意保护患者床单干燥,无水渍。

二、干热疗法

(一)目的

帮助患者提升体温,提高舒适度,缓解痉挛、减轻疼痛。

(二)准备

1.用物准备

(1)治疗盘内:毛巾、手套1副、热水袋及一次性布套。

（2）治疗盘外：盛水容器、热水。

2.患者、护理人员及环境准备

向患者及家属解释温水擦浴的目的、操作过程等相关知识，取得患者的配合。根据病情取适宜卧位，必要时排尿。护理人员衣着整洁，修剪指甲，洗手，戴口罩。环境安静、安全、整洁、舒适。光线、温湿度适宜，关闭门窗，必要时备屏风。

（三）评估

（1）评估患者年龄、病情、体温、意识状况、语言表达能力、治疗情况、活动能力和合作程度。

（2）观察局部皮肤状况如皮肤颜色、温度、完整性、有无感觉障碍、对冷热的敏感度等。

（四）操作步骤

（1）确认患者，了解病情，解除患者紧张情绪，给患者安全感。关闭门窗，预防患者受凉。

（2）调配水温，成人一般 60～70 ℃，昏迷、感觉迟钝、老年人、婴幼儿及循环衰竭患者，水温应控制在 50 ℃以下，灌调配好的水 1/2～2/3 满，灌水过多，可使热水袋膨胀变硬，柔软舒适感下降，且与皮肤接触面积减少，热效应减小，疗效降低。

（3）排出袋内空气并拧紧塞子，防止影响热传导。用毛巾擦干热水袋，倒置，检查热水袋有无破损、漏水。

（4）将热水袋装入套内，必要时布套外再用毛巾包裹，避免热水袋与患者皮肤直接接触发生烫伤。

（5）协助患者取舒适体位，暴露用热部位，必要时用屏风遮挡，将热水袋放置其部位。

（6）观察患者用热部位效果及反应（如有异常立即停止热疗），30 分钟后，撤去热水袋（如为保温，可持续，但应及时更换热水不超过 50 ℃）。倒空热水，倒挂水袋晾干，吹入少量空气防止粘连，夹紧塞子，热水袋送洗消毒备用。

（7）协助患者躺卧舒适，整理床单位，洗手，记录用热部位、时间、效果、患者的反应情况等。

（五）注意事项

（1）有出血倾向、面部危险三角区感染、软组织损伤或扭伤 48 小时以内、急性炎症期、恶性病变部位严禁热敷。

（2）随时观察局部皮肤情况，特别是意识不清，语言障碍者。

（3）使用热水袋保暖者，每 30 分钟检查水温情况，及时更换热水。

（4）控制水温，成人 60～70 ℃，昏迷、老人、婴幼儿感觉迟钝者水温应调至 50 ℃。

（5）热水袋应浸泡或熏蒸消毒，严禁高压消毒。

三、湿热疗法

（一）目的

热湿敷可促进血液循环、消炎、消肿、止痛。

（二）准备

1.用物准备

治疗盘内：一次性橡胶单、治疗巾、棉签、防水巾、大于患处面积敷布数块、长镊子 2 把、纱布数块、凡士林及开放性伤口备所用换药物品。

治疗盘外：水温计、盛有热水的容器及加热器。

2.患者、护理人员及环境准备

向患者及家属解释温水擦浴的目的、操作过程等相关知识,取得患者的配合。根据病情取适宜卧位,必要时排尿。护理人员衣着整洁,修剪指甲,洗手,戴口罩。环境安静、安全、整洁、舒适。光线、温湿度适宜,关闭门窗,必要时备屏风。

(三)评估

(1)评估患者年龄、病情、体温、意识状况、语言表达能力、治疗情况、活动能力和合作程度。

(2)观察局部皮肤状况,如皮肤颜色、温度、完整性、有无感觉障碍、对冷热的敏感度等。

(四)操作步骤

(1)协助患者取舒适体位,暴露患处必要时屏风遮挡,以保护患者隐私,凡士林涂于受敷部位,上盖一层纱布,受敷部位下方,垫橡胶单和治疗巾。

(2)敷布浸入水温为50～60 ℃热水中浸透,用长钳夹出拧至半干,以不滴水为度抖开。打开敷布,折叠后放于患处,上盖防水巾及棉垫。

(3)根据环境温度每3～5分钟更换1次敷布,一次持续15～20分钟,维持敷布温度。可用热源加热盆内水或及时调换盆内热水,维持水温,若患者感觉过热时可掀起一角散热。

(4)观察患者局部皮肤情况,全身反应,如有异常立即停止热湿敷。

(5)热湿敷结束后,撤去敷布和纱布,擦去凡士林,干毛巾擦干皮肤,撤去一次性橡胶单和治疗巾。

(6)协助患者躺卧舒适,整理好床单位,洗手,记录用热部位、时间、效果、患者反应。

(五)注意事项

(1)若患者热敷部位不禁忌压力,可用热水袋放置在敷布上再盖以大毛巾,以维持温度。

(2)面部热敷者,应间隔30分钟后,方可外出,以防感冒。

(3)热湿敷过程中注意局部皮肤变化(如患者皮肤感觉是否温暖,舒适,血液循环是否良好等),防止烫伤。

(4)若热敷部位有伤口,应按无菌技术操作原则进行湿敷,湿敷后外科常规换药。

(5)操作方法轻稳、节力,保护患者安全,注意保护患者床单干燥,无水渍。

(李晶晶)

第四节 采 血

一、一次性定量自动静脉采血器

一次性定量自动静脉采血器用于护理和医疗检测工作,与注射器采血相比较,可预防交叉感染,特别是现有各种已配好试剂的采血管,不仅减少了化验和护理人员配剂加药工作量,而且可避免差错发生。

(一)特点

1.专用性

专供采集静脉血样标本用。血液可直接通过胶管吸入负压储血管内。血液完全与外界隔离,避免了溶血和交叉感染,提高了检测的准确度。

2.多功能

已配备各种抗凝剂、促凝剂,分别适用于各种检验工作。改变了长期以来存在的由于检验、护理人员相关知识不协调,导致试剂成分与剂量不规范,影响检测效果的现状。

3.高效率

一次性定量自动静脉采血器不需人力拉引,不需另配试管、试剂和注射器,可一针多管采取血样标本,还可一针多用,采完血不必拔出针头又可输液,是注射器采血时间的2/3。从而大大减轻了护理、检验人员的劳动强度和患者的痛苦,也不会因反复抽注造成溶血。

(二)系列采血管

1.普通采血管

(1)适应检测项目:①血清电解质钾、钠、氯、钙、磷、镁、铁、铜离子测定。②肝功能、肾功能、总蛋白、A/G比值、蛋白电泳、血尿素氮、肌酐、尿酸、血脂、葡萄糖、心肌酶、风湿系列等生化测定。③各种血清学、免疫学等项目测定。如补体C_3、肥达试验、外斐反应及狼疮细胞检查等。

(2)采集方法:在接通双针头后至采血完毕,将储血管平置、送检。

2.3.8%枸橼酸钠抗凝采血管

使用方法:①适用检测项目,魏氏法血细胞沉降率测定专用。②在接通双针头后至采血完毕,将储血管轻轻倒摇动4～5次,使抗凝剂充分与血液混匀,达到抗凝目的后送检。

3.肝素抗凝采血管

使用方法:①适用检测项目,血流变学测定(采血量≥5 mL),血细胞比容,微量元素检测。②采集方法:接通双针头后至采血完毕,将采血管轻轻抖动4～5次,使抗凝剂充分与血液混匀,达到抗凝目的后送检。

注意:本采血管不适合做酶类测定。

4.EDTA(乙二胺四乙酸)抗凝采血管

使用方法:①适用检测项目,温氏法血沉及血细胞比容检查,全血或血浆生化分析,纤维蛋白原测定,各种血细胞计数、分类及形态观察,贫血及溶血,红细胞病理、血红蛋白检查分析。②采集方法同肝素抗凝采血管。

5.草酸钠抗凝采血管

使用方法:①适应检测项目,主要用于凝血现象的检查测定。②采集方法:同肝素抗凝采血管。

(三)使用方法

(1)检查真空试管是否密封,观察试管密封胶塞的顶部是否凹平,如果凸出则说明密封不合格,需更换试管。

(2)按常规扎上止血带,局部皮肤消毒。

(3)取出小包装内双针头,持有柄针头,取下针头保护套,刺入静脉。

(4)见到小胶管内有回血时,立即将另端针头(无须取下针头套)刺入储血管上橡胶塞中心进针处,即自动采血。

(5)待达到采血量时,先拔出静脉上针头,再拔掉橡皮塞上的针头,即采血完毕(如果需多管采血时,不需拔静脉上针头,只需将橡胶塞上针头拔出并刺入另一储血管即可)。

(6)如需抗凝血,需将每支储血管轻轻倒摇动4～5次,使血液与抗凝剂完全混匀后,平置送检。如不需抗凝血,则不必倒摇动,平置送检即可。

(四)注意事项

(1)包装破损严禁使用。

(2)一次性使用后销毁。

(3)环氧乙烷灭菌,有效期 2 年。

二、小静脉逆行穿刺

常规静脉取血,进针的方向与血流方向一致,在静脉管腔较大的情况下,取血针的刺入对血流影响不明显。如果穿刺的是小静脉,血流就会被取血穿刺针阻滞,针头部位就没有血流或血流不畅,不容易取出血来。小静脉逆行穿刺采血的关键是逆行穿刺,也就是针头指向远心端,针头迎着血流穿刺,针体阻止血液回流,恰好使针头部位血流充盈,更有利于取血。

(一)操作方法

(1)选择手腕、手背、足腕、足背或身体其他部位充盈好的小静脉。

(2)常规消毒,可以不扎止血带。

(3)根据取血量选用适宜的一次性注射器和针头。

(4)针头指向远心端,逆行穿刺,针头刺入小静脉管腔 3～5 mm,固定针管,轻拉针栓即有血液进入针管。

(5)采足需要血量后,拔出针头,消毒棉球按压穿刺部位。

(二)注意事项

(1)尽可能选择充盈好的小静脉。

(2)可通过按压小静脉两端仔细鉴别血液流向。

(3)注射器不能漏气。

(4)固定针管要牢,拉动针栓要轻,动作不可过大。

(5)本方法特别适用于肥胖者及婴幼儿静脉取血。

三、细小静脉直接滴入

在临床护理中,对一些慢性病患者特别是消耗性疾病的患者进行常规静脉抽血采集血标本时,常因针管漏气、小静脉管腔等原因导致标本溶血,抽血不成功。给护理工作带来很大麻烦。而细小静脉直接滴入采血,不仅能减轻患者的痛苦,而且还能为临床提供准确的检验数据。

(一)操作方法

(1)选择手指背静脉、足趾背浅静脉、掌侧指间小静脉。

(2)常规消毒。在所选用的细小静脉旁或上方缓慢进针,见回血后立即用胶布将针栓固定,暂不松开止血带。

(3)去掉与针栓相接的注射器,将试管接于针栓下方约 1 cm 处,利用止血带的阻力和静脉本身的压力使血液自行缓缓沿试管壁滴入至所需量为止。

(4)为防凝血,可边接边轻轻旋转试管,使抗凝剂和血液充分混匀。

(5)操作完毕,松止血带,迅速拔出针头,用棉签压住穿刺点。

(二)注意事项

(1)选血管时,不要过分拍挤静脉或扎止血带过久,以免造成局部淤血和缺氧,致使血液成分遭破坏而致溶血。

（2）进针深浅度适宜，见回血后不要再进针。

（3）固定头皮针时，动作要轻柔，嘱患者不要活动，以达到滴血通畅。

（4）此方法适用于急慢性白血病、肾病综合征和消化道肿瘤等患者。

四、新生儿后囟采血

在临床护理中，给新生儿特别是早产儿抽血采集血标本时，常因血管细小，管腔内血液含量相对较少而造成操作失败，以致延误诊断和抢救时机，后囟采血法是将新生儿或 2～3 个月以内未闭合的后囟作为采集血标本的部位，这种方法操作简便，成功率高，安全可靠。

（一）操作方法

（1）穿刺部位在后囟中央点，此处为窦汇，是头颈部较大的静脉腔隙。

（2）患儿右侧卧位，面向操作者，右耳下方稍垫高，助手固定患儿头及肩部。

（3）将后囟毛发剃净，面积为 5～8 cm²，2.5％碘伏消毒皮肤，75％乙醇脱碘。用同样的方法消毒操作者左手示指，并在后囟中央点固定皮肤。

（4）右手持注射器，中指固定针栓，针头斜面向上，手及腕部紧靠患儿头（作为固定支点），针头向患儿口鼻方向由后囟中央点垂直刺入进针约 0.5 cm，略有落空感后松开左手，试抽注射器活塞见回血，抽取所需血量后拔针，用消毒干棉签按压 3～5 分钟，不出血即可。

（二）注意事项

（1）严格无菌操作，消毒皮肤范围应广泛，避免细菌进入血液循环及颅内引起感染。

（2）对严重呼吸衰竭，有出血倾向，特别是颅内出血的患儿禁用此方法。

（3）进针时右手及胸部应紧靠患儿头部以固定针头，避免用力过度进针太深而刺伤脑组织。

（4）进针后抽不到回血时，可将针头稍进或稍退，也可将针头退至皮下稍移位后再刺入，切忌针头反复穿刺，以防感染或损伤脑组织。

（5）操作过程中，严密观察患儿面色、呼吸，如有变化立即停止操作。

五、脐带血采集

人类脐带血含有丰富的造血细胞，具有不同于骨髓及外周血的许多特点，这种通常被废弃的血源，可提供相当数量的造血细胞，用于造血细胞移植。脐带血还可提供免疫球蛋白，提高机体免疫力。因而近年来，人脐带血已开始应用于临床并显示出广泛的应用前景。

（一）操作方法

（1）在胎儿着冠前，按无菌操作规程的要求准备好血袋和回输器，同时做好采血的消毒准备。

（2）选择最佳采集时间，在避免胎儿窘迫的前提下，缩短第二产程时间，胎盘剥离之前是理想的采集时机。

（3）胎儿娩出后立即用碘伏、乙醇消毒脐轮端以上脐带约 10 cm，然后用两把止血钳夹住脐带，其中一把止血钳用钳带圈套好，距脐轮 1 cm 处夹住脐带，另一把钳与此相距 2 cm，并立即用脐带剪断脐。

（4）迅速选择母体端脐带血管暴起处作为穿刺部位，采血，收集脐带血适量后，再用常规消毒方法严格消毒回输器与血袋连接处，立即封口形成无菌血袋。

（5）采集后留好血交叉标本，立即送检、储存，冷藏温度为 −4 ℃，保存期 10 天。

(二)注意事项

(1)采集的对象应是各项检验和检查指标均在正常范围的产妇。

(2)甲肝、乙肝、丙肝患者不宜采集。羊水Ⅲ度污染及羊水中有胎粪者,脐带被胎粪污染者不采集。早产、胎盘早剥、前置胎盘、孕妇贫血或娩出呼吸窘迫新生儿的产妇不采集。

(3)脐带血的采集,应选择素质好、责任心强、操作技术熟练的护士专人负责,未经培训者不得上岗。

(4)严格把好使用检查关,脐带血收集后,须由检验科鉴定脐带血型。使用时须与受血者做交叉配血试验,血型相同者方可使用。

(李晶晶)

第五节　机械吸痰法

一、目的

清除呼吸道分泌物,保持呼吸道通畅,预防并发症发生。适用于排痰无力、痰液黏稠、意识不清、危重、年老体弱及身体各脏器衰竭者。可通过患者口腔、鼻腔、气管插管或气管切开处进行负压吸引。

二、准备

(一)用物准备

治疗盘外:电动吸引器或中心吸引器(马达、偏心轮、气体过滤器、压力表、安全瓶、贮液瓶)、开口器、舌钳、压舌板、电源插座等。

治疗盘内:带盖缸2只(1只盛消毒一次性吸痰管若干根、1只盛有消毒液的盐水瓶),消毒玻璃接管,治疗碗2个(1只内盛无菌生理盐水、1只内盛消毒液用于消毒玻璃接管),弯盘,消毒纱布,无菌弯血管钳一把,消毒镊子一把,棉签一包,液状石蜡,冰硼散等,急救箱1个备用。

(二)患者、护理人员及环境准备

患者取舒适体位,稳定情绪,了解吸痰目的、方法、注意事项及配合要点。护理人员应衣帽整齐,修剪指甲,洗手,戴口罩。环境安静、整洁,光线、温湿度适宜。

三、操作步骤

(1)携用物至病床旁,接通电源,打开开关,调节负压,检查吸引器性能。

(2)检查患者口腔(昏迷患者可借助压舌板及开口器)、鼻腔,有无义齿,如有应先取下活动义齿,患者头部转向一侧,面向操作者。

(3)连接吸痰管,先吸少量生理盐水。用于检查吸痰管是否通畅,并润滑吸痰管前端。

(4)一手反折吸痰管末端,另一手持无菌弯血管钳或无菌镊子夹取吸痰管前端,插入口咽部10~15 cm(过深可触及支气管处,易堵塞呼吸道)后,放松吸痰管末端,先吸口咽部分泌物,再吸气管内分泌物。吸痰时采取上下左右旋转向上提吸痰管的方法,有利于呼吸道分泌物吸出,避免损伤呼吸道黏膜。每次吸引时间少于 15 秒,防止缺氧。

(5)吸痰管拔出后,用生理盐水抽吸。防止分泌物堵塞吸痰管。

(6)观察患者呼吸道是否畅通及面部、呼吸、心率、血压等情况及吸出液的色、质、量。

(7)协助患者擦净面部分泌物,整理床单位,取舒适体位。

(8)处理用物,吸痰管玻璃接头清洁后,放入盛有消毒液的治疗碗中浸泡,或清洁后,置低温消毒箱内消毒备用。

(9)洗手,观察并记录治疗效果与反应。

四、注意事项

(1)严格无菌操作,吸痰管应即吸即弃。

(2)吸痰动作应轻柔,以防呼吸道黏膜损伤。

(3)痰液黏稠者可配合叩击、雾化吸入,提高治疗效果。

(4)储液瓶内的液体不得超过 2/3。

(5)每次吸痰时间不超过 15 秒,以免缺氧。

(6)2 次吸痰间隔不少于 30 分钟。

(7)气管隆嵴处不宜反复刺激,避免引起咳嗽反射。

(李晶晶)

第六节 雾 化 吸 入

一、操作目的

(1)用于止咳平喘,帮助患者解除支气管痉挛。

(2)改善肺通气功能。

(3)湿化气道。

(4)预防和控制呼吸道感染。

二、操作流程

(一)评估

(1)患者的心理状态,合作程度。

(2)对氧气雾化吸入法的认识。

(3)环境整齐、安静,用氧安全的认识。

(二)准备

(1)按需备齐用物,根据医嘱备药。

(2)环境:四防(火、油、热、震)。

(3)查对、解释。

(三)步骤

(1)取坐位、半坐卧位。

(2)将氧气雾化吸入器与氧气连接,调节氧气流量(8～10 L/min),检查出雾情况。

(3)协助患者将喷气管含入口中并嘱其紧闭双唇做深慢呼吸。

(四)处理

(1)吸毕,取下雾化器,关闭氧气开关,擦净面部,询问感觉,采取舒适卧位。

(2)观察记录:雾化吸入的情况。

(3)用物:妥善清理,归原位。

三、操作关键环节提示

(1)每次雾化吸入时间不应超过 20 分钟,如用液体过多应计入液体总入量内。若盲目用量过大有引起肺水肿或水中毒的可能。

(2)有增加呼吸道阻力的可能。当雾化吸入完几小时后,呼吸困难反而加重,除警惕肺水肿外,还可能是由于气道分泌物液化膨胀阻塞加重的原因。

(3)预防呼吸道再感染。由于雾滴可带细菌入肺泡,故有可能继发革兰阴性杆菌感染,不但要加强口、鼻、咽的卫生护理,还要注意雾化器、室内空气和各种医疗器械的消毒。

(4)长期雾化吸入治疗的患者,所用雾化量必须适中。如果湿化过度,可致痰液增多,对危重患者神志不清或咳嗽反射减弱时,常可因痰不能及时咳出而使病情恶化甚至死亡。如果湿化不够,则很难达到治疗目的。

(5)注意防止药物吸收后引起的不良反应或毒性作用。

(6)过多长期使用生理盐水雾化吸入,会因过多的钠吸收而诱发或加重心力衰竭。

(7)雾化器应垂直拿,用面罩罩住口鼻或用口含嘴,在吸入的同时应做深吸气,使药液充分到达支气管和肺内。

(8)氧流量调至 4～5 L/min,请不要擅自调节氧流量,禁止在有氧环境附近吸烟或燃明火。

(9)雾化前半小时尽量不进食,避免雾化吸入过程中气雾刺激,引起呕吐。

(10)每次雾化完后要及时洗脸或用湿毛巾抹干净口鼻部留下的雾珠,防止残留雾滴刺激口鼻皮肤,以免引起皮肤过敏或受损。

(11)每次雾化结束协助患者饮水或漱口,防止口腔黏膜二重感染。

(李晶晶)

第三章

医院感染护理

第一节 医院感染概述

一、定义

医院感染又称医院获得性感染。

(一)广义的定义

凡患者、陪护人员和医院工作人员因医疗、护理工作而被感染所引起的任何有临床症状的微生物性疾病,不管受害对象在住院期间是否出现症状,均视为医院感染。简言之,即任何人员在医院内发生的、与医院有关的一切感染均可称医院感染。

(二)狭义的定义

医院感染是指住院患者在医院内获得的感染,包括在住院期间发生的感染和在医院内获得出院后发生的感染,但不包括入院前已开始或者入院时已处于潜伏期的感染。医院工作人员在医院内获得的感染也属医院感染。

二、类型

根据病原体的来源,将医院感染分为外源性感染和内源性感染(表 3-1)。

表 3-1 外源性感染和内源性感染

项目	外源性感染(交叉感染)	内源性感染(自身感染)
病原体来源	患者体外	患者体内或体表
感染途径	直接感染与间接感染	免疫功能受损、正常菌群移位、正常菌群失调
预防	用消毒、灭菌、隔离等技术,基本能有效预防	难预防。提高患者免疫力、合理使用抗生素能起到一定的预防作用

三、形成

医院感染的形成必须具备 3 个基本条件,即感染源、传播途径和易感人群,三者组成感染链

33

(图 3-1),当这 3 个基本条件同时存在并相互联系便导致感染。只要阻断或控制其中某一环节,就能终止医院感染的传播。

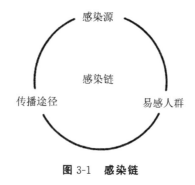

图 3-1 感染链

(一)感染源

感染源是导致感染的来源,指病原体自然生存、繁殖及排出的场所或宿主(包括人和动物)。

1.周围已感染者及病原携带者

已感染者排出的病原体数量多、毒力强,且多具有耐药性,是最重要的感染源。病原携带者体内的病原体不断生长繁殖、排出体外,但自身无明显症状而不受重视,也是主要的感染源。这种感染源主要是指到医院就诊的患者,也包括已感染或携带病原体的医务人员、患者家属和探视者。

2.自身正常菌群

人体的特定部位如肠道、呼吸道、皮肤、泌尿生殖道、口腔黏膜等,在正常情况下均寄居有无致病性的菌群,在侵入性操作或其他原因促使它们在新的部位定植时,可以引起感染性疾病。

3.动物感染源

动物感染源包括鼠类、苍蝇、蟑螂、蚊子、臭虫、跳蚤等。

4.医院环境

医院特殊的潮湿环境与液体也是不容忽视的感染源"储存库",如洗手池、洗手皂、空调系统等。

(二)传播途径

传播途径是指病原体从感染源传播到易感人群的途径与方式。不同的病原体可经不同的传播方式从感染源传播到易感人群。常见的传播方式有接触传播、飞沫传播、空气传播、共同媒介传播、生物媒介传播,以前 3 种最为常见。

1.接触传播

接触传播指病原体通过与手、媒介直接或间接接触导致的传播,是医院内感染最常见和重要的传播方式。接触传播可分为直接接触传播和间接接触传播。直接接触传播指感染源与易感人群之间有身体的直接接触,如母婴传播;间接接触传播通过媒介传递,最常见的传播媒介是医务人员的手,其次是共用的医疗器械与用具。

2.飞沫传播

带有病原体的飞沫核($>5~\mu m$),在空气中短距离(1 m 内)移动到易感人群的口、鼻黏膜或眼结膜等导致的传播。其本质属于特殊的接触传播。

3.空气传播

空气传播是指带有病原体的微粒子($\leqslant 5~\mu m$)通过空气流动导致的疾病传播。飞沫核传播能长时间、远距离传播,常引起多人感染,甚至导致医院内感染暴发流行,如肺结核、流感、麻疹、腮腺炎等。菌尘传播是通过吸入菌尘或接触降落的菌尘引起感染,易感人群往往没有与患者直接接触。

4.共同媒介传播

共同媒介传播也称共同途径传播,如通过污染的饮水、饮食传播,或通过污染的药液、血制品、医疗器械与设备传播。共同媒介传播常可导致医院内感染暴发流行,在医院内感染中具有重要意义。

5.生物媒介传播

生物媒介传播指动物或昆虫携带病原体传播。

(三)易感人群

易感人群是指对感染性疾病缺乏免疫力而易感染的人。属于易感人群的有以下几种。

(1)患有严重影响或损伤机体免疫功能疾病的患者,如患癌症、系统性红斑狼疮、艾滋病等免疫系统疾病者,烧伤、创伤等皮肤黏膜屏障作用损害者,患糖尿病、肾病、慢性阻塞性肺部疾病等慢性病者,患白血病等影响白细胞杀菌功能者。

(2)接受介入性检查、治疗和植入物者。

(3)长期接受免疫、放射、皮质类固醇类药物治疗者。

(4)长期使用大量抗生素尤其是广谱抗生素者。

(5)其他:如休克、昏迷、术后、老年、婴幼儿、产妇等。

四、预防和控制

控制医院感染是贯彻预防为主的方针,提高医疗、护理质量的一项主要工作。建立健全医院感染管理组织,制定针对性强的预防与控制规范,并保证各项措施付诸实践,是预防与控制医院感染的基本途径。

(一)根据医院规模,建立医院感染管理责任制

住院床位总数在 100 张以上的医院应当建立以医院感染管理委员会为主体的三级监控体系(图 3-2)和独立的医院内感染管理部门。住院床位总数在 100 张以下的医院应当指定分管医院内感染管理工作的部门。其他医疗机构应当有医院内感染管理专(兼)职人员。

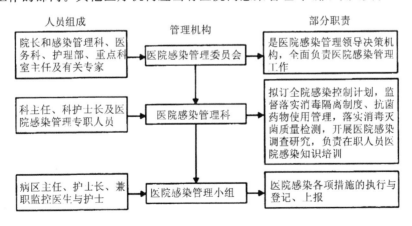

图 3-2　医院内感染三级管理体系的组织机构与任务

（二）健全医院内感染管理规章制度

医院内感染管理制度必须依照国家有关卫生行政部门的法律法规来制定,如《中华人民共和国传染病防治法》《医院感染管理办法》等。

1.管理制度

清洁卫生制度、消毒灭菌制度、隔离制度、医务人员医院内感染知识培训制度、医院内感染管理报告制度等。

2.监测制度

消毒灭菌效果监测制度;对手术室、供应室、换药室、导管室、监护室、新生儿室、血液病室、肿瘤病室、分娩室、器官移植室等感染高发科室的消毒卫生标准的监测;一次性医疗器材及门诊、急诊常用器械的监测。

3.消毒质控标准

如《医院消毒卫生标准》规定了从事医疗活动环境的空气、物体表面、医护人员手、医疗用品、消毒剂、污水、污物处理卫生标准。

（三）落实医院内感染管理措施

预防与控制医院内感染必须切实做到控制感染源、切断传播途径、保护易感人群。具体措施包括以下几点。

（1）医院环境布局合理。

（2）清洁、消毒、灭菌及其效果检测。

（3）正确处理医院污水、污物。

（4）严格执行无菌、隔离、洗手技术。

（5）合理使用抗生素,加强患者及医务工作者的感染检测等。

（四）加强医院内感染教育

对全体医务人员加强医院内感染教育,以明确医务人员在医院内感染管理中的职责,增强预防与控制医院内感染的自觉性及自我防护意识。

（梁晓庆）

第二节　多重耐药菌感染的预防与控制

一、基本概念

（一）细菌耐药

抗菌药物通过杀灭细菌发挥治疗感染的作用,细菌作为一类广泛存在的生物体,也可以通过多种形式获得对抗菌药物的抵抗作用,逃避被杀灭的危险,这种抵抗作用被称为"细菌耐药",获得耐药能力的细菌就被称为"耐药细菌"。

（二）细菌耐药机制

细菌改变结构,不和抗菌药物结合,避免抗菌药物作用;细菌产生各种酶,破坏抗菌药物;细菌产生防御体系,关闭抗菌药物进入细菌的通道或将已经进入菌体的抗菌药物排出菌体。

（三）天然耐药

天然耐药指细菌对某些抗菌药物天然不敏感，是由细菌的种属特性所决定的。抗菌药物对细菌能起作用的首要条件是细菌必须具有药物的靶位，而有些细菌对某种药物缺乏作用靶位，而产生固有耐药现象。如嗜麦芽窄食单胞菌对碳青霉烯类天然耐药，肠球菌对头孢类天然耐药。

（四）获得性耐药

获得性耐药指敏感的细菌中出现了对抗菌药物有耐药性的菌株，与药物使用的剂量、细菌耐药的自发突变率和可传递耐药性的情况有关。细菌通过自身基因突变产生耐药的概率较低，而获得性耐药才是细菌耐药迅速上升的主要原因。耐药基因可通过质粒、转座子和整合子等元件在同种和不同种细菌之间传播而迅速传递耐药性。

（五）质粒

质粒是细菌染色体外的遗传物质，存在于细胞质中，具有自主复制能力，是闭合环状的双链DNA 分子。质粒携带的遗传信息能赋予宿主菌某些生物学性状，有利于细菌在特定的环境条件下生存。

（六）转座子

转座子是一种复合型转座因子，除含有与转座子有关的基因外，还可含有耐药基因和接合转移基因等，它的两端就是插入序列，构成"左臂"和"右臂"。这 2 个"臂"可以是正向重复，也可以是反向重复，可赋予受体细胞一定的表型特征。

（七）插入序列

插入序列是在细菌中首先发现的一类最简单的转座因子，它除了与转座功能有关的基因外不带有任何其他基因。

（八）整合子

1989 年，stokes 和 Hall 首次提出了一个与耐药基因水平传播有关的新的可移动基因元件：整合子。整合子是细菌基因组中的可移动遗传物质，携带位点特异性重组系统组分，可将许多耐药基因盒整合在一起，从而形成多重耐药。整合子是细菌，尤其是革兰阴性菌多重耐药迅速发展的主要原因。

（九）多重耐药

指对通常敏感的 3 类或 3 类以上抗菌药物（每类中至少有 1 种）的获得性（而非天然的）耐药。

（十）泛耐药

指对除了 1～2 类抗菌药物之外的所有其他抗菌药物种类（每类中至少有 1 种）不敏感，即只对 1～2 类抗菌药物敏感。

（十一）全耐药

指对目前所有抗菌药物分类中的药物均不敏感，如全耐药鲍曼不动杆菌给临床抗感染治疗带来了极大的困难与挑战。

（十二）β 内酰胺酶

β 内酰胺酶是通过水解 β 内酰胺环抑制 β 内酰胺类抗生素的抗菌活性，这是 β 内酰胺类耐药性产生的主要原因。β 内酰胺酶是能够水解 β 内酰胺类抗生素的一类酶的总称，其类型众多，底物不同，特性各异，包括青霉素酶、超广谱 β 内酰胺酶（ESBLs）、头孢菌素酶（cephalospori-nase，AmpC 酶）和金属 β 内酰胺酶（MBLs）等。

(十三)青霉素酶

青霉素酶是一种β内酰胺酶,水解许多青霉素的β内酰胺键,产生一种丧失抗生素活性的物质——青霉酸。如葡萄球菌属可产青霉素酶。

(十四)头孢菌素酶

头孢菌素酶是由革兰阴性细菌(肠杆菌科细菌、铜绿假单胞菌等)的染色体或质粒介导产生的一类β内酰胺酶,属 Bush 分类第一群,Ambler 分类中 C 类,首选作用底物是头孢菌素,且不被克拉维酸所抑制。对多种第三代头孢菌素、单环类抗生素及头霉素耐药,一般对第 4 代头孢菌素和碳青霉烯类抗生素敏感。

(十五)金属β内酰胺酶

金属β内酰胺酶又称金属酶,是一组活性部位为金属离子且必须依赖金属离子的存在而发挥催化活性的酶类,属 Ambler 分子分类 B 组。它能水解除单环类以外的包括碳青霉烯类在内的一大类β内酰胺类抗生素,其活性可被离子螯合物 EDTA、菲咯啉及巯基化合物所抑制,但不被克拉维酸、舒巴坦等常见的β内酰胺酶抑制剂所抑制。

(十六)KPC 酶

KPC 酶指肺炎克雷伯菌产生的碳青霉烯酶,属于 Ambler 分类的 A 类、Bush 分类的 2f 亚群,是一种由质粒介导的丝氨酸β内酰胺酶。KPC 酶是目前引起肠杆菌科细菌对碳青霉烯类耐药的主要原因,其特点是水解除头霉素类以外的几乎所有β内酰胺类抗生素,包括青霉素类、头孢菌素类、单酰胺类和碳青霉烯类。

(十七)碳青霉烯酶

碳青霉烯酶指能够明显水解至少亚胺培南或美罗培南的一类β内酰胺酶,它包括 Ambler 分子结构分类的 A、B、D 三类酶。其中 B 类为金属β内酰胺酶,简称金属酶,属于 Bush 分类中的第三组,主要见于铜绿假单胞菌、不动杆菌和肠杆菌科细菌;A、D 类为丝氨酸酶,分别属于 Bush 分类中的第 2f 和 2d 亚组,A 类酶主要见于肠杆菌科细菌,D 类酶(OXA 型酶)主要见于不动杆菌。

(十八)Ⅰ型新德里金属β内酰胺酶

NDM-1 是β内酰胺酶的一种。β内酰胺酶有数百种,各种酶的分子结构和对β内酰胺类抗菌药物的水解能力存在较大差异,一般根据分子结构分为 A、B、C、D 四大类。NDM-1 属于其中的 B 类,其活性部位结合有锌离子,因此又称为金属β内酰胺酶。产 NDM-1 的细菌表现为对青霉素类、头孢菌素类和碳青霉烯类等广泛耐药。产 NDM-1 的主要菌种为大肠埃希菌和肺炎克雷伯杆菌,也见于阴沟肠杆菌、变形杆菌、弗劳地枸橼酸菌、产酸克雷伯菌、摩根菌和普罗威登菌等。

(十九)氨基糖苷类钝化酶

氨基糖苷类钝化酶通过磷酸转移酶、乙酰转移酶、腺苷转移酸的作用,使氨基糖苷结构改变而失去抗菌活性。由于氨基糖苷类抗菌药物结构相似,故有明显的交叉耐药现象。

(二十)氯霉素乙酰转移酶

由氯霉素乙酰转移酶基因家族编码,产生乙酰转移酶,使氯霉素转化成无活性的代谢产物而失去抗菌活性。

(二十一)红霉素类钝化酶

红霉素类钝化酶主要包括红霉素酯酶和红霉素磷酸转移酶等,对红霉素具有高度耐受性的肠杆菌属、大肠埃希菌中存在红霉素钝化酶,可酯解红霉素和竹桃霉素的大环内酯结构。

(二十二)药物作用的靶位改变

为细菌在抗生素作用下产生诱导酶对菌体成分进行化学修饰,使其与抗生素结合的有效部位变异;或通过基因突变造成靶位变异,使抗生素失去作用位点。靶位改变包括亲和力降低和替代性途径的取代。

(二十三)主动外排系统

某些细菌能将进入菌体的药物泵出体外,导致细菌耐药。这种泵因需要能量,故称主动外排系统。这种主动外排系统对抗菌药物具有选择性的特点。细菌外排系统由蛋白质组成,主要为膜蛋白。

(二十四)生物膜耐药

生物膜(biofilm)是依附于某载体表面的由胞外多聚物和基质网包被的高度组织化、系统化的微生物膜性聚合物。生物膜内的细菌生长速度缓慢、代谢水平低,抗生素通过作用于代谢环节去影响细菌活性的概率也降低,从而引起细菌耐药。

(二十五)ESKAPE

ESKAPE 是 6 种耐药菌的简称。

E:E.faecium(VRE)——屎肠球菌(耐万古霉素肠球菌)。

S:S.aureus(MRSA)——金黄色葡萄球菌(耐甲氧西林金黄色葡萄球菌)。

K:ESBL-producing E.coli and Klebsiella species——产 ESBLs 的大肠埃希菌和克雷伯菌属。

A:A.baumannii——鲍曼不动杆菌。

P:P.aeruginosa——铜绿假单胞菌(可以对喹诺酮类、碳青酶烯类和氨基糖苷类耐药)。

E:Enterobacter Species——肠杆菌属细菌(包括产 ESBLs 和 KPC 肠杆菌科细菌以外的其他肠杆菌属细菌)。

美国 CDC 最新数据显示,2/3 的医院感染是由这 6 种 ESKAPE 细菌引起的。

二、防控原则

(1)行政管理:①应高度重视多重耐药菌的医院感染预防和控制管理,将预防和控制多重耐药菌的措施成为患者安全的优先考量之一。②应提供人、财、物的支持,预防和控制多重耐药菌的传播。③提供专家咨询,分析流行病学资料,辨认多重耐药微生物问题,或制定有效感染管理策略。④针对多重耐药菌医院感染的诊断、监测、预防和控制等各个环节,结合本机构实际工作,制定多重耐药菌医院感染管理的规章制度和防控措施。⑤加大对重症监护病房(ICU)、新生儿室、血液科、呼吸科、神经科、烧伤科等重点部门的患者,或接受过广谱抗菌药物治疗或抗菌药物治疗效果不佳的患者,留置各种管道以及合并慢性基础疾病的患者等重点人群的管理力度,落实各项防控措施。⑥通过多元化的培训、监测和实地演练的方式,加强医务人员对标准预防和接触隔离的依从性。⑦在注意患者隐私的情况下,标识特定多重耐药菌感染或定植患者,在转送患者前,先通知接收病区和医务人员采取防护措施。

(2)强化多重耐药菌感染危险因素、流行病学以及预防与控制措施等知识培训,确保医务人员掌握正确、有效的多重耐药菌感染预防和控制措施。

(3)医疗机构应提供有效、便捷的手卫生设施,如洗手设施和速干手消毒剂,提高医务人员手卫生依从性。严格执行手卫生规范,切实遵守手卫生的 5 个重要时机。

（4）严格实施隔离措施：①应对所有患者实施标准预防，对确诊或疑有多重耐药菌感染或定植患者，实施接触隔离。②对患者实施诊疗、护理操作时，应将确诊或疑有多重耐药菌感染或定植患者安排在最后进行。

（5）严格遵守无菌技术操作规程，特别是在实施各种侵入性操作时，有效预防感染。

（6）加强清洁和消毒工作：①应加强多重耐药菌感染或定植患者诊疗环境的清洁、消毒工作，特别要做好 ICU、新生儿室、血液科、呼吸科、神患者诊疗环境的清洁、消毒工作。②与患者直接接触的诊疗器械、器具及物品如听诊器、血压计、体温表、输液架等要专人专用，并及时消毒处理。③轮椅、担架、床旁心电图机等不能专人专用的诊疗器械、器具及物品要在每次使用后消毒处理。④对医务人员和患者频繁接触的物体表面，如心电监护仪、微量输液泵、呼吸机等诊疗器械的面板或旋钮表面、听诊器、计算机键盘和鼠标、电话机、患者床栏杆和床头桌、门把手、水龙头开关等，应经常清洁消毒。⑤出现多重耐药菌感染暴发或者疑似暴发时，应增加清洁、消毒频次。

（7）合理使用抗菌药物：①应认真落实抗菌药物临床合理使用的有关规定，严格执行抗菌药物临床使用的基本原则，切实落实抗菌药物的分级管理，正确、合理地实施个体化抗菌药物给药方案。②提高临床微生物送检率，根据临床微生物检测结果，合理选择抗菌药物。③应监测本机构致病菌耐药性，定期向临床医师提供最新的抗菌药物敏感性总结报告和趋势分析。至少每年向临床公布一次临床常见分离菌株的药敏情况，正确指导临床合理使用抗菌药物。④要严格执行围术期抗菌药物预防性使用的相关规定，避免由于抗菌药物滥用而导致多重耐药菌的产生。

（8）加强对多重耐药菌的监测：①应加强多重耐药菌监测工作，提高临床微生物实验室的检测能力，积极开展常见多重耐药菌的监测，如耐甲氧西林金黄色葡萄球菌（MRSA）、ESBLs 介导的多重耐药肠杆菌科细菌、多重耐药（泛耐药）鲍曼不动杆菌（MDR/XDR-AB）和铜绿假单胞菌（MDR/XDR-PA）、产碳青霉烯酶 KPC 的肺炎克雷伯杆菌和其他肠杆菌科细菌、万古霉素耐药肠球菌（VRE）以及新出现的如万古霉素中介（耐药）金黄色葡萄球菌（ⅥSA/VRSA）等多重耐药菌。②必要时开展主动筛查，以便早期发现和诊断多重耐药菌感染或定植患者。③临床微生物实验室发现多重耐药菌感染或定植患者后，应及时反馈临床科室以及医院感染管理部门，以便采取有效的治疗和预防控制措施。④有条件时应制定并完善微生物实验室保存所选择的多重耐药菌，以便于进行分子生物学分型，从而可以验证是否存在医疗机构中的传播或描述其流行病学特征。⑤患者隔离期间要定期监测多重耐药菌感染情况，直至患者标本连续 2 次（每次间隔应＞24 小时）耐药菌培养阴性，感染已经痊愈但无标本可送后，方可解除隔离。

三、MRSA

（一）定义

MRSA 即耐甲氧西林金黄色葡萄球菌，指对现有 β 内酰胺类抗菌药物（青霉素类、头孢菌素类和碳青霉烯类）耐药的金黄色葡萄球菌，是最常见的多重耐药菌之一，可分为社区内 MRSA（community-associated MRSA，CA-MRSA）及医院内 MRSA（hospital-acquired MRSA，HA-MRSA）。

1.HA-MRSA

指在医疗护理机构的人员之间传播，可出现在医院或医疗护理机构内（医院发病）或出院后发生在社区内（社区发病）。HA-MRSA 除对 β 内酰胺类抗菌药物耐药以外，还会出现对非 β 内酰胺类抗菌药物（如林可霉素、喹诺酮类、利福平、磺胺甲噁唑/甲氧苄啶、氨基糖苷类和四环素类）耐药。

（1）社区发病：社区发病是指具备下列至少一项医院内感染的危险因素。①入院时带有侵入性设备。②有 MRSA 定植或感染病史。③在阳性培养结果之前 12 个月内有手术、住院、透析，或在护理机构长期居住。

（2）医院发病：从入院 48 小时后患者的正常无菌部位分离出病菌。不论这些患者是否有医院内感染的危险因素。

2.CA-MRSA

CA-MRSA 指分离自社区感染患者的一种 MRSA 菌株，其细菌耐药及临床特征等与以往 HA-MRSA 有明显不同。首例报道为 1981 年美国密歇根州一名使用注射药物的患者。CA-MRSA 易感人群为先前从未直接或间接接触过医院、疗养院或其他医疗保健场所的健康人，大多仅对 β 内酰胺类抗菌药物耐药，而对非 β 内酰胺类抗菌药物（如林可霉素、喹诺酮类、利福平、磺胺甲噁唑/甲氧苄啶、氨基糖苷类和四环素类）敏感，通常产生 Panton-Valentine 杀白细胞素（Panton-Valentine leukocidin，PVL），主要引起皮肤软组织感染，少数可引起致死性的肺炎或菌血症。

诊断标准如下：①分离自门诊或入院 48 小时内的患者。②该患者在 1 年内无医院、护理机构、疗养院等医疗机构接触史，无手术及透析史。③无长期留置导管或人工医疗装置。④无 MRSA 定植或感染的病史。

由于患者和病原菌在医院与社区之间的不断流动，CA-MRSA 可由患者带入医院导致医院内暴发，HA-MRSA 也可由感染或定植患者带入社区导致社区内传播。目前仅依据临床和流行病学来区分两者是困难的，而进行 MRSA 遗传类型和表型检测有助于两者的鉴别，见表 3-2。

表 3-2　HA-MRSA 与 CA-MRSA 的主要特点

特点	HA-MRSA	CA-MRSA
临床特征	外科感染，侵入性感染	皮肤感染，"昆虫叮咬样"，多发，反复，很少侵入性感染
耐药特点	多重耐药	仅对 β 内酰胺类耐药
分子标志	PVL 常阴性，SCCmec Ⅰ～Ⅲ	PVL 常阳性，SCCmec Ⅳ～Ⅶ

（二）流行病学

（1）MRSA 自 1961 年英国首次发现至今已经几乎遍布全球，成为严重公共卫生威胁。1999－2003 年美国 ICU 病房 MRSA 的流行率由 50% 上升到 59.5%，部分地区高达 64%。一些亚洲地区 MRSA 的检出率也在大幅增长，1986－2001 年台湾地区 MRSA 的检出率从 26% 增长到 77%；1999－2001 年韩国三级甲等医院中 MRSA 的流行率为 64%。

（2）我国 MRSA 检出率总体呈增长趋势。我国卫健委全国细菌耐药监测网（MOHNARIN）数据显示，2009－2010 年 MRSA 的检出率为 51.6%。

（3）MRSA 由于其高发病率和高致死率，已被列为三大最难解决感染性疾病的首位。

（4）MRSA 并非只局限于医院感染，CA-MRSA 在全球的流行范围也在逐步扩大，欧美国家较严重，部分地区 CA-MRSA 占 MRSA 引起的皮肤软组织感染的 75%。我国 CA-MRSA 的流行情况尚不清楚。

（5）MRSA 定植和感染患者是医院内 MRSA 的最重要宿主。在长期护理机构、脊柱科、烧伤科和 ICU 等科室，MRSA 定植率比较高。没有明显感染征象的 MRSA 带菌者，是重要的传染源，可以把 MRSA 传播给其他患者或医护人员。

(三)对临床常用药物的敏感性

MRSA 对临床常用药物的敏感性见表 3-3。

表 3-3　2010 年中、美两国 MRSA 对临床常用抗菌药物的敏感率和耐药率(%)

抗菌药	中国		美国	
	敏感率	耐药率	敏感率	耐药率
头孢吡肟	14.1	82.1	ND	ND
红霉素	9.3	87.8	10.8	88.5
克林霉素	85.9	10.3	71.4	28.6
左氧氟沙星	11.2	86.7	32.4	65.5
利奈唑胺	100.0	0	100.0	0
替加环素	100.0	0	100.0	ND
万古霉素	100.0	0	100.0	0

(四)防控措施

(1)对重点科室如 ICU、血液透析室等,重点人群如心脏手术患者、老年患者等进行鼻拭子筛查 MRSA,建议对阳性患者进行接触隔离。

(2)对重点岗位医护人员,如鼻腔携带 MRSA,建议短期局部应用抗菌药物。

(3)制定 MRSA 监测计划,进行 MRSA 监测,监测要点包括:保持监测标准的一致性;保持实验室检验结果报告系统完整性和一致性;保持与微生物实验室的协作;MRSA 监测结果反馈、通告相关人员。

(4)医务人员培训、环境消毒、手卫生与合理使用抗菌药物等参见"防控原则"。

四、VRE

(一)定义

VRE 即耐万古霉素肠球菌,指对万古霉素等糖肽类抗生素获得性耐药的肠球菌,常见于屎肠球菌和粪肠球菌,以 VanA、VanB 耐药基因簇编码最常见。

(二)流行病学

(1)VRE 自 1988 年伦敦某医院首次分离至今已经在世界各地流行。美国 CDC 医院感染监测系统报道,VRE 已经成为第二位的医院感染菌。1990－1996 年 VRE 在血中的分离率从不到 1% 增加至 39%,VRE 菌血症的发生率从 3.2/10 万增加至 131/10 万;VRE 的暴发流行多为屎肠球菌。

(2)我国 VRE 的分离率<5%。卫健委全国细菌耐药监测网(MOHNARIN)数据显示,VRE 在屎肠球菌中的检出率为 1.1%～6.4%,以华北和西南地区较高;在粪肠球菌中的检出率为 0.5%～2.6%。

(3)易感人群:①严重疾病,长期入住 ICU 病房的患者。②严重免疫抑制,如肿瘤患者。③外科胸腹腔大手术后的患者。④侵入性操作,留置中央导管的患者。⑤长期住院患者、有 VRE 定植的患者。⑥接受广谱抗菌药物治疗,曾口服、静脉接受万古霉素治疗的患者。

(三)对临床常用药物的敏感性

VRE 对临床常用药物的敏感性见表 3-4。

表 3-4 2010 年中、美两国粪肠球菌对抗菌药物的敏感率和耐药率(%)

抗菌药	中国		美国	
	敏感率	耐药率	敏感率	耐药率
氨苄西林	11.0	89.0	100.0	0
红霉素	4.0	92.1	12.3	50.3
左氧氟沙星	13.9	82.4	69.7	29.2
利奈唑胺	100.0	0	99.5	0.5
万古霉素	94.7	3.8	96.4	3.6
替考拉宁	97.0	2.3	96.9	3.1
四环素	51.0	46.4	23.6	75.4
磷霉素	73.2	19.1	ND	ND

(四)防控措施

(1)合理掌握万古霉素使用适应证。在医院内应用万古霉素已确证是 VRE 产生和引起暴发流行的危险因素。因此,所有医院均应制订一个全面的抗菌药物使用计划。严格掌握万古霉素和相关糖肽类抗菌药物使用的适应证。

(2)提高临床微生物室在检测、报告和控制 VRE 感染中的作用。临床微生物室是预防 VRE 感染在医院流行的第一道防线,即时、准确地鉴定和测定肠球菌对万古霉素耐药的能力,对诊断 VRE 定植和感染、避免问题复杂化都有极其重要的作用。

(3)加强重点部门的主动监测,尽早发现 VRE 定植或感染者,并第一时间进行干预。

(4)告知工作人员和患者有关注意事项,减少工作人员和患者在病房内的传播,患者医疗护理物品专用。

(5)携带 VRE 的手术医师不得进行手术,直至检出转为阴性。

(6)接触隔离、医护人员培训、消毒和手卫生措施参见"防控原则"。

五、MDR-AB

(一)定义

1.MDR-AB

即多重耐药鲍曼不动杆菌,指对下列 5 类抗菌药物中至少 3 类耐药的菌株,包括抗假单胞菌头孢菌素、抗假单胞菌碳青霉烯类、含有 β 内酰胺酶抑制剂的复合制剂(包括哌拉西林/他唑巴坦、头孢哌酮/舒巴坦、氨苄西林/舒巴坦)、喹诺酮类、氨基糖苷类。

2.XDR-AB

即泛耐药鲍曼不动杆菌,指仅对 1～2 种潜在有抗不动杆菌活性的药物[主要指替加环素和(或)多黏菌素]敏感的菌株。

3.PDR-AB

即全耐药鲍曼不动杆菌,指对目前所能获得的潜在有抗不动杆菌活性的抗菌药物(包括多黏菌素、替加环素)均耐药的菌株。

(二)流行病学

(1)鲍曼不动杆菌具有在体外长期存活能力,易造成克隆播散。

（2）美国 NNIS 以及卫健委细菌耐药监测结果均显示，鲍曼不动杆菌的分离率在非发酵菌中占第 2 位，仅次于铜绿假单胞菌。是我国院内感染的主要致病菌之一，占临床分离革兰阴性菌的 16.1%，仅次于大肠埃希菌与肺炎克雷伯杆菌。

（3）鲍曼不动杆菌可引起医院内肺炎、血流感染、腹腔感染、中枢神经系统感染、泌尿系统感染、皮肤软组织感染等。最常见的部位是肺部，是医院内肺炎（HAP），尤其是呼吸机相关肺炎（VAP）重要的病原菌。

（4）长时间住院、入住监护室、接受机械通气、侵入性操作、抗菌药物暴露以及严重基础疾病等是鲍曼不动杆菌感染的危险因素。常合并其他细菌和（或）真菌的感染。

（5）鲍曼不动杆菌感染患者病死率高，但目前缺乏其归因病死率的大规模临床研究。

（6）鲍曼不动杆菌不仅是医院内感染的重要病原菌，同时也是社区获得性肺炎的重要致病菌。

（三）对临床常用药物的敏感性

MDR-AB 对临床常用药物的敏感性见表 3-5。

表 3-5　2010 年鲍曼不动杆菌对抗菌药物的敏感率（%）

抗菌药物	中国	美国
氨苄西林/舒巴坦	38.8	54.0
哌拉西林/他唑巴坦	33.6	43.0
头孢他啶	35.7	46.0
头孢噻肟	12.9	24.0
头孢唑肟	33.6	ND
亚胺培南	45.1	55.3
美罗培南	45	62.0
阿米卡星	50.7	60.0
庆大霉素	34.3	53.0
妥布霉素	41.5	54.0
环丙沙星	33.3	54.0
左氧氟沙星	35.3	ND
磺胺甲噁唑/甲氧苄啶	29.9	56.0
多黏霉素 B	97.2	ND
米诺环素	62.7	ND

（四）防控措施

鲍曼不动杆菌医院感染大多为外源性医院感染，其传播途径主要为接触传播；耐药鲍曼不动杆菌的产生是抗菌药物选择压力的结果。因此，其医院感染的预防与控制至关重要。需要从以下几个方面考虑。

（1）加强抗菌药物临床管理，延缓和减少耐药鲍曼不动杆菌的产生。医疗机构通过建立合理处方集、制定治疗方案和监测药物使用，同时联合微生物实验人员、传染病专家和医院感染管理人员对微生物耐药性增加的趋势进行干预，至少可以延缓鲍曼不动杆菌多重耐药性的迅速发展。

如针对目前碳青霉烯耐药鲍曼不动杆菌不断增加现状,可考虑限制碳青霉烯类抗菌药物的使用,并加强临床微生物室对碳青霉烯耐药鲍曼不动杆菌的检出能力。

(2)严格遵守无菌操作和感染控制规范。医务人员应当严格遵守无菌技术操作规程,特别是实施中央导管插管、气管插管、导尿管插管、放置引流管等操作时,应当避免污染,减少感染的危险因素。对于留置的医疗器械要严格实施感染控制指南提出的有循证医学证据的干预组合策略,包括呼吸机相关肺炎、导管相关血流感染、导管相关尿路感染等。

(3)环境筛查。对多重耐药鲍曼不动杆菌暴发或流行的部门,应对患者周围的环境或设备进行微生物标本采样和培养,明确感染来源。

(4)必要时进行多重耐药菌主动监测培养。

(5)手卫生、隔离、环境清洁与消毒等措施参见"防控原则"。

六、MDR-PA

(一)定义

1.MDR-PA

即多重耐药铜绿假单胞菌,指对下列 5 类抗菌药中的 3 类及以上耐药的菌株,包括头孢菌素类(如头孢他啶或头孢吡肟)、碳青霉烯类(如亚胺培南)、含 β 内酰胺酶抑制剂的复合制剂(如头孢哌酮/舒巴坦)、喹诺酮类(如环丙沙星)和氨基糖苷类(如阿米卡星)。

2.XDR-PA

即泛耐药铜绿假单胞菌,指对以下抗菌药物均耐药的菌株,包括头孢吡肟、头孢他啶、亚胺培南、美罗培南、哌拉西林/他唑巴坦、环丙沙星、左氧氟沙星。

3.铜绿假单胞菌

通过获得各种 β 内酰胺酶编码基因、广谱或超广谱 β 内酰胺酶、氨基糖苷类修饰酶、借助整合子 qacE△1 基因对抗菌药物耐药。

(二)流行病学

(1)铜绿假单胞菌广泛分布于周围环境及正常人的皮肤、呼吸道和消化道等部位,是医院感染最常见的条件致病菌之一。

(2)铜绿假单胞菌适宜在潮湿环境中生长,氧气湿化瓶、沐浴头、牙科治疗台水系统等常有铜绿假单胞菌的污染,常常成为造成医院内感染暴发的主要原因。

(3)卫健委 2010 年细菌耐药监测结果显示,铜绿假单胞菌分离率为 16.7%,仅次于大肠埃希菌,在革兰阴性菌中排名第二。

(4)近年来,由于 β 内酰胺类抗菌药物、免疫抑制剂、肿瘤化疗等药物的广泛使用以及各种侵入性操作的增多,该菌引起的医院感染日益突出。

(三)对临床常用抗生素的敏感性

MDR-PA 对临床常用抗生素的敏感性见表3-6。

(四)防控措施

(1)主动监测医院内 MDR-PA。

(2)隔离 MDR-PA 感染或定植的患者。

(3)制定抗生素治疗指南,对某些抗生素的使用加以限制。

(4)手卫生、环境清洁与消毒等措施参见"防控原则"。

表 3-6　2010 年铜绿假单胞菌对临床常用抗菌药物的敏感率(%)

抗菌药物	中国	美国
哌拉西林/他唑巴坦	77.5	77.0
头孢他啶	71.8	81.0
头孢噻肟	10	24.0
头孢吡肟	68.5	ND
亚胺培南	71.8	ND
美罗培南	75	62.0
阿米卡星	80.2	60.0
庆大霉素	68.7	53.0
妥布霉素	72.9	54.0
环丙沙星	68.9	54.0
左氧氟沙星	65.3	ND
磺胺甲噁唑/甲氧苄啶	ND	56.0
多黏霉素 B	96.4	ND

七、产 ESBLs 肠杆菌科细菌

(一)定义

(1)肠杆菌科细菌是一大群形态、生物学性状相似的革兰阴性杆菌。这类细菌多数有周身鞭毛,有动力,均能发酵利用葡萄糖,需氧或厌氧生长。在自然界中广泛分布,大多数寄生于人和动物的肠道中,也可存在于水、土壤或腐败的物质上,多数为条件致病菌,少数为致病菌。其主要包含的菌种为埃希菌属、克雷伯菌属、志贺菌属、沙门菌属、枸橼酸杆菌属、肠杆菌属、沙雷菌属和变形杆菌属等。

(2)超广谱 β 内酰胺酶(extended-spectrum β-lactamases,ESBLs)是指能够水解第三代头孢菌素的 β 内酰胺酶,由质粒介导的广谱酶如 TEM、SHV、CTX 和 OXA 酶发生点突变而形成。能够介导对青霉素类、头孢菌素类和氨曲南耐药。产 ESBLs 的菌株常同时对氨基糖苷类、磺胺类、喹诺酮类和(或)四环素类耐药,呈多重耐药。

(3)ESBLs 主要在大肠埃希菌和肺炎克雷伯菌中发现,也见于肠杆菌属、枸橼柠檬酸菌属、变形杆菌属、沙雷菌属等其他肠杆菌科细菌。不动杆菌属和铜绿假单胞菌等非发酵菌也可产 ESBLs。

(二)流行病学

(1)卫健委 2010 年全国细菌耐药监测结果显示,头孢噻肟耐药的大肠埃希菌和肺炎克雷伯菌均＞50%。各个国家和地区产 ESBLs 细菌的发生率明显不同。日本、欧盟等国家产 ESBLs 细菌的发生率很低,而印度等国家产 ESBLs 细菌的发生率很高,而且具有较严重的耐药性。

(2)产 ESBLs 细菌可以发生克隆传播,也可通过质粒或转座子将产酶基因水平传播给敏感的非产酶细菌,引起更多的细菌产生 ESBLs,从而引起院内感染的暴发流行,还可以向院外传播,使流行范围扩大。

(3)危险因素包括:①入住 ICU。②住院时间长(≥7 天)。③机械通气。④留置有导尿管和

（或）中央导管。⑤有严重基础疾病（如糖尿病等）。⑥不适当联合使用抗菌药物或第三代头孢菌素。⑦年龄≥60岁等。

（三）对临床常用药物的敏感性

2010年以前CLSI规定，产ESBLs菌株对青霉素类和第一、第二、第三代头孢菌素均耐药。即使体外试验对某些青霉素类、头孢菌素敏感，临床上也可能治疗无效。2010年1月，基于药代动力学（药效学）（PK/PD）和临床实践，CLSI对肠杆菌科的头孢唑林、头孢噻肟、头孢唑肟、头孢曲松、头孢他啶和氨曲南的判读折点进行了修订，临床医师应结合药敏试验结果和临床表现严重性，确定抗生素治疗方案。2009年监测产ESBLs菌株对药物的敏感性见表3-7。

表3-7　2009年我国Mohnarin监测产ESBLs菌株对临床常用药物的敏感率和耐药率（％）

抗菌药物	产ESBLs 大肠埃希菌		产ESBLs肺炎 克雷伯菌		产ESBLs产酸 克雷伯菌	
	耐药率	敏感率	耐药率	敏感率	耐药率	敏感率
氨苄西林/舒巴坦	73.7	8.6	83.0	6.4	85.5	6.8
哌拉西林/他唑巴坦	5.4	85.0	19.6	61.0	27.7	59.6
阿莫西林/克拉维酸	23.2	35.5	45.8	20.3	47.7	23.8
头孢哌酮/舒巴坦	8.9	64.2	16.2	54.2	27.0	51.3
头孢西丁	15.3	75.6	28.4	68.4	31.7	65.2
亚胺培南	0.3	99.4	1.3	98.4	1.3	98.4
美罗培南	0.2	99.8	1.4	98.3	1.0	99.0
庆大霉素	68.3	30.2	63.9	34.3	65.0	33.2
妥布霉素	43.2	37.4	43.3	42.6	53.4	33.9
阿米卡星	11.0	85.3	22.8	75.3	19.8	76.7
四环素	80.6	18.7	62.8	34.6	67.1	30.5
米诺环素	34.9	53.6	51.7	30.2	42.6	42.6
氯霉素	48.4	41.5	58.1	38.3	55.9	44.1
呋喃妥因	6.0	82.9	48.1	21.7	30.1	56.6
磺胺甲噁唑/甲氧苄胺	78.5	20.7	74.4	23.9	72.7	26.9
环丙沙星	80.2	17.4	48.2	39.9	53.1	37.8
左氧氟沙星	76.3	21.0	41.3	53.1	45.3	45.3

（四）防控措施

1.加强检测

实验室检测有助于明确产ESBLs细菌感染，便于采取消毒隔离措施。住院患者中常规监测产ESBLs细菌定植，可能有助于产ESBLs肠杆菌科的预防和管理。

2.合理使用抗菌药物

有证据表明，不适当的抗菌治疗是产ESBLs细菌的独立预测因素。第三代头孢菌素经验性用药可导致更多产ESBLs细菌的出现，从而引起产ESBLs细菌的流行。抗菌药物控制策略必须强制执行以减少细菌的耐药。具体措施包括严格抗菌药物的使用指征，尽量少用第三代头孢菌素类及青霉素类抗菌药物。

八、CRE

(一)定义

CRE 即耐碳青霉烯类肠杆菌科细菌,指对多利培南、美罗培南或亚胺培南等碳青霉烯类药物之一不敏感,而且对包括头孢曲松、头孢噻肟和头孢他啶在内所测试的第三代头孢菌素类均耐药的肠杆菌科细菌。

(二)流行病学

(1)近年来 CRE 呈迅速上升趋势,具有从单一菌株扩散至其他不同种属的细菌,从单一流行区域扩散至多区域流行的传播特点。

(2)我国 CRE 发生率较低(<5%),但呈逐年上升趋势,最常见的是产 KPC 酶,且已有全耐药产 KPC 酶菌株报道。目前产 KPC 酶的细菌逐渐形成全球播散的趋势,现已报道过产 KPC 酶细菌的国家横跨美洲、欧洲和亚洲等十几个国家和地区。

(3)主要感染类型包括泌尿道感染、伤口感染、医院内肺炎、呼吸机相关肺炎、血流感染、导管相关感染等。

(4)CRE 与其他多重耐药菌感染相似,易感人群为疾病危重、入住 ICU、长期使用抗菌药物、插管、机械通气的患者。

(5)CRE 感染患者病死率高,有研究报道高达 40%～50%。

(三)对临床药物的敏感性

由于碳青霉烯酶的基因多为质粒所介导,这些质粒同时又携带其他多种耐药基因,CRE 往往表现为泛耐药(XDR)甚至是全耐药(PDR)表型,此类菌株一旦暴发流行将对患者生命构成极大威胁。

(四)防控措施

(1)加强监测。医疗机构应明确入院 48 小时内的住院患者是否已有 CRE(至少是大肠埃希菌属和克雷伯菌属)检出。若已有 CRE 检出,医疗机构应明确:①是否有院内传播。②哪些科室最严重,若不知晓这些信息,则应量化评估 CRE 的临床发病率,如回顾 CRE 检出前一段时间(如6～12 个月)微生物实验室的检验结果中 CRE 的数量和(或)构成比。此外,还应收集 CRE 感染或定植患者的基本流行病学信息,以了解其共有特征,如人口学特征、入院时间、疾病转归、用药史和既往史(例如科室、手术、操作)等。

(2)最大限度地减少侵入性器械的使用,确有必要时,应定期评估侵入性器械是否有必要继续使用,若无必要应尽快拔除。

(3)微生物实验室应建立预警机制,当检出 CRE 时应尽快告知临床和医院感染管理人员。

(4)加强抗菌药物临床合理使用管理,碳青霉烯类抗菌药物应严格按照特殊类抗菌药物进行管理,使用抗菌药物时应尽可能确保使用指征和使用疗程合理;针对临床具体情况选用最窄谱的抗菌药物。

(5)CRE 主动筛查:对于具有 CRE 定植或感染高风险的患者,采用主动筛检有助于发现CRE 定植患者,主动筛查培养通常包括粪便、直肠或肛周培养,还可包括粪便、直肠或肛周培养,还可包括伤口分泌物或尿培养(有导尿管的患者)。

(6)氯己定沐浴:当常规措施不能有效降低 CRE 感染或定植时,可考虑采取氯己定沐浴措施。一般采用2％氯己定稀释液或湿巾进行擦浴,通常不可用于下颌以上部位或开放性伤口。使用该项措施时,一般用于所有患者而不仅限于CRE感染或定植患者。沐浴的频率可根据日常沐浴方案进行调整。

(7)手卫生、接触隔离和员工教育培训等参见"防控原则"。

(梁晓庆)

第三节　气性坏疽感染的预防与控制

气性坏疽通常又称梭状芽孢杆菌性肌坏死,是由一群梭状芽孢杆菌引起的一种快速进展的急性严重特异性感染性疾病。致病菌产生的外毒素可引起严重毒血症及肌肉组织的广泛性坏死,病情发展迅速,病死率高。患者早期临床表现为表情淡漠,头晕、头痛、恶心、呕吐、出冷汗、烦躁不安、高热、脉搏快速,呼吸急促,并有进行性贫血。自觉伤口局部沉重,有包扎过紧感。以后,突然出现患部"胀裂样"剧痛,这种疼痛为特征性的疼痛,不能用一般止痛剂缓解。患部肿胀明显,压痛剧烈。伤口周围水肿、皮肤苍白、紧张发亮。随着病变进展,静脉淤滞,皮肤很快变为紫红色,进而变为紫黑色。伤口内肌肉由于坏死,呈暗红色或土灰色,失去弹性,刀割时不收缩,也不出血,犹如煮熟的肉。伤口周围皮肤有捻发音,表示组织间有气体存在。轻轻挤压患部,常有气泡从伤口逸出,并有稀薄、恶臭的浆液样血性分泌物流出。伤口分泌物涂片检查有大量革兰染色阳性杆菌,X线检查伤口肌群间有气体。晚期患者有严重中毒症状,血压下降,最后出现黄疸、谵妄和昏迷。如处理不及时,患者常丧失肢体,甚至死亡。气性坏疽多见于战伤、地震损伤,以及日常各种原因的严重创伤。

一、气性坏疽的流行病学

导致气性坏疽多数病例以A型产气荚膜杆菌为主,其他如水肿杆菌、败血杆菌等均可介入。梭状芽孢杆菌是腐物寄生菌,普遍存在于泥土、人及动物的肠道或粪便中。气性坏疽多为散发,日常生活中产生的损伤或医源性损伤都可导致感染发生,如臀部手术、臀部注射,或大块的肌肉和大动脉的损伤、开放性骨折、烧伤等。在地震或战争时,如果撤离或治疗时间的延误,可出现气性坏疽的暴发。少数情况下,气性坏疽也可在没有伤口的情况下发生,气性坏疽可以是阴囊和会阴处的原发感染。气性坏疽患者的死亡率可达11％～31％,但如果不治疗,死亡则无一例能幸免。

(一)传染源

在医院内,气性坏疽患者是主要的传染源。病原体大量存在于患者坏死组织和渗出液中,以及被伤口分泌物污染的敷料、器械和物品等表面。

(二)传播途径

1.接触传播

接触患者伤口的坏死组织和渗出液,接触污染的敷料和织物,尤其是接触者皮肤有破损,病原体可通过破损伤口侵入感染。病原体也可通过医务人员污染的手从一个患者传播到另一个患者。

2.可疑气溶胶传播

伤口冲洗过程中产生气溶胶污染空气、环境等,恰好附近有介入性操作或开放性伤口患者的存在,有引发感染的风险。

3.污染的诊疗器械传播

被病原体污染的医疗器械或物品,未经有效消毒和灭菌,如拔牙、手术等操作导致感染的发生。

(三)人群易感性

梭状芽孢杆菌广泛存在,容易进入伤口,但不一定致病。疾病的发生依赖于下列多种因素。

(1)有伤口存在,尤其是组织肌肉广泛损伤或大片坏死的患者。

(2)人体抵抗力低下。

(3)伤口局部氧浓度降低,伤口的缺氧环境适合梭状芽孢杆菌生长。如大量失血或休克,局部血供障碍。伤口污染泥土、弹片或被覆盖物覆盖。尤其是进行臀部、会阴部手术,接近粪源性细菌,或使用止血带时间过长等,都容易发生气性坏疽。

(四)潜伏期

潜伏期1～4天,常在伤后3天发病,亦可短至24小时,个别情况下可短至1～6小时。

(五)病原体特性和流行特征

1.病原体特性

气性坏疽的致病菌为厌氧菌,革兰染色阳性,可形成芽孢,产生外毒素。梭状芽孢杆菌在自然界广泛存在。在有氧的环境下,菌体不能生长,还能抑制毒素的产生。当皮肤有破损尤其是伤口处有坏死组织,异物存在,或缺血使伤口局部氧浓度降低,有利于细菌大量繁殖生长。

2.流行特征

多为散发,偶有暴发。多见于战争、地震伤害导致的创伤感染暴发。日常生活中的严重损伤以及结肠直肠手术等,也可导致感染发病。

二、气性坏疽的医源性感染控制

(一)管理传染源

(1)战争、地震等伤害引起开放性伤口患者较多时,应认真做好预检分诊工作,将可疑感染患者与其他患者分开,以减少患者之间的交叉感染。

(2)接诊患者车辆的铺单应采用一次性防渗透床单,并做到一人一用,用后严格按照医疗废物焚烧处理。

(3)确诊或可疑气性坏疽患者应单间隔离,伤口局部必须进行彻底清创,在伤后6小时内清创,几乎可完全防止气性坏疽的发生。即使受伤已超过6小时,在大量抗生素的使用下,清创术仍能起到良好的预防作用。清创后的伤口可用3%过氧化氢或1∶1000高锰酸钾溶液冲洗、湿敷,对已缝合的伤口,应将缝线拆开,敞开引流。

(4)固定换药室、手术间,诊疗物品固定专用。换药和手术结束后,房间严格终末消毒。

(5)加强病区管理,严格探视制度,做好疾病的预防宣传工作。

(二)切断传播途径

(1)科室:对气性坏疽患者使用后的可重复应用的医疗器械和用品,要双层密闭包装,并标明感染性疾病名称后,送消毒供应中心集中处理。供应室应先采用含氯或含溴消毒剂1000～

2 000 mg/L 浸泡 30～45 分钟后,有明显污染物时应采用含氯消毒剂 5 000～10 000 mg/L 浸泡至少 60 分钟后,再进行清洗和灭菌处理。

(2)医疗废物放置双层包装袋内,粘贴标识,密闭送医疗废物暂存处,交集中处置单位焚烧处理。

(3)截肢后的肢体,采用过氧化氢处理后,专用袋密闭封装,注明特殊感染标识,交火葬场火化,并做好交接登记。

(三)保护易感人群

(1)加强防病的宣传,使医务人员和患者了解疾病的特性,做到疾病的早发现、早治疗,因为早诊断和及时治疗是保存患者肢体和挽救生命的关键。早隔离确诊或疑似患者,还可减少疾病的传播。

(2)医务人员接触患者应做好个人防护,进入病室必须穿隔离衣,戴口罩、帽子,接触伤口或污染物戴手套。给患者冲洗伤口,为防止喷溅或吸入气溶胶,应戴外科口罩及护目镜。医务人员皮肤有伤口或渗出性皮炎等,应戴双层手套或暂时调离现岗位。

(3)主动免疫保护方法仍在试验中。

（梁晓庆）

第四节　破伤风感染的预防与控制

破伤风是一种急性致死性疾病。是由破伤风杆菌经皮肤或黏膜伤口侵入人体,在缺氧环境下生长繁殖,产生毒素而引起的以阵发性肌肉强直收缩和痉挛为主要临床特征的特异性感染。

一、破伤风的流行病学

破伤风杆菌是革兰染色阳性厌氧性芽孢杆菌,广泛存在于自然环境,如灰尘、土壤和人畜粪便中。甚至在医院和手术室的空气中也可检出。主要发病为免疫接种开展不充分的贫穷国家,好发人群为青年和新生儿,男性较女性多发。在发病的不同年龄组中,老年人和婴儿死亡率高。在 20 世纪 80 年代,全世界有 100 万新生儿死于破伤风,新生儿破伤风死亡率高达 60％～80％。成人破伤风死亡率在 20％～60％。老年患者和潜伏期短于 4 天的患者死亡率更高。由于有效的疫苗接种以及重症监护和机械通气的使用,90 年代该病的发病率明显下降,在全世界范围内约使 70 万人免于死亡。

(一)传染源

在医院内破伤风感染患者是主要的传染源。破伤风杆菌仅停留在伤口局部繁殖。伤口处组织和分泌物可检出大量病原体。

(二)传播途径

1.接触传播

皮肤破损处接触患者伤口分泌物或被病原体污染的物品,可导致感染发生。也可通过医务人员污染的手,将破伤风杆菌从一个感染患者,传播到下一个经常需要伤口护理的患者。

2.可疑气溶胶传播

进行伤口冲洗或清创,产生大量携带病原体的气溶胶,导致周围环境和空气严重污染,附近患者正好有开放性伤口和多次实施侵入性操作,有感染发病的报道。

3.通过污染医疗用品传播

患者污染的医疗器械和物品,下一个患者使用前未经有效消毒灭菌,可导致疾病的传播。

(三)人群易感性

未接受免疫接种,尤其是皮肤有破损者都为易感人群。但伤口内有破伤风杆菌,并不一定都发病。破伤风的发生除了与细菌数量多,毒力强以及缺乏免疫力等情况外,伤口局部有坏死组织、活动性炎症和异物存在导致的厌氧环境,是破伤风发生的有利条件。

(四)潜伏期

破伤风的潜伏期平均为7～10天,也可短至24小时或长达数月、数年。约有90%的患者在受伤后2周内发病。潜伏期和前驱期越短,疾病就越严重。

(五)病原体特性和感染特征

1.病原体特性

破伤风杆菌是专性厌氧菌,可形成芽孢。菌体易杀灭,但芽孢有特殊的抵抗力,须经煮沸30分钟,压力蒸汽10分钟或用苯酚浸泡10～12小时可将其杀灭。

2.感染特征

破伤风杆菌无法侵入正常的皮肤与黏膜,一般都是发生在创伤后。破伤风杆菌的滋生繁殖需要无氧环境。破伤风芽孢必须在组织内氧化还原电位低至150 mV时才能迅速繁殖。未经清创处理污染严重的伤口、组织缺血坏死、引流不畅或伤口合并需氧化脓菌感染时,破伤风便容易发生。少数破伤风可在无明显伤口存在的情况下出现,如皮肤非常细微的伤口沾染土壤、粪肥或接触锈蚀的金属物品也可能被感染,因为有15%～25%的患者没有近期受伤的经历。破伤风可发生于手术后和肌内注射药物后,偶发于手术摘除留在体内多年的异物后。也可并发于烧伤、溃疡、冻伤、坏疽、开放性骨折、人工流产和产后。新生儿破伤风常见于脐带残端消毒不严格的接生技术。

二、破伤风的医源性感染控制

坚持预防为主的方针,破伤风是可以预防的。常见的措施是加强劳动保护,防止创伤发生。注射破伤风类毒素进行主动免疫。一旦意外发生创伤,坚持伤口的正确处理,及时进行被动免疫,可预防疾病发生。

(一)管理传染源

(1)对患者实施单间隔离,同种病原体感染患者可同住一室。保持病室环境安静,防止声、光刺激。

(2)患者诊疗物品固定专用。

(3)换药或手术最好固定在隔离房间,每次进行伤口清创或换药后,房间都必须进行终末消毒。

(二)切断传播途径

(1)普及新法接生技术,产科严格脐带残端消毒处理,减少新生儿感染破伤风。

(2)严格医疗器械和用品的消毒灭菌,防止病原体经污染医疗器械、设备及用品导致的感染发生。

（3）患者污染的织物类，需要双层包装，集中焚烧。

（4）患者房间的物体表面，可用 500～1 000 mg/L 有效氯或有效溴消毒剂进行擦拭消毒，有污染随时消毒。

（5）对没有保留价值的废弃物，如患者伤口敷料等，严格按照医疗废物进行焚烧处理。

（6）医务人员工作中严格个人防护，进行伤口冲洗时应穿隔离衣、戴口罩和护面屏。接触伤口或污染物戴手套，手有破损戴双层手套或暂时调离工作岗位。

（7）严格实施手卫生，医务人员接触患者前后要严格消毒双手。

(三)保护易感人群

（1）加强职业防护，尽量避免发生创伤，一旦发生皮肤或黏膜破损，应及时正确处理伤口。

（2）对于严重污染的伤口及时进行彻底清创，如切除无活力的组织，清除异物，打开无效腔，敞开伤口，充分引流等措施，可减少或防止破伤风的发生。

（3）对于从事容易发生创伤的医院工作人员，如总务处的水暖工、维修工、医疗废物处理人员等，可给予注射破伤风类毒素（ATT），使人体获得自动免疫。采用破伤风类毒素基础免疫通常需要注射 3 次。首次皮下注射 0.5 mL，间隔 4～6 周再注射 0.5 mL，第 2 针的 6～12 个月后再注射 0.5 mL。以后每隔 5～7 年皮下注射类毒素 0.5 mL，作为强化注射。一般抗体产生是在首次注射类毒素 10 天左右，30 天后达到有效保护抗体浓度。接受全程主动免疫者，伤后仅需皮下注射类毒素 0.5 mL，即可在 3～7 天产生有效的保护抗体。国外一些国家推荐每 10 年进行一次 ATT 的免疫接种，以维持人群的免疫水平。

（4）对于未进行过破伤风主动免疫注射而发生创伤的医院员工，尤其被锈蚀的金属刺伤，且伤口细而深，可注射破伤风抗毒血清（TAT）或人体破伤风免疫球蛋白（TIG）进行被动免疫。破伤风抗毒血清是最常用的被动免疫制剂。常用剂量是 1 500 U 肌内注射，伤口污染严重或受伤超过 12 小时，剂量加倍，有效作用可维持 10 天左右。TAT 是血清制品，容易发生变态反应，注射前必须做皮肤过敏试验，TAT 皮肤试验过敏者，常采用脱敏注射方法。脱敏注射时，应仔细观察接受注射者的各种变化，防止致死性变态反应的发生。如出现面色苍白，出皮疹、血压下降等症状，应立即停止注射，马上给予肾上腺素皮下注射和吸氧等抢救措施。人体破伤风免疫球蛋白预防剂量为 250～500 U，一次注射后免疫效能 10 倍于 TAT，可在体内维持 4～5 周。如果距离最后一次接种 ATT 已超过 5 年的感染或较大创伤者，推荐再给予接种一次 0.5 mL ATT，可减少破伤风发病的概率。但不推荐鞘内和伤口周围局部浸润注射破伤风抗毒血清，因其效果不肯定。

（梁晓庆）

第五节　皮肤软组织感染的预防与控制

皮肤软组织感染种类繁多，包括皮肤、软组织感染，压疮感染，烧伤感染，乳腺感染，脐炎和婴儿脓疱病等，有些相当常见，如疖、痈、蜂窝织炎等，有些虽少见，但发病后很凶险，如新生儿皮下坏疽。皮肤软组织感染虽为局部感染，但当免疫缺陷、粒细胞减少、糖尿病、营养不良等情况下，局部感染可成为传染源,播散至全身其他部位,甚至发生败血症等全身感染。

一、病原微生物

皮肤感染病原菌种类很多,包括细菌、真菌、病毒及寄生虫,与医院感染有关的皮肤感染病原菌有:①金黄色葡萄球菌,能穿透皮肤引起脓疱病及伤口感染。②化脓性链球菌,链球菌伤口感染常播散到周围组织并发生败血症。③表皮葡萄球菌。④大肠埃希菌、肠杆菌属等,虽然种类不多,但其危害性大。

二、危险因素

(1)患有糖尿病、肾病、贫血等慢性疾病的患者和接受放化疗、免疫抑制剂治疗的患者危险性增高。

(2)抵抗力低下老人及小儿。

(3)接受各种插管的患者。感染部位以导管插入部位感染及脓疱疹最常见。

三、感染诊断

(一)皮肤感染

1.临床诊断

皮肤有脓性分泌物、脓疱、疖肿等或患者有局部疼痛或压痛,局部红肿或发热,无其他原因解释者。

2.病原学诊断

临床诊断基础上,从感染部位的引流物、抽吸物中培养出病原体或者血液、感染组织特异性病原体抗原检测阳性即可诊断。

(二)软组织感染

软组织感染包括坏死性筋膜炎、感染性坏疽、坏死性蜂窝织炎、感染性肌炎、淋巴结及淋巴管炎。

1.临床诊断

符合下述 3 条之一即可诊断。

(1)从感染部位引流出脓液。

(2)外科手术或组织病理检查证实有感染。

(3)患者有局部疼痛或压痛、局部红肿或发热,无其他原因解释。

2.病原学诊断

临床诊断基础上,符合下述 2 条之一即可诊断。

(1)血液特异性病原体抗原检测阳性,或血清 ISM 抗体效价达到诊断水平,或双份血清 IgG 呈 4 倍升高。

(2)从感染部位的引流物或组织中培养出病原体。

(三)压疮感染

压疮感染包括压疮浅表部和深部组织感染。

1.临床诊断

压疮局部红、压痛或压疮边缘肿胀,并有脓性分泌物。

2.病原学诊断

临床诊断基础上,分泌物培养阳性。

(四)烧伤感染

1.临床诊断

烧伤表面的形态或特点发生变化,如焦痂迅速分离,焦痂变成棕黑、黑或紫罗兰色,烧伤边缘水肿,同时创面有脓性分泌物或患者出现发热>38 ℃或低体温<36%,合并低血压即可诊断。

2.病原学诊断

临床诊断基础上,血液培养阳性并除外有其他部位感染或烧伤,组织活检显示微生物向邻近组织浸润。

(五)乳腺脓肿或乳腺炎

1.临床诊断

符合下述 3 条之一即可诊断。

(1)红、肿、热、痛等炎症表现或伴有发热,排除授乳妇女的乳汁淤积。

(2)外科手术证实。

(3)临床医师诊断的乳腺脓肿。

2.病原学诊断

临床诊断基础上,引流物或针吸物培养阳性。

(六)脐炎

1.临床诊断

新生儿脐部有红肿或有脓性渗出物。

2.病原学诊断

临床诊断基础上,有引流物、针吸液培养阳性或血液培养阳性(排除其他部位感染)即可诊断。

(七)婴儿脓疱病

1.临床诊断

皮肤出现脓疱或临床医师诊断为脓疱病。

2.病原学诊断

临床诊断基础上,分泌物培养阳性。

四、预防控制措施

(1)重视皮肤卫生,保持皮肤清洁;尽量避免皮肤潮湿和摩擦刺激。

(2)卧床患者加强护理措施,定期变换体位,避免局部长时间受压,防止压疮发生。

(3)及时处理体表软组织的损伤,积极治疗皮肤病,减少抓破损伤。

(4)所有皮肤侵入性操作必须严格皮肤消毒,执行无菌操作。

(梁晓庆)

第六节　呼吸机相关肺炎感染的预防与控制

一、定义

呼吸机相关肺炎(VAP)是指气管插管或气管切开患者接受机械通气48小时后发生的肺炎,机械通气撤机、拔管后48小时内出现的肺炎也属于VAP范畴。

二、流行病学

VAP属于医院获得性感染,我国大规模的医院感染横断面调查结果显示,住院患者中医院获得性感染的发生率为3.22%~5.22%,其中医院获得性下呼吸道感染为1.76%~1.94%。国内外研究结果均显示,包括VAP在内的下呼吸道感染居医院获得性感染构成比之首。

我国一项调查结果显示,46所医院的17 358例ICU住院患者,插管总天数为91 448天,VAP的发病率为8.9/1 000机械通气日。机械通气患者中VAP的发病率为9.7%~48.4%,或为(1.3~28.9)/1 000机械通气日,病死率为21.2%~43.2%。国内外的研究结果均表明,若病原菌为多重耐药(MDR)或全耐药(PDR)病原菌,归因病死率可高达38.9%~60%。VAP的病死率与高龄、合并糖尿病或慢性阻塞性肺疾病(慢阻肺)、感染性休克(脓毒症休克)及高耐药病原菌感染等相关。

三、危险因素和发病机制

(一)危险因素

发生VAP的危险因素涉及各个方面,可分为宿主自身和医疗环境两大类因素,主要危险因素见表3-8。患者往往因多种因素同时存在或混杂,导致VAP的发生、发展。

(二)发病机制

VAP的发病机制是病原体到达支气管远端和肺泡,突破宿主的防御机制,从而在肺部繁殖并引起侵袭性损害。致病微生物主要通过两种途径进入下呼吸道。

(1)误吸。

(2)致病微生物以气溶胶或凝胶微粒等形式通过吸入进入下呼吸道,其致病微生物多为外源性,如结核分枝杆菌、曲霉和病毒等。此外,VAP也有其他感染途径,如感染病原体经血行播散至肺部、邻近组织直接播散或污染器械操作直接感染等。

气管插管使得原来相对无菌的下呼吸道直接暴露于外界,同时增加口腔清洁的困难,口咽部定植菌大量繁殖,含有大量定植菌的口腔分泌物在各种因素(气囊放气或压力不足、体位变动等)作用下通过气囊与气管壁之间的缝隙进入下呼吸道;气管插管的存在使得患者无法进行有效咳嗽,干扰了纤毛的清除功能,降低了气道保护能力,使得VAP发生风险明显增高;气管插管内外表面容易形成生物被膜,各种原因(如吸痰等)导致形成的生物被膜脱落,引起小气道阻塞,导致VAP。此外,为缓解患者气管插管的不耐受,需使用镇痛镇静药物,使咳嗽能力受到抑制,从而增加VAP的发生风险。

表 3-8 医院获得性肺炎/呼吸机相关肺炎反生的危险因素

分类	危险因素
宿主自身因素	高龄
	误吸
	基础疾病(慢性肺部疾病、糖尿病、恶性肿瘤、心功能不全等)
	免疫功能受损
	意识障碍、精神状态失常
	颅脑等严重创伤
	电解质紊乱、贫血、营养不良或低蛋白血症
	长期卧床、肥胖、吸烟、酗酒等
医疗环境因素	ICU 滞留时间、有创机械通气时间
	侵袭性操作,特别是呼吸道侵袭性操作
	应用提高胃液 pH 值的药物(H_2 受体阻断剂、质子泵抑制剂)
	应用镇静剂、麻醉药物
	头颈部、胸部或上腹部手术
	留置胃管
	平卧位
	交叉感染(呼吸器械及手感染)

VAP 可自局部感染逐步发展到脓毒症,甚至感染性休克。其主要机制是致病微生物进入血液引起机体失控的炎症反应,导致多个器官功能障碍,除呼吸系统外,尚可累及循环、泌尿、神经和凝血系统,导致代谢异常等。

四、病原学

非免疫缺陷患者的 VAP 通常由细菌感染引起,由病毒或真菌引起者较少,常见病原菌的分布及其耐药性特点随地区、医院等级、患者人群及暴露于抗菌药物的情况不同而异,并且随时间而改变。我国 VAP 常见的病原菌包括鲍曼不动杆菌、铜绿假单胞菌、肺炎克雷伯菌、金黄色葡萄球菌及大肠埃希菌等。但需要强调的是,了解当地医院的病原学监测数据更为重要,在经验性治疗时应根据及时更新的本地区、本医院甚至特定科室的细菌耐药特点针对性选择抗菌药物。

(一)病原谱

我国 VAP 患者主要见于 ICU。VAP 病原谱中,其中鲍曼不动杆菌分离率高达 35.7%～50%,其次为铜绿假单胞菌和金黄色葡萄球菌,两者比例相当(表 3-9)。≥65 岁的患者中铜绿假单胞菌的分离率高于其他人群。

由于我国二级及以下医院高质量前瞻性的 VAP 流行病学研究尚不足,目前查到的文献绝大部分为回顾性研究,以上数据仅供参考。

(二)常见病原菌的耐药性

细菌耐药给 VAP 的治疗带来了严峻挑战。临床上 MDR 的定义是指对 3 类或 3 类以上抗菌药物(除天然耐药的抗菌药物)耐药,广泛耐药(XDR)为仅对 1～2 类抗菌药物敏感而对其他抗菌药物耐药,PDR 为对能得到的、在常规抗菌谱范围内的药物均耐药。

表 3-9　我国呼吸机相关肺炎患者常见细菌的分辨率(%)

菌种	≥18 岁	≥65 岁
鲍曼不动杆菌	12.1～50.5	10.3～18.5
铜绿假单胞菌	12.5～27.5	27.7～34.6
肺炎克雷伯杆菌	9～16.1	5.1～13.9
金黄色葡萄球菌	6.9～21.4	5.8～15.4
大肠埃希菌	4～11.5	1.3～6.2
阴沟肠杆菌	2～3.4	3.1
嗜麦芽窄食单胞菌	1.8～8.6	4.6～9.6

VAP 常见的耐药细菌包括碳青霉烯类耐药的鲍曼不动杆菌(CRAB)、碳青霉烯类耐药的铜绿假单胞菌(CRPA)、产超广谱 β 内酰胺酶(ESBLs)的肠杆菌科细菌、甲氧西林耐药的金黄色葡萄球菌(MRSA)及碳青霉烯类耐药的肠杆菌科细菌(CRE)等。我国多中心细菌耐药监测网中的中国细菌耐药监测网(CHINET)和中国院内感染的抗菌药物耐药监测(CARES)数据均显示,在各种标本中(血、尿、痰等)CRAB 的分离率高达 60%～70%,CRPA 的分离率为 20%～40%,产 ESBLs 的肺炎克雷伯菌和大肠埃希菌的分离率分别为 25%～35% 和 45%～60%,MRSA 的分离率为 35%～40%,CRE 的分离率为5%～18%。而来自痰标本中的某些耐药菌,如 MRSA 的发生率往往更高。

五、诊断

(一)临床诊断标准

VAP 的临床表现及病情严重程度不同,从单一的典型肺炎到快速进展的重症肺炎伴脓毒症、感染性休克均可发生,目前尚无临床诊断的"金标准"。肺炎相关的临床表现满足的条件越多,临床诊断的准确性越高。

胸部 X 线或 CT 显示新出现或进展性的浸润影、实变影或磨玻璃影,加上下列 3 种临床症状和体征中的 2 种或以上,可建立临床诊断:①发热,体温>38 ℃。②脓性气道分泌物。③外周血白细胞计数>$10×10^9$/L或<$4×10^9$/L。

影像学是诊断 VAP 的重要基本手段,应常规行 X 线胸片,尽可能行胸部 CT 检查。对于危重症或无法行胸部 CT 的患者,有条件的单位可考虑床旁肺超声检查。

(二)病原学诊断

在临床诊断的基础上,若同时满足以下任一项,可作为确定致病菌的依据。

(1)合格的下呼吸道分泌物(中性粒细胞数>25 个/低倍镜视野,上皮细胞数<10 个/低倍镜视野,或两者比值>2.5∶1)、经支气管镜防污染毛刷(PSB)、支气管肺泡灌洗液(BALF)、肺组织或无菌体液培养出病原菌,且与临床表现相符。

(2)肺组织标本病理学、细胞病理学或直接镜检见到真菌并有组织损害的相关证据。

(3)非典型病原体或病毒的血清 IgM 抗体由阴转阳或急性期和恢复期双份血清特异性 IgG 抗体滴度呈 4 倍或 4 倍以上变化。呼吸道病毒流行期间且有流行病学接触史,呼吸道分泌物相应病毒抗原、核酸检测或病毒培养阳性。

六、VAP 的预防与控制措施

(一)管理要求

(1)应将 VAP 的预防与控制工作纳入医疗质量和医疗安全管理。

(2)应明确医务人员在 VAP 预防与控制工作中的责任,制订并落实 VAP 预防与控制工作的各项规章制度和标准操作规程。

(3)医院感染管理、医务、护理及其他有关部门应在各自专业范围内负责 VAP 预防与控制工作的监督管理,制订 VAP 循证措施依从性核查表,并督促落实。

(4)应制订 VAP 预防与控制知识和技能岗位培训计划,培训内容应定期根据最新循证医学证据和当地流行病学资料进行更新,并对计划的实施进行考核、评价与反馈。

(5)开展呼吸机诊疗活动的临床科室,应配备受过专业训练,具备独立工作能力的医务人员。

(6)医务人员在诊疗活动中应严格执行《医务人员手卫生规范》WS/T313 的要求,遵循洗手与卫生手消毒的原则、指征和方法。

(7)医务人员在诊疗活动中应严格执行《医院隔离技术规范》WS/T311 的要求,遵循"标准预防"和"基于疾病传播途径"的原则。患有呼吸道传染性疾病时,应避免直接接触患者。

(8)医务人员宜每年接种流感疫苗。

(二)预防措施

(1)若无禁忌证,应将患者床头抬高 30°～45°。

(2)应定时对患者进行口腔卫生,每 6～8 小时 1 次。

(3)宜使用 0.12%～2%氯己定消毒液对患者口腔黏膜、牙龈等部位擦拭或冲洗,意识清醒的患者可采取漱口的方式。

(4)对患者实施肠内营养时,应避免胃过度膨胀,条件许可时应尽早拔除鼻饲管。

(5)对患者实施肠内营养时,宜采用远端超过幽门的鼻饲管,注意控制输注容量和速度。

(6)应积极预防深静脉血栓形成。

(7)对多重耐药菌如甲氧西林耐药金黄色葡萄球菌(MRSA)、多重耐药或泛耐药鲍曼不动杆菌(MDR/XDR-AB)、耐碳青霉烯肠杆菌科细菌(CRE)、多重耐药或泛耐药铜绿假单胞菌(MDR/XDR-PA)等具有重要流行病学意义的病原体感染或定植患者,应采取隔离措施。

(8)应规范人工气道患者抗菌药物的预防性使用,避免全身静脉使用或呼吸道局部使用抗菌药物预防 VAP。

(9)不宜常规使用口服抗菌药物进行选择性消化道脱污染。

(三)气道管理

(1)严格掌握气管插管指征。对于需要辅助通气的患者,宜采用无创正压通气。

(2)宜选择经口气管插管。两周内不能撤除人工气道的患者,宜尽早选择气管切开。

(3)应选择型号合适的气管插管,并常规进行气囊压力监测,气囊压力应保持在 2.45～2.94 kPa(25～30 cmH$_2$O)。

(4)预计插管时间超过 72 小时的患者,宜选用带声门下分泌物吸引气管导管。

(5)对于留置气管插管的患者,每天停用或减量镇静剂 1 次,评估是否可以撤机或拔管,应尽早拔除气管插管。

(6)应定时抽吸气道分泌物。当转运患者、改变患者体位或插管位置、气道有分泌物积聚时,应及时吸引气道分泌物。吸引气道分泌物时,应遵循无菌操作,每次吸引应更换吸痰管,先吸气管内,再吸口鼻处,每次吸引应充分。气管导管气囊上滞留物的清除方法包括以下内容。①清除方法:操作前先清除呼吸机管路集水杯中的冷凝水。协助患者取头低脚高位或平卧位。先吸引下呼吸道分泌物,再吸引口鼻腔内分泌物。将简易呼吸器与气管插管连接,操作者在患者吸气末轻轻挤压简易呼吸器,在患者呼气初用力挤压简易呼吸器,另操作者同时放气囊。再次吸引口鼻腔内分泌物。如此反复操作 2~3 次,直到完全清除气管导管气囊上的滞留物为止。②注意事项:操作前应充分做好用物准备。操作时断开的呼吸机管路接头应放在无菌巾上。操作时医务人员应戴无菌手套,不宜使用镊子等替代方式。戴无菌手套持吸痰管的手应避免污染。冲洗吸痰管分泌物的无菌溶液,应分别注明"口鼻腔""气管内"的字样,不应交叉使用。

(7)对多重耐药病原体感染或定植患者、呼吸道传染性疾病患者或疑似患者,宜采用密闭式吸痰管。

(8)连续使用呼吸机机械通气的患者,不应常规更换呼吸机管路,遇污染或故障时及时更换。

(9)呼吸机管路集水杯应处于管路最低位置,患者翻身或改变体位前,应先清除呼吸机管路集水杯中的冷凝水,清除冷凝水时呼吸机管路应保持密闭。

(10)应在呼吸机管路中采用加热湿化器或热湿交换器等湿化装置,不应使用微量泵持续泵入湿化液进行湿化,加热湿化器的湿化用水应为无菌水。

(11)热湿交换器的更换频率不宜<48 小时,遇污染或故障时及时更换。

(12)雾化器应一人一用一消毒。

(13)雾化器内不宜添加抗菌药物。

(14)不应常规使用细菌过滤器预防 VAP。呼吸道传染性疾病患者或疑似患者,可使用细菌过滤器防止病原体污染呼吸机内部。

(四)消毒灭菌

(1)应遵循《医疗机构消毒技术规范》WS/T367 的管理要求和消毒灭菌基本原则。

(2)高度危险性物品应一人一用一灭菌,中度危险性物品应一人一用一消毒。应遵循《医院消毒供应中心 第1部分:管理规范》WS310.1 的管理要求,呼吸机螺纹管、雾化器、金属接头、湿化罐等,应由消毒供应中心(CSSD)回收,集中清洗、消毒、灭菌和供应。

(3)使用中的呼吸机外壳、按钮、面板等应保持清洁与干燥,每天至少擦拭消毒 1 次,遇污染应及时进行消毒;每位患者使用后应终末消毒。发生疑似或者确认医院感染暴发时应增加清洁消毒频次。

(4)应使用细菌过滤器防止麻醉机、呼吸机内部污染。复用的细菌过滤器清洁消毒应遵循生产厂家的使用说明,一次性细菌过滤器应一次性使用。感染性疾病患者使用后应立即更换。加热湿化器、活瓣和管路应一人一用一消毒,遇污染或故障时应及时更换。

(5)频繁接触的诊疗环境表面,如床栏杆、床头桌、呼叫按钮等,应保持清洁与干燥,每天至少消毒1次,遇污染时及时消毒,每位患者使用后应终末消毒。

(6)病床隔帘应保持清洁与干燥,遇污染时应及时更换。多重耐药菌如 MRSA、MDR/XDR-AB、CRE、MDR/XDR-PA 等具有重要流行病学意义的病原体感染或定植患者使用后应及时更换。

(五)监测

(1)应遵循《医院感染监测规范》WS/T312 的要求,开展 VAP 的目标性监测,包括发病率、危险因素和常见病原体等,定期对监测资料进行分析、总结和反馈。

(2)应定期开展 VAP 预防与控制措施的依从性监测、分析和反馈,并有对干预效果的评价和持续质量改进措施的实施。

(3)出现疑似医院感染暴发时,特别是多重耐药菌或不容易清除的耐药菌、真菌感染暴发以及发生军团菌医院感染时,应进行人员与环境的目标性微生物监测,追踪确定传染源,分析传播途径,并评价预防控制措施效果。

(梁晓庆)

第七节 导尿管相关尿路感染的预防与控制

导尿管相关尿路感染(CA-UTI)是医院感染中常见的感染类型,仅次于呼吸道感染,占医院感染的 35%～50%,而在这些尿路感染病例中,80%～90% 与留置导尿管有关。留置导尿管是临床最常见的一项侵入性操作,是造成医院内感染最常见的原因之一,美国医院约 25% 的住院患者需要留置导尿管。导尿管选择、导尿技术操作及护理和导尿留置时间的长短等因素与导尿管相关尿路感染有关。相对于其他医院感染来说,CA-UTI 的病死率较低,但是泌尿道插管的高使用率可引起大量的感染,使经济负担加重。

一、概述

(一)定义

导尿管相关尿路感染(CA-UTI)主要是指患者留置导尿管后,或者拔除导尿管 48 小时内发生的泌尿系统感染。根据感染部位的不同分为上尿路感染和下尿路感染:上尿路感染主要是肾盂肾炎,下尿路感染主要是膀胱炎、尿道炎。

导尿管相关无症状性菌尿症(CA-ASB)是指患者虽然没有症状,但在 1 周内有内镜检查或导尿管置入,尿液培养革兰阳性球菌菌落数 $\geq 10^4$ cfu/mL,革兰阴性杆菌菌落数 $\geq 10^5$ cfu/mL,应当诊断为导尿管相关无症状性菌尿症(CA-ASB)。

医院 CA-UTI 几乎是专有的器械相关性感染,且绝大部分患者无尿路感染相应的症状或体征。CA-ASB 是全球范围内最常见的卫生保健相关感染,约占美国每年医院感染的 40%。在医院有 28% 的患者留置了导尿管。一项研究发现,留置导尿管的患者中有 31% 被不适当地插入了导尿管。另一研究发现,所有保留尿管天数有 36% 是不必要的。

(二)CA-UTI 流行病学

1.发病率

导尿管相关尿路感染(CA-UTI)是全球范围内最常见的医院相关感染,约占美国每年医院感染的 40%。有 80%～90% 的医院获得性泌尿道感染由导尿管引起。如留置导尿管少于 1 周或 1 周的患者,UTI 的发生率为 10%～40%,长期留置导尿管(≥30 天)的患者,UTI 有 100% 的发病率。

我国相关研究资料显示,导尿管相关尿路感染率为 1.1%～53.8%,日感染率为 1.13‰～26.4‰,说明 CA-UTI 的发生率在不同的地区或不同的医院有明显的不同。刘丁等对 485 例留置导尿管病例调查显示,平均感染发生率为53.8%,平均每1 000床位日发生感染26.4例。导尿管留置时间与感染的发生密切相关,汕头大学医学院第一附属医院李毅萍等报道,如留置导管1~3天,CA-UTI的发生率为10.3%,留置导管≥10天,CA-UTI的发生率为97.6%。田桂平等报道留置尿管10天,尿路感染的发生率为8.7%;留置尿管20天,尿路感染的发生率为17.39%;留置尿管>30天,尿路感染的发生率为43.48%。陈佩燕等对87例留置导尿管的患者的监测结果显示,留置导尿管后3天尿路感染率为20.7%,7天后感染率为26.8%,14天后尿路感染率为31.3%。

CA-UTI的发生与插管方法、导尿管留置时间、导尿管的维护、膀胱冲洗等密切相关,苏燕娟等研究显示,引流袋更换时间与发生菌尿有显著差异($P<0.01$)。每3天更换引流袋,菌尿发生率明显低于每天更换引流袋;每天更换引流袋,菌尿阳性率为20.83%;3天以上更换引流袋,菌尿阳性率为零。膀胱冲洗与非冲洗菌尿发生率有明显差异($P<0.05$),每天用抗菌药物冲洗膀胱,菌尿阳性率为21.74%;不进行膀胱冲洗,菌尿阳性率为3.23%。留置尿管时间与菌尿发生率有显著差异($P<0.01$),留置导尿管第4天,菌尿阳性率为2.13%;留置导尿管第7天,菌尿阳性率为21.28%。膀胱冲洗没有预防尿路感染的作用;相反,有增加感染的可能。

2.病原学

引起导尿管相关尿路感染的病原菌以革兰阴性杆菌为主,耐药性日渐突出。美国研究显示,大肠埃希菌是导尿相关的医院内UTI中最普遍常见的细菌,约占26%,肠球菌占16%,铜绿假单胞菌占12%,假丝酵母菌(念珠菌)属占9%,肺炎克雷伯菌属占6%,肠杆菌属占6%。在医院的重症监护病房里,假丝酵母菌(念珠菌)属在医院内UTI中占较大的比例(25.9%),接着依次是大肠埃希菌(18.9%)、肠球菌(13%)、铜绿假单胞菌(11%)、肠杆菌属(6%)。我国众多研究结果与美国数据基本相符,导尿管相关尿路感染主要病原菌依次为大肠埃希菌(35.8%~45.7%)、屎肠球菌(8.6%~10.9%)、粪肠球菌(8%~9.3%)、白假丝酵母菌(6.2%~13.5%)、肺炎克雷伯杆菌(7.3%~8.3%)、铜绿假单胞菌(4.3%~5.7%)。大肠埃希菌是引起CA-UTI的首位致病菌,革兰阳性菌以屎球菌和粪肠球菌为主,随着念珠菌属和肠球菌报告的增加,引起医院内导尿管相关尿路感染的病原体也发生了变化。目前念珠菌属是术后重症患者尿标本中最普遍的病原菌。国内报道真菌感染占6.2%~13.5%,抗菌药物使用引起菌群失调容易导致尿路感染。

(三)感染途径及因素

人体泌尿系统有一套自身的完整的防御机制,正常情况下膀胱内是无菌的。导尿管的使用在某种程度上损伤了泌尿系统的正常防御机制。留置导尿管是细菌侵入的途径:①插导尿管时细菌进入膀胱。②尿道周围或肛门周围的细菌沿着导尿管——黏膜接触面(导尿管外表面)迁移进入膀胱。③违反无菌操作规程,导管护理后细菌从集尿袋沿着导管内腔表面上行进入膀胱。

大多数导尿管相关的UTI是由于会阴区的病原体从外腔迁移或导尿管护理操作异常使病原体从内腔迁移进入膀胱引起感染。15%的导管相关泌尿道感染源自外源性因素,如导尿管系统污染、护理人员污染的手、插入导尿管或维护导尿管过程中违反操作规程、应用消毒不达标的设施等而引起感染。而导尿管长时间留置尿道内,又破坏了尿道的正常生理功能,从而削弱了尿道黏膜对细菌的抵抗力,影响膀胱对细菌的冲刷作用,致使细菌容易逆行至泌尿系统生长繁殖引起感染。

生物膜的形成被认为是导管相关尿路感染发病的重要机制。细菌一旦进入泌尿道,尿中病原体附着至导尿管表面、增殖并开始分泌细胞外多糖,与尿中的盐和蛋白质组成细菌复合物并形成一个生物膜,它保护微生物不受抗菌剂、杀菌剂和宿主屏障的清除。目前已有能减少生物膜形成的较新技术,减少细菌和真菌的黏附,或抑制已黏附到导管的微生物的生长。

(四)临床特点

导尿管相关尿路感染不仅是病原体在尿道和膀胱黏膜的定植和炎症反应,还可发生逆行感染引起肾盂肾炎、前列腺炎、附睾炎和精囊炎。大部分患者医院内尿路感染在临床上多呈良性经过,无明显的临床症状,导尿管拔除后可自行痊愈。

在美国,导管相关尿路感染的报道多为 CA-ASB,医院内尿路感染患者中有 65%~75% 是无症状菌尿。约 30% 的患者有临床症状和体征,如尿频、尿急和尿痛等膀胱刺激征,除局部症状外还表现为发热、腰痛及肋脊角叩痛、耻骨上方疼痛或压痛等。导尿管相关尿路感染如不及时控制,细菌入侵血液系统引起菌血症。医院患者中,导尿管相关菌尿症为医院血流感染的最常见原因之一,约 15% 的医院血流感染源于尿路。尿培养不能预测 CA-UTI,在留置导尿的患者中,大肠埃希菌是最常见的细菌,约占 35.62%。

大量前瞻性调查研究证实,导尿管相关尿路感染(CA-UTI)的发生与留置导尿管的时间长、导管护理的违规操作导致导尿管系统污染、女性、老年人等密切相关。女性尿道短,尿道门暴露,易发生上行性感染。女性应用导尿管后发生 UTI 的概率是男性的 2 倍。女性尿道周围区域的菌群也是十分重要的,尿道周围的菌群是重要的潜在性致病菌。留置导尿管时间的长短是导尿管相关尿路感染最重要的危险因素。

CA-UTI 的症状和体征包括发热、寒战、意识改变、不适、无诱因昏睡、腰痛、肋脊角叩痛、急性血尿、盆腔不适,已拔除导尿管的患者可有排尿困难、尿频、耻骨上方疼痛或压痛。

(五)导尿管相关尿路感染的诊断标准

临床诊断:CA-UTI 的诊断标准为留置导尿管、耻骨上方导尿管或间歇导尿管的患者出现 UTI 相应的症状、体征,且无其他原因可以解释,并且尿检白细胞男性≥5 个/高倍视野,女性≥10 个/高倍视野。在临床诊断的基础上,符合以下条件之一可确诊。

(1)清洁中段尿或者导尿留取尿液(非留置导尿)培养革兰阳性球菌菌落数≥10^4 cfu/mL,革兰阴性杆菌菌落数≥10^5 cfu/mL。

(2)耻骨联合上膀胱穿刺留取尿液培养的细菌菌落数≥10^3 cfu/mL。

(3)新鲜尿液标本经离心应用显微镜检查,在每 30 个视野中有半数视野见到细菌。

(4)经手术、病理学或者影像学检查,有尿路感染证据的。

2009 年美国感染病学会制订的导尿管相关尿路感染的诊断、预防和治疗指南,不推荐筛查 CA-ASB,除非进行研究以评价干预措施对降低 CA-ASB 或 CA-UTI 的效果。对于留置导尿管的患者,仅有脓尿不能诊断为 CA-ASB 或 CA-UTI;有症状但无脓尿的患者,提示诊断并非 CA-UTI;脓尿伴 CA-ASB 并非进行抗菌治疗的指征。

二、管理要求

(1)医疗机构应建立健全规章制度,制订并落实预防 CA-UTI 的工作规范和操作规程。

(2)医疗机构应逐步开展 CA-UTI 的目标性监测,持续质量改进,有效降低 CA-UTI 的发生。

(3)医务人员应接受关于无菌技术、导尿操作、留置导尿管的维护以及 CA-UTI 预防的培训和教育,并熟练掌握相关操作规程。

(4)医务人员应评估患者发生 CA-UTI 的潜在风险,针对高危因素,实施 CA-UTI 的预防和控制措施。

三、监测要求

(1)根据导尿管使用的频率和 CA-UTI 的潜在风险,确定需要监测的患者人群。

(2)按照《医院感染监测规范》WS/T312 的要求,开展 CA-UTI 目标性监测。

(3)详细记录尿道插管指征、插管时间、插管操作者和拔管时间等。采用统一指标如导尿管使用率、CA-UTI 发生率等评价 CA-UTI 预防与控制质量。

(4)应定期分析监测资料,并及时向被监测临床科室反馈。

(5)当出现 CA-UTI 暴发或疑似暴发时,应按照《医院感染管理办法》和《医院感染暴发报告及处置管理规范》的相关要求报告和处理。

(6)不宜常规对留置导尿管的患者进行无症状性菌尿症筛查。

四、预防控制措施

(一)留置导尿管前预防控制措施

(1)严格掌握留置导尿管的适应证。

(2)仔细检查无菌导尿包,如发现导尿包过期、外包装破损、潮湿,不应使用。

(3)可重复使用的导尿包按照《医院消毒供应中心 第 2 部分:清洗消毒及灭菌技术操作规范》WS310.2的规定处理;一次性导尿包符合国家相关要求,不应重复使用。

(4)根据患者年龄、性别、尿道等情况选择型号大小、材质等的合适导尿管,最大限度降低尿道损伤和尿路感染。

(5)对留置导尿管的患者,应采用密闭式引流装置。

(6)应告知患者留置导尿管的目的,配合要点和置管后的注意事项。

(7)不宜常规使用包裹银或抗菌导尿管。

(二)放置导尿管时预防控制措施

(1)医务人员应严格按照《医务人员手卫生规范》WS/T313 的要求,洗手后戴无菌手套实施导尿术。

(2)严格遵循无菌操作技术原则留置导尿管,动作宜轻柔,避免损伤尿道黏膜。

(3)正确铺无菌巾,避免污染尿道口。

(4)应使用合适的消毒剂,充分消毒尿道口及其周围皮肤黏膜,防止污染。①男性:洗净包皮及冠状沟,然后自尿道口、龟头向外旋转擦拭消毒。②女性:按照由上至下,由内向外的原则清洗外阴,然后清洗并消毒尿道口、前庭、两侧大小阴唇,最后会阴、肛门。

(5)导尿管插入深度适宜,确保尿管固定稳妥。

(6)置管过程中,指导患者放松,协调配合,避免污染,如发现尿管被污染,应重新更换。

(三)留置导尿管后预防控制措施

(1)应妥善固定尿管,避免打折、弯曲,集尿袋高度低于膀胱水平,不应接触地面,防止逆行感染。

(2)应保持尿液引流系统通畅和密闭性,活动或搬运时夹闭引流管,防止尿液逆流。

(3)应使用个人专用收集容器或清洗消毒后的容器定期清空集尿袋中尿液。清空集尿袋中尿液时,应遵循无菌操作原则,避免集尿袋的出尿口触碰到收集容器的表面。

(4)留取小量尿标本进行微生物病原学检测时,应消毒导尿管接口后,使用无菌注射器抽取标本送检。留取大量尿标本时可从集尿袋中采集,不应打开导尿管和集尿袋的接口采集标本。

(5)不应常规进行膀胱冲洗或灌注。若发生血块堵塞或尿路感染时,可进行膀胱冲洗或灌注。

(6)应保持尿道口清洁,大便失禁的患者清洁后还应进行消毒。留置导尿管期间,应每天清洁或冲洗尿道口。

(7)患者沐浴或擦身时应注意对导管的保护。

(8)长期留置导尿管应定期更换,普通导尿管更换时间7~10天,特殊类型导尿管的更换时间按照说明书规定,更换导尿管时应同时更换导尿管集尿袋。

(9)导尿管阻塞、脱出或污染时应立即更换导尿管和集尿袋。

(10)患者出现尿路感染症状时,应及时留取尿液标本进行病原学检测,并更换导尿管和集尿袋。

(11)应每天评估留置导尿管的必要性,应尽早拔除导尿管。

(12)医护人员在维护导尿管时,手卫生应严格按照《医务人员手卫生规范》WS/T313 的要求。

(梁晓庆)

第八节 手术部位感染的预防与控制

手术部位感染(SSI)的发生和治疗始终是制约外科手术治疗是否成功的一个因素。尽管对手术部位感染的发生有所持续改进,但手术部位感染率依然有较高的发生率,占医院感染的15%左右,居医院感染发生率的第三位。SSI 会导致手术失败、增加患者痛苦(严重的甚至死亡)、增加患者的经济负担、延长住院时间、增加医疗纠纷等。

一、手术部位感染的流行病学

(一)手术部位感染发生率

不同的医院外科手术部位感染率各不相同,手术部位感染与手术类型、患者潜在的疾病有关,发生率为 0.5%~15%。手术部位感染率居医院内感染的第三位。在美国,外科医师每月要进行大约 200 万次的操作,而且其中 2/3 是在门诊完成的。疾病预防和控制中心估计 2.7%的手术操作会并发感染,手术部位感染占所有医院感染的 15%,手术部位感染延长住院时间 1~3 天,每例伤口感染的花费在 400~2 600 美元。手术部位感染的发生因手术类型的不同而不同,其中发生感染最高的是心脏手术(每 100 例出院患者中 2.5 例感染)、普通外科 1.9%和烧伤/外伤 1.1%。心脏手术时体外循环的使用导致宿主防御系统出现比普通手术操作更大的应激反应。王西玲等报道,我国医院手术部位感染率为 7.12%。龚瑞娥、吴安华等一项针对 2 399 例手术患者的研究显示,有 110 例次患者手术部位发生感染,感染率为 4.59%,实施手术部位感染综合干预措施后感染率为 2.12%。患者术后在住院期间发生手术部位感染占 62.72%,出院后

(随访感染)发生手术部位感染占 36.1％～37.28％。相同种类的手术危险指数级别越高,感染发生率也越高;同样危险指数的手术中,结、直肠切除手术的感染高于其他手术类型,感染率为10.16％～37.5％,其余类别的手术的感染率则基本相同。手术切口类型级别越高,手术部位感染率越高,Ⅰ类切口感染率为2.52％;Ⅱ类切口感染率为5.79％;Ⅲ类切口感染率为9.72％;Ⅳ类切口感染率为73.75％。茅一萍等对1589例手术患者调查报道显示,有155例手术部位发生感染,感染率为9.75％。不同手术类别、相同危险指数的手术以剖腹探查手术和结肠手术感染发生最高。

(二)手术部位感染常见的病原体

美国研究报道,凝固酶阴性葡萄球菌和金黄色葡萄球菌是2种从感染手术伤口分离出来的最常见的微生物,并且分别占感染伤口的14％和20％,这些细菌是正常皮肤菌群的一部分,因此当伤口开放时可以造成污染。而我国 SSI 致病菌研究及 2010 年全国细菌监测资料显示(图 3-3),手术部位标本分离的病原菌 14 424 株,位于手术部位感染病原体前三位的是大肠埃希菌、金黄色葡萄球菌和铜绿假单胞菌。

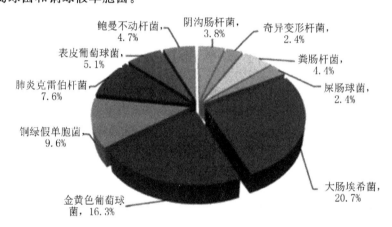

图 3-3　手术部位感染病原体分布

二、手术部位感染的因素

(一)手术部位感染定义

1992 年,由美国感染控制与流行病学专业协会(APIC)、美国医院流行病学学会(SHEA)和外科感染协会组成的联合小组修正提出了"手术部位感染",根据这一定义,将手术部位感染分为切口感染和器官/腔隙感染。切口部位感染被进一步分为表面切口感染(包括皮肤和皮下感染)或深部切口感染(包括深部软组织),组织结构见图 3-4。

1.切口浅部组织感染

手术后 30 天以内发生的仅累及切口皮肤或者皮下组织的感染,并符合下列条件之一:①切口浅部组织有化脓性液体。②从切口浅部组织的液体或者组织中培养出病原体。③具有感染的症状或者体征,包括局部发红、肿胀、发热、疼痛和触痛,外科医师开放的切口浅层组织。

下列情形不属于切口浅部组织感染:①针眼处脓点(仅限于缝线通过处的轻微炎症和少许分泌物)。②外阴切开术或包皮环切术部位或肛门周围手术部位感染。③感染的烧伤创面,以及溶痂的Ⅱ度、Ⅲ度烧伤创面。

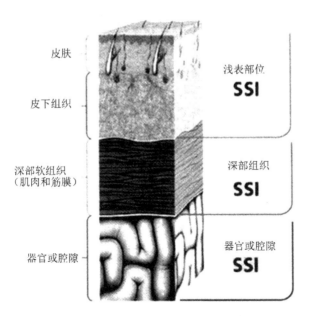

图 3-4 手术部位感染及其分类的解剖学图示

2.切口深部组织感染

无植入物者手术后 30 天以内、有植入物者手术后 1 年以内发生的累及深部软组织(如筋膜和肌层)的感染,并符合下列条件之一。

(1)从切口深部引流或穿刺出脓液,但脓液不是来自器官或腔隙部分。

(2)切口深部组织自行裂开或者由外科医师开放的切口。同时,患者具有感染的症状或者体征,包括局部发热、肿胀及疼痛。

(3)经直接检查、再次手术探查、病理学或者影像学检查,发现切口深部组织脓肿或者其他感染证据。

同时累及切口浅部组织和深部组织的感染归为切口深部组织感染;经切口引流所致器官/腔隙感染,无须再次手术归为深部组织感染。

3.器官/腔隙感染

无植入物者手术后 30 天以内、有植入物者手术后 1 年以内发生的累及术中解剖部位(如器官或者腔隙)的感染,并符合下列条件之一。

(1)器官或者腔隙穿刺引流或穿刺出脓液。

(2)从器官或者腔隙的分泌物或组织中培养分离出致病菌。

(3)经直接检查、再次手术、病理学或者影像学检查,发现器官或者腔隙脓肿或者其他器官或者腔隙感染的证据。

(二)外科手术部位感染的原因

手术部位感染的发生是一个复杂的过程,而且在这一复杂过程中,来源于环境、手术室、宿主、手术操作和微生物的许多因素以复杂的方式相互作用促成手术部位感染的发生。

1.外源性原因

在清洁手术操作中,由于手术不经过黏膜或空腔脏器,外源性污染源是重要的因素。因此,手术室环境和手术人员成为污染的重要媒介物。外科手术必然会带来手术部位皮肤和组织的损伤,当手术切口部位的微生物污染达到一定程度时,会发生手术部位的感染。主要因素是:术前住院时间长、备皮方式、手术室环境、手术器械的灭菌、手术过程中的无菌操作、手术技巧、手术持续时间和预防性抗菌药物使用情况等都是引起手术部位的外源性因素,而这些外源性因素是可以预防的。

2.内源性原因

多数手术部位感染来源于内源性原因,患者方面的主要因素是年龄、营养状况、免疫功能、健康状况、吸烟等。营养不良、烧伤、恶性肿瘤和接受免疫抑制药物治疗的患者中,宿主的正常防御机制发生了变化,免疫力下降,患者自身的皮肤或黏膜(胃肠道、口咽或泌尿生殖系统的细菌)的菌群移位至手术部位引起感染。术后切口提供了一个潮湿、温暖、营养丰富且易于细菌增生和繁殖的环境,切口的类型、深度、部位和组织灌注水平等许多因素影响微生物的数量和种类。手术部位感染的影响因素见表3-10。

表 3-10　手术部位感染的影响因素

手术方面	麻醉	患者方面
手术	组织灌注量	糖尿病
备皮方式	温度	吸烟
部位、时间、类型	吸氧浓度	营养不良
缝线质量	疼痛	身体状况
血肿	输血	高龄
预防抗菌药物		肥胖
机械压力		药物
手术室环境		感染
手术器械的灭菌		放疗或化疗
手术部位皮肤消毒		术前住院时间长

(1)糖尿病:高糖血症影响粒细胞的功能,包括黏附性、趋化作用、吞噬作用和杀菌活性。用胰岛素治疗的糖尿病患者中手术部位感染的危险高于用口服药治疗的糖尿病患者。Ltham 等前瞻性研究了1 000 例准备进行冠脉搭桥术或瓣膜置换手术的糖尿病和非糖尿病心脏病患者,发现糖尿病患者的感染率几乎升高了 3 倍。此外,他们证明手术部位感染的最大危险与术后高糖血症(定义为血糖水平高于200 mg/dL)有关而不是糖化血红蛋白水平或手术前高糖血症。糖尿病与心脏手术后手术部位感染是非常相关的。作为降低手术部位感染的一种措施,围术期高糖血症的控制值得进一步注意。

(2)肥胖:超过理想体重 20% 的肥胖和手术部位的感染危险性相关。外科医师必须切开可能含有大量细菌的厚层组织,手术切口相对深、技术操作困难和组织中通常预防性抗菌药物浓度不够等均可引起手术部位感染。

(3)吸烟:吸烟与胶原的低生成和包括手术部位感染在内的术后并发症的发生有关。尼古丁延迟伤口愈合,而且可增加手术部位感染的危险。

(4)营养不良:严重的术前营养不良会增加手术部位感染的危险。在一项 404 种高危普通外科操作的研究中,人血白蛋白水平被认为是预测手术部位感染的变量之一。

(5)术前住院时间长:术前住院时间和手术部位感染危险相关。如果住院时间超过 2 天,这一危险的升高也可被革兰阴性菌更高的移生所解释,也就是说,革兰阴性杆菌在患者体内定植。

(6)金黄色葡萄球菌的携带者:美国从 20 世纪 50 年代以来,大量的研究显示,在鼻孔中携带金黄色葡萄球菌的患者发生感染的可能性将升高。许多研究显示,金黄色葡萄球菌的鼻携带者发生金黄色葡萄球菌手术部位感染的危险有可能升高 2～10 倍,20%～30% 的个体在鼻孔内携带金黄色葡萄球菌。

(7)术前预防用药时机:术前给药时机是充分预防手术部位感染的一个关键要素。在手术自切开皮肤前 120 分钟至 0 分钟(时间为 0 是指切开的时间)之间接受抗菌药物的患者手术部位感染率最低(0.6%);切开后 0～180 分钟使用抗菌药物的一组患者手术部位感染率是 1.4%(与术前 2 小时内接受抗生素的患者相比较,$P=0.12$),而在切开皮肤 180 分钟(3 小时)后接受抗菌药物的患者手术部位感染率是 3.39%(与术前 2 小时内接受抗菌药物的患者相比较,$P<0.000\ 1$)。手术部位感染的最高危险的组是接受抗菌药物过早的一组,就是说在手术开始的 2 小时之前使用抗菌药物或者更早,这一组患者手术部位感染率是 3.8%,与术前 2 小时内接受抗菌药物者相比,感染危险性几乎升高了 7 倍($P<0.000\ 1$)。证明手术前一天使用药物起不到预防手术部位感染的作用,最佳的抗菌药物预防应该在手术前的短时间内开始,即皮肤切开前 30～60 分钟使用。

(8)手术持续时间:长时间的手术操作与手术部位感染的高危险有关,手术操作持续 1 小时、2 小时和 3 小时,手术部位的感染率分别是 1.39%、2.7% 和 3.6%,持续 2 小时以上的手术操作是手术部位感染的一个独立预测因子。对手术操作时间长和手术部位感染危险性增高之间的关系,最简单的解释便是长时间的切口暴露增加了伤口污染水平,增加了干燥所致的组织损伤程度,由于失血造成患者防御机制的抑制以及降低了抗生素预防的效力。手术持续时间也反映了外科医师的手术技能。在一些研究中,手术技术好的、有经验的外科医师所做的手术切口部位感染率比住院医师或经验较少的外科医师低。

三、管理要求

(一)医院
(1)应将手术部位感染预防控制工作纳入医疗质量管理,有效减少手术部位感染。

(2)医疗机构应当制订并完善外科手术部位感染预防与控制相关规章制度和工作规范,并严格落实。

(3)医疗机构要加强对临床医师、护士、医院感染管理专业人员的培训,掌握外科手术部位感染预防工作要点。

(4)医疗机构应当开展外科手术部位感染的目标性监测,采取有效措施逐步降低感染率。

(5)严格按照抗菌药物合理使用有关规定,正确、合理地使用抗菌药物。

(6)评估患者发生手术部位感染的危险因素,做好各项防控工作。

(二)手术部(室)
(1)建筑布局应符合《手术部(室)医院感染控制规范》的相关要求。

(2)洁净手术部(室)的建筑应符合《医院洁净手术部建筑技术规范》GB50333 的要求。

(3)应建立手术部(室)预防医院感染的基本制度,包括手术部(室)清洁消毒隔离制度、手卫生制度、感染预防控制知识培训制度等。

(三)相关临床科室

(1)临床科室感染控制小组应定期对本科室人员培训。

(2)当怀疑 SSI 时,应及时采样进行病原学检测,及时报告本科室手术部位感染病例,采取有针对性的预防控制措施。

四、手术部位感染的预防和控制措施

(一)手术前感染因素和控制措施

(1)应缩短手术患者的术前住院时间。

(2)择期手术前宜将糖尿病患者的血糖水平控制在合理范围内。

(3)择期手术前吸烟患者宜戒烟,结直肠手术成年患者术前宜联合口服抗生素和机械性肠道准备。

(4)如存在手术部位以外的感染,宜治愈后再进行择期手术。

(5)择期手术前患者应沐浴、清洁手术部位,更换清洁患者服。

(6)当毛发影响手术部位操作时应选择不损伤皮肤的方式去除毛发,应于当日临近手术前,在病房或手术部(室)限制区外[术前准备区(间)]进行。

(7)急诊或有开放伤口的患者,应先简单清洁污渍、血迹、渗出物,遮盖伤口后再进入手术部(室)限制区。

清洁切口皮肤消毒应以切口为中心,从内向外消毒;清洁-污染切口或污染切口应从外向内消毒,消毒区域应在手术野及其外扩展≥15 cm 部位擦拭,所使用的皮肤消毒剂应合法有效。

(二)手术中感染因素和控制措施

(1)择期手术安排应遵循先清洁手术后污染手术的原则。洁净手术间的手术安排应遵循《医院洁净手术部建筑技术规范》GB50333 的相关规定。

(2)洁净手术间应保持正压通气,保持回风口通畅;保持手术间门关闭,减少开关频次。应限制进入手术室的人员数量。

(3)可复用手术器械、器具和物品的处置应严格执行《医院消毒供应中心 第 1 部分:管理规范》WS310.1《医院消毒供应中心 第 2 部分:清洗消毒及灭菌技术操作规范》WS310.2 和《医院消毒供应中心 第 3 部分:清洗消毒及灭菌效果监测标准》WS310.3 的要求。

(4)灭菌包的标识应严格执行《医院消毒供应中心 第 3 部分:清洗消毒及灭菌效果监测标准》WS310.3的相关要求。

(5)手术室着装要求符合 WS/T《手术部(室)医院感染控制规范》。

(6)手术无菌操作要求如下:①严格遵守无菌技术操作规程和《医务人员手卫生规范》WS/T313的规定。②开启的无菌溶液应一人一用。③在放置血管内装置(如中心静脉导管)、脊髓腔和硬膜外麻醉导管,或在配制和给予静脉药物时应遵循无菌技术操作规程,应保持最大无菌屏障。④操作应尽可能减少手术创伤,有效止血,减少坏死组织、异物存留(如缝线、焦化组织、坏死碎屑),消除手术部位无效腔。⑤如果外科医师判断患者手术部位存在严重污染(污染切口和感染切口)时,可决定延期缝合皮肤或敞开切口留待二期缝合。⑥根据临床需要选择是否放置引流管,如果需要,宜使用闭合式引流装置引流。引流切口应尽量避开手术切口,引流管应尽早拔除。放置引流管时不宜延长预防性应用抗菌药物的时间。

(7)围术期保温要求:①围术期应维持患者体温正常。②手术冲洗液应使用加温(37 ℃)的液体。③输血、输液宜加温(37 ℃),不应使用水浴箱加温。

(8)环境及物体表面的清洁和消毒:每台手术后,应清除所有污物,对手术室环境及物体表面进行清洁;被血液或其他体液污染时,应及时采用低毒高效的消毒剂进行消毒,清洁及消毒方法应遵循《医疗机构环境表面清洁与消毒管理规范》WS/T512 的要求。

(三)手术后感染因素和控制措施

(1)在更换敷料前后、与手术部位接触前后均应遵循《医务人员手卫生规范》WS/T313 的要求进行手卫生。

(2)更换敷料时,应遵循无菌技术操作规程。

(3)应加强患者术后观察,如出血、感染等征象。

(4)应保持切口处敷料干燥,有渗透等情况时及时更换。

(5)宜对术后出院患者进行定期随访。

(6)当怀疑手术部位感染与环境因素有关时,应开展微生物学监测。

(四)手术部位感染暴发或疑似暴发管理

(1)应收集和初步分析首批暴发病例原始资料。

(2)应制订手术部位感染暴发调查的目标,包括感染人数、感染部位、病原体种类、首例病例发生的时间地点、病例发生的时间顺序、病例的分布、与手术、麻醉或护理相关人员等。

(3)应及时开展现场流行病学调查、环境卫生学检测等工作,如对手术器械、导管、一次性无菌用品、对使用的清洗剂、润滑剂、消毒剂、物体表面、医务人员的手等进行微生物学检测。及时采取有效的感染控制措施,查找和控制感染源,切断传播途径。

(五)围术期抗菌药物的预防用药管理

应遵循《抗菌药物临床应用指导原则(2015 年版)》的有关规定,加强围术期抗菌药物预防性应用的管理。

(梁晓庆)

第九节　经空气传播疾病感染的预防与控制

经空气传播疾病是由悬浮于空气中、能在空气中远距离传播(>1 m),并长时间保持感染性的飞沫核传播的一类疾病,包括专性经空气传播疾病(如:开放性肺结核)和优先经空气传播疾病(如:麻疹和水痘)。经空气传播疾病是医院内发生院内感染的一类主要传播疾病,由于医疗活动中的许多操作,例如气管插管及相关操作、心肺复苏、支气管镜检、吸痰、咽拭子采样、尸检以及采用高速设备(如钻、锯、离心等)的等,这类操作能产生大量气溶胶,气溶胶成为重要的传播途径,是发生院内感染的主要原因,因此经空气传播疾病的预防和控制对预防院内感染有重要意义。原国家卫计委于 2016 年 12 月 27 日颁布了《经空气传播疾病医院感染预防与控制规范》WS/T511,于2017 年 6 月 1 日正式实施,该标准规定了经空气传播疾病医院感染预防与控制的基本要求,内容包括管理要求,患者识别要求,患者转运要求,患者安置要求,培训与健康教育,清洁、消毒与灭菌,医疗机构工作人员经空气传播疾病预防与控制要求。

一、管理要求

（1）应根据国家有关法规，结合本医疗机构的实际情况，制订经空气传播疾病医院感染预防与控制的制度和流程，建筑布局合理、区域划分明确、标识清楚，并定期检查与督导，发现问题及时改进。

（2）应遵循早发现、早报告、早隔离、早治疗的原则，按照《医疗机构传染病预检分诊管理办法》的要求，落实门诊、急诊就诊患者的预检分诊和首诊负责制。

（3）应执行疑似和确诊呼吸道传染病患者的安置和转运的管理要求，呼吸道传染病及新发或不明原因传染病流行期间，应制订并落实特定的预检分诊制度。

（4）应遵循《医院隔离技术规范》WS/T311 的要求，做好疑似或确诊呼吸道传染病患者的隔离工作；应遵循《医疗机构消毒技术规范》WS/T367 的要求，做好接诊和收治疑似或确诊呼吸道传染病区域的消毒工作。

（5）工作人员应掌握经空气传播疾病医院感染的防控知识，遵循标准预防，遇有经空气传播疾病疑似或确诊患者时，应遵守经空气传播疾病医院感染预防与控制的规章制度与流程，做好个人防护。

（6）应为工作人员提供符合要求的防护用品。

二、患者识别要求

（1）应制订明确的经空气传播疾病预检分诊制度与流程并落实。

（2）预检分诊应重点询问患者有无发热、呼吸道感染症状、流行病学史等情况，必要时应对疑似患者测量体温。对疑似经空气传播疾病患者发放医用外科口罩，并指导患者正确佩戴，指导患者适时正确实施手卫生。

（3）工作人员应正确引导疑似经空气传播疾病患者到指定的感染疾病科门诊就诊。

三、患者转运要求

（1）患者转运包括从就诊地到临时安置地，从临时安置地到集中安置地。应制订经空气传播疾病患者院内转运与院外转运的制度与流程。

（2）疑似或确诊呼吸道传染病患者和不明原因肺炎的患者应及时转运至有条件收治的定点医疗机构救治。

（3）转运时，工作人员应做好经空气传播疾病的个人防护，转运中避免进行产生气溶胶的操作。

（4）疑似或确诊经空气传播疾病患者在转运途中，病情容许时应戴医用外科口罩。

（5）转运过程中若使用转运车辆，应通风良好，有条件的医疗机构可采用负压转运车。转运完成后，应及时对转运车辆进行终末消毒，终末消毒应遵循《医疗机构消毒技术规范》WS/T367 的要求。

（6）患者确定转运时，应告知接诊医疗机构或医疗机构相关部门的工作人员。

四、患者安置要求

（1）临时安置地应确保相对独立，通风良好或安装了带有空气净化消毒装置的集中空调通风系统,有手卫生设施,并符合《医务人员手卫生规范》WS/T313的要求。

(2)集中安置地应相对独立,布局合理,分为清洁区、潜在污染区和污染区,三区之间应设置缓冲间,缓冲间两侧的门不应同时开启,无逆流,不交叉。病室内应设置卫生间。

(3)疑似或确诊经空气传播疾病患者宜安置在负压病区(房)中。应制订探视制度,并限制探视人数和时间。

(4)疑似患者应单人间安置,确诊的同种病原体感染的患者可安置于同一病室,床间距不<1.2 m。

(5)患者在病情容许时宜戴医用外科口罩,其活动宜限制在隔离病室内。

(6)无条件收治呼吸道传染病患者的医疗机构,对暂不能转出的患者,应安置在通风良好的临时留观病室或空气隔离病室。

(7)经空气传播疾病患者在医疗机构中的诊疗应遵循医疗机构相关规定。

五、培训与健康教育

(1)医疗机构应定期开展经空气传播疾病医院感染预防与控制知识的培训,内容可包括常见经空气传播疾病的种类、传播方式与隔离预防措施,防护用品的正确选择及佩戴,呼吸道卫生、手卫生、通风等。

呼吸道卫生:是指呼吸道感染患者佩戴医用外科口罩、在咳嗽或打喷嚏时用纸巾盖住口鼻、接触呼吸道分泌物后实施手卫生,并与其他人保持1 m以上距离的1组措施。

(2)医疗机构应在经空气传播疾病防控的重点区域、部门和高风险人群中开展经空气传播疾病防控知识培训,对就诊患者和工作人员进行经空气传播疾病防控的健康教育。

(3)在发生经空气传播疾病及新发或不明原因传染病流行时,医疗机构应采取多种形式针对该传染病防控进行宣传和教育。

六、清洁、消毒与灭菌

(1)空气净化与消毒应遵循《医院空气净化管理规范》WS/T368的相关要求。

(2)物体表面清洁与消毒应遵循《医疗机构消毒技术规范》WS/T367的相关要求。

(3)经空气传播疾病及不明原因的呼吸道传染病病原体污染的诊疗器械、器具和物品的清洗、消毒或灭菌应遵循《医院消毒供应中心 第1部分:管理规范》WS310.1《医院消毒供应中心 第2部分:清洗消毒及灭菌技术操作规范》WS310.2和《医院消毒供应中心第3部分:清洗消毒及灭菌效果监测标准》WS310.3及相关标准的要求。

(4)患者转出、出院或死亡后,应按照《医疗机构消毒技术规范》WS/T367的要求进行终末消毒。

(5)清洗、消毒产品应合法、有效。

(6)患者死亡后,应使用防渗漏的尸体袋双层装放,必要时应消毒尸袋表面,并尽快火化。

(7)医疗废物处理应遵循医疗废物管理的有关规定。

七、医疗机构工作人员经空气传播疾病预防与控制要求

(1)诊治疑似或确诊经空气传播疾病患者时,应在标准预防的基础上,根据疾病的传播途径采取空气隔离的防护措施。

（2）医疗机构工作人员防护用品选用应按照分级防护的原则，具体要求详见表 3-11。进入确诊或疑似空气传播疾病患者房间时，应佩戴医用防护口罩或呼吸器；根据暴露级别选戴帽子、手套、护目镜或防护面罩，穿隔离衣。

表 3-11　医务人员的分级防护要求

防护级别	使用情况	防护用品									
		外科口罩	医用防护口罩	防护面屏或护目镜	手卫生	乳胶手套	工作服	隔离衣	防护服	工作帽	鞋套
一般防护	普通门（急）诊、普通病房医务人员	＋	－	－	＋	±	＋	－	－	－	－
一级防护	发热门诊与感染疾病科医务人员	＋	－	－	＋	＋	＋	＋	－	＋	－
二级防护	进入疑似或确诊经空气传播疾病患者安置地或为患者提供一般诊疗操作	－	＋	±	＋	＋	＋	±★	±★	＋	＋
三级防护	为疑似或确诊患者进行产生气溶胶操作时	－	＋	＋	＋	＋	－	－	＋	＋	＋

注："＋"应穿戴的防护用品，"－"不需穿戴的防护用品，"±"根据工作需要穿戴的防护用品，"±★"为二级防护级别中，根据医疗机构的实际条件，选择穿隔离衣或防护服。

（3）工作人员个人防护用品使用的具体要求和穿脱个人防护用品的流程与操作应遵循《医院隔离技术规范》WS/T311 的要求，确保医用防护口罩在安全区域最后脱卸。使用后的一次性个人防护用品应遵循《医疗废物管理条例》的要求处置；可重复使用的个人防护用品应清洗、消毒或灭菌后再用。

（4）应根据疫情防控需要，开展工作人员的症状监测，必要时应为高风险人群接种经空气传播疾病疫苗。

（5）医疗机构工作人员发生经空气传播疾病职业暴露时，应采用相应的免疫接种和（或）预防用药等措施。

（6）标本的采集与处理应遵循《临床实验室生物安全指南》WS/T442 的相关要求。

（梁晓庆）

第十节　医务人员职业暴露与防护

职业暴露是指由于职业关系而暴露在危险因素中，从而有可能损害健康或危及生命的一种情况。医务人员职业暴露是指医务人员在从事诊疗、护理活动过程中接触有毒、有害物质，或传染病病原体，从而损害健康或危及生命的一类职业暴露。

一、现状

医院作为一个公共场所,面对的人群社会性质复杂,接触的疾病种类繁多、病症轻重不一,使在其从事服务工作的医务人员极易遭受伤害的侵袭。来自美国劳工部 2010 年的调查研究显示,发生于医疗工作场所的非致命性工作相关性损伤的发病率已达到 282.5/10 000 人,远超过其他行业。我国医疗机构的职业伤害发生率更不容乐观。研究显示,医务人员的职业损伤发病率为 9.86%~74.06%,明显高于国外报道。美国职业安全与卫生研究所(NIOSH)数据显示,卫生保健工作者中每年发生锐器伤超过 80 万人次;国内毛秀英等的调查结果显示,针刺伤的发生率为 80.6%。多项研究证实 HIV、HBV、HCV 等 20 多种病原体可通过职业暴露传播。此外,在一些突发公共卫生事件当中,由于标准预防意识不强,缺乏必要的职业防护,使得大量的医务人员成为院内感染的受害者。

医院发生的职业暴露是一种特殊环境下的职业伤害,和其他职业暴露不同的是,发生于医务人员中的职业暴露不至于导致严重或是急性的伤亡,但慢性的损伤或长期的疾病影响可能导致医务人员身心健康受到严重影响,而医务人员的健康问题直接会导致医院医疗工作的质量和水平下降,也会使患者的就医环境下降,因此,应对医务人员发生的职业暴露给予积极的关注。

二、医务人员职业暴露的相关因素

针对医务人员的职业暴露伤害,各个国家都给予了积极的关注,大量的调查研究显示,处于医疗特殊环境下的职业暴露包括职业危害因素导致的损伤和与工作有关疾病,包括物理性、化学性、生物性、心理性因素。

(一)物理性因素

1.噪音

主要来源于各类仪器设备在工作时发出的声音。噪声不仅对人体听觉有明显损伤,对心血管也同样有损害,可导致高血压,同时使人烦躁、疲劳、注意力不集中等。

2.辐射及电击伤

随着医学的飞速发展,各种射线、光波、磁波等进入疾病的诊断与治疗,医务人员接触各类射线的概率大大增多,长期接触这些射线及光波可致癌,而且还会影响女性的生育能力,导致不孕、流产、死胎等;由于大量的电器、仪器、设备投入临床,稍有不慎,可因短路、漏电、触电等发生意外事故。

3.紫外线

医用 250 μm 的紫外线能使空气中的氧分子分解成臭氧,起到杀菌作用。而臭氧是强氧化剂,对眼和肺是最具危害的刺激剂之一。能破坏呼吸道黏膜和组织,长期接触可致肺气肿和肺组织纤维化;眼睛接触可引起急性角膜炎、结膜炎。

4.负重伤

由于医务人员职业的特殊性,部分工作需要医务人员长久站立,低头操作,来回奔走、穿梭、推拉、搬运车辆或重物,常导致颈椎病、腰肌劳损、椎间盘突出、下肢静脉曲张等。

5.其他

使用压力蒸汽灭菌过程中不按操作流程操作导致的高温蒸汽烫伤等。

(二)化学性因素

1.细胞毒性药物

医务人员在配制细胞毒性药物及给药过程中,注射器插入药瓶或针管排气时药物形成肉眼看不见的含有毒性微粒的气溶胶和气雾,通过皮肤黏膜或呼吸道进入。回收肿瘤患者用后的注射器、输液管等废弃物和排泄物时,也可能通过皮肤、呼吸道、口腔、黏膜等途径而受到低浓度药物的影响,日常频繁小剂量接触会因蓄积作用而产生远期影响,不但引起白细胞下降、自然流产率增高,而且有致癌、致畸、致突变的危险。

2.化学消毒剂

医务人员经常接触的各种化学消毒剂,如过氧乙酸、含氯消毒剂、甲醛、戊二醛等,均具有较大的挥发性,对人体皮肤黏膜、呼吸道、神经系统均有一定损害,长期吸入可引起皮炎、过敏、哮喘等;醛类可使细胞突变、致畸、致癌。

3.吸入麻醉药

麻醉药主要有乙醚、安氟醚、异氟醚等,长期吸入微量的麻醉气体可影响肝、肾功能,可引起胎儿畸形、自然流产等,同时对工作人员的听力、记忆力及操作能力也产生影响。

4.其他

体温计、血压计等都含有汞,当不慎损害时,汞在常温下能持续挥发,可以通过呼吸道、消化道、破损的皮肤黏膜进入人体。汞具有一定的神经毒性和肾毒性,会对医务人员的健康造成影响。

(三)生物性因素

1.锐器伤

在诊疗、护理操作过程中,医务人员直接接触患者飞血液、体液、分泌物、排泄物等,受感染的机会很多,而且日常工作经常接触刀、剪、各种针头等锐器,由于传递、安装和拆卸,医务人员极易受到锐器伤害。各种血源性传播疾病都可经污染锐器伤传播给医务人员,特别是 HIV、HBV、HCV,感染的概率分别达到 0.3%、6%～30% 和 0.8%～1.8%。

2.皮肤黏膜暴露

由于在工作中要面对各种不同的患者,医务人员接触各种病原体的概率远比普通人群高。医务人员的皮肤黏膜经常暴露于患者的血液或体液(包括精液、阴道分泌物、滑液、脑脊液、胸膜液、心包液、腹膜液、羊水、唾液等)中,存在着医务人员与患者双向传播的危险。

3.其他

患者呼吸道分泌物、伤口脓液、排泄物、皮肤碎屑等,干燥后形成菌尘,可通过咳嗽、喷嚏、清扫整理、人员走动、物品传递等扬起而污染空气及周围环境。一些医疗器械如呼吸机、雾化器、吸引器等在操作过程中也会把病原体播散到空气中。污染的空气可直接引起呼吸道感染、传播呼吸道疾病,医务人员长期处于这种污染的环境中,也有被感染的危险。

(四)心理性因素

在医院这个特定的环境中,要求医务人员在上班时间必须注意力高度集中,保持精神高度紧张,工作节奏快,所面临的工作性质具有高风险、高强度、高应激、无规律性,长期处于此环境中易造成严重的心理压力;加之上班时交往的人群是心理和生理双重受损的患者,常年目睹的是脓、血、粪、尿,耳闻的是呻吟、哭诉,身处这种特殊的职业环境,容易引起焦虑、烦躁、心理疲劳等不良情绪,甚至引起原发性高血压、血管紧张性头痛、消化道溃疡等疾病。

三、医务人员职业暴露的控制原则

医务人员职业暴露的控制应遵循职业病防治的优先等级原则,事先应根据职业危害的类别进行风险评估,以确定医护人员接触职业风险的水平与性质。

(一)对职业暴露的风险评估

风险评估的目的是评价工作活动和工作环境导致工作人员暴露于血液、体液或污染物品、环境的危险性。考虑的因素包括以下几种。

(1)暴露于血液、体液或污染物品、环境的类型和频率。

(2)接触废弃针头和注射器的数量和频率。

(3)暴露和重复暴露的因素。

(4)综合考虑工作场所规划、设计和工作流程,估计暴露于血液、体液/身体物质或污染材料的危险,包括灯光及工作台面等。

(5)得到相关医疗和急救服务的可能性。

(6)员工的安全工作流程知识和培训水平。

(7)个人防护用品的提供和使用。

(8)设备的适宜性。

(9)个体的危险因素,如皮肤损伤、皮炎和湿疹。

(10)处在暴露危险中的员工和其他人员数量。

(11)疫苗和暴露后防治措施。

(12)目前的危险控制方法和新危险控制方法的潜在需求。

(二)对职业暴露的风险控制

1.消除风险

在工作场所中彻底消除危害因素是控制职业暴露危害的最有效途径。如减少不必要的注射,优先考虑那些同样能达到有效治疗的其他方法(如口服或纳肛),从而减少血液或其他感染源的潜在暴露。

2.风险替代

如果无法消除风险,可考虑实施较低风险的操作,例如尽可能减少锐器的使用,使用毒性较低的化学物质代替原有毒性较高的消毒剂等。

3.工程控制

使用合适的机械、设备和方法来隔离危害物或将其移出工作场所,预防员工暴露。例如,使用锐器盒或选用带有锐器伤防护装置的安全器械,尽可能隔绝医务人员与锐器的接触,从而减少锐器伤害。

4.管理控制

通过制定政策限制危害的暴露。如接种疫苗,组建职业安全预防委员会,制订职业暴露预防计划,去除所有不安全的设备,使用安全装置并持续培训等。

5.行为控制

通过员工的行为管理控制职业危害的暴露。例如不必给用过的针头重新戴上帽套,将锐器盒放在与眼睛水平的高度并且在手臂所能及的范围,在锐器盒盛满之前倒空,在锐器处理、处置之前制定操作程序等。

6.个人防护装置

在医护人员和危害因素之间设置屏障和过滤,例如使用护目镜、面罩和防护服等。它们可以防止血液溅出引起的暴露,但不能防止针刺伤害。

四、医务人员职业防护的主要措施

(一)加强职业安全管理

1.建立职业安全防护制度

建立完善的职业安全防护制度,制定工作流程、操作规范、职业暴露应急预案及职业损害的干预措施,并进行督导与考核;建立登记和报告制度及医务人员健康体检档案,定期体检,预防接种。严格执行制度和操作规程是杜绝职业暴露的有效措施之一。

2.注重职业安全防护培训

将职业安全防护知识纳入培训计划、岗前培训和专业考核内容之一,使医务人员充分认识所从事工作职业感染的危险性和危害性,增强自我防护意识,自觉执行防护措施,正确使用防护用品,降低职业损伤的发生率。

3.完善职业安全防护设施

易发生职业暴露的科室,必须配备各种防护用品,如乳胶手套、防水围裙、一次性隔离衣、胶鞋、口罩、帽子、护目镜、面罩以及发生职业暴露后的处理用品(如冲洗器)等。定期检查防护用品的性能和存放数量,使用或损坏后及时更换或补充;存放处应随手可取,使用方便。

(二)物理性职业暴露的防护

1.防止或减少噪音

尽量做到操作准确、轻柔;做到说话轻、走路轻、操作轻、开关门轻;使用噪音小、功能好的新仪器、新设备;定期检查、维修、保养各种仪器、设备,保持其性能良好,吸引器应做到即开即用,各种监护仪器音量大小适宜,加强巡视,减少报警发生率,保持室内安静。

2.减少辐射和避免电击伤

接触各类电离辐射的人员,一定要做好个人防护,使用时注意距离防护和时间防护,无法回避的人员应穿好铅衣,并在安全的范围内设置铅屏风,人员的安排要合理适当,次数均摊,避免短期内大量接受射线的照射;经常对医务人员进行安全用电知识讲座,严格按操作说明执行,用毕应先切断电源,地面保持干燥,防止漏电,定期检查与维修,确保机器性能良好。

3.注意紫外线的使用

紫外线照射消毒时,应避免紫外线直射到皮肤和眼睛;进行强度监测时应戴防护面罩及眼镜。开关应安装在室外,消毒后30分钟方可入内,消毒后注意开窗通风。

4.防止身体疲劳

工作中应重视姿势自我调节,尽量避免被动操作,保持良好工作姿势,做到省时省力。重视使用搬运患者的机械设备,如翻身床、对接床、车等,运用力学原理工作。平时加强锻炼,减少静脉曲张,预防颈椎病及腰肌劳损。

(三)化学性职业暴露的防护

1.接触化学药物时

制定统一的化疗药物配制操作规程、防护措施及管理制度,操作时要穿防护服、戴口罩、手套、护目镜等,护士打开安瓿时应垫纱布,溶药时溶媒应沿瓶壁缓慢注入瓶底,以防粉末逸出,溶解后的药瓶要回抽气体以防瓶内压力过高,在抽药时针栓不能超过针筒的2/3,若有外露即刻用碘伏擦拭或用清水冲净,加强化疗废弃物的管理,废弃物应当用坚固的防渗漏带盖的容器收集,并注明细胞毒性废弃物,由专人专通道运送至废物暂存间。

2.使用化学消毒剂时

减少空气污染,加强室内空气流通,定时开窗通风换气,添置通风装置,完善排污系统,加强医务人员的个人防护措施,在使用有刺激性消毒剂时,首先要做到妥善储存,放于阴凉处,避光保存;在配制时应戴防护手套、口罩、护目镜,防止消毒液喷溅到皮肤、眼内或呼吸道,一旦溅入及时用清水冲洗,盛装消毒液的容器应严密加盖。

3.其他

使用麻醉剂时应选用密闭性能好的麻醉机,减少麻醉气体溢出,将排气管安装到室外排出废气。对漏出的汞可采用硫黄粉、碘伏溶液等与之反应,用水、甘油等覆盖或容器加盖密封,以防止汞的蒸发,并注意开窗通风。

(四)生物性职业暴露的防护

生物性职业暴露是医院内常见的一种职业伤害,污染的锐器伤是导致医务人员发生血源性传播疾病的最主要职业因素。因此要加强职业安全教育,提高医务人员的防护意识,严格执行标准预防措施,将所有患者的血液、体液、分泌物、排泄物等均视为传染源,都要进行隔离,都要执行标准预防。对手术室护士、外科医师等高危人群,应建立健康档案,定期查体,并进行有效的预防接种。手术术前均做乙肝、丙肝、艾滋病及梅毒的抗体检测,凡是阳性者均要严格执行消毒隔离制度。认真落实医务人员手卫生规范,规范收集、运送、暂存、处置医疗废物,切断感染性疾病传播途径。

(五)心理性职业暴露的防护

丰富业余生活是消除身心疲劳的上策,积极参加健康的娱乐和文化活动,减轻压力;合理饮食,适当锻炼,增强自身免疫力。同时加强心理训练,调节情绪,保持良好的心态,改善客观工作环境及工作待遇,提高自身素质,建立良好的人际关系,创造和谐的工作氛围,减轻心理紧张,放松情绪,加大正面宣传力度,增强职业自豪感,以更高的热情投入到工作中。

总之,医务人员是高危的职业群体,尽管职业暴露不可能完全避免,但大部分是可以预防的。只有加强职业安全防护意识、严格执行各项操作规程及消毒隔离制度、调节心理压力、提高自我防护意识,这样才能有效地降低职业暴露感染风险,确保医务人员身心健康。

五、医务人员职业暴露的特点

(一)接触的病原体未知

医务人员常常接触的是各类患者,病情各异,病种复杂,各类急慢性感染性疾病,甚至烈性传染病病原携带者如果混在一般患者中间,常常不易确诊,患者和医务人员之间的交叉感染机会始终存在。

(二)暴露的途径多

医护人员在工作中,既可通过直接接触患者污染的血液、体液(包括精液、阴道分泌物、脑脊液、滑膜液、胸膜液、心包液和羊膜液等),或间接接触病原微生物污染的环境、物品、食物、水等导致感染,也可通过飞沫或空气途径(如咳嗽、咳痰、打喷嚏、谈话或支气管镜检查等)导致疾病传播。

六、预防策略

研究发现至少 30 多种病原体或疾病可通过经皮肤损伤传播,包括新出现的病原体。如出血热病毒、猴疱疹病毒和猴免疫缺陷病毒,甚至肿瘤。其中 HBV、HCV、HIV 及结核分枝杆菌职业暴露风险较高,对医务人员的健康和安全造成了严重危害。特别是近年来艾滋病的流行在我国已进入快速增长期,乙型及丙型肝炎患者和病原携带者人数众多,医务人员因锐器伤或其他暴露感染血源性传播疾病的问题日益突出。

目前,全球广泛采用标准预防来降低与卫生保健相关的不必要发生的风险。其概念是 20 世纪 90 年代美国 CDC 将普遍预防和体内物质隔离的许多特点进行综合形成,旨在降低经血液传播的病原体的传播风险以及其他病原体通过明确或尚未明确的途径传播的风险。标准预防是感染防控的基本措施,是为任何患者提供医疗服务时都必须执行的基本措施。同时要求在传染病存在时在标准预防的基础上按照疾病的传播途径实施空气、飞沫、接触隔离(额外预防)。经过国际社会数十年的验证,实施标准预防及额外预防是成功、有效、经济的职业暴露防护的主要策略。

(一)标准预防

1.概念

认定患者的血液、体液、分泌物、排泄物均具有传染性,必须进行隔离,不论是否有明显的血迹污染或是否接触不完整的皮肤与黏膜,接触上述物质者,必须采取防护措施。

2.基本特点

(1)既要防止血源性疾病的传播,也要防止非血源性疾病的传播。

(2)强调双向防护,既防止疾病从患者传至医务人员,又防止疾病从医务人员传至患者。

(3)根据疾病的主要传播途径,采取相应的隔离措施,包括接触隔离、空气隔离和飞沫隔离。

3.主要措施

(1)手卫生:接触血液、体液、排泄物、分泌物后可能污染时,脱手套后,要洗手或使用快速手消毒剂。

(2)手套:当接触血液、体液、排泄物、分泌物及破损的皮肤黏膜时应戴手套;手套可以防止医务人员把自身手上的菌群转移给患者的可能性;手套可以预防医务人员变成传染微生物时的媒介,即防止医务人员将从患者或环境中污染的病原体在人群中传播。在两个患者之间一定要更换手套;手套不能代替洗手。

(3)面罩、护目镜和口罩:戴口罩及护目镜可以减少患者的体液、血液、分泌物等液体的传染性物质飞溅到医护人员的眼睛、口腔及鼻腔黏膜。

(4)隔离衣:隔离衣是为了防止被传染性的血液、分泌物、渗出物、飞溅的水和大量的传染性材料污染时才使用。脱去隔离衣后应立即洗手,以避免污染其他患者和环境。

(5)可重复使用的设备:用过的可重复使用的设备已被血液、体液、分泌物、排泄物污染,为防止皮肤黏膜暴露危险和污染衣服或将微生物在患者和环境中传播,应确保在下一个患者使用之前清洁干净和适当地消毒灭菌。

(6)环境控制:保证医院有适当的日常清洁标准和卫生处理程序。在彻底清洁的基础上,适当地消毒床单、设备和环境的表面(床栏杆、床单位设备、轮椅、储物柜、洗脸池、门把手)等,并保证该程序的落实。

(7)被服:触摸、传送被血液、体液、分泌物、排泄物污染的被服时,为防止皮肤黏膜暴露和污染衣服,应避免搅动,以防微生物污染其他患者和环境。

(8)安全操作:①若要人为去除针头时,应借助其他器械设备,避免双手直接接触针头,并有准备、有计划地保护针套或去除针头。②用后的针头及尖锐物品应弃于耐刺之硬壳防水容器内,且该容器应放在方便使用的地方。③在需要使用口对口呼吸的区域内应备有可代替口对口复苏的设备(简易呼吸器),并应将复苏的设备清洁消毒,装袋备用。

(二)额外预防

1.概念

由于标准预防不能预防经由空气、飞沫途径传播的疾病,因此,对一些临床具有传染性的疾病在待诊或确诊后根据其传播途径采取相应的空气、飞沫、接触隔离与预防措施。

2.隔离原则

(1)在标准预防的基础上,医院应根据疾病的传播途径(接触传播、飞沫传播、空气传播和其他途径的传播),结合本院的实际情况,制定相应的隔离与预防措施。

(2)一种疾病可能有多重传播途径时,应在标准预防的基础上,采取相应传播途径的隔离与预防。

(3)隔离病室应有隔离标志,并限制人员的出入,黄色为空气传播的隔离,粉色为飞沫传播的隔离,蓝色为接触传播的隔离。

(4)传染病患者或可疑传染病患者应安置在单人隔离房间。

(5)受条件限制的医院,同种病原体感染的患者可安置于一室。

(6)建筑布局应符合《医院隔离技术规范》中相应的规定。

3.不同传播途径疾病的隔离与预防

(1)接触传播的隔离与预防:接触传播是指病原体通过手、媒介物直接或间接接触导致的传播。经接触传播的疾病如肠道感染、多重耐药菌感染、皮肤感染等患者,在标准预防的基础上,还应采取接触传播的隔离与预防。

患者的隔离:患者最好安置在单人隔离房间。如果单人房间有限,优先把容易引起传播的患者(如持续引流、排泄不方便等)安置在单间;同种病原体感染的患者可安置于一室;如果与非感染患者或非同种病原体患者安置在一个房间时,避免与有高危感染因素或容易引起传播的患者安置在一起(如免疫功能低下或预期长时间住院的患者),另外要保证床间距大于1 m,病床之间最好有帘子作为物理屏障,以减少患者间接触。限制患者活动范围,减少转运;如需要转运时,应把患者感染或定植的部位遮盖起来,以减少对其他患者、医务人员和环境表面的污染。负责转运的人员应做好个人防护。

医务人员的防护:接触隔离患者的血液、体液、分泌物、排泄物等物质时,应戴手套;离开隔离病室前,接触污染物品后应摘除手套,洗手和(或)手消毒。手上有伤口时应戴双层手套。进入隔离病室,从事可能污染工作服的操作时,应穿隔离衣;离开病室前,脱下隔离衣,按要求悬挂,每天更换清洗与消毒;或使用一次性隔离衣,用后按医疗废物管理要求进行处置。接触甲类传染病应按要求穿脱防护服,离开病室前,脱去防护服,防护服按医疗废物管理要求进行处置。

(2)空气传播的隔离与预防:空气传播是指带有病原微生物的微粒(≤5 μm)通过空气流动导致的疾病传播。经空气传播的疾病如:肺结核、水痘等,在标准预防的基础上,还应采取空气传播的隔离与预防。

患者的隔离:患者应安置在负压病房内,若没有负压病房最好转运到有负压病房的医疗机构。在流行暴发期间,负压病房不能满足需求时,可把确诊为同一病原体的患者安置在同一区域并远离高危患者,事先要向感染控制专家进行咨询,评估安全性,应用机械通风的方式以达到一定的负压水平。限制患者活动范围,减少转运;如需要转运时,建议患者戴外科口罩,并遵循呼吸道卫生/咳嗽礼节。如果水痘或结核患者身体有皮肤破溃,转运时应遮盖这些部位。如果患者戴着口罩,破溃部位已被遮盖,负责转运的人员无须戴口罩。应严格空气消毒。

医务人员的防护:应严格按照区域流程,在不同的区域,穿戴不同的防护用品,离开时按要求摘脱,并正确处理使用后物品。进入确诊或可疑传染病患者房间时,应戴帽子、医用防护口罩;进行可能产生喷溅的诊疗操作时,应戴护目镜或防护面罩,穿防护服,当接触患者及其血液、体液、分泌物、排泄物等物质时应戴手套。限制易感的医务人员进入隔离房间(如没有接种过水痘、麻疹疫苗)。进入肺结核、水痘患者房间时要戴 N95 口罩或医用防护口罩,注意密合性试验。而对于接触麻疹患者时,没有建议具有免疫力的医务人员穿戴防护用品,也没有建议没有免疫力的医务人员穿戴什么型号的防护用品,没有强调一定要戴 N95 口罩。因为没有任何证据说明戴 N95 口罩可保护易感人群感染麻疹。

(3)飞沫传播的隔离与预防:飞沫传播是指带有病原微生物的飞沫核($>5~\mu$m),在空气中短距离移动到易感人群的口、鼻黏膜或眼结膜等导致的疾病传播。经飞沫传播的疾病,如百日咳、白喉、流行性感冒、病毒性腮腺炎、流行性脑脊髓膜炎等,在标准预防的基础上还应采取飞沫传播的隔离预防。

患者的隔离:患者最好安置在单人隔离房间。如果单人房间有限,优先把有严重咳嗽症状、痰多的患者安置在单间。应减少转运,如需要转运时,建议患者戴外科口罩,并遵循呼吸道卫生/咳嗽礼节。患者病情允许时,应戴外科口罩,并定期更换。如果患者戴着口罩,负责转运人员无须戴口罩。应限制患者的活动范围;患者之间、患者与探视者之间相隔距离在 1 m 以上,探视者应戴外科口罩;加强通风,或进行空气的消毒。

医务人员的防护:应严格按照区域流程,在不同的区域,穿戴不同的防护用品,离开时按要求摘脱,并正确处理使用后物品;与患者近距离(1 m 以内)接触,应戴帽子、医用防护口罩(不建议常规佩戴护目镜或防护面罩);进行可能产生喷溅的诊疗操作时,应戴护目镜或防护面罩,穿防护服;当接触患者及其血液、体液、分泌物、排泄物等物质时应戴手套。

(梁晓庆)

第四章

门 诊 护 理

第一节 门诊采血护理

一、采血器材的选择

(一)静脉采血器材

1.一次性多管采集双向针及蝶翼针

多管采集双向针由双向不锈钢针和螺纹接口组成。一般根据针头直径大小的不同,将双向针分为不同的针号。针号越大,针尖直径越小。采血时可根据患者的具体情况选择合适的针号。采集正常成年人血液标本通常选择21G采血针,困难采血人群建议选择22G采血针。

与双向针相比,蝶翼针拥有更加灵活的穿刺角度,更适合困难采血人群和细小静脉采血。但蝶翼针存在软管,会造成第一支采血管的采血量不足。因此,当使用蝶翼针采血,且第一支试管为枸橼酸钠抗凝管或小容量真空管时,建议先用废弃管(如凝血管、没有添加剂的采血管等)采血,以填充蝶翼针软管中的"无效腔",确保试管中血液/抗凝剂的适当比例和试管中血液标本量的准确。

2.持针器

持针器可与采血针连接,不仅能更好地控制采血针,降低静脉采血难度,而且还可有效地防止采血过程中的血液暴露,提高静脉采血的安全性。无论使用直针或蝶翼针均应使用配套的持针器,以保证血液标本采集顺利和采血人员的安全。

3.真空采血管

真空采血管是最常用的一次性采血容器,其内部必须是无菌,负压应准确(图4-1)。采血管标签上应明确标注/打印批号和失效日期、制造商名称或商标和地址、添加剂的种类和是否灭菌等信息。管体材料应符合下列要求:①能看清内容物(暴露在紫外线或可见光下会造成管内的内容物或采集后的血液样本受到损害的情况除外);②能够耐受常规采血、保存、运输和处理时产生的机械压力;③能够耐受说明书中列出的离心条件;④采血管的任何部分不得有可割伤、刺伤或划伤使用者皮肤或手套的锋利边缘、凸起或粗糙的表面。采血管中所有溶剂均应达到美国药典

（USP）规定的或相当的"纯水"标准。此外,采血管应保证有足够的上部空腔以便充分混匀。

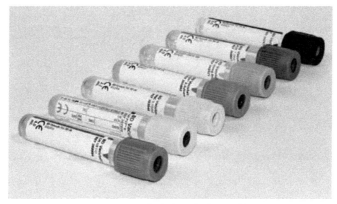

图 4-1　一次性使用真空采血管

真空采血管使用过程中应注意以下几点:①使用在有效期内的采血管,以保证其具有准确的真空度;②采血量应准确,以保证添加剂与血样的比例正确;③采血管应与离心机转头相匹配,以防止离心时发生破碎/泄漏;④真空采血管应保证与采血系统的其他各组件(如持针器、针头保护装置、采血组件、血液转注组件等)之间相互匹配。

根据是否含有添加剂和添加剂种类的不同,真空采血管可分为血清管、血清分离胶管、肝素管、EDTA 管、血凝管、血沉管、血糖管和血浆准备管八大类。

(1)血清管:血清管内含促凝剂或不含有任何添加剂,适用于常规血清生化、血型血清学等相关检验的标本收集。为减少血细胞挂壁和溶血现象的发生,血清管管壁需经硅化处理。含有促凝剂的血清管可以加快血液凝固速度,缩短样本周转时间(TAT)。

(2)血清分离胶管:血清分离胶管内含促凝剂与分离胶,适用于血清生化、免疫、TDM 检验。分离胶是一种聚合高分子物质,其密度介于血清与血细胞之间,离心后可在血清与血细胞间形成隔层,从而将血清与细胞隔开。与传统血清管相比,血清分离胶管分离血清速度快(通常竖直静置 30 分钟),分离出的血清产量高、质量好。对于大部分生化、免疫以及 TDM 项目,使用血清分离胶管标本可在 4 ℃条件下保存7 天,且方便留样复检。

(3)肝素管:肝素管含肝素锂(或肝素)添加剂,适用于生化、血液流变学、血氨等项目检测。肝素抗凝管无须等待血液凝固,可以直接上机,适合急诊检验。

(4)EDTA 管:乙二胺四乙酸(EDTA)盐与血液中钙离子或其他二价离子发生螯合作用,阻断这些离子发挥凝血酶的辅因子作用,从而防止血液凝固。EDTA 盐对血液细胞成分具有保护作用,不影响白细胞计数,对红细胞形态影响最小,还能抑制血小板聚集,适用于一般血液学检验。国际血液学标准化委员会(ICSH)推荐血细胞计数和分类首选 EDTA 二钾盐作为抗凝剂。喷雾态 EDTA 二钾盐抗凝能力更强。

(5)血凝管:血凝管内含枸橼酸钠抗凝剂。枸橼酸钠主要通过与血液中钙离子螯合而起抗凝作用。CLSI 推荐抗凝剂浓度是 3.2%,相当于 0.109 mol/L,抗凝剂与血液比例为 1:9。为了防止血小板激活,保证凝血检测结果准确,建议使用无无效腔真空采血管。

(6)血沉管:血沉试验要求枸橼酸钠浓度是 3.2%(相当于 0.109 mol/L),抗凝剂与血液比例为 1:4。

(7)血糖管:血糖管内的添加剂为草酸钾/氟化钠或 EDTA-Na$_2$/氟化钠。氟化钠是一种弱抗凝剂,同时也是血糖测定的优良保存剂,可保证室温条件下血糖值 24 小时内稳定。血糖管适用于血糖、糖化血红蛋白等项目的检测。

(8)血浆准备管:血浆准备管内添加了分离胶和 EDTA 二钾盐抗凝剂,离心时,凝胶发生迁移并在血浆和细胞组分之间形成隔离层,隔绝细胞污染,保证血浆纯度,且能保证室温条件下24 小时血浆性质稳定、6 小时全血性质稳定和 4 ℃条件下 5 天血浆性质稳定,主要适用于 HBV、HCV 和 HIV 等病毒核酸定量或定性检测。血浆准备管实现了方便、安全的全血采集和血浆分离一体化。

(二)动脉采血器材

动脉血液标本主要用于血气分析。建议选择专业动脉采血器进行动脉血液标本采集,以保证血气结果的准确性(图 4-2)。由于空气中的氧分压高于动脉血,二氧化碳分压低于动脉血,因此,动脉血液采集过程中应注意隔绝空气,采血后应立即排尽针筒里所有的气泡,并封闭针头,以避免因血液中 PaO_2 和 $PaCO_2$ 的改变所致的测定结果无价值。标本采集后应立即送检,不得放置过久。否则血细胞继续新陈代谢,影响检验结果。

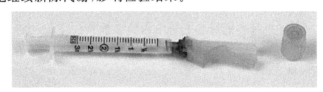

图 4-2 动脉采血器

(三)末梢采血器材

1.采血器

推荐使用触压式一次性末梢采血器。触压式一次性末梢采血器具有一步式触压、快速、精确、穿刺稳定、针/刀片永久回缩,患者痛感低等特点。

2.末梢采血管

末梢采血管是一种主要用于婴幼儿和其他采血困难患者使用的采血管。其采集血样较少,主要用于血常规等血样需求较少的检验项目。末梢采血管应符合下列要求:①采血管内添加剂要分布均匀,以便混匀,防止微血块的形成;②采血管的管壁要光滑,防止挂壁和损坏细胞;③末梢采血管必须能够容易地取下管盖并能够牢固地重新盖上,不会发生泄漏(图 4-3)。

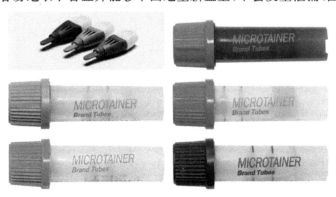

图 4-3 末梢采血器及采血管

二、采集容器及其标识

目前,用于采集血液标本的真空采血管已有权威的国际和国内标准,很大程度上规范了真空采血管的制备和使用,保证了血液标本的质量。使用时,应该注意依据检验目的选择相应的真空采血管并做好正确的标识。

(一)采集容器标识基本要求

条形码应打印清晰规范、无折痕,粘贴应正确、牢固、平整无皱褶。建议使用专用条码打印机和热敏标签打印纸。粘贴条形码后,采血管上应留有能够直接观察血液标本状态的透明血窗位置。未贴条形码、使用纸质申请单的样本,容器/试管上需清晰写明姓名、性别、病区/床号、住院号/门诊号,并与申请单上信息完全一致。如果有编号,编号也应保持一致。保证容器上有患者的唯一性标识。

(二)采集容器添加剂和容量的识别

标本采集人员可根据检验项目所预期的标本类型和要求的采集量选择不同的采血容器(采血管/瓶)。可通过粘贴在采血容器外壁标签的颜色、管盖的颜色或直接印在容器上的颜色来识别不同类型的采血容器;也可通过容器标签上给出内装添加剂的字母代码或文字描述区别不同类型的采血容器,如"K_2E"代表"EDTA 二钾盐"。此外,采血量应与采血容器标签上的所标注的公称液体容量(体积)相一致。

(三)采集容器患者标本信息的标识要求

标本采集人员应在其所选择的采血容器上标识出与待采集标本相关的信息,通常采用在采血容器上粘贴患者检验项目医嘱条形码的方式做标识。如果不具备生成条形码的条件,也应采用手工填写必要信息的方式对采血容器进行标识。

1.检验申请医嘱条形码的基本要求

医嘱条形码应有唯一性标识,主要包含以下内容:检验条形码号、患者姓名、性别、门诊号/住院号、病区/床号、检验项目、标本类型、医嘱申请人、医嘱申请时间。要求待采的标本类型应与条形码上标注的类型相一致。医嘱条形码应打印清晰,建议使用专用条码打印机和热敏标签打印纸。条形码应正确、完整、牢固地黏贴在采血容器上(这里以采血管为例,如下图 4-4～图 4-6)。若有多张条形码粘贴,需将条码上信息完整暴露,不能遮盖或缺失。

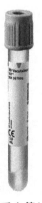

图 4-4　真空采血管(未贴条形码)

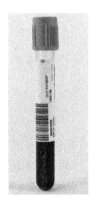

图 4-5　贴条形码的正确方法

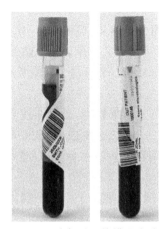

图 4-6　贴条形码的错误方法

2.使用纸质申请单的采血管标识要求

对于未粘贴条形码、使用纸质申请单的样本,采血管上需清晰写明姓名、性别、住院号或门诊号等唯一性标识。

三、门诊患者采样信息确认

门诊患者采集血样前,应认真核对患者姓名、性别、检验项目等基本信息,了解患者是否空腹等情况,对于餐后 2 小时血糖等特殊的检验项目还应了解其采样时间是否符合规定。对于成年人和神志清醒者,应通过与患者交流,核对申请单(或者条形码)上的信息;对于年幼患者或交流有困难者,应与监护人、陪伴者交流核对信息。

门诊就诊患者多,流动性很大,就诊主要持病历本和就诊卡,辨别患者身份存在困难。冒用他人就诊卡不仅涉及套用医保费用,还带来医疗安全隐患。应用合适的方式教育和提醒患者使用本人的就诊卡进行检验,在检验报告单上注明"检验结果仅对送检标本负责"等字样。

采血人员依靠申请条形码、申请单上显示的患者信息来识别门诊患者身份是不够的。遇到患者身份可疑时,采集员须进一步检查患者有效证件(如身份证)、病历本等。有条件的单位应采集患者的人头像予以保存。

四、静脉采血的一般流程

抽血室护士应严格执行无菌操作技术规程,业务熟练。抽血前,护士要洗手,戴口罩、帽子、乳胶手套。

(一)相关用品及患者准备

1.物品准备

采血器具必须符合国家的安全规范,检查各种可能出现的失效情况和有效期。

(1)穿刺托盘准备:内容包括所有采血用具(真空采血管、无菌采血针、持针器、压脉带、手套、消毒液、棉签、纱布等)。检查穿刺针头是否锐利平滑,有否空气和水分,采血管头盖是否有松动、裂缝。准备好锐器盒、污盆、医用垃圾桶等。

(2)采血系统:采血人员必须选择正确的种类和规格的采血管,采用颜色编码和标识有助于简化步骤和操作。如果采血系统各组件来自不同的生产厂家,应进行检查以保证其相容性。

(3)采血管准备:仔细阅读受试者申请单并在采血管上贴上标签或条码,包括患者姓名、项目名称、采集日期、门诊号或住院号,决定采血量。准备每个试验所需的采血管,并按一定的顺序排列。

2.患者准备

原则上,患者应在平静、休息状态下采集样本,患者在接受采血前24小时内应避免运动和饮酒,不宜改变饮食习惯和睡眠习惯。一般主张在进食12小时后空腹取血,门诊患者提倡静坐15分钟后再采血。同时要注意采血时间、体位、生活方式、情绪、输液、生理周期等因素的影响。

(二)患者体位

协助患者取舒适自主体位,应舒适地坐在椅子上或平躺后采血。

(三)绑扎压脉带以及采血部位的选择

采血前要求受试者坐在采血台前,将前臂放在实验台上,掌心向上,并在肘下放一枕垫,卧床受检者要求前臂伸展,暴露穿刺部位。将压脉带绕手臂一圈打一活结,压脉带末端向上。要求患者紧握和放松拳头几次,使静脉隆起。压脉带应能减缓远端静脉血液回流,但又不能紧到压迫动脉血流。

仔细选择受检者血管,多采用位于体表的浅静脉,通常采用肘部静脉(图4-7),因其粗大容易辨认。常用肘窝部贵要静脉、肘正中静脉、头静脉及前臂内侧静脉,或内踝静脉或股静脉,小儿可采颈外静脉血液。

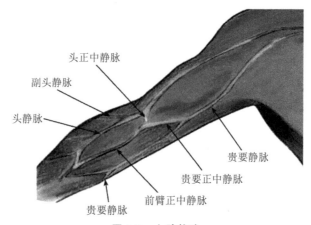

图 4-7　上肢静脉

(四)确定静脉位置,确定穿刺部位

1.选择静脉

适于采血的部位为手臂肘前区,位于手臂前侧略低于肘弯的区域,这个区域内皮下浅表处有多条较大的静脉,这些血管通常接近皮肤表面,位置更加稳定,进针时痛感较小。

2.确定穿刺部位

典型的方式是利用压脉带帮助选择静脉穿刺部位,静脉粗大且容易触及时并非必须使用压脉带,触及静脉一般用示指。采血人员拇指上有脉搏,因此不应用于触及静脉。当无法在肘前区的静脉进行采血时,从手背的静脉采血也可以(图 4-8)。要尽量避免在静脉给药的同一手背上采血。

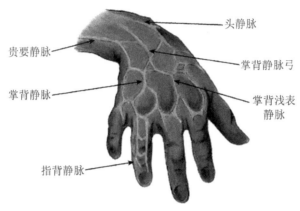

图 4-8 手背静脉

一般在受试者穿刺位以上 7.5～10 cm 处绑扎压脉带,但不能太紧以致受试者不舒服,压脉带的捆绑时间不应超过 1 分钟,当轻压或轻拍时能感觉其回弹的静脉即为合适血管。如果压脉带在一个位置使用超过 1 分钟,应松开压脉带,等待 2 分钟后重新绑扎(图 4-9,图 4-10)。

(五)佩戴手套、消毒穿刺部位

佩戴手套(图 4-11),以进针点为中心,先用 30 g/L 碘酊棉签自所选静脉穿刺处从内向外顺时针消毒皮肤,范围大于 5 cm。待碘酊挥发后,再用 75% 乙醇棉签以同样方法拭去碘迹(图 4-12)。

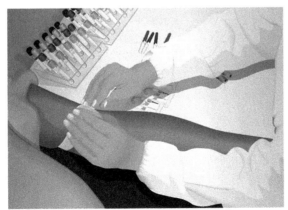

图 4-9 正确使用压脉带

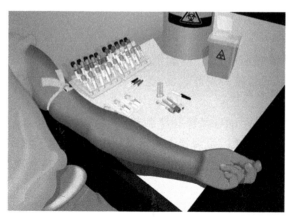

图 4-10　正确使用压脉带

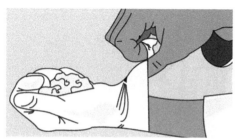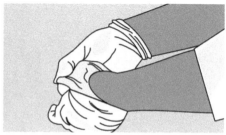

图 4-11　佩戴手套

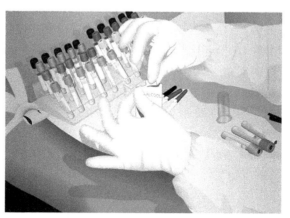

图 4-12　使用消毒剂进行消毒

(六)静脉穿刺

1.组合采血针和持针器

静脉穿刺前,按规章将采血针与持针器进行组合(图 4-13)。

嘱受检者握紧拳头,使静脉充盈显露。在即将进行静脉采血的部位下方握住患者手臂,以左手拇指固定静脉穿刺部位下方 2.5～5.0 cm,右手拇指持穿刺针,穿刺针头斜面向上,呈 15°～30° 穿刺入皮肤,然后呈 5°向前穿刺静脉壁进入静脉腔(图 4-14)。见回血后,将针头顺势探入少许, 以免采血时针头滑出,但不可用力深刺,以免造成血肿,见少量回血后,松开压脉带(图 4-15)。

真空采血管插入持针器采血管端,因采血管内负压作用,血液自动流入采血管,在血液停止流动即真空负压耗尽时,从采血针/持针器上拔出/分离采血管,将下一支采血管推入/连接到采血针/持针器上,重复上述采血过程直至最后一支采血管。

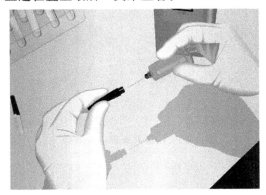

图 4-13 **将采血针安装在持针器上**

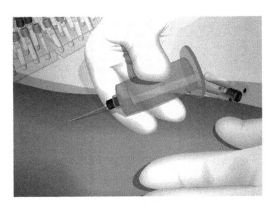

图 4-14 **进针角度**

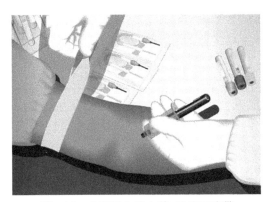

图 4-15 **血流进入采血管,松开压脉带**

2.混匀血标本

混匀采血后每支含有添加剂的采血管应立即轻柔且充分混匀,颠倒混匀次数应按照生产厂商说明书的要求(图4-16、图4-17)。不要剧烈混匀和搅拌以避免出现溶血。

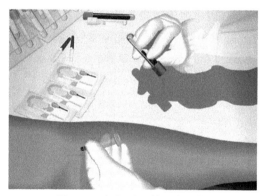

图 4-16　颠倒采血管混匀血样

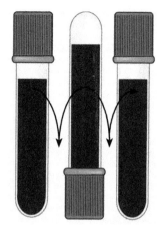

图 4-17　采血管上下颠倒再回到原始位置为颠倒 1 次

(七)采血顺序

按照正确的采血顺序进行采血,以免试管间的添加剂交叉污染。根据 WHO 采血指南推荐,任何时候都应遵循表 4-1 中列出的顺序进行采血。采血后即刻按需颠倒混匀采血管,垂直放入试管架。

表 4-1　静脉采血顺序表

试管类型	添加剂	作用方式	适用范围
血培养瓶	肉汤混合剂	保持微生物活性	微生物学,需氧菌、厌氧菌、真菌
无添加剂的试管			
凝血管	枸橼酸钠	形成钙盐以去除钙离子	血凝检测(促凝时间和凝血酶原时间),需要滴管采集
血沉管	枸橼酸钠		血沉
促凝管	血凝活化剂	血液凝集,离心分离血清	生化、免疫学和血清学、血库(交叉配血)
血清分离管	分离胶合促凝剂	底部凝胶离心分离出血清	生化、免疫学和血清学
肝素管	肝素钠或肝素锂	使凝血酶和促凝血酶原激酶失活	测锂水平用肝素钠,测氨水平都可以

(续表)

试管类型	添加剂	作用方式	适用范围
血浆分离肝素管	分离胶合肝素锂	肝素锂抗凝,分离胶分离血浆	化学检测
乙二胺四乙酸(ED-TA)管	乙二胺四乙酸(ED-TA)	形成钙素以去除钙离子	血液学、血库(交叉配型)需要满管采血
氟化钠/草酸钾或氟化钠/EDTA抗凝管	氟化钠/草酸钾或氟化钠/EDTA	氟化钠抑制糖酵解,草酸钾/EDTA抗凝	血糖

(八)按压止血,拔出和废弃针头

嘱受检者松拳,以医用棉签轻压在静脉穿刺部位上(图4-18)。

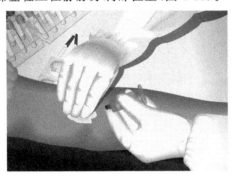

图 4-18　拔出针头,按压止血

按照器械生产厂家的使用说明拔出针头并开启安全装置(图4-19)。将采血器具安全投入锐器盒中,锐器盒应符合现行规章要求(图4-20)。针头不应重新戴上保护鞘、弯曲、折断或剪断,也不应在废弃前从所在注射器上卸下。

(九)给患者止血固定(必要时绑扎绷带)

1.正常情况

嘱受检者中等力度按压针孔3~5分钟,不应让患者弯曲手臂以增加额外的压力,勿揉搓针孔处,以免穿刺部位淤血(图4-21)。检查止血情况、观察血肿并在静脉穿刺部位上粘贴创可贴或包扎绷带。

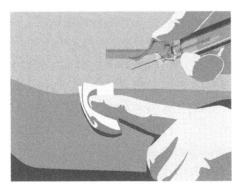

图 4-19　采血结束立刻激活安全装置

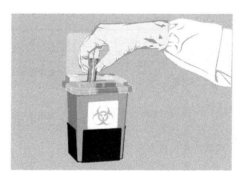

图 4-20　采血结束立刻激活安全装置

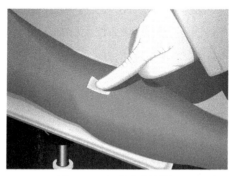

图 4-21　压住穿刺部位

2.止血困难

采血人员应观察是否有出血较多的情况,如果出现血肿或出血持续时间超过 5 分钟,应告知护士以便接诊医师了解情况。在采血部位覆盖纱布块并保持按压直到血流停止,在手臂上绑紧纱布绷带保持纱布块的位置,并告知患者原位保留 15 分钟以上。

(十)核对并登记信息,及时送检

再次核对,并登记信息,不同标本应在规定的时间内及时送检。脱手套,整理用物。

若一次穿刺失败,重新穿刺需更换部位。

五、动脉采血的一般流程

(一)采血准备

(1)常规准备所有必需的器材和物品,见采血器材的选择。

(2)采集动脉血气标本之前,使用动脉血气针,先把动脉血气针的针栓推到底然后再拉回到预设位置。其目的在于:确认针栓的工作状态;帮助抗凝剂在管壁上均匀分布。使用空针时,注射器必须先抽少量肝素,以湿润、肝素化注射器,然后排尽。其目的在于:①防止送检过程中血液凝集;②在注射器管壁形成液体膜,防止大气和血样的气体交换;③填充无效腔。动脉穿刺拔针后,针尖斜面刺入专用针塞隔绝空气。并应注意观察穿刺点有无渗血,局部有无肿胀、血肿,并注意观察有无供血不足的情况。动脉采血成功后,在按压止血的同时,立即检查动脉血气针或注射器中有无气泡,如发现气泡,应小心按照生产厂家的建议排出所有滞留的气泡。转动或颠倒采血器数次,并用手向两个维度搓动采血器使血液与抗凝剂充分混匀防止红细胞凝集(图 4-22),保证充分抗凝,防止样本中出现血凝块。标本即刻送检(15 分钟内)。

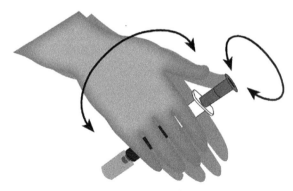

图 4-22　混匀

(二)桡动脉穿刺

(1)桡动脉穿刺前需做改良 Allen 试验,如改良 Allen 试验阳性,可在桡动脉进行穿刺;改良 Allen 试验阴性,不得选择桡动脉作为动脉穿刺部位,应该选择其他动脉。

(2)根据患者病情取平卧位或半卧位,手掌向上伸展手臂,腕部外展 30°绷紧,手指自然放松。必要时可以使用毛巾卷或小枕头以帮助腕部保持过伸和定位。

(3)操作者左手示指、中指,定位桡动脉搏动最明显部位。使用光纤光源进行手腕透照有助于小年龄婴儿桡动脉定位并确定掌弓轮廓。手指轻柔放在动脉上,感觉动脉的粗细、走向和深度。使用光线光源时应防止烫伤婴儿的皮肤。

(4)常规消毒穿刺区皮肤和操作者的示指、中指,消毒面积要大,患者皮肤消毒区域以预穿刺点为中心直径应在 5 cm 以上。

(5)桡动脉穿刺分斜刺和直刺两种方法。①斜刺:逆动脉血流方向穿刺,单手以类似持标枪的姿势持采血器或注射器,用以消毒的另一只手的手指触桡动脉搏动最明显的准确位置即针头刺入动脉(不是刺入皮肤的)的位置,使动脉恰在手指的下方。在距桡动脉上方的手指远端 5～19 mm 的位置上,针头斜面向上与血流呈 30°～45°刺入动脉,缓慢进针,见血后固定针头,待动脉血自动充盈针管至预设位置后拔针(动脉血气针)或待动脉血自动充盈针管 1～2 mL 后拔针(空针)。②直刺:示指、中指在桡动脉搏动最明显处纵向两侧相距约 1 cm 固定桡动脉,持采血器在两指之间垂直刺入,刺入皮肤后,缓慢进针一般 0.5～1 cm,见血后固定针头,待动脉血自动充盈针管至预设位置后拔针(动脉血气针)或待动脉血自动充盈针管 1～2 mL 后拔针(空针)。③注意事项:如果使用比 6 号更细的针头,可能需要轻柔地抽动针栓使血液进入针筒,但用力不应过大,以免形成过大负压造成针筒内气泡产生。

(6)拔针后,局部立即用无菌棉签或干燥的无菌纱布按压 3～5 分钟止血。如果患者正在接受抗凝药物治疗或凝血时间较长,应在穿刺部位保持更长时间的按压。松开后立即检查穿刺部位。如果未能止血或开始形成血肿,重新按压 2 分钟。重复此步骤直到完全止血。如果在合理的时间内无法止血,应要求医疗救助。不能用加压包扎替代按压止血。

(三)肱动脉穿刺

(1)患者平卧或半卧位,手臂完全伸展并转动手腕,手心向上。必要时肘关节下可以使用手巾卷或小枕头,以使者手臂进一步舒适伸直和帮助肢体定位。

(2)以示指或中指在肘窝上方内侧 2～3 cm,感觉附近的动脉搏动,搏动最明显处为穿刺点。

(3)以预穿刺点为中心,常规消毒采血区域皮肤,直径应在 5 cm 以上。

(4)斜刺用中指、示指触及动脉搏动明显确定的位置,沿动脉走向将两指分开。针尖斜面向上呈 45°从远侧的手指(示指)下方位置刺入皮肤,针头方向为连接两指直线位置。缓缓进针,待有回血,固定针头,让动脉血自然充盈针管至预设位置后拔针(动脉血气针)或待动脉血自动充盈针管约 1～2 mL 后拔针(空针)。

(5)直刺以肘横纹为横轴,肱动脉搏动为纵轴交叉点上 0.5 cm 为穿刺点,在动脉搏动最明显处垂直进针刺入肱动脉,同斜刺方法采集动脉血。

(6)穿刺后用棉签或无菌纱布尽可能在肱骨上按压动脉 5 分钟或更长时间止血。有时肱动脉的有效按压止血比较困难,但在肱骨上按压往往十分有效。

(四)股动脉穿刺

(1)采取适当措施(如屏风)遮挡,嘱患者脱去内裤。患者应当平卧伸直双腿;或将穿刺一侧大腿稍向外展外旋,小腿屈曲呈 90°,呈蛙式。

(2)术者用示指和中指在腹股沟三角区内触及股动脉搏动最明显处为穿刺点。

(3)此区域通常污染比较严重,故采血部位应充分消毒。以穿刺点为中心,消毒面积应在 8 cm×10 cm 以上,必要时应剃除穿刺部位的阴毛。

(4)以搏动点最明显处为穿刺点,示指、中指放在股动脉两侧,然后触按动脉的示指、中指沿动脉走向分开约 2 cm 固定血管。在示指与中指之间中点,穿刺针头与皮肤垂直或 45°逆血流方向进针。见回血后固定穿刺针的方向和深度,动脉血充盈针管至预设位置后拔针(动脉血气针)或待动脉血自动充盈针管约 1～2 mL 后拔针(空针)。

(5)穿刺后用棉签或无菌纱布按压股动脉止血 3～5 分钟。

(五)足背动脉穿刺

(1)患者足背过伸绷紧。

(2)示指在内、外踝连线中点触及动脉搏动最明显处为穿刺点。

(3)以穿刺点为中点常规消毒皮肤面积直径为 10 cm 以上。

(4)以已消毒的示指触足背动脉的准确位置,使动脉恰在示指的下方,逆动脉血流方向,针头与皮肤表面呈 45°～60°进针,见回血固定针头,血液充盈针管至预设位置后拔针(动脉血气针)或待动脉血自动充盈针管 1～2 mL 后拔针(空针)。

(5)棉签或无菌纱布压迫穿刺部位止血 3～5 分钟。

(六)胫后动脉穿刺

(1)婴儿平卧位,穿刺前按摩足部,改善血液循环。

(2)术者左手固定足部,绷紧足跟内侧面皮肤,右手示指尖与跟腱及内踝间触摸胫后动脉搏动点,确定穿刺点。

(3)以穿刺点为中心常规消毒皮肤面积直径为 10 cm 以上。

(4)右手持 5.5 号头皮针,针头斜面向上,进针点在距动脉搏动最强处后 0.5 cm 刺入皮肤,进针角度,足月儿针头与皮肤呈 45°,早产儿针头与皮肤呈 30°,逆动脉血流方向刺入动脉。见回血后,可能需要轻柔地抽动针栓使血液进入针筒,但用力不应过大,采血至预设位置后拔针(动脉血气针)或待动脉血自动充盈针管 1～2 mL 后拔针(空针)。

(5)穿刺部位棉签或纱布压迫止血 3～5 分钟。

(七)头皮动脉穿刺

(1)剃净患儿头部预穿刺部位毛发,以穿刺点为中心,面积约 10 cm×12 cm。

(2)用左手示指触摸颞浅动脉搏动最明显处为穿刺点。

(3)以穿刺点为中心常规消毒皮肤面积约 8 cm×10 cm。

(4)用 5.5 号头皮针连接 1 mL 动脉血气针或注射器,示指触摸搏动最明显动脉,于示指下方针头斜面向上,针头与皮肤呈 30°～45°穿刺动脉,待动脉血流至采血器预设位置时,立刻用小止血钳分别夹住头皮针塑料管两端,然后拔出针头,样本立刻送检。

(5)穿刺局部棉签压迫止血 5～10 分钟。

六、末梢采血的一般流程

末梢血采集流程涉及采集对象的选择,采集前的准备(物品和患者),采集人员的个人防护(手卫生、戴手套),选择合适的穿刺部位,采集部位的消毒,穿刺、去除第一滴血、穿刺部位的止血、标本的标识、恰当处理废弃物、核对送检等步骤。

(一)采集流程

1.采集对象选择

静脉取血有困难的患者,如新生儿、婴幼儿、大面积烧伤或许频繁取血的患者。

2.采集前准备

(1)物品准备采血针、玻片和采血管、乳胶手套、口罩、一次性垫巾、棉签、消毒液和废弃物容器等。

(2)患者准备:核对患者身份信息等。

3.采集人员的个人防护

采血时必须佩戴手套。手部卫生要求:对每一患者操作前按规定用消毒液消毒,采集完成后脱去手套,并进行手部清洁卫生。

4.选择穿刺部位

新生儿:足后跟;其他:手指。

5.采集部位的消毒

(1)用施有消毒液的棉签由内向外消毒整个进针区域。

(2)等待片刻,空气晾干,充分挥发残留酒精。

(3)禁止对消毒部位吹干、扇干,消毒后禁止再次触摸。

(4)不推荐用碘/聚维酮清洁和消毒皮肤穿刺部位,因其会使钾、磷或尿酸假性升高。

6.穿刺、去除第一滴

准确迅速地穿刺皮肤保证顺利采血,避免多次穿刺。用无落干棉球或纱布垫擦去第一滴血因第一滴血含有过量的组织液。

7.标本采集

(1)从采集点的下方掐住穿刺位点,轻柔、间歇性地对周围组织施加压力,增加血流量。

(2)用微量采集装置尖端接触到第二滴血液,血液自行流入管内。如果血滴卡在采集管顶部,可轻轻弹一下试管表面,促使其流入试管底部。

(3)如为全血标本,在采集样本时须立即混匀,防止血液凝固。

8.穿刺部位止血

门诊患者或陪同人员帮助压迫穿刺点 5～10 分钟。

9.标本的标识

样本采集、混匀后,立即进行标识之后方可离开患者;每个微量采集装置必须单独进行标识。

10.穿刺装置处置

(1)采血后告知患者或家属将止血棉球放置入医疗垃圾桶内。

(2)存在锐器刺伤风险的穿刺装置,应弃于有盖锐器废物桶中,容器应清晰地标识为生物危险品。

(3)儿童和新生儿患者采血后应注意收拾操作中使用的所有设备,小心处理掉患者床上的所有物品,决不能遗漏任何东西,以免意外发生。

11.核对送检

采集完成后核对、登记信息并及时送检。

(二)采集顺序

微量采集标本的顺序与静脉穿刺的不同,采集多种标本时应按照以下顺序:①动脉血气(ABG)标本;②乙二胺四乙酸(EDTA)标本(血液学检测);③其他抗凝剂的标本;④分离血清的标本(生化检测标本)。

由于末梢管不是真空管,无须经过采血针穿刺进样,因此添加剂之间没有交叉污染的机会。将 EDTA 管放在第一管采集是因为如果延迟采集,有可能增加血小板聚集的概率,进而导致血小板计数假性降低。随着时间的延长,血小板聚集以及纤维蛋白原激活的概率增加,即微血栓形成的可能性增加,而血浆管内含抗凝剂,期望得到的是抗凝充分的血液,因此要先于血清管采集。血清管内含促凝剂或不含添加剂,因此可放于最后采集。

(三)末梢血标本识别和标记

样本采集、混匀后,立即进行标识,之后方可离开患者。必须建立身份确认系统记录采血人员的姓名。每个微量采集装置必须单独进行标识。当使用微量血细胞比容管进行末梢血标本采集时,应把每个患者采集的密封好的毛细管放入独立的大试管中,并标记试管。或者,如果从一位患者采集多个毛细管时,标签可以围绕在试管上,像旗帜那样,然后将标识好的一组毛细管放入同一个大试管中。标签上必须注明患者的姓名、识别码、标本采集日期和时间,以及采集标本人员的姓名首字母。如果使用条形码标识,按照相应的操作程序规范粘贴条形码。

(王雪梅)

第二节　门诊用药护理

一、静脉留置针护理

静脉留置针又称套管针,由不锈钢针芯、软的外套管及塑料针座组成,穿刺时将外套管和针芯一起刺入血管中,套管送入血管后,抽出针芯,仅将柔软的外套管留在血管中进行输液的一种输液工具。

(一)静脉留置针的意义

(1)操作简单,减轻由于反复穿刺而造成的痛苦。

(2)保护血管,减少液体外渗(尤其是小儿输液)。

(3)保证合理用药时间,为输血和输液提供方便。

(4)保留一条静脉输液通路,便于抢救。

(5)减少护理人员工作量,减少职业暴露。

(二)静脉留置针的适应证

长期输液患者,老年、小儿及无自主意识患者,危重患者,有血液传播性疾病的患者。

(三)静脉留置针的禁忌证

一般无绝对禁忌证,相对禁忌证包括血管脆性大、凝血功能较强、有自伤倾向等。

(四)静脉留置针穿刺前患者的准备

(1)排空大小便,取舒适卧位。

(2)注意穿刺侧肢体的保暖,静脉较细者可先用温热毛巾局部热敷,但应注意防止烫伤。

(3)穿着合适的衣物,穿刺侧肢体衣物不可过紧。

(4)了解所输注药物、主要作用及不良反应,熟悉配合要点。

(5)做好心理准备,无焦虑和厌烦情绪。

(五)静脉留置针穿刺时的配合

(1)穿刺时穿刺侧肢体不可随意活动。

(2)护士在手臂扎止血带后,可适当握拳,使血管充盈,穿刺成功后及时松开拳头。

(3)护士行血管穿刺时,肢体要保持不动,以免针头刺破血管。

(六)静脉留置针穿刺后的注意事项

(1)静脉注射或输液过程中,注意观察穿刺局部皮肤情况,如有疼痛(小儿哭闹不止)、红肿、液体外渗或感到心悸、发冷、发抖等不适,要及时通知护士。

(2)留置期间,在保证留置针固定牢固的情况下,可以进行大部分日常活动,但要避免穿刺针肢体过度活动、长时间下垂及留针部位潮湿。

(3)若留置针需留置备用,常规封管后要保持小夹子的夹闭状态,若夹子与留置针末端间软管内存有少量血液为正常现象,不必担心。

(4)留置针常规保留72～96小时,最长不应超过96小时,若穿刺点周围有渗出或治疗完毕应立即拔除,拔除留置针后按静脉走向按压1～2分钟至不出血为止,勿揉搓局部,若凝血功能过低则需按压10分钟以上。

(5)特殊药物使用时,应注意观察有无不良反应发生,如有异常,要通知医护人员进行处理。

二、静脉输液

静脉输液是将大量无菌溶液或药物直接输入静脉的治疗方法。

(一)静脉输液的意义

(1)补充水分及电解质,预防和纠正水、电解质及酸碱平衡紊。

(2)增加循环血量,改善微循环,维持血压及微循环灌注量。

(3)供给营养物质,促进组织修复,增加体重,维持正氮平衡。

(4)输入药物,治疗疾病。

（二）静脉输液的适应证

（1）各种原因引起的脱水、酸碱平衡失调。

（2）严重烧伤、大出血、休克等。

（3）慢性消耗性疾病、胃肠道吸收障碍及不能经口进食。

（4）需要控制感染、解毒以及降低颅内压等。

（三）静脉输液的禁忌证

（1）心肌疾病、心力衰竭、高血压。

（2）肾功能减退，特别是急性肾衰竭无尿期。

（3）肺实质广泛性炎症、肺充血、肺水肿。

（4）穿刺部位有炎症、肿瘤、外伤、瘢痕。

（5）有严重出、凝血倾向，血小板明显减少或用肝素、双香豆素等进行抗凝治疗暂禁穿刺。

（四）静脉输液前患者的准备

同静脉留置针输液。

（五）静脉输液的配合

（1）穿刺时配合或由家属协助配合行穿刺肢体的固定。

（2）不可自行调节滴速，如有疑问可询问护士。

（3）注意观察局部皮肤情况，如有疼痛（小儿哭闹不止）、红肿、液体外渗或感到心悸、发冷、发抖等不适，可关闭调节器并及时通知护士。

（4）留意输液瓶中液体滴注情况，当输液袋或输液瓶中剩余少量液体时，应及时通知护士。

（5）注意穿刺部位的相对制动，避免针头脱出或刺破血管。

（六）静脉输液后的注意事项

（1）拔针后按静脉走向按压 1～2 分钟至不出血为止，勿揉搓局部，若凝血功能过低则需按压 10 分钟以上。

（2）特殊药物应注意观察有无不良反应并及时通知医护人员进行处理。

（3）输液结束后应再观察 20 分钟，无不适后方可离开。

三、肌内注射

肌内注射是将一定量的药液注入肌肉组织内的方法。注射部位一般选择肌肉丰厚且距大血管及神经较远处。其中最常用的部位为臀大肌，其次为臀中肌、臀小肌、股外侧肌及上臂三角肌。

（一）肌内注射的意义

局部注入药物，用于不宜或不能口服或静脉注射，产生疗效比皮下注射更快。

（二）肌内注射的适应证

（1）注射刺激性较强或药量较大的药物。

（2）不宜或不能口服、皮下注射，需一定时间内产生药效者。

（3）不宜或不能做静脉注射，要求比皮下注射更迅速产生疗效者。

（三）肌内注射的禁忌证

（1）注射部位有炎症、肿瘤、外伤破溃者。

（2）严重出凝血倾向，血小板或凝血因子明显减少或进行抗凝治疗者。

（3）破伤风发作期、狂犬病痉挛期采用肌内注射可诱发阵发性痉挛。

(4)癫痫抽搐、不能合作的患者也相对禁忌,必要时可予以镇静。

(四)肌内注射前患者的准备

(1)排空大小便,取合适体位(卧位或站立)。

(2)穿着合适的衣物。

(3)了解所注射药物的主要作用及不良反应,熟悉配合要点。

(4)做好心理准备,无恐惧情绪。

(五)肌内注射的配合

(1)注射时配合暴露注射部位,由护士协助取合适的体位,不可突然改变体位。

(2)尽可能放松,避免局部肌肉过度收缩。

(六)肌内注射后的注意事项

(1)适当按压注射部位至不出血,避免局部揉搓。

(2)观察注射局部有无红肿、硬结、神经损伤或感染症状,如有异常,及时通知医护人员诊治。

(3)注意有无全身不良反应,如心悸、寒战、皮疹等,及时通知医护人员进行处理。

(4)肌内注射后观察 20 分钟,无不良反应后方可离开。

四、皮下注射

皮下注射是将少量药液或生物制剂注入皮下组织内的方法。

(一)皮下注射的意义

(1)注入小剂量药物,用于不宜口服给药而需在一定时间内发生药效时。

(2)预防接种。

(3)局部麻醉用药。

(二)皮下注射的适应证

(1)不能经口服给药,需迅速达到药效时,如注射胰岛素、阿托品、肾上腺素等药物。

(2)预防接种。

(3)局部麻醉用药。

(三)皮下注射的禁忌证

(1)注射部位有红肿、硬结、炎症、皮损者。

(2)对要注射的药物过敏者。

(四)皮下注射前患者的准备

(1)了解皮下注射的目的、方法、注意事项、药物的作用及配合要点。

(2)放松心态,消除焦虑紧张情绪。

(五)皮下注射的配合

(1)取舒适体位暴露注射部位,注射肢体放松。

(2)针头刺入角度不宜>45°,以免刺入肌层。

(3)在护士推药过程中,如有不适,要及时告知。

(六)皮下注射后的注意事项

(1)尽量避免应用对皮肤有刺激作用的药物进行皮下注射。

(2)长期注射者,应了解轮流交替注射部位的意义,经常更换注射部位,以促进药物吸收。

(3)注射剂量少于 1 mL 的药液,必须用 1 mL 注射器,以保证注入药液剂量的准确。

（4）注射后局部按压至不出血为止，禁止局部揉搓。

（5）注射后观察 20 分钟，无不适后方可离开。

五、皮内注射

皮内注射是将少量药液或生物制品注射于表皮与真皮之间的方法。门诊输液室患者进行皮内注射多为进行药物的过敏试验，简称皮试。

（一）皮内注射的意义

（1）进行药物过敏试验，以观察有无变态反应。

（2）预防接种。

（3）局部麻醉的起始步骤。

（二）皮内注射的适应证

（1）某些疾病的变态反应诊断（如结核）。

（2）药物过敏试验。

（3）预防接种。

（三）皮内注射的禁忌证

（1）注射部位有红肿、硬结、皮损、炎症者。

（2）对拟应用的药物过敏者。

（四）皮内注射前患者的准备

（1）了解皮内注射的目的、方法、注意事项及配合要点。

（2）尽量避免空腹情况下进行皮内注射。

（3）取舒适体位并暴露注射部位。

（4）放松心态，消除内心的紧张、焦虑

（5）注射前应告知医务人员自己的用药史、过敏史及家族遗传史，如有该药物过敏史，则不可进行皮内注射。

（五）皮内注射的配合

（1）配合暴露注射部位，注射肢体放松，无紧张焦虑情绪。

（2）进针角度不宜过大，避免将药液注入皮下，影响结果的判断和观察。

（3）注射过程中，如有不适，要及时告知护士。

（六）皮内注射后的注意事项

（1）拔针后勿揉擦注射局部，以免影响结果的判断。

（2）注射后，勿离开注射室，在观察区就座，20 分钟后观察结果。期间如有不适，立即通知护士，及时进行处理。

（3）由 2 名护士判断药物过敏实验结果，如结果为阳性，不能应用该种药物，护士会将阳性结果记录在病历首页、医嘱页及电子医嘱上。

（4）皮试结果即使为阴性，也同样存在用药过敏的可能，部分患者会发生迟发性变态反应。注射药物时要注意观察自身不良反应，并及时通知医护人员进行处理。

六、抗生素应用

抗生素是由微生物（包括细菌、真菌、放线菌属）或高等动、植物在生活过程中所产生的具有抗病原体或其他活性的一类次级代谢产物,能干扰其他生活细胞发育功能的化学物质。

(一)应用抗生素的意义

预防和控制感染。

(二)应用抗生素的适应证

(1)适用于各类非病毒性感染。

(2)特定手术前的预防用药。

(三)应用抗生素的禁忌证

(1)发热原因不明者不宜用抗生素,因抗生素用后常使致病微生物不易检出,且使临床表现不典型,影响临床诊断,延误治疗。

(2)病毒性或估计为病毒性感染的疾病不用抗生素。抗生素对各种病毒性感染并无疗效,对麻疹、腮腺炎、伤风、流感等患者给予抗生素治疗是有害无益的。咽峡炎、上呼吸道感染90%以上由病毒所引起,因此除能肯定为细菌感染者外,一般不采用抗生素。

(3)皮肤、黏膜疾病尽量避免应用抗生素。因用后易发生变态反应且易导致耐药菌的产生。因此,除主要供局部用的抗生素如新霉素、杆菌肽外,其他抗生素特别是青霉素G的局部应用要尽量避免。

(四)应用抗生素前患者的准备

(1)了解使用抗生素的目的、注意事项及配合要点。

(2)了解用药史、过敏史及家族过敏史,有过敏史者禁忌应用。

(3)使用前需做皮试的抗生素、停药24小时以上或使用过程中改用不同生产批号的制剂时都需重做皮试,阴性后方可用药。

(4)应用抗生素前禁止饮酒。

(五)应用抗生素的配合

(1)为避免变态反应的发生,用药时尽量避免空腹状态。

(2)初次应用青霉素类、头孢菌素类抗生素以及抗生素停药24小时以上者均需做皮试,结果阴性后才能使用。对皮试结果有怀疑时,应在对侧前臂掌侧部位皮内注射生理盐水0.1 mL以做对照。

(3)应用抗生素过程中注意自身有无变态反应。如果出现皮疹、荨麻疹等要及时通知医护人员,根据医嘱减慢输液速度或停药;如出现心悸、胸闷、寒战等症状,应争分夺秒就地抢救。

(4)输液过程不可自行调节滴速。

(5)应用抗生素时,应尽量要求家属的陪伴,以避免意外情况的发生。

(六)使用抗生素后的注意事项

(1)用药结束后要停留观察30分钟,无不适后方可离开。

(2)了解用药的频次,掌握下一次用药的时间,以免超过24小时需重做皮试,护士在门诊病历上适当标明当日用药的时间。

(王雪梅)

第三节 门诊换药护理

一、伤口换药

换药又称更换敷料,包括检查伤口、除去脓液和分泌物、清洁伤口及覆盖敷料。是预防和控制创面感染,消除妨碍伤口愈合因素,促进伤口愈合的一项重要外科操作。

(一)伤口换药适应证

(1)观察和检查伤口局部情况后需要更换敷料。

(2)缝合伤口拆线或拔除引流管的同时,需要更换敷料。

(3)伤口有渗出、出血等液体湿透敷料。

(4)污染伤口、感染伤口、烧伤创面、肠造口、肠瘘、慢性溃疡、窦道等,根据不同情况每天换药一次或多次。

(二)伤口换药禁忌证

危重症需要抢救患者。

(三)伤口换药前患者准备

(1)精神准备:安抚患者情绪,避免患者过度紧张。

(2)体位:安全,舒适,便于操作,文明暴露,保暖。

(四)伤口换药中配合

(1)消除患者顾虑,做好心理指导。

(2)协助患者取合适体位,充分暴露换药部位。

(3)术中询问患者感受,交代注意事项,随时观察患者反应,必要时及时处理。

(五)伤口换药后注意事项

1.伤口保护

要根据不同情况采取止血和保护伤口的措施。

2.止痛

疼痛虽然不直接影响伤口愈合,但会干扰患者睡眠和食欲,故可酌情使用镇痛药。

3.保持伤口清洁干燥

如有污染,要及时清洁伤口,更换敷料。

4.饮食指导

食用富含维生素的食物,不要吃过于刺激的辛辣食物。

二、伤口拆线

伤口拆线是指在缝合的皮肤切口愈合以后或手术切口发生某些并发症时(如切口化脓性感染、皮下血肿压迫重要器官等)拆除缝线的操作过程。

(一)伤口拆线适应证

(1)无菌手术切口,局部及全身无异常表现,已到拆线时间,切口愈合良好者。

（2）伤口术后有红、肿、热、痛等明显感染者,应提前拆线。

（二）伤口拆线禁忌证

遇有下列情况,应延迟拆线:①严重贫血、消瘦,轻度恶病质者;②严重失水或水电解质紊乱尚未纠正者;③老年患者及婴幼儿;④咳嗽没有控制时,胸、腹部切口应延迟拆线。

（三）伤口拆线前的准备

1.器械准备

无菌换药包,小镊子 2 把,拆线剪刀及无菌敷料等。

2.评估患者

了解患者伤口缝合时间,根据不同的部位确定拆线时间。

（1）面颈部 4～5 天拆线;下腹部、会阴部 6～7 天;胸部、上腹部、背部、臀部 7～9 天;四肢 10～12 天,近关节处可延长一些;减张缝线 14 天方可拆线。

（2）眼袋手术、面部瘢痕切除手术在手术后 4～6 天拆线。

（3）乳房手术在手术后 7～10 天拆线。

（4）关节部位及复合组织游离移植手术在手术后 10～14 天拆线。

（5）重睑手术、除皱手术在手术后 7 天左右拆线。

对营养不良、切口张力较大等特殊情况可考虑适当延长拆线时间。青少年可缩短拆线时间,年老、糖尿病患者、有慢性疾病者可延迟拆线时间。

（四）伤口拆线的配合

（1）消除患者顾虑,做好心理指导。

（2）协助患者取合适体位,充分暴露拆线部位。

（3）术中询问患者感受,交代注意事项,随时观察患者反应,必要时及时处理。

（五）伤口拆线后注意事项

（1）拆线后短期内避免剧烈活动,以免伤口裂开。

（2）保持伤口干燥,短期内避免淋湿伤口。

（3）拆线 3 天后去除伤口敷料,如出现伤口愈合不良的情况要及时就医。

三、脓肿切开引流术

（一）脓肿切开引流术的适应证

（1）表浅脓肿形成,查有波动者,应切开引流。

（2）深部脓肿穿刺证实有脓液者。

（3）口底蜂窝织炎、手部感染及其他特殊部位的脓肿,应于脓液尚未聚集成明显脓肿前切开引流。

（二）脓肿切开引流术的禁忌证

（1）结核性寒性脓肿无合并感染。

（2）急性化脓性蜂窝织炎,未形成脓肿者。

（3）合并全身脓毒血症,处于休克期者。

（4）血液系统疾病或凝血机制严重不全者。

（5）唇、面部的疖、痈虽有脓栓形成,也不宜广泛切开引流。

（三）脓肿切开引流的术前准备

（1）洗净局部皮肤，必要时剃毛。

（2）术前治疗并发症，如糖尿病、结核病。

（3）合理应用抗生素，防止炎症扩散。

（4）对重危患者或合并败血症者，应积极提高全身抵抗力。

（四）脓肿切开引流术中的配合

（1）消除患者顾虑，做好心理指导。

（2）协助患者取合适体位，充分暴露手术部位。

（3）术中询问患者感受，交代注意事项，随时观察患者反应，如有不适及时处理。

（五）脓肿切开引流术后的注意事项

（1）嘱患者术后第2天起更换敷料，拔除引流条，检查引流情况，并重新放置引流条后包扎。

（2）保持患处干燥，定时清洁换药。

（3）给予饮食指导，食用富含维生素的食物，不要吃过于刺激的辛辣食物。

（4）注意休息，避免过劳。

（王雪梅）

第四节　呼吸内科门诊护理

一、呼吸内科的常用检查方法

（一）肺功能检查

可以协助判断引起呼吸困难的原因，评估病变损害程度和了解肺的功能储备。患者需于术前4小时内戒烟，不要过饱及过量饮水，检查中遵医嘱进行呼吸动作，必要时测动脉血气；有眩晕、胸痛、心悸、恶心、气喘等不适及时通知医师。

（二）胸腔穿刺

可协助诊断，缓解由胸腔积液引起的压迫症状，由医师在病房局麻下进行。患者取坐位或半卧位均可，穿刺时不要动，不要深呼吸或咳嗽，防止损伤肺脏，并尽量放松，保持正常呼吸。出现憋气、气喘、头晕及时通知医师。

（三）支气管造影

支气管造影是用碘油注入支气管拍胸片的方法，目的是观察各支气管分支的部位，确定咯血原因。检查前12小时患者禁食禁饮；遵医嘱服药；要咳尽呼吸道内的痰液；取下义齿，做好口腔卫生；排空大小便。喷雾式麻醉可能会使患者感到憋气，如有心慌、憋气、烦躁、瘙痒、欣快等症状应及时通知医师。术后患者取侧卧位或半卧位，直至咽反射恢复正常，在此之前禁食禁饮。术后有咽喉痛，属于正常反应。

（四）纤维支气管镜

纤维支气管镜是装有照明设备的一种内镜，常用于协助诊断肺癌、肺结核和肺不张，还可观察脓痰来源及有无支气管扩张，明确咯血部位，也可用于吸出掉入呼吸道的异物。患者术前6小时内禁食、禁饮,检查时取平卧位,支气管镜经鼻或口插入。术后患者取侧卧位或半卧位,勿过早进食和饮水。

(五)CT

对肺、纵隔等组织病变的定位检查。

(六)胸部 X 线检查

可诊断肺及纵隔病变。患者术前需除去项链等金属饰物及衣扣,要求憋气时,身体勿动。

(七)磁共振及 MRI

可提供高清晰度的肺组织横断面影像,为无痛无创伤的检查。检查时患者应除去所有金属异物,如手表、义齿、饰物、钥匙等,如体内有起搏器、金属瓣膜等应通知医师。术中患者可自由呼吸但不要说话。

二、呼吸内科常用药物

(一)茶碱类

如氨茶碱、复方茶碱等。

1.作用

控制喘息和防止呼吸道痉挛,松弛支气管平滑肌。

2.不良反应

食欲下降、腹泻、头晕、面色潮红、失眠、易怒、恶心、呕吐、心悸、心律失常、烦躁、呼吸急促等。

3.注意事项

患者要按时服药,不可私自停药。勿私自使用有中枢兴奋性的药物,如麻黄碱、肾上腺素等。服药期间应戒烟,以免引起药物毒性反应。应空腹服用,以便更好发挥药效。如果患有感冒,一定要去看医师,因为感冒可能会影响药效。

(二)祛痰镇咳药

1.可待因

(1)作用:控制干咳。

(2)不良反应:头晕、呼吸困难、意识模糊、困倦、便秘、恶心,长期应用可致耐药或成瘾。

(3)注意事项:勿饮酒。应用此药期间,从事驾车、操作机器的职业要格外注意。

2.美沙醇

(1)作用:控制咳嗽。

(2)不良反应:异常兴奋、失眠、易怒、神经质。

(3)注意事项:此药通常与抗组胺药、拟交感神经药联用。在使用其他抗感冒药之前,要经医师允许。服药期间勿饮酒。

(三)泼尼松龙

1.作用

减轻哮喘症状及其他呼吸道感染症状。

2.不良反应

腹痛、肋间痛、发热、疲乏、高血压、下肢水肿、呕吐、伤口不愈、头痛、失眠等。

3.注意事项

服此药时必须遵医嘱,不可私自减量或停药。应食用低盐、高蛋白质、高钾食品。此药与饭同服可减少胃肠道刺激症状。勿与阿司匹林同服,以免加重胃溃疡。长期应用可能产生库欣综合征。

三、慢性支气管炎、肺气肿的预防及自我护理

(一)病因

慢性支气管炎是指气管、支气管黏膜及其周围组织的慢性非特异性炎症。临床上以咳嗽或伴有喘息及反复发作的慢性过程为特征。

1.外因

(1)吸烟:吸烟时间愈长、烟量愈大,患病率也愈高。戒烟后可使症状减轻或消失,病情缓解甚至痊愈。

(2)感染:主要为病毒和细菌感染。首次发病前有受凉、感冒病史者达56%～80%。

(3)理化因素:如刺激性烟雾、粉尘、大气污染等的慢性刺激。

(4)气候:寒冷常为慢性支气管炎发作的重要原因和诱因。

(5)过敏因素:患者有过敏史者较多。许多抗原性物质,如尘埃、细菌、寄生虫、花粉及化学气体都可成为过敏因素而致病。

2.内因

(1)呼吸道局部防御及免疫功能降低:正常人的呼吸系统具有完善的防御功能,正常情况下,下呼吸道始终保持无菌状态。全身或呼吸道局部的防御及免疫功能减弱,可为慢性支气管炎提供发病的内在条件。

(2)自主神经功能失调:当呼吸道的副交感神经反应性增高时,对正常人不起作用的微弱刺激便可引起支气管痉挛,分泌物增多,产生咳、痰、喘等症状。

总之,慢性支气管炎的病因是多方面的,一般认为在抵抗力减弱的基础上,有一种或多种外因存在时,经过长期、反复的相互作用,容易发展成慢性支气管炎。阻塞性肺气肿是由慢性支气管炎或其他原因逐渐引起的细支气管狭窄、终末细支气管远端气腔过度充气,并伴有气腔壁膨胀、破裂的一种病理状态,多为慢性支气管炎最常见的并发症。

(二)临床表现

主要症状为慢性咳嗽、咳痰和呼吸困难。开始时症状轻微,如果吸烟或接触有害气体或受寒感冒后,则可引起急性发作或病情加重,在夏季气候转暖时则可自行缓解。

1.咳嗽、咳痰

痰量以清晨较多,痰液一般为白色黏稠或泡沫痰,急性发作伴有细菌感染时则变为黏液脓痰。

2.呼吸困难

通常在慢性支气管炎阶段就可发生,随着病情发展,在平地活动时也可感觉胸闷、气短,严重时可出现呼吸衰竭的症状,如发绀、头痛、嗜睡、神志恍惚等。

(三)治疗

(1)抗生素药物的使用:单用药物或联合用药,静脉注射后口服。严重感染者用青霉素或头孢菌素类,病情改善后可用口服抗生素药物巩固治疗,感染控制后,要及时停用广谱抗生素,以免长期使用引起菌群失调、二重感染或细菌产生耐药性。

(2)应用祛痰、镇咳药物:对年老体弱、无力咳嗽或痰量较多者,以祛痰为主,协助排痰,不选

用强烈镇咳药,以免抑制中枢、加重呼吸道阻塞症状。

(3)喘息性患者先用氨茶碱、沙丁胺醇等解痉平喘药物。

(4)定时做雾化吸入,可稀释气管内分泌物,有利于排痰。一般每天2～4次,可选用抗菌、祛痰平喘药进行吸入治疗。

(四)自我护理

(1)患者若能做到有效咳嗽,则对清理呼吸道分泌物、控制感染非常重要。有效咳嗽法:尽可能取坐位,上身向前倾,行深且慢的呼吸,屏住呼吸3～5秒,用胸部短且用力地咳2次。

(2)教会患者减轻呼吸道分泌物黏稠度的方法:①增加饮水量,每天摄入液体2 500～3 000 mL;②保持室内空气湿润;③咳嗽、咳痰后做口腔护理。

(3)教会患者进行有效呼吸的方法,以改善呼吸功能、减轻呼吸困难的症状。①缩唇呼吸法:首先鼓励患者放松,闭口,用鼻子吸气。在一舒适的时间长度里经由缩起的口唇完全的呼出气来,会产生一种吹的效果,如同吹动蜡烛的火焰状。此法可预防呼吸道的塌陷,协助肺脏排气。②腹式呼吸法:当深吸气时腹部鼓起,在呼气时腹部收缩。当坐起或躺卧时,一只手在腹部而另一只手放在胸部可感觉自己的呼吸是否正常。它的作用是有效使用横膈膜,呼吸也比较容易。

(4)活动要适宜:应向患者解释增加耗氧的活动和因素,如吸烟、体温升高、肥胖、压力等,以免增加耗氧量,氧气要放在随时可以取到的地方,给予低流量吸氧1～3 L/min。

(5)注意营养均衡:多吃含高蛋白质、低糖类的食物,少吃高脂肪、高热量的食物。避免喝牛奶、食用巧克力等易导致唾液黏稠的食物。

(6)提供良好的休息环境:过冷或干燥的空气均会引起呼吸道痉挛。室内温度需在18～20 ℃,湿度在50％～70％,室内需通风良好,保证充足的睡眠。

(7)教会患者自我照顾:如按时服药、勿急躁、保持心情舒畅;避开烟雾环境,尽量避免去交通拥挤的地方,以减少有害气体的吸入;预防感冒,加强体育锻炼,提高机体免疫力;戒烟等。

(8)防止并发症:有肺气肿的患者,应特别注意观察特发性气胸的症状(即一种急性的并发症),其常发生于肺大疱破裂之后。如果感到突然的尖锐性的疼痛,并随胸部的移动、呼吸或咳嗽而加重,一定要向医师说明。还要注意有无肺心病的发生,如注意观察有无皮肤发紫或出现斑点,有无水肿,有无呼吸困难加重。

(五)预防

首先让患者掌握此病的本质,树立战胜疾病的信心,同时根据病情指导患者进行适当的体育锻炼,如腹式呼吸、缩唇呼吸等,增强呼吸肌肌力。注意生活规律和丰富的饮食营养,以全面增强体质、减少复发及提高生活质量。加强自身耐寒锻炼,感冒流行期不去公共场所,天气变化时及时增减衣服,避免感冒,减轻发病症状,减少入院次数。有条件的家庭可长期应用氧疗,每天吸氧时间应超过15小时,低流量吸氧1～3 L/min,可延长患者生存期。

四、支气管哮喘的预防及自我护理

支气管哮喘简称哮喘病,是因为变应原或其他过敏因素引起的一种支气管反应性过度增高的疾病,通过神经体液而导致气道可逆性痉挛、狭窄。遗传、过敏体质跟本病关系很大,本病的特点是反复发作的暂时性、带哮鸣音的呼气性呼吸困难,能自动或经治疗后缓解。

(一)病因

哮喘的发病及反复发作有诸多复杂的综合因素,大多是在遗传的基础上受到体内外某些因素的激发,主要的激发因素如下。

1.变应原

(1)特异性抗原:包括以下几方面。①花粉:因吸入花粉而引起的哮喘,称为花粉性哮喘。在一定地区及季节内因吸入某些致敏花粉,而引起季节性发作或季节性加重的支气管哮喘,药物治疗效果很差,无并发症者多可随空中花粉的消失而自行缓解。此类患者可选择不同的变应原进行皮肤试验和脱敏治疗。②灰尘:包括有机尘(街道上的灰尘)、家尘(腐烂物质、被褥等产生的细菌、真菌、脱屑等),建议湿式打扫。③尘螨:尘螨孳生于人类居住的环境中,如卧室、床褥、衣服等。尘螨性过敏发病率儿童高于成人,男性高于女性。④表皮变应原:狗、猫、马的皮屑。⑤真菌:潮湿的空气或住室中易产生真菌。⑥昆虫排泄物:甲虫、蛀虫、蟑螂等的排泄物可引起Ⅰ型变态反应而致哮喘发作。

(2)非特异性因素:有工业气体、氨、煤气、氧气、冷空气等。

2.呼吸道感染

在哮喘患者中,可存在有细菌、病毒、支原体等特异性 IgE,如果吸入相应的抗原则可激发哮喘。

3.气候因素

当气温、湿度、气压、空气离子等改变时可诱发哮喘,故在寒冷季节或秋冬气候转变时发病较多。

4.药物因素

有药物过敏史,如青霉素、阿司匹林、磺胺类等药物可以引发哮喘的剧烈发作。

5.精神因素

临床上常见到因精神紧张、恐惧、焦虑等诱发哮喘发作的例子。

6.运动因素

运动诱发的哮喘又称运动性哮喘,指经过一定量的运动后,出现的急性、暂时性大小气道阻塞。

(二)临床表现

哮喘症状可分为以下 3 个类型。

1.阵发性哮喘

多数患者有明显的变应原接触史或发作与季节有关。发作前多有鼻痒、眼睑痒、喷嚏、流涕或干咳等黏膜过敏现象,继而出现带哮鸣音的呼气性呼吸困难、胸闷、强迫体位,严重时出现发绀,轻度可自行缓解。

2.慢性哮喘

慢性哮喘是阵发性哮喘控制不良的后果,一年四季经常发作,即使不在急性期内,亦常感到胸闷、气急。

3.哮喘持续状态

指严重的哮喘发作持续在 4 小时以上者,患者出现极度呼吸困难、焦虑不安或意识障碍,大量出汗伴有脱水,明显发绀,心动过速,心率在 140 次/分以上,严重者可出现呼吸循环衰竭。

哮喘持续状态的原因通常为以下几种:①持续接触大量变应原。②失水严重,痰液黏稠形成痰栓阻塞小支气管。③继发急性感染。④治疗不当,耐药或突然停用激素。⑤心肺功能不全,严重肺气肿等。⑥精神紧张或并发自发性气胸等。

(三)哮喘持续状态的治疗

1.目的

缓解支气管痉挛、水肿所致的气道阻塞,保持黏液的正常分泌。

2.常规治疗

通常先吸入或口服支气管舒张药和激素,减轻支气管痉挛和气道水肿,如使用雾化治疗。在哮喘刚开始发作即予以雾化治疗,可有效缓解病情。雾化治疗步骤如下:①张口,将喷头置于口外2～4 cm处,对准口腔。②微抬头把气呼光,然后深吸气,同时按压让喷出的药液随气流一同进入气道深处。由于药液进入气道越深,缓解支气管痉挛的作用越强,所以应尽量使喷出的药液吸入气道深部,而不是喷入口腔。③吸气结束后屏气5～10秒。④然后慢慢呼气。⑤雾化治疗完成后应及时进行口腔护理,预防口腔真菌感染。用面罩行雾化治疗后应及时清洁面部,以清除残留在面部的药物。

若对以上常规治疗反应不佳者,则需住院治疗。住院后经用激素、静脉注射氨茶碱和吸入β_2受体激动剂等,大多数可缓解症状。

(四)预防措施

1.避免诱因

找出变应原,避免患者接触。如某些食物(花生油、巧克力、咖啡等),动物(猫、狗、蟑螂等),家居品(羽毛枕、油漆等),不良情绪(恐惧、愤怒、悲伤等),疾病(流感等),药物(普萘洛尔、碘油等),其他还有季节变化,冷热不适等。房间内避免摆设花草、铺设地毯,做卫生清洁时应注意湿法打扫,避免尘土飞扬,使用某些消毒剂时要转移患者。

2.预防感冒

注意随气候变化增减衣物,防止着凉、感冒。

3.控制哮喘发作

当哮喘发作的前兆如胸闷、咳嗽、气促、憋闷等出现时,立即采取措施常常会减轻症状。通常采取的措施有以下几种:①使用常用的气雾喷剂;②放松心情;③使用缩唇呼吸法调整呼吸;④如果先兆为咳嗽,则首先必须清理痰液。如果上述措施均无效,马上通知医师。

4.适度活动

加强锻炼:在缓解期,患者应避开变应原,加强自身体质锻炼,提高御寒能力。适当的活动量有助于促进健康,患者可通过实践去发现哪些活动适合自己,如散步、慢跑等。目前认为哮喘患者最适宜的运动是游泳。

5.合理饮食

平衡饮食能够预防感染。多吃高蛋白、低脂肪、清淡饮食,多吃新鲜蔬菜水果,多饮水以稀释痰液,减少支气管痉挛,补充由于憋喘出汗过多而失去的水分,严禁食用与发病有关的食物,如牛奶、虾、海产品等。

6.药物维持

遵医嘱按时服药,即使自我感觉良好,也不能私自停药,因为停药或改变药量都可能成为哮喘发作的诱因。

7.严格戒烟

组织患者讨论吸烟与哮喘的关系,解释吸烟的不良影响,帮助其制定戒烟计划。

(五)自我护理

(1)有效排痰:当有上呼吸道感染存在时,应每天在家里做胸部物理疗法,采用体位引流、胸壁叩击的方法,有利于痰液的排出。①体位引流:患者准备软枕及手纸或痰杯放在自己可以取到的地方。选择高矮合适的床,俯卧于床边,使上身成倒立状。将软枕放在胸部垫好,保持这一体位10～20分钟。②胸壁叩击:保持第一步体位,家属手心屈曲成凹状轻拍患者背部,自背下部向上,自背两侧向中间进行,这样轻拍3～5分钟。③咳嗽:患者保持第一步体位,用鼻部用力吸气后屏住气,心中默数1、2、3……8然后张开嘴,做短暂有力的咳嗽2～3次,将胸腔深部的痰咳出,咳嗽后做平静缓慢的呼吸并放松。

(2)有效使用氧气:一般氧浓度为30%～40%。

(3)居住环境宜空气清新、流通。

(4)采取舒适的体位,如半卧位。

(5)保持情绪稳定,可减少哮喘发作次数。

五、上呼吸道感染的预防及自我护理

(一)病因

本病大部分是由病毒引起(主要是鼻病毒、副流感病毒),其次是腺病毒,小部分由细菌引起(主要是溶血性链球菌、肺炎双球菌、葡萄球菌、流感杆菌感染所致)。上述病毒和细菌常寄生在人体鼻咽部,病毒的传染性较强,常通过飞沫传播。当受凉、过劳、或年老体弱、身体或呼吸道局部防御功能减弱时,外来的或原已在呼吸道生存的病毒或细菌迅速繁殖引发本病。

(二)临床表现

1.症状

起病较急,往往以流清鼻涕、鼻塞、喷嚏、咽干痒开始,可伴全身不适、头痛、疲乏、肌肉酸痛,一般无发热或有微热,经2～3天后鼻涕变稠,呈黏液性,可有咽痛、声嘶、轻度干咳,一般经5～7天即可痊愈。由细菌感染引起者,全身症状较重,咽痛较明显,常无喷嚏和流涕。

2.体征

鼻咽黏膜充血肿胀,鼻腔有分泌物,咽红、咽后壁淋巴结肿大,有压痛。

3.血常规

病毒感染者,白细胞计数偏低或正常,继发细菌感染者则白细胞数常增高。

(三)治疗

中医根据分型不同,分为风寒型、风热型感冒,采取不同的方法辨证施治。西医治疗可用氯化铵合剂或复方甘草合剂镇咳,西地碘片或润喉片润喉,有细菌感染者加用抗生素,病毒感染者使用抗病毒制剂。

(四)护理

1.休息

应相对地减少活动,使生理和心理得到松弛并恢复精力,发热时应卧床休息,避免体力消耗过多,减轻头晕、心慌、全身无力等症状,促进康复。

2.补充营养及水分

呼吸道感染时,一般伴有迷走神经兴奋性降低,胃肠活动减弱,消化吸收能力差。同时,分解代谢增加,水分和营养物质大量消耗,致使入量不足,营养缺乏。因此,应供给高热量、易消化的流质饮食或半流质饮食。患病时一般食欲较差,因此饮食还应注意清淡、少油腻,多饮水,每天需补充 2 000～4 000 mL 的水分。

3.保持空气清新,定时开窗通风

空气流通可降低空气中微生物的数量,即减少再次感染新型病毒的机会,同时还应注意保暖,避免受凉。

4.保持口腔清洁,用淡盐水漱口

口腔是病原微生物侵入人体的途径之一。口腔内存有大量细菌,其中不少为致病菌,口腔的温度、湿度和食物残渣很适合微生物生长繁殖。在患病时,机体由于抵抗力低,饮水进食减少,细菌在口腔内迅速繁殖,不仅可致口臭、影响食欲及消化功能,而且可引起口腔局部炎症加重或反复促发呼吸道感染。因此,每天多次用淡盐水漱口不仅可降低口腔内细菌的数量,还可保持口腔清洁,促进食欲,增强舒适感。

5.保证按时服药

中、西药均可直接杀灭细菌、病毒,增强机体吞噬细胞的防病抗病能力,抑制细菌、病毒的繁殖,起到最主要、最直接的作用,因此按时服药对于疾病的康复有着重要的意义。

(五)预防

1.积极锻炼

健康人的鼻咽部经常有一些病毒和细菌存在,在机体受凉、疲劳等因素作用下,因机体抗病能力减弱而致病。所以,平时应加强身体锻炼,注意避免发病诱因,增强自身抗病能力。

2.呼吸道隔离

病毒具有高度的传染性,可以通过飞沫在空气中传播,也可借污染的食具和物品传播。在呼吸道感染流行时,应戴口罩,尽量不去公共场所,并将自用的水杯、毛巾、脸盆、碗筷等与他人分开,切断传染途径,尽量勿与患者及其他人接触。

3.家庭消毒

家居室内可用食醋熏或用艾卷燃熏,每次 1 小时,隔天 1 次;有条件的可用消毒液擦拭桌面、窗台、地面,以达到空气消毒的目的。

4.中药预防

在呼吸道感染流行时,可服用清热、解毒、抗病毒的中药制剂以达到平衡体内阴阳,增强机体抵抗力的作用,如野菊花、薄荷、荆芥、板蓝根(大青叶)等。

(王雪梅)

第五节 消化内科门诊护理

一、消化性溃疡的检查

(一)胃液分析

胃溃疡患者胃酸分泌正常或稍低,十二指肠溃疡患者则多增高。高峰排量明显减低者,尤其是胃液 pH＞7.0 应考虑癌变,十二指肠溃疡高峰排量多大于 40 mmol/L。

(二)粪便隐血实验

素食 3 天后,粪便隐血实验阳性者可提示有活动性消化溃疡。治疗后一般 1～2 周转阴。

(三)X 线钡剂检查

患者吞服钡剂后,钡剂充盈在溃疡的隐窝处,X 线检查可显示阴影。这是诊断消化性溃疡的直接手段。

(四)纤维内镜检查

具有最直接的优点,通过内镜,不仅能明确溃疡是否存在,而且还可以估计溃疡面的大小,周围炎症轻重,溃疡面有无血管显露以及准确评价药物治疗效果。

二、常用药物

(一)西咪替丁

1.作用

抑制胃酸分泌,但不影响胃排空作用。本药对化学刺激引起的腐蚀性胃炎有预防及保护作用,同时对应激性溃疡和上消化道出血都有较好疗效。

2.不良反应

消化系统反应,如腹胀、腹泻、口干等;心血管系统反应可表现为面色潮红、心率减慢等。对骨髓有一定抑制作用,还有一定的神经毒性,可有头痛、头晕、疲乏及嗜睡等。

3.注意事项

不可突然停药,疗程结束后仍需要服用维持量 3 个月或严格遵医嘱服药,因为突然停药会引起酸度回跳性升高;用药期间注意查肝肾功能和血象;不可与抗酸剂(氢氧化铝、乐得胃等)同时服用,应在餐中或餐后立即服用;不宜与地高辛、奎尼丁及含咖啡因的饮料合用。

(二)雷尼替丁

1.作用

组胺 H_2 受体拮抗剂,比西咪替丁作用强 5～8 倍,作用迅速、长效、不良反应小。

2.不良反应

静脉输入后可有头晕、恶心、面部烧灼感及胃肠刺激;可有焦虑、健忘等。对肝有一定毒性,孕妇、婴儿及严重肾功能不全者慎用。

3.注意事项

静脉用药后可出现头晕等不适,约持续 10 分钟消失。不能与利多卡因合用。

(三)奥美拉唑

1.作用

可特异性的作用于胃黏膜细胞,抑制胃酸分泌,对 H_2 受体拮抗剂效果不好的患者可产生强而持久的抑酸作用,对十二指肠溃疡有很好的治愈作用,并且复发率低,可减弱胃酸对食管黏膜的损伤,可治疗顽固性溃疡。

2.不良反应

不良反应同雷尼替丁,偶见氨基转移酶升高、皮疹、嗜睡、失眠等,停药后消失。

3.注意事项

胶囊应于每天晨起吞服,尽量不要嚼,不可擅自停药。一般十二指肠溃疡服用 2～4 周为 1 个疗程,胃溃疡服用 4～8 周为 1 个疗程。

三、消化性溃疡的预防及自我护理

消化性溃疡是发生在胃和十二指肠的慢性溃疡,亦可发生于食管下段,胃空肠吻合术后。溃疡的形成与胃酸和胃蛋白酶的消化作用有关,故称消化性溃疡。

(一)病因和发病机制

尚不十分明确,学说甚多,一般认为与多种因素有关。

(1)胃酸和胃蛋白酶:具有强大的消化作用,在本病的发病机制中占有重要位置,尤以胃酸的作用更大

(2)胃黏膜屏障学说:在正常情况下,胃黏膜不受胃内容物的损伤,或在损伤后可迅速地修复。当胃黏膜屏障遭受破坏时,胃液中的氢离子可回流入黏膜层,引起组胺释放,使胃蛋白酶增加而造成胃黏膜腐烂,长期可形成溃疡。

(3)胃泌素在胃窦部潴留。

(4)神经系统和内分泌功能紊乱。

(5)其他因素:物理性及化学性刺激;各种药物可通过各种机制引起消化性溃疡;O型血人群的十二指肠溃疡发病率高于其他血型者;消化性溃疡常与肝硬化、肺气肿、类风湿关节炎、慢性胰腺炎、高钙血症等并存。

(二)临床表现

1.疼痛

溃疡病患者的临床表现主要是上腹部疼痛,这种疼痛与饮食有较明显的关系。胃溃疡的疼痛多于饭后0.5～2小时,至下餐前消失。十二指肠溃疡的疼痛多出现于午夜或饥饿之时,进食后疼痛可减轻或缓解。疼痛可因饮食不当、情绪波动、气候突变等因素而加重。常服抑酸剂、休息、热敷疼痛部位可使疼痛减轻,穿透性溃疡可放射至胸部和背后。少数溃疡病患者可无疼痛或仅有轻微不适。

2.其他胃肠症状

反酸、嗳气、恶心、呕吐等,可单独出现或伴有疼痛同时出现。

3.全身性症状

患者可有失眠等神经官能症的表现,并伴有自主神经功能不平衡的症状,如脉缓、多汗等。

(三)并发症

1.上消化道出血

上消化道出血是本病常见并发症之一。一部分患者以大量出血为本病的初发症状,临床表现为呕血和黑便,原来的溃疡病症状在出血前可加重,出血后可减轻。

2.穿孔

急性穿孔是消化性溃疡最严重的并发症。当溃疡深达浆膜层时,可发生急性穿孔。胃及十二指肠内容物溢入腹腔,导致急性弥漫性腹膜炎。临床表现为突然发生上腹剧疼,继而出现腹膜炎的症状和体征,部分患者呈现休克状态。

3.幽门梗阻

幽门梗阻是十二指肠球部溃疡常见的并发症,其原因是溃疡活动期周围组织炎性水肿引起痉挛,妨碍幽门通畅,造成暂时性的幽门梗阻。随着炎症的好转,症状即消失。在溃疡愈合时,有少数患者可因瘢痕形成与周围组织粘连而引起持久性的器质性幽门狭窄,临床体征常见上腹部

胃蠕动波、振水音,往往有大量呕吐、含酸性发酵宿食,呕吐后上述症状可缓解。

4.癌变

少数溃疡可发生癌变。

(四)治疗与护理

1.生活起居的规律性和饮食的合理性

(1)精神因素对本病的发生发展有重要影响,过分的紧张、情绪的改变或疲劳过度,均会扰乱生活规律,诱发溃疡的发生或加重。

(2)养成定时进食的良好习惯,忌暴饮暴食,限制酸、辣、生、冷、油炸、浓茶、咖啡等刺激性食物。急性期可服流食,逐步过渡到少渣半流饮食及少渣软饭。适当限制粗纤维,需注意少食多餐。急性期不宜用的食物有粗粮、杂豆、坚果、粗纤维、蔬菜水果及刺激性食物。稳定期选用营养充足的平衡饮食,注意饮食的多样化,按时进餐,细嚼慢咽,不要过饥、过饱。

2.应用制酸、解痉和保护黏膜、促进溃疡愈合的药物

(1)降低胃内酸度即抑酸治疗。目前常用的抑酸剂有 H_2 受体拮抗剂和质子泵抑制剂。前者常用的是西咪替丁,后者为奥美拉唑,其他常用的药物还有雷尼替丁、法莫替丁等。

(2)增加胃黏膜抵抗力。常用的药物有硫糖铝、铋剂。

(3)抗生素类药物。应用抗生素的目的是为了杀灭幽门螺杆菌。单独应用一种药物疗效较差,常用的有阿莫西林、甲硝唑、铋剂等三联治疗。与抗酸药同时应用疗效较好,复发率低,有效率可达 $80\%\sim90\%$。

3.注意观察患者的病情变化

如腹痛、出血征兆及程度。

(五)预防

(1)保持心情愉快:持续或过度精神紧张、情绪波动,可使大脑皮质功能紊乱,自主神经兴奋性增加,最后导致胃酸分泌增多。减少和防止精神紧张、忧虑、情绪波动、过度劳累等,保持乐观情绪,心情愉快地工作与生活,以使大脑皮质功能稳定。

(2)注意休息:不要过度疲劳,生活规律化。有规律地生活,注意劳逸结合,病情轻者可边工作边治疗,较重的活动性溃疡患者应卧床休息,一般应休息4~6周(溃疡愈合一般需4~6周)。

(3)每天保证充足的睡眠及休息,防止复发。可适当给予镇静药或采用气功疗法。

(4)饮食合理,注意饮食方式,要定时定量,细嚼慢咽,避免急食,忌生、冷、热、粗糙、油炸及其他刺激性食物和饮料,以清淡饮食为主。溃疡病活动期宜少量多餐(每天5~6次),症状控制后改为每天3次。

(5)戒除烟酒。吸烟可引起血管收缩,抑制胰液、胆汁分泌,使十二指肠中和胃酸的能力减弱;乙醇能使胃黏膜屏障受损加重,延迟愈合。

(6)遵医嘱服药。

(7)注意观察溃疡病复发症状:疼痛、吐酸水、恶心、呕吐、便血或体重减轻等。

(王雪梅)

第五章
手术室护理

第一节　手术前的准备

规范、严格的手术前准备是成功开展手术的基础与保障,每一名手术室护士都应加强操作练习,提高专科理论知识,以此确保和提高手术前准备质量。手术前准备主要分为三部分,分别是无菌手术器械台的准备、手术人员准备和手术患者准备,其中涵盖了许多手术室基础护理操作技能和手术室护理基本原则。

一、无菌手术器械台的准备

为保证手术全程所有手术物品的无菌状态,防止再污染,在手术开始前,洗手护士必须先建立无菌器械台,形成无菌区域。

(一)无菌手术器械台准备的基本原则

无菌手术器械台准备的基本原则包括:①在洁净、宽敞的环境中开启无菌器械包和敷料包,操作者穿着整洁,符合要求;②建立和整理无菌器械台过程中以及洗手护士和巡回护士交接一次性无菌物品时,均不可跨越已建无菌区;③无菌器械包和敷料包应在手术体位放置完成后打开;④无菌器械台应保持干燥,一旦敷料潮湿必须更换或重新覆盖无菌巾;⑤无菌手术器械台应为现用现备,若特殊情况下不能立即使用,则必须使用无菌巾覆盖,有效期为4小时。

(二)铺无菌器械台的步骤

1.无菌包开启前检查

检查包括:①包外化学指示胶带变色情况;②包上灭菌有效期;③外包装是否破损、潮湿或污秽;④是否为所需的器械包或敷料包。

2.开启无菌包顺序

徒手打开无菌器械包或敷料包的最外层,注意手与未灭菌物品不能触及外层包布内面;内层包布应使用无菌镊子或无菌钳打开,注意顺序为先对侧,再左右两侧,最后近侧;或由洗手护士完成外科洗手,并戴上无菌手套后再打开。

3.建立无菌器械台

方法包括:①直接利用无菌器械包或敷料包的包布打开后铺置于器械台上,建立无菌器械台;②利用无菌敷料包内的无菌敷料先建立无菌台面,然后打开无菌器械包将无菌器械移至无菌台面上;③铺无菌器械台时,台面敷料铺置至少应达到4层,台面要求平整,四周边缘下垂不少于30 cm;④手术托盘一般摆放正在使用或即将使用的器械和物品,可在铺置无菌巾的过程中使用无菌双层中单和大孔巾直接铺置其上,建立无菌手术托盘,也可用双层无菌托盘套铺置。

4.整理无菌器械台

洗手护士按照相同的既定顺序整理常规手术敷料和器械。特殊手术器械及物品,可按术中使用顺序、频率分类放置,以方便洗手护士在手术配合中及时拿取所需器械及物品。

5.清点器械及物品

手术开始前洗手护士与巡回护士必须完成所有手术纱布、器械及物品的清点,巡回护士逐项记录。

二、手术人员准备

手术前,每一名手术团队成员必须严格按规范进行手术前自身准备,包括外科手消毒、穿无菌手术衣和戴无菌手套,通过规范、严格的手术前手术人员自身准备,建立无菌屏障,预防手术部位感染。

(一)外科手消毒

外科手消毒是指外科手术前医务人员用肥皂(皂液)和流动水洗手,再用手外科消毒剂清除或者杀灭手部暂居菌和减少常居菌的过程。使用的手消毒剂应具有持续抗菌活性。

1.明确外科手消毒定义

外科手消毒与洗手、卫生手消毒统称为手卫生,其中洗手仅指用肥皂或皂液和流动水洗手,去除手部皮肤污垢和暂住菌的过程。而卫生手消毒是指医务人员使用速干手消毒剂揉搓双手,减少手部暂住菌的过程,两者应与外科手消毒区分。

2.外科手消毒的设施准备

洗水池应设置在手术间附近,高矮合适,防溅喷,洗水池面应光滑无死角,每天清洁。水龙头应为非手接触式,数量不少于手术间数。清洁指甲用具指定容器存放,每天清洁与消毒。手刷等搓刷用品应指定放置,一人一用一灭菌或一次性无菌使用。外科手消毒剂应符合国家相关规定,并采用非手接触式出液器,宜使用一次性包装,重复使用的容器每次用完应清洁、消毒。

3.外科手消毒的原则

先洗手后消毒;不同手术患者之间、手套破损、手被污染时,应重新进行外科手消毒;在整个外科手消毒过程中应始终保持双手位于胸前,低于肩、高于腰,使水由手指远端自然流向肘部。

4.洗手方法与要求

主要包括以下几个步骤:①洗手之前正确佩戴帽子、口罩及防护眼罩(图5-1),摘除戒指、人工指甲等手部饰物,并修剪指甲,长度应不超过指尖。②取适量的清洗剂清洗双手、前臂和上臂下1/3,并认真揉搓。清洁双手时,可使用手刷等清洁指甲下的污垢和手部皮肤的皱褶处。③流动水冲洗双手、前臂和上臂下1/3。④使用干手物品擦干双手、前臂和上臂下1/3。

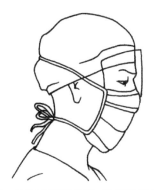

图 5-1 洗手之前戴帽子、口罩及防护眼罩

5.外科手消毒方法

主要分为以下两种方法:①冲洗手消毒法:取足量的外科手消毒剂涂抹至双手的每个部位、前臂和上臂下 1/3,并认真揉搓 2～6 分钟,用流动水冲净双手、前臂和上臂下 1/3,使用无菌毛巾或一次性无菌纸巾彻底擦干。②免冲洗手消毒法:取适量免冲洗手消毒剂涂抹至双手的每个部位、前臂和上臂下 1/3,并认真揉搓至消毒剂干燥。具体消毒剂的取液量、揉搓时间及使用方法遵循外科手消毒剂产品的使用说明。

我国卫生健康委员会关于手卫生的规范中明确规定了外科手消毒中手部揉搓的步骤,包括:(A)掌心相对揉搓;(B)手指交叉,掌心对手背揉搓;(C)手指交叉,掌心相对揉搓;(D)弯曲手指关节在掌心揉搓;(E)拇指在掌心中揉搓;(F)指尖在掌心中揉搓(图 5-2)。

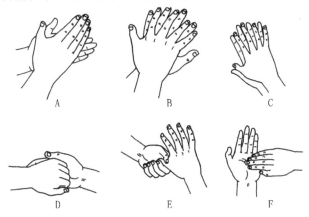

图 5-2 外科手消毒手部揉搓步骤

6.注意事项

冲洗手消毒法中,用无菌毛巾或一次性无菌纸巾彻底擦干是指将手、前臂和肘部依次擦干,先擦双手,然后将无菌毛巾或一次性无菌纸巾折成三角形,光边向心,搭在一侧前臂上,对侧手捏住无菌毛巾或一次性无菌纸巾的两个角,由手向肘部顺势移动,擦干水迹,不得回擦;擦对侧时,将无菌毛巾或一次性无菌纸巾翻转,方法同前。

(二)无菌手术衣穿着

常用的无菌手术衣有两种式样:一种是背部对开式手术衣,另一种是背部全遮式手术衣。

1.对开式无菌手术衣的穿着方法(图 5-3)

(1)洗手后,取手术衣,提起衣领轻轻抖开,将手术衣轻掷向上的同时,顺势将双手和前臂伸入衣袖内,并向前平行伸展(A)。

(2)巡回护士在其身后协助向后拉衣(B)。

(3)洗手护士双手交叉,腰带不交叉向后传递(C)。

(4)巡回护士在身后系带。

(5)手术衣无菌区域为:肩以下、腰以上、腋前线的胸前及双手(D)。

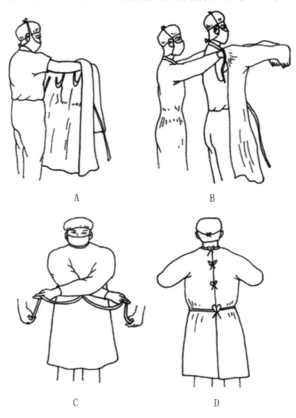

图 5-3　对开式无菌手术衣的穿着方法

2.全遮式无菌手术衣的穿着方法(图 5-4)

(1)洗手后,取手术衣,将衣领提起轻轻抖开(A)。

(2)将手术衣轻掷向上的同时,顺势将双手和前臂伸入衣袖内,并向前平行伸展,巡回护士在其身后将手伸直手术衣内侧,协助向后拉衣,手不得碰触手术衣外侧(B)。

(3)穿衣者戴无菌手套后将前襟的腰带递给已完成外科手消毒并戴好无菌手套的洗手护士(C)。

(4)洗手护士拉住腰带后嘱穿衣者原地缓慢转动一周,再将腰带还与穿衣者(D)。

(5)穿衣者将腰带系于胸前(E)。

(6)无菌区域为:肩以下、腰以上的胸前、双手臂、侧胸及后背(F)。

3.注意事项

(1)穿手术衣必须在手术间进行,四周有足够的空间,穿衣者面向无菌区。穿衣时,手术衣不可触及任何非无菌物品,若不慎触及,应立即更换。

(2)巡回护士向后拉衣领、衣袖时,双手均不可触及手术衣外面。

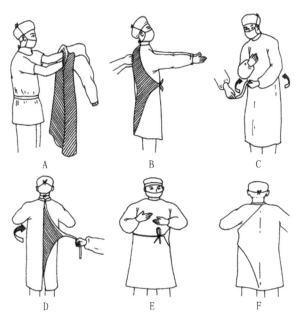

图 5-4　穿全遮蔽式无菌手术衣

（3）穿全遮式手术衣时，穿衣人员必须戴好手套，方可接取腰带。

（4）穿好手术衣、戴好手套，在等待手术开始前，应将双手放在手术衣胸前的夹层或双手互握置于胸前。双手不可高举过肩、垂于腰下或双手交叉放于腋下。

4.连台手术更换无菌手术衣的方法

需要进行连续手术时，连台的手术人员首先应洗净手套上的血迹，然后由巡回护士松解背部系带，先脱去手术衣，后脱去手套。脱手术衣时必须保持双手不被污染，否则必须重新进行外科手消毒。脱手术衣的方法有两种：①他人协助脱衣法：自己双手向前微屈肘，巡回护士面对脱衣者，握住衣领将手术衣向肘部、手的方向顺势翻转脱下，此时手套的腕部正好翻于手上（图 5-5）。②个人脱衣法：脱衣者左手抓住右肩手术衣外面，自前拉下，使手术衣的衣袖由里向外翻转；同样方法拉下左肩并脱下手术衣，保护手臂及洗手衣裤不触及手术衣的外面，以免受到污染（图 5-6）。

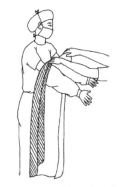

图 5-5　他人协助脱手术衣

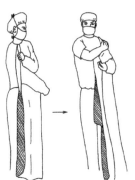

图 5-6　自行脱手术衣

(三)戴无菌手套

由于外科手消毒仅能去除和杀灭皮肤表面的暂居菌,对皮肤深部常驻菌无效。在手术过程中,皮肤深部的细菌会随术者汗液带到手的表面。因此,参加手术人员必须戴无菌手套。需注意的是,戴无菌手套不能取代外科手消毒。

1.开放式戴无菌手套方法

(1)穿好手术衣,右手提起手套反折部,将拇指相对(A)。

(2)先戴左手:右手持住手套反折部,对准手套五指插入左手。再戴右手:左手指插入右手手套的反折部内面托住手套,插入右手(B)。

(3)将反折部分别翻上并包住手术衣袖口(C)(图5-7)。

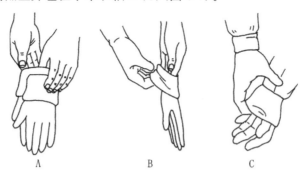

图5-7 开放式戴手套

2.密闭式戴无菌手套方法

该方法与开放式戴手套法的区别是手术者的双手不直接暴露于无菌界面中,而是藏于无菌手术衣袖中,完成无菌手套的佩戴。

3.协助术者戴无菌手套方法

(1)洗手护士双手手指(拇指除外)插入手套反折口内面的两侧,手套拇指朝外上,小指朝内下,呈外八字形,四指用力稍向外拉开以扩大手套入口,有利术者戴手套。

(2)术者左手掌心朝向自己,对准手套,五指向下,护士向上提,同法戴右手。

(3)术者自行将手套反折翻转包住手术衣袖口(图5-8)。

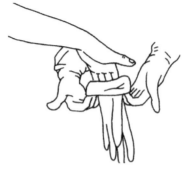

图5-8 他人协助戴手套

4.注意事项

主要包括:①持手套时,手稍向前伸,不要紧贴手术衣;②戴开放式手套时,未戴手套的手不可触及手套外面,戴手套的手不可接触手套的内面;③戴好手套后,应将手套的反折处翻转过来包住袖口,不可将腕部裸露;翻转时,戴手套的手指不可触及皮肤;④戴有粉手套时,应用生理盐水冲净手套上的滑石粉再参与手术;⑤协助术者戴手套时,洗手护士戴好手套的手应避免触及术者皮肤。

5.连台手术的脱无菌手套法

(1)按连台手术脱手术衣法脱去手术衣,使手套边缘反折。

(2)将戴手套的右手插入左手手套外面的反折处脱去手套,然后左手拇指伸入右手手套内面的鱼际肌之间,向下脱去右手手套。

(3)注意戴手套的手不可触及双手的皮肤,脱去手套的手不可触及手套外面,以确保手不被手套外的细菌污染。

(4)脱去手套后,双手需重新外科手消毒后方可参加下一台手术。

三、手术患者准备

手术患者的皮肤表面存在大量微生物,包括暂住菌和常居菌,手术团队成员通过对手术患者进行清洁皮肤、有效备皮和消毒皮肤等术前准备工作,杀灭暂居菌,最大限度地杀灭或减少常居菌,以此避免手术部位感染。

(一)手术患者皮肤清洁

手术患者皮肤清洁的目的是清除患者皮肤残留污垢,根据患者的情况不同可采用以下方法。

1.活动自如的手术患者

术前一天用含抑菌成分(氯己定、醇类)的沐浴露进行淋浴,嘱手术患者清洗手术切口四周皮肤,清理皮肤皱褶内的污垢。

2.活动受限的手术患者

术前用含抑菌成分(氯己定、醇类)的沐浴露进行床上沐浴,条件许可的话床上沐浴最好两次以上(视患者身体状况和皮肤实际洁净度而定)。

(二)手术患者术前备皮

人体皮肤表面常有各种微生物,包括暂居菌群和常居菌群,特别是当术前备皮不慎损伤皮肤时,更易造成暂居菌寄居而繁殖,成为手术部位感染的因素之一。

1.备皮方法

应尽可能使用电动毛发去除器。应谨慎使用脱毛膏,使用前应严格按照生产商的说明进行操作,以及对手术患者进行相关的过敏试验;应尽量避免使用剃毛刀,防止手术患者手术区域毛囊受损,继发术后感染;如需使用,应在备皮前用温和型肥皂水对皮肤和毛发进行湿润。对于毛发稀疏的患者,不主张术前备皮,但必须做皮肤清洁。

2.备皮时间

手术当天,越接近手术时间越好。

3.备皮地点

建议在手术室的术前准备室内进行;不具备此条件的医院也可在病区治疗室内进行。

(三)手术患者皮肤消毒

即手术前采用皮肤消毒剂杀灭手术区域皮肤上的暂居菌,最大限度地杀灭或减少常驻菌,避免手术部位感染的方法。严格进行手术区皮肤消毒是降低手术部位感染的重要环节。

1.常用皮肤消毒剂

手术患者皮肤消毒常用的药品、用途和特点见表5-1。

表 5-1　手术患者皮肤消毒常用的药品、用途和特点

药品	主要用途	特点
2%～3%碘酊	皮肤的消毒(需乙醇脱碘)临床上使用很少	杀菌广谱、作用力强、能杀灭芽孢
0.2%～0.5%碘伏	皮肤、黏膜的消毒	杀菌力较碘酊弱，不能杀灭芽孢，无须脱碘
0.02%～0.05%碘伏	黏膜、伤口的冲洗	杀菌力较弱，腐蚀性小
75%乙醇	颜面部、取皮区皮肤的消毒；使用碘酊后脱碘	杀灭细菌、病毒、真菌，对芽孢无效，对乙肝等病毒无效
0.1%～0.5%氯己定	皮肤消毒	杀灭细菌，对结核杆菌、芽孢有抑制作用

2.注意事项

进行手术患者皮肤消毒时,应注意:①采用碘伏皮肤消毒,应涂擦 2 遍,作用时间 3 分钟。②脐、腋下、会阴等皮肤皱褶处的消毒应注意加强。③在消毒过程中,操作者双手不可触碰手术区或其他物品。④遇术前有结肠造瘘口的手术患者,皮肤消毒前应先将造瘘部位用无菌纱布覆盖,使之与手术切口及周围区域相隔离,再进行常规皮肤消毒。⑤遇烧伤、腐蚀或皮肤受创伤的手术患者,应使用 0.9%的生理盐水进行术前皮肤冲洗准备。⑥皮肤消毒后,应使消毒剂与皮肤有充分时间接触后,再铺无菌巾,以使消毒剂发挥最大消毒效果。⑦实施头面部、颈后入路手术时,应在皮肤消毒前用防水眼贴(或眼保护垫)保护双眼,防止消毒液流入眼内,损伤角膜。⑧皮肤消毒时,避免消毒液流入手术患者身下、止血袖带下或电极板下,防止发生化学性烧伤或诱发压疮。消毒过程中一旦弄湿床单,应及时更换,以免术中患者皮肤长时间接触浸有消毒液的床单,造成皮肤灼伤(婴幼儿手术尤其应注意)。⑨遇糖尿病或有皮肤溃疡的手术患者,手术医师进行皮肤消毒时,动作应尽可能轻柔。⑩用于皮肤消毒的海绵钳使用后不可再放回无菌器械台。

3.皮肤消毒的方法和范围

以目前临床上使用较多的 0.2%～0.5%碘伏为例,介绍手术区域皮肤消毒的范围如下。

(1)头部手术:头部及前额(图5-9)。

(2)口、颊面部手术:面、唇及颈部(图5-10)。

(3)耳部手术:术侧头、面颊及颈部(图5-11)。

(4)颈部手术。①颈前部手术:上至下唇,下至乳头,两侧至斜方肌前缘;②颈椎手术:上至颅顶,下至两腋窝连线(图5-12)。

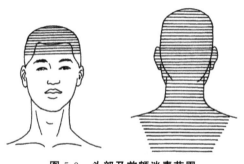

图 5-9　头部及前额消毒范围

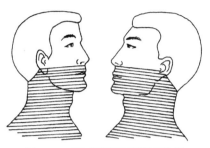

图 5-10 面、唇及颈部消毒范围

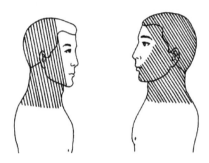

图 5-11 耳部手术消毒范围

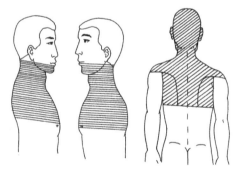

图 5-12 颈部手术消毒范围

(5)锁骨部手术:上至颈部上缘,下至上臂上 1/3 处和乳头上缘,两侧过腋中线(图 5-13)。

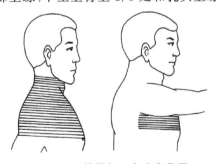

图 5-13 锁骨部手术消毒范围

(6)胸部手术。①侧卧位:前后过腋中线,上至肩及上臂上 1/3,下过肋缘,包括同侧腋窝(图 5-14)。②仰卧位:前后过腋中线,上至锁骨及上臂,下过脐平行线(图 5-15)。

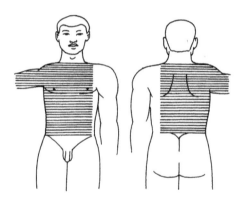

图 5-14　侧卧位胸部手术消毒范围

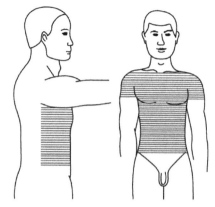

图 5-15　仰卧位胸部手术消毒范围

（7）乳癌根治手术：前至对侧锁骨中线，后至腋后线，上过锁骨及上臂，下过脐平行线（图 5-16）。

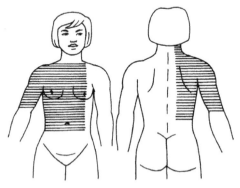

图 5-16　乳癌根治手术消毒范围

（8）腹部手术。①上腹部手术：上至乳头，下至耻骨联合，两侧至腋中线；②下腹部手术：上至剑突，下至大腿上 1/3，两侧至腋中线（图 5-17）。

（9）脊柱手术。①胸椎手术：上至肩，下至髂嵴连线，两侧至腋中线；②腰椎手术：上至两腋窝连线，下过臀部，两侧至腋中线（图 5-18）。

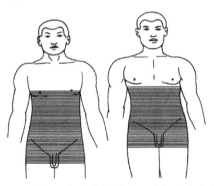

图 5-17　上腹部手术消毒范围和下腹部手术消毒范围

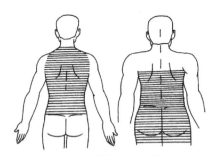

图 5-18　胸椎手术消毒范围和腰椎手术消毒范围

(10)肾脏手术:前后过腋中线,上至腋窝,下至腹股沟(图 5-19)。

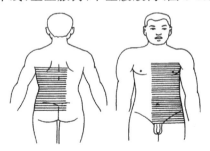

图 5-19　肾部手术消毒范围

(11)会阴部手术:耻骨联合、肛门周围及臀,大腿上 1/3 内侧(图 5-20)。

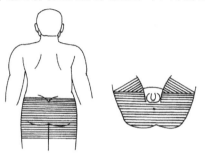

图 5-20　会阴部手术消毒范围

(12)髋部手术:前后过正中线,上至剑突,下过膝关节(图 5-21)。

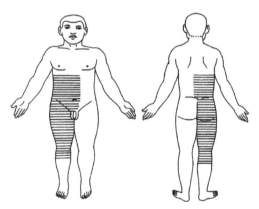

图 5-21　髋部手术消毒范围

(13)四肢手术:手术野周围消毒,上下各超过一个关节(图 5-22)。

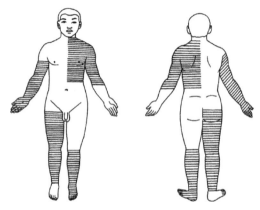

图 5-22　四肢手术消毒范围

(四)铺无菌巾

即在手术切口周围按照规定铺盖无菌敷料,以建立无菌手术区域,同时保证暴露充分的手术区域。

1.铺无菌巾原则

(1)洗手护士应穿戴手术衣、手套后协助手术医师完成铺无菌巾。

(2)手术医师未穿手术衣、未戴手套,直接铺第 1 层切口单;双手臂重新消毒,再穿手术衣、戴手套,铺余下的无菌巾单。

(3)铺无菌巾至少 4 层,且距离切口 2～3 cm,悬垂至床缘下 30 cm,无菌巾一旦放下,不得移动。必须移动时,只能由内向外,不得由外向内。

(4)铺无菌巾顺序:先下后上,先对侧后同侧(未穿手术衣);先同侧后对侧(已穿手术衣)。

2.常见手术铺无菌巾方法

(1)腹部手术:①洗手护士递第 1～3 块治疗巾,折边开口向医师,铺切口的下方、对方、上方,第 4 块治疗巾,折边开口对向自己,铺切口同侧,布巾钳固定;②铺大单 2 块,分别遮盖上身及头架、遮盖下身及托盘,铺单时翻转保护双手不被污染;③铺大洞巾 1 块遮盖全身,对折中单铺托盘;④若肝、脾、胰、髂窝、肾移植等手术时,宜先在术侧身体下方铺对折中单 1 块。

(2)甲状腺手术:①对折中单铺于头、肩下方,巡回护士协助患者抬头,上托盘架;②中单 1 块横铺于胸前;③将治疗巾2块揉成团形,填塞颈部两侧空隙;④切口四周铺巾方法同腹部手术。

(3)胸部(侧卧位)、脊椎(胸段以上)、腰部手术:①对折2块中单,分别铺盖切口两侧身体的下方;②切口铺巾,同腹部手术。

(4)乳腺癌根治手术:①对折中单4层铺于胸壁下方及肩下;②中单1块包裹前臂,绷带包扎固定;③治疗巾5块,交叉铺盖切口周围,巾钳固定;④1块大单铺于腋下及上肢;另一块铺身体上部、头架;⑤铺大洞巾覆盖全身;⑥中单横铺于术侧头架一方,巾钳固定于头架或输液架上,形成无菌障帘。

(5)会阴部手术:①中单四层铺于臀下,巡回护士协助抬高患者臀部;②治疗巾4块铺切口周围,大单铺上身至耻骨联合;③双腿套上腿套,注意不能触及脚套内层。

(6)四肢手术:①大单四层铺于术侧肢体下方;②对折治疗巾1块,由下至上围绕上臂或大腿根部及止血带,巾钳固定;③中单包术侧肢体末端,无菌绷带包扎,用大单铺身体及头架;④术侧肢体从大洞巾孔中穿出。

(7)髋关节手术:①对折中单铺于术侧髋部下方;②大单铺于术侧肢体下方;③治疗巾:第1块铺于患者会阴部,第2～5块铺于切口四周用布巾钳固定;④中单对折包裹术侧肢体末端,铺大单于上身及头架;⑤铺大洞巾方法同"四肢手术"。

(韩　真)

第二节　手术中的护理配合

一、洗手护士配合

(一)洗手护士工作流程

洗手护士工作流程主要包括以下几个步骤:①准备术中所需物品;②外科手消毒;③准备无菌器械台;④清点物品;⑤协助铺手术巾;⑥传递器械物品配合手术;⑦清点物品;⑧关闭伤口;⑨清点物品;⑩手术结束器械送消毒供应中心处理。

(二)洗手护士职责

1.手术前准备职责

洗手护士应工作严谨、责任心强,严格落实查对制度和无菌技术操作规程;术前了解手术步骤、配合要点和特殊准备,熟练配合手术;按不同手术准备术中所需的手术器械,力求齐全。

2.手术中配合职责

洗手护士应提前15分钟洗手,进行准备。具体工作分器械准备、术中无菌管理和物品清点几个部分。

(1)器械准备包括:①整理器械台,物品定位放置;②检查器械零件是否齐全,关节性能是否良好;③正确、主动、迅速地传递所需器械和物品;④及时收回用过的器械,擦净血迹,保持器械干净。

(2)术中无菌管理包括:①协助医师铺无菌巾。②术中严格遵守无菌操作原则,保持无菌器械台及手术区整洁、干燥。无菌巾如有潮湿,应及时更换或重新加盖无菌巾。

（3）物品清点包括：①与巡回护士清点术中所需所有物品，术后确认并在物品清点单上签名。②术中病理标本要及时交予巡回护士管理，防止遗失。③关闭切口前与巡回护士共同核对术中所用的所有物品，正确无误后，告知主刀医师，才能缝合切口。关闭切口及缝合皮肤后再次清点所有物品。

3.手术后处置职责

术后擦净手术患者身上的血迹，协助包扎伤口；术后器械确认数量无误后，用多酶溶液浸泡15 分钟，初步处理后送消毒供应中心按器械处理原则集中处理，不能正常使用的器械做好标识并通知及时更换。

二、巡回护士配合

（一）巡回护士工作流程

巡回护士工作流程主要包括以下几个步骤：①术前访视手术患者；②核对（患者身份、所带物品、手术部位）；③检查（设备仪器、器械物品）；④麻醉前实施安全核查（Time-Out）；⑤放置体位；⑥开启无菌包，清点物品；⑦协助术者上台；⑧配合使用设备仪器，供应术中物品，加强术中巡视观察；⑨手术结束前清点物品，保管标本；⑩手术结束后与病房交接。

（二）巡回护士工作职责

1.术前准备职责

（1）术前实施术前访视，了解患者病情、身体、心理状况以及静脉充盈情况，必要时简单介绍手术流程，给予心理支持；了解患者手术名称、手术部位、术中要求及特殊准备等。

（2）术前了解器械、物品的要求并准备齐全；检查所需设备及手术室环境，处于备用状态。

（3）认真核对患者姓名、床号、住院号、手术名称、手术部位、血型、皮试、皮肤准备情况；按物品交接单核对所带物品；用药时认真做到"三查七对"。

（4）根据不同手术和医师要求放置体位，手术野暴露良好，使患者安全舒适。

2.术中配合职责

（1）与洗手护士共同清点所有物品，及时准确地填写物品清点单，并签全名。

（2）协助手术者上台，术中严格执行无菌操作，督查手术人员的无菌操作。

（3）严密观察病情变化，重大手术做好应急准备。

（4）严格执行清点查对制度，包括各种手术物品、输血和标本等，及时增添所需各种用物。

（5）保持手术间安静、有序。

3.手术后处置职责

（1）手术结束，协助医师包扎伤口。

（2）注意保暖，保护患者隐私。

（3）患者需带回病房的物品应详细登记，并与工勤人员共同清点。

（4）整理手术室内一切物品，物归原处，并保证所有仪器设备完好，呈备用状态。

（5）若为特殊感染手术，按有关要求处理。

三、预防术中低体温

低体温是手术过程中最常见的一种并发症，60%～90%的手术患者可发生术中低体温，而术中低体温可导致诸多并发症，由此增加的住院天数和诊疗措施，会导致额外医疗经费的支出。因此手术室护士应采取有效的护理措施来维持手术患者的正常体温,预防低体温的发生。

(一)低体温的定义和特点

通常当手术患者的核心体温低于 36 ℃时,将其定义为低体温。在手术过程中发生的低体温呈现出三个与麻醉时间相关的变化阶段:即重新分布期、直线下降期和体温平台期。重新分布期,指发生在麻醉诱导后的 1 小时内,核心温度迅速向周围散布,可导致核心温度下降大约 1.6 ℃;直线下降期,指发生在麻醉后的数个小时内,在这一时期,手术患者热量的流失超过新陈代谢所产生的热量。在这一时期给予患者升温能有效限制热量的流失;体温平台期,指在之后一段手术期间内,手术患者体温维持不变。

(二)与低体温相关的不良后果和并发症

手术过程中出现的低体温,除了给手术患者带来不适、寒冷的感觉外,在术中及术后可能导致一系列不良后果和并发症,包括术中出血增加、导致外源性输血、术后伤口感染率增加、术后复苏时间延长、麻醉复苏时颤抖、心肌缺血、心血管并发症、药物代谢功能受损、凝血功能障碍、创伤手术患者的死亡率增加、免疫功能受损、深静脉血栓发生率增加。

(三)与低体温发生相关的风险因素

1.新生儿和婴幼儿

由于新生儿和婴幼儿体积较小,体表面积相对较大,从而导致热量快速地通过皮肤流失;同时新生儿和婴幼儿的体温中枢不完善且体温调节能力较弱,容易受环境温度的影响,当手术房间室温过低时,其体温会急剧下降。

2.外伤性或创伤性手术患者

由于失血、休克、快速低温补液、急救被脱去衣服等多因素导致外伤性或创伤性手术患者极易在手术过程中发生低体温,而且研究显示,术中低体温会增加创伤性手术患者的死亡率。

3.烧伤手术患者

被烧伤的组织引起的热辐射、暴露的组织与空气进行对流传导以及皮肤保护功能的损伤,都使烧伤手术患者成为发生低体温的高危人群。

4.麻醉

全麻和半身麻醉(包括硬膜外麻醉和脊髓麻醉)过程中使用的麻醉药物尤其是抑制血管收缩类药物,使手术患者血管扩张,导致核心温度向患者体表散布。因此当麻醉过程长于 1 小时,患者发生低体温的风险增加。

5.年龄

老年手术患者在生理上不可避免地出现生命器官功能减退,如脂肪肌肉组织的减少、新陈代谢率降低、对温度敏感性减弱等,以及对麻醉和手术的耐受性和代偿功能明显下降,因此更容易导致低体温。

6.其他与低体温发生相关的因素

主要包括体重(消瘦患者)、代谢障碍(甲状腺功能减退、垂体功能减退)、抗精神病和抗抑郁症药物治疗的慢性疾病、使用电动空气止血仪、手术室室温过低、低温补液及血液制品输注、手术过程中开放的腔隙等。

(四)围术期体温监测

1.围术期体温监测的重要性

围术期常规监测体温,能够为手术室护士制订护理计划提供建议;将体温监测结果与风险因素的评估结合,有助于采取有效措施,预防和处理低体温。

2.体温监测方式

能准确监测核心体温的四种体温监测方式是鼓膜监测法、食管末梢监测法、鼻咽监测法和肺动脉监测法,其中尤以前三种在围术期可行性较高。此外常用的体温监测部位还包括肛门、腋窝、膀胱、口腔和体表等。

(五)围术期预防低体温的护理干预措施

1.术前预热手术患者

进行麻醉诱导前对手术患者进行至少15分钟的预热,能有效缩小患者核心温度和体表温度的温度梯度,同时能减小麻醉药物引起的血管扩张作用,预防低体温的发生,尤其是低体温发生第一阶段时核心温度的下降。

2.使用主动升温装置

(1)热空气加温保暖装置:临床循证学已证明热空气动力加温保暖装置能安全有效预防术中低体温,对新生儿、婴幼儿、病态肥胖患者均有效果。

(2)循环水毯:将循环水毯铺于手术患者身下能有效将热量通过接触传导传递给患者,维持正常体温。

3.加温术中输液或输血

术中当手术患者需要大量输液或输血时,尤其当成年手术患者每小时的输液量大于2 L时,应该考虑使用加温器将补液或血液加温至37 ℃,防止因过量低温补液输入引起的低体温。同时有研究表明热空气动力加温保暖装置与术中静脉补液加温联合使用,预防低体温的效果更佳。

4.加温术中灌洗液

在进行开放性手术的过程中,当需要进行腹腔、胸腔、盆腔灌洗时,手术室护士可加温灌洗液至37 ℃左右或用事先放于恒温箱中的灌洗液进行术中灌洗。

5.控制手术房间温度

巡回护士应有效控制手术间温度,避免室温过低。在手术患者进手术间前15分钟开启空调,使手术间的室温在手术患者到达时已达到22～24 ℃。

6.减少手术患者暴露

将大小适宜的棉上衣盖在非手术部位,保证非手术区域的四肢与肩部不裸露,起到保暖的作用。在运送手术患者至复苏室或病房的过程中,选用相应厚薄盖被,避免手术患者肢体或肩部裸露在外。

7.维持手术患者皮肤干燥

术前进行皮肤消毒时,须严格控制消毒液剂量,避免过剩的消毒液流至手术患者身下;术中洗手护士应及时协助手术医师维持手术区域的干燥,及时将血液、体液和冲洗液用吸引装置吸尽;手术结束时,应及时擦净、擦干皮肤,更换床单保持干燥。

8.湿化加温麻醉气体

对麻醉吸入气体进行湿化加温这种护理预防措施对预防新生儿和儿童发生低体温尤其有效。

四、外科冲洗和术中用血、用药

(一)外科冲洗

即在外科手术过程中采用无菌液体或药液冲洗手术切口、腔隙及相关手术区域,达到减少感染、辅助治疗的目的。常用于以下 2 种情况。

1.肿瘤手术患者

常采用 42 ℃低渗灭菌水 1 000～1 500 mL 冲洗腹腔,或化疗药物稀释液冲洗手术区域,并保留 3～5 分钟,可以有效防止肿瘤脱落细胞的种植。

2.感染手术患者

常采用生理盐水 2 000～3 000 mL 冲洗,或低浓度消毒液体冲洗感染区域,尤其对于消化道穿孔的手术患者可以有效降低术后感染率。

(二)术中用血

1.术中用血的方式

根据患者的病情,可采用以下几种方式:①静脉输血:经外周静脉、颈内静脉、锁骨下静脉进行输血;②动脉输血:经左手桡动脉穿刺或切开置入导管,是抢救严重出血性休克的有效措施之一,该法不常用,可迅速补充血容量,并使输入的血液首先注入心脏冠状动脉,保证大脑和心脏的供血;③自体血回输:使用自体血回输装置,将术中患者流出的血进行回收,经抗凝、过滤、离心后,将分离沉淀所得的红细胞加晶体液即可回输给患者。

2.术中用血的注意事项

手术中用血具有一定的特殊性,应注意以下几个方面:①巡回护士应将领血单、领取血量、手术房间号等交接清楚;输血前巡回护士应与麻醉医师实施双人核对;核对无误,双方签名后方可使用,以防输错血。②避免快速、大量地输入温度过低的血液,以防患者体温过低而加重休克症状。③输血过程中应做好记录,及时计算出血量和输血量,结合生命体征,为手术医师提供信息以准确判断病情。④手术结束而输血没有结束,血制品必须与病房护士当面交班,以防出错。⑤谨防输血并发症及变态反应,特别是在全麻状态下,许多症状可能不典型,必须严密观察。

(三)术中用药

手术室的药品除了常规管理外,还必须注意以下几点:①手术室应严格区分静脉用药与外用药品,统一贴上醒目标签,以防紧急情况下拿错;②麻醉药必须专柜上锁管理,对人体有损害的药品应妥善保管;建立严格的领取制度,使用须凭专用处方领取;③生物制品、血制品及需要低温储存的药品应置于冰箱内保存,定期清点。

五、手术物品清点

手术过程中物品的清点和记录非常重要,应遵循以下原则:①清点遵循"两人四遍清点法"原则,即洗手护士和巡回护士两人,在手术开始前、关闭腔隙前、关闭腔隙后、缝合皮肤后分别进行清点;②在清点过程中,洗手护士必须说出物品的名称、数量和总数,清点后由巡回护士唱读并记录;③清点过程必须"清点一项、记录一项";④如果在清点手术用物时,发现清点有误,巡回护士必须立即通知手术医师,停止关闭腔隙或缝合皮肤,共同寻找物品去向,直至物品清点无误后再继续操作。物品清点单作为病史的组成部分具有法律效应,不可随意涂改。

六、手术室护理文书记录

护理文书是护理工作以书面记录保存的档案,是整个医疗文件的重要组成部分,护理文书与医疗记录均属于具有法律效力的证明文件。规范的手术室文书记录对提高手术室护理质量、确保手术安全、提高患者满意度起到了重要的辅助作用。

(一)手术室护理文书记录意义

手术护理文书指手术室护士记录手术患者接受专科护理治疗的情况,能客观反映事实。部分手术护理文书需保存在病历内,并且具有法律效力。特别是《医疗事故处理条例》引入了"举证责任倒置"这一处理原则,护理文书书写的规范及质量显得更为重要。手术室护士,应本着对手术患者负责、对自己负责的认真态度,根据卫生健康委员会 2010 年 3 月 1 日印发的《病历书写规范》要求及手术室护理相关规范制度,如实、准确地书写各类护理文书。

(二)手术室护理文书记录的主要内容

手术室护理文书一般包含四大部分:手术患者交接、手术安全核查、术中护理及手术患者情况和手术物品清点情况。

1.手术患者交接记录

记录的护理表单是《手术患者转运交接记录单》。手术患者入手术室后,巡回护士与病区护士进行交接,对手术患者的神志、皮肤情况、导管情况、带入手术室药物及其他物品等内容交接记录并签名;手术结束后,巡回护士对手术患者的神志、皮肤情况、导管情况、带回病区或监护室药物及其他物品等内容进行记录并签名。

2.手术安全核查

记录的护理表单是《手术安全核查表》。手术室巡回护士与手术医师、麻醉师应分别在麻醉实施前、手术划皮前和患者离开手术室前进行手术安全核查,核查步骤必须按照手术安全核查制度的内容和流程进行,每核对一项内容,并确保正确无误后,巡回护士依次在《手术安全核查表》相应核对内容前打钩表示核对通过。核对完毕无误后,三方在《手术安全核查表》上签名确认。巡回护士应负责督查手术团队成员正确执行手术安全核查制度和签名确认,不得提前填写《手术安全核查表》或提前签名。

3.术中护理及患者情况

记录的护理表单是《手术室护理记录单》。护理记录内容主要包括手术体位放置、消毒液使用、电外科设备及负压吸引使用、手术标本管理、术前及术中用药、术中止血带使用和植入物管理等内容。

4.物品清点情况

记录的护理表单是《器械、纱布、缝针等手术用品清点单》。手术室护士应记录手术中所使用的器械、纱布、缝针等手术用品名称和数目,确保所有物品不遗落在手术患者体腔或切口内。手术过程中如需增加用物,应及时清点并添加记录。手术结束,巡回护士与洗手护士应确认物品清点情况后,签名确认。

(三)手术室护理文书的书写要求

根据《病历书写基本规范》,填写手术护理记录单时,应符合以下的要求:①使用蓝黑墨水或碳素墨水填写各种记录单,要求各栏目齐全、卷面整洁,符合要求,并使用中文和医学术语,时间应具体到分钟,采用 24 小时制计时。②书写应当文字工整、字迹清晰、表述准确、语句通顺、标点正确;出现错字时用双划线在错字上,不得采用刮、粘、涂等方法掩盖或去除原来的字迹。③内容应客观、真实、准确、及时、完整,重点突出,简明扼要,并由注册护理人员签名;实习医务人员、试用期医务人员书写的病历应当经过本医疗机构合法执业的医务人员审阅、修改并签名。④护士长、高年资护士有审查修改下级护士书写的护理文件的责任。修改时,应当使用同色笔,必须注明修改日期、签名,并保持原记录清楚、可辨。⑤抢救患者必须在抢救结束后6小时内据实补记,并加以注明。

七、手术标本处理

(一)标本处理流程

1.病理标本

由手术医师在术中取下标本交给洗手护士,由洗手护士交予巡回护士;巡回护士将标本放入容器,并贴上标签,写明标本名称;术后与医师核对后,加入标本固定液,登记签名,交给专职人员送病理科,并由接受方核对签收。

2.术中冰冻标本

由手术医师在术中取下标本,交给洗手护士,由洗手护士交给巡回护士;巡回护士将标本放入容器,并贴上标签,写明标本名称,立即与手术医师核对,无误后登记签名,交给专职人员送病理科,并由接受方核对签收;病理科完成检查后电话通知手术室护士,同时传真书面报告;巡回护士接到检查结果后立即通知手术医师。

(二)注意事项

(1)术中取下的标本应及时交予巡回护士,装入标本容器,及时贴上标签,分类放置。

(2)术中标本应集中放置在既醒目又不易触及的地方妥善保管;传送的容器应密闭,以确保标本不易打翻。

(3)术后手术医师与巡回护士共同核对,确认无误后加入标本固定液,登记签名后将标本置于标本室的指定处。

(4)专职工勤人员清点标本总数,准确无误后送病理室,病理室核对无误后签收。

(韩　真)

第三节　手术后的处置

一、保温、转运和交接患者

(一)手术患者离开手术室的保温与转运

1.转运前准备

确认患者生命体征平稳,适合转运;各管路的通畅和妥善固定;麻醉师、手术医师、护士以及工勤人员准备妥善;确认转运车处于功能状态。

2.转运中护理

在搬运患者时,应确认转运床位处于固定状态。在转运中,应注意以下几个问题。

（1）手术患者的保温：麻醉削弱中枢体温调节功能，在全麻药物或区域阻滞麻醉下，肌肉震颤受抑制，不能产生热量。同时，血管收缩反应由于挥发性麻醉剂的舒张血管作用而减弱，致使体热丢失，导致低体温。同时周围环境温度，尤其是冬天，可能会加剧这种低温状态。

（2）手术患者的呼吸：麻醉师陪同转运，注意观察呼吸的频率和深度，必要时携带监护仪器。转运过程中注意氧气供给，并保证手术患者转运过程中头部位置在没有特殊禁忌下偏向一侧。若置有气道导管的手术患者，确保气囊充盈，防止麻醉后反应以及搬运引起的恶心呕吐，造成误吸。

（3）手术患者的意识改变：评估患者的意识，如出现苏醒恢复期的躁动，可以遵医嘱适当使用镇静药物；如患者意识清醒但不能配合各项治疗措施，可以遵医嘱给予保护性约束，但要注意观察使用约束带处皮肤的情况；同时做好各类导管的固定，并尽量固定在患者不能接触的范围内；正确使用固定床栏。

（二）麻醉复苏室中手术患者的交接

麻醉复苏室亦称麻醉后监测治疗室（post-anesthetic care unit，PACU），用于为所有麻醉和镇静患者的苏醒提供密切的监测和良好的处理。人员配备包括麻醉医师和护士，物品配备除了常规处理装置（氧气、吸引装置、监测系统等）外，还需要高级生命支持设备（呼吸机、压力换能器、输液泵、心肺复苏抢救车等）以及各种药物（血管活性药、呼吸兴奋药、各种麻醉药和肌松药的拮抗药、抗心律失常药、强心药等）。PACU应有层流系统，环境安静、清洁、光线充足，温度保持在20～25 ℃，湿度为50％～60％。复苏室的床位数与手术台数的比有医院采用为1∶1.5～1∶2；护士与一般复苏患者之比约为1∶3，高危患者为1∶1。复苏室应紧邻手术室或手术室管辖区域，以便麻醉医师了解病情、处理患者，或患者出现紧急情况时能及时送回手术室进一步处理。手术结束后，患者需要转入PACU，手术巡回护士应当先电话与PACU护士联系，告知患者到达的时间和所需准备的设备。当手术患者进入PACU后，手术医师、麻醉医师和手术护士应分别与PACU医师和护士进行交接班。

1.手术室护士交接的内容

手术患者姓名，性别，年龄，术前术后的诊断，手术方式，术后是否有引流管，引流管是否通畅，手术过程中是否存在植入物放置，手术中的体位和患者皮肤受压的情况等。

2.麻醉医师应交接的内容

麻醉方式，麻醉药的剂量，术前术中抗生素的使用、出入量、引流量等。

3.手术医师应交接的内容

术后立即执行的医嘱与特别体位，伤口处理情况等。

二、麻醉复苏患者的评估

当手术患者进入PACU后应立即吸氧或辅助呼吸，以对抗可能发生的通气不足、弥散性缺氧和缺氧性通气驱动降低，并同时监测和记录生命体征。麻醉医师应向PACU工作人员提供完整的记录单，并等到PACU工作人员完全接管患者后才能离开。

（一）基本评估

1.手术患者一般资料

姓名、性别、诊断、母语和生理缺陷（如聋、盲）。

2.手术

主要包括手术方式、手术者和手术可能的并发症。

3.麻醉

主要包括麻醉方法、麻醉药、剂量、药物拮抗、并发症、估计意识恢复的时间或者区域麻醉恢复的时间。

4.相关病史

主要包括术前和术中的特殊治疗、当前维持治疗药物,药物过敏史、过去疾病和住院史。

5.生命体征及其他

主要包括基本的生命体征,以及液体的平衡(输液量和种类、尿量和失血量)、电解质和酸碱平衡情况等。

(二)监测内容

手术患者进入 PACU 后,应常规每隔至少 5 分钟监测一次生命体征,包括血压、脉搏、呼吸频率等,持续 15 分钟或至患者情况稳定;此后每隔 15 分钟监测一次。全身麻醉的患者应持续监测 ECG 和脉搏氧饱和度直至患者意识恢复,监测尿量及尿液的性状、水电解质平衡情况等。还应监测患者体温情况,及时保暖,有助于患者尽快复苏。

对于神经系统和意识的监测是麻醉复苏室的特殊监测项目,可应用神经刺激器监测肌肉功能的逆转情况;以及采用新一代的麻醉深度监测仪(双频谱指数-BIS),直接测定麻醉药和镇静药对脑部的影响,该仪器可提供一个从 0(无脑皮质活动)到 100(患者完全清醒)的可读指数,能客观地描述镇静、意识丧失和恢复的程度,对术后患者意识水平恢复的评估有参考价值。

除了以上标准监测内容,对于一些血流动力学不稳定、需要用血管活性药和采取血样的患者,应放置动脉导管进行有创监测血压,必要时使用中心静脉和肺动脉导管监测 CVP 和 PCWP。如果需要加强监测和处理,应送至 ICU 继续治疗。

三、麻醉后并发症的护理

手术麻醉结束后,大多数患者都会在麻醉复苏室经历一个相对平稳的麻醉苏醒期,但术后突发的且危及生命的并发症随时可能发生,尤其在术后 24 小时内。其中循环系统和呼吸系统的并发症是麻醉后最为常见的。如手术后患者能得到适当的观察和监测,可以有效地预防大多数手术后患者的死亡。

(一)循环系统并发症

在术后早期,低血压、心肌缺血、心律失常是最常见的并发症。

1.低血压

手术后进行性出血、补液量不足、渗透性多尿、液体在体内转移而造成患者低血容量是出现麻醉后低血压最为常见的原因,其他还包括静脉回流受阻、心功能不全引起的心排血量下降、椎管内麻醉以及残留的麻醉药物等都可导致低血压的发生。临床处理及护理措施包括准确评估患者术中及术后出血情况,监测出入量,积极采用对症治疗措施,给予吸氧,如患者需使用血管收缩药物,应严密监测血流动力学改变。

2.高血压

高血压指患者术后血压比手术前高 20%～30%。手术前原有高血压又未经系统药物治疗的患者,其术后发生高血压的概率大大增加。其他如颈内动脉手术、胸腔内手术、疼痛、血管收缩药物使用等诱因都可以导致高血压的发生。临床处理及护理措施包括止痛,给予吸氧,给予抗高血压药物,必要时可给予血管扩张剂。

3.心肌缺血及心律失常

常见诱因包括低氧血症、电解质或酸碱失衡、交感神经兴奋、术中及术后低体温、特殊药物使用(一些麻醉药如阿片类药物和抗胆碱酯酶药)和恶性高热等,而术前原有循环系统疾病的患者,更容易在术后诱发心肌缺血或心律失常。对于患者出现的循环系统并发症,一定要在手术后密切观察病情,记录生命体征变化,按病因进行诊断和处理。

(二)呼吸系统并发症

呼吸系统并发症在 PACU 患者中的发生率为 2.2%,主要包括低氧血症、通气不足、上呼吸道梗阻、喉痉挛和误吸等。

1.低氧血症

术后常见的低氧原因包括肺不张、肺水肿、肺栓塞、误吸、支气管痉挛及低通气。临床表现为呼吸困难、发绀、意识障碍、躁动、迟钝、心动过速、高血压和心律失常。

2.通气不足

由于肌肉松弛剂的残余作用或麻醉性镇痛剂的使用、伤口疼痛、胸腹部手术的术后加压包扎、术前存在的呼吸系统疾病以及气胸都是术后导致通气不足的原因。

3.上呼吸道梗阻

原因包括舌后坠、喉痉挛、气道水肿、手术切口血肿、声带麻痹。临床表现为打鼾、吸气困难,可看见胸骨上、肋间由于肌肉收缩而凹陷,患者通常呈深睡状态,血氧饱和度明显降低。

术后出现上述并发症时,都应首先给予面罩吸氧,人工辅助通气,必要时可置入喉罩或重新气管内插管,根据病因对症处理。

(三)神经系统并发症

主要包括苏醒延迟、谵妄、神经系统损伤、外周神经损伤。苏醒延迟最常见的原因是麻醉或镇静的残余作用;谵妄可发生于任何患者,更常见于老年患者,围术期应用的许多药物都可诱发谵妄。颅内手术、颈动脉内膜切除术和多发性外伤可能导致神经系统的损伤;而外周神经的损伤多和手术直接损伤和术中体位安置不当有关;最常见的损伤位置是腓外侧神经、肘部(尺神经)、腕部(正中神经和尺神经)、臂内侧(桡神经)、腋窝(臂丛)。因此,手术中应仔细操作,避免误伤;同时维持患者合理正确的体位并加强巡查。

(四)疼痛

手术本身是一种组织损伤,术后疼痛会引起机体一系列的复杂的生理、病理的反应。患者表现为不愉快的感觉和情绪体验。临床常用的方法有 BCS(Bruggrmann Comfort Scale)舒适评分。具体方法为:0 分为持续疼痛;1 分为安静时无痛,深呼吸或咳嗽时疼痛严重;2 分为平卧安静时无痛,深呼吸或咳嗽时轻微疼痛;3 分为深呼吸时亦无痛;4 分为咳嗽时亦无痛。

阿片类药物是术后止痛的主要方法;目前临床应用范围较广的自控镇痛(patient controlled analgesia,PCA)得到了患者的满意和认可。PCA 是一种由手术患者自己调节的镇痛泵,当手术患者意识到疼痛时,通过控制器将镇痛药注入体内,从而达到止痛的目的。PCA 事先由医护人员根据手术患者的疼痛程度和身体状况,对镇痛泵进行编程,预先设置镇痛药物和剂量,实现个性化给药。PCA 也是一种安全的术后疼痛治疗手段,通过医护人员设定最小给药时间间隔和单位时间内药物最大剂量,可以避免用药过量。

其他镇痛方法如非甾体抗炎药的使用、区域神经阻滞、局部镇痛以及非药物性的干扰措施。具体包括：舒适的体位、冷热刺激、按摩、经皮神经电刺激、放松技术、想象等，但非药物治疗只能作为药物治疗的辅助，而不能替代药物有效镇痛。

（五）肾脏并发症

由于局麻药或阿片类药物的干扰，可导致括约肌松弛、尿潴留。常见的并发症有少尿、多尿致电解质紊乱。术后处理的方法为保证导尿管通畅；正确测量和记录尿量，至少每小时记录一次，为医师提供参考；监测电解质变化，及时纠正电解的紊乱。

（六）术后恶心呕吐

手术后恶心呕吐的发生率为 14%～82%，小儿的发生率是成人的 2 倍，女性比男性发生率高，肥胖比消瘦发生率高。恶心和呕吐主要由手术和麻醉本身引起，一些药物如麻醉性镇痛药、氯胺酮等也被认为可增加术后恶心呕吐的发生。临床处理方法为，评估恶心呕吐的原因，对症处理；防止呕吐物吸入而引起吸入性肺炎。对易出现术后恶心呕吐的患者，要进行预防性处理，如在术前或术中使用抗呕吐药。

（七）体温变化

在麻醉状态下体温调节中枢受到麻醉药物的干扰，当环境温度降低时，核心温度（指内脏温度、直肠温度或食管温度）可降低 6 ℃或更低，小儿尤其如此。低温会导致心肌抑制、心律失常、心肌缺血、心排量降低，使组织供氧不足。低温重在预防，和护理工作息息相关。临床处理方法为，术中适当升高环境温度，暴露的体腔应该用棉垫加以覆盖；使用加热毯，静脉输液使用温热仪。术后患者应常规测量体温，必要时采取保温复温措施。术后高温则与感染、输液反应、恶性高热有关，可使用药物和降温毯进行对症处理。

四、医疗废弃物的处置

（一）手术室医疗废弃物的分类

1.医疗废弃物的概念

指医疗卫生机构在医疗、预防、保健以及其他相关活动中产生的具有直接或者间接感染性、毒性以及其他危害性的废物。

2.医疗废弃物的分类

医疗废弃物可以分为感染性废物、病理性废物、损伤性废物、药物性废物和化学性废物，共五类。

（二）医疗废弃物管理的基本原则

在 2003 年 6 月 4 日国务院总理温家宝亲自签署了《医疗废弃物管理条例》，从 2003 年 6 月 16 日起执行。基本原则：为了维护人的健康和安全，保护环境和自然资源对医疗废弃物管理实行全程控制。

（三）医疗废弃物收集包装袋及锐器容器警示标识和警示说明

按 2003 年 10 月 15 日开始施行的卫生健康委员会第 36 号令《医疗卫生机构医疗废物管理办法》，医疗废物应放于专用的黄色医疗废弃物包装袋（以下简称包装袋）及锐器容器内，其外包装上应有明显的警示标识和警示说明（图 5-23）。

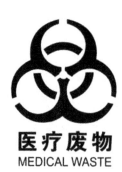

医疗废物

MEDICAL WASTE

图 5-23　警示标识图

（四）手术室医疗废弃物处理的安全管理措施

手术室是医疗废弃物处置的特殊场所，必须做好以下几个方面的工作。

（1）不得将医疗废弃物混入生活垃圾中；应根据《医疗废物分类目录》五类要求，对医疗废弃物实施分类收集。

（2）医疗废物收集后，应当放置于有明显警示标识和警示说明的黄色袋内，损伤性废弃物放入专用锐器容器内；放入专用黄色袋内或者锐气容器内的废弃物不得取出；病理性废弃物由专职人员送医院规定的地方焚烧。

（3）盛装医疗废弃物的包装袋及专用锐器容器应密闭，无破损、渗漏及其他缺陷；盛装的废弃物不得超过整个容积的 3/4；使用后贴上标签，注明医疗废弃物产生的科室、日期、类别及特殊说明。专人定时回收，注意在手术室存放时间不得超过 24 小时。

（4）特殊感染（如气性坏疽、朊毒体、突发原因不明的传染性疾病）患者产生的医疗废弃物应使用双层包装袋并及时封口，尽量缩短在科室内存放时间。

（5）废弃物运输车及存放场所应按照规定用 2 000 mg/L 含氯消毒剂擦拭、喷洒消毒。

（五）一次性物品的使用和管理

一次性物品可以分为一次性使用卫生用品、一次性使用医疗用品、一次性医疗器械共 3 类。本节涉及的一次性物品指的是一次性使用医疗用品和一次性器械。一次性物品处置的原则为，先毁形，再处理。所有使用后的一次性使用医疗用品及一次性医疗器械视为感染性废弃物，必须应先毁形，后按手术室医疗废弃物处理的安全管理措施处置。

五、术后手术环境的处理

（一）各类物品的处理

洗手护士收回手术台上各类物品，初步整理后，放在包布内或密闭容器内。其中污染的布类敷料放入污敷料车内，送洗衣房消毒处理后清洗；一次性辅料装入黄色垃圾袋作医疗垃圾处理，封口扎紧，并在外包装作明显标记；金属手术器械密封后，送消毒供应中心清洗灭菌；术中切除的病理标本，按照病理标本处理原则和流程处理。

（二）环境的处理

用 500 mg/L 的有效氯消毒液擦拭手术室物品表面，如有血渍污渍的地方用 2 000 mg/L 的有效氯消毒液擦拭；更换吸引装置、污物桶，并用 2 000 mg/L 的有效氯消毒液擦拭地面；及时更换手术床面敷料，为接台手术做准备；整理室内一切物品，物归原处；开启手术室层流或空气洁净设备，关闭手术室，以达到空气自净目的，并为下一台手术做好准备。　　　　　　　**（王福贞）**

第四节　普外科手术的护理

一、甲状腺次全切除术

(一)术前准备

1.器械敷料

甲状腺器械包、甲状腺敷料包、手术衣、持物钳、灯把手。

2.一次性物品

1-0丝线、2-0丝线、3-0丝线、4-0号可吸收线、甲状腺缝针、手套、电刀手柄、吸引器头、吸引器连接管、伤口敷料。

(二)麻醉方法

颈丛神经阻滞或气管插管全身麻醉。

(三)手术体位

垂头仰卧位。

(四)手术配合

(1)常规消毒,铺手术巾。颈部两侧置无菌敷料球固定颈部。

(2)于胸骨上切迹上方2横指处,沿皮纹做弧形切口,切开皮肤、皮下组织及颈阔肌,用艾利斯牵起上、下皮瓣,电刀游离皮瓣,上至甲状软骨下缘,下达胸骨柄切迹。用无菌巾保护切口,甲状腺拉钩暴露切口。

(3)在颈中线处纵行切开深筋膜,用血管钳分开肌群,分离显露甲状腺外囊。

(4)分离甲状腺上极,2-0丝线结扎甲状腺上动脉,分离甲状腺下极,暴露喉返神经,离断甲状腺下动脉。

(5)用血管钳夹住甲状腺组织,边钳夹边切除,将腺叶大部切除。

(6)用4-0号可吸收线缝合腺叶残面,同法处理对侧,以生理盐水冲洗术野,彻底止血。

(7)于甲状腺残腔放置引流管,持续负压吸引。清点纱布器械无误后,逐层缝合切口。

(五)手术配合注意事项

(1)颈丛阻滞麻醉时,因患者清醒,手术体位特殊,易产生紧张、忧虑,甚至恐惧心理,应做好患者心理护理。

(2)固定好体位,充分暴露手术野,并使患者舒适。

(3)术中注意观察有无声音嘶哑,以协助医师判断有无喉返神经损伤。

(4)关闭切口时将肩垫撤除,以利于缝合。

二、腔镜小切口甲状腺次全切除术

(一)术前准备

1.器械敷料

腹腔镜甲状腺器械包、5 mm 30°电子镜、超声刀刀头及手柄线1套、基础敷料包、甲状腺单、手术衣、持物钳、灯把手。

2.一次性物品

3-0 丝线、4-0 丝线、3-0 号可吸收线、甲状腺针、伤口敷料、手套、保护套、电刀手柄、吸引器连接管、8♯尿管。

3.仪器

腹腔镜、超声刀。

（二）麻醉方法

气管插管全身麻醉。

（三）手术体位

垂头仰卧位。

（四）手术配合

（1）常规消毒,铺手术巾。与巡回护士共同连接光源线、摄像头等管路。

（2）取胸骨切迹上方两横指,横切口长约 3 cm。

（3）依次切开皮肤、皮下组织、颈阔肌,沿颈阔肌下方分离皮瓣。

（4）用拉钩向一侧牵开切口,置入腔镜钝性分离显露一侧甲状腺,探查甲状腺可于中下极实质内扪及肿物,用超声刀楔形切除甲状腺肿瘤及其周围部分正常组织,3-0 号可吸收线或 4-0 丝线连续缝合,注意保护喉上神经和喉返神经。

（5）查有无活动性出血,生理盐水冲洗切口,置橡皮条引流后,依次缝合颈白线及颈阔肌,皮内缝合皮肤。

（五）手术配合注意事项

（1）术中按要求正确使用腹腔镜器械并保证其功能良好。

（2）固定好体位,充分暴露手术野,并使患者舒适。

（3）术中传递锐利器械(如刀片、缝针等),应避免划伤光缆线及腹腔镜。

（4）缝合伤口时将肩垫撤除,以利缝合。

三、甲状腺癌根治术

（一）术前准备

1.器械敷料

甲状腺器械包、甲状腺敷料包、手术衣、持物钳、灯把手。

2.一次性物品

1-0 丝线、2-0 丝线、3-0 丝线、4-0 号可吸收线、手套、电刀手柄、吸引器头、吸引器连接管、伤口敷料。

（二）麻醉方式

气管插管全身麻醉。

（三）手术体位

垂头仰卧位。

（四）手术配合

（1）切口:在颈部领式切口的基础上,经患侧胸锁乳突肌内缘向上,直达乳突下缘,形成⊥形切口。

（2）显露：切开皮肤、皮下组织及颈阔肌。将皮瓣分别向上、下、前、后翻转，用7×17圆针、2-0丝线间断缝合固定在相应部位的皮肤上。

（3）分离胸锁乳突肌，切除舌骨下肌群，由颈白线分开两侧舌骨下肌群后，用中弯钳沿锁骨端附着缘将舌骨诸肌钳夹切断，用7×17圆针、2-0丝线缝扎或2-0丝线结扎。

（4）分离患侧甲状腺上极，结扎甲状腺上动脉。分离甲状腺下极，暴露喉返神经，离断甲状腺下动脉，离断峡部，切除患侧甲状腺，细致清除气管旁淋巴结。同上离断对侧甲状腺血管，用血管钳夹住甲状腺组织，边钳夹边切除，将对侧大部连峡部切除。用4-0号可吸收线缝合残面，以生理盐水冲洗术野，彻底止血。

（5）用米氏钳游离锁骨上转移的淋巴结及脂肪组织并切除，用2-0丝线结扎。

（6）于患侧甲状腺残腔放置引流管，持续负压吸引。清点纱布器械无误后，逐层缝合，表面皮肤以皮内缝合法缝合。

（五）手术配合注意事项

同甲状腺次全切除术。

四、乳腺良性肿瘤切除术

（一）术前准备

1.器械敷料

缝合器械包、缝合敷料包、手术衣、持物钳、灯把手。

2.一次性用物

2-0丝线、3-0丝线、4-0号可吸收线、缝合针、手套、电刀手柄、吸引器头、吸引器连接管。

（二）麻醉方式

局部麻醉或气管插管全身麻醉。

（三）手术体位

水平仰卧位，患侧上肢外展。

（四）手术配合

（1）常规消毒，铺手术巾。连接好电刀手柄、吸引器。

（2）乙醇棉球消毒皮肤，用刀切开皮肤（乳腺上半部多采用弧形切口，下半部多采用放射状切口），电刀切开皮下组织后，找到肿瘤组织，艾利斯夹持肿瘤组织适当地牵拉，电刀分离肿瘤与正常组织，切除肿瘤。

（3）仔细检查腔内有无活动出血，如有渗血可放置橡皮条引流。

（4）逐步缝合切口，用7×17圆针、2-0丝线将乳腺的残面对合，7×17圆针、3-0丝线间断缝合皮下组织，4-0号可吸收线皮内缝合。

（五）手术配合注意事项

（1）静脉输液应选择在健侧。

（2）摆放体位时要注意尽量使患者肢体舒适，避免上肢过度外展。

（3）局麻患者用局麻药时，要严格查对药敏试验。

五、乳腺腺叶区段切除术

(一)术前准备

1.器械敷料

乳腺器械包、乳腺敷料包、手术衣、盆、持物钳、灯把手。

2.一次性用品

2-0丝线、3-0丝线、乳腺缝针、手套、伤口敷料、电刀手柄、吸引器头、吸引器连接管、橡胶引流管、弹力绷带、3-0号可吸收线。

(二)麻醉方式

局部麻醉或气管插管全身麻醉。

(三)手术体位

取水平仰卧位,患侧上肢外展。

(四)手术配合

(1)常规消毒,铺手术巾,正确连接电刀手柄、吸引器。

(2)乙醇棉球消毒皮肤,用刀切开皮肤,电刀切开皮下脂肪组织,用艾利斯提起皮缘潜行分离皮瓣,使肿块全部显露。

(3)仔细检查确定肿块的范围后,用艾利斯夹持牵引,沿肿块两侧,距病变区处0.5~1 cm做楔形切口,然后自胸大肌筋膜前将肿块切除。

(4)严密止血后,用7×17圆针、2-0丝线将乳腺组织伤口缝合,避免出现残腔。渗血较多者可放橡皮管或橡皮条引流。

(5)逐层关闭切口,7×17圆针、2-0丝线间断缝合浅筋膜,7×17圆针、3-0丝线间断缝合皮下组织,3-0号可吸收线皮内缝合。

(6)妥善包扎伤口,放置引流管者,应用弹力绷带加压包扎。

(五)手术配合注意事项

同乳腺良性肿瘤切除术。

六、乳腺癌改良根治术

(一)术前准备

1.器械敷料

乳腺器械包、乳腺敷料包、手术衣、盆、持物钳、灯把手。

2.一次性用品

3-0丝线、4-0丝线、乳腺缝针、手套、伤口敷料、电刀手柄、吸引器头、吸引器连接管、Y形引流管、弹力绷带。

(二)麻醉方法

气管插管全身麻醉。

(三)手术体位

水平仰卧位,患侧上肢外展90°,肩、胸侧部置薄垫垫起,显露腋后线部位。

(四)手术配合

(1)常规消毒,铺双层无菌手术巾于患侧背下及托手板上,再以双层手术巾将患侧手臂包好,用无菌绷带妥善固定,手术野常规铺四块无菌手术巾,依次铺中单、大腹单。正确连接电刀手柄、吸引器。

(2)乙醇棉球再次消毒皮肤,纵式或横式切开皮肤,切缘距肿瘤边缘2～3 cm,电刀切开皮下组织,用艾利斯提起皮缘潜行分离皮瓣,将乳腺从胸大肌浅面分离,保留胸大小肌、胸前神经分支、胸长胸背神经,将乳腺、胸肌间淋巴结、腋淋巴结整块切除。游离腋窝淋巴结时,可使用镊子、弯剪刀仔细游离,如有出血或血管分支可用止血钳或胆管米氏钳夹住,3-0 丝线或 2-0 丝线结扎或缝扎。

(3)仔细止血后,用温灭菌蒸馏水冲洗,放置 Y 形引流管。

(4)清点物品,用 7×17 圆针、3-0 丝线间断缝合皮下组织,3-0 号可吸收线皮内缝合。乙醇棉球消毒,覆盖伤口。若需加压包扎,备好弹力绷带。

(五)手术配合注意事项

(1)静脉输液应选择在健侧。

(2)摆放体位时要注意尽量使患者肢体舒适,避免上肢过度外展,同时要充分暴露手术野。

(3)术后搬运患者时要轻抬轻放,注意静脉通路和引流管,防止脱出。

(4)全麻者术中严密观察输液通路及尿管,确保通畅。

七、乳腺癌扩大根治术

(一)术前准备

1.器械敷料

乳腺器械包、乳腺敷料包、手术衣、盆、持物钳、灯把手。

2.一次性用品

1-0 丝线、2-0 丝线、3-0 丝线、乳腺缝针、手套、伤口敷料、电刀手柄、吸引器头、吸引器连接管、Y 形引流管、弹力绷带、3-0 号可吸收线。

(二)麻醉方法

气管插管全身麻醉。

(三)手术体位

水平仰卧位,患侧上肢外展90°,肩、胸侧部置薄垫垫起,显露腋后线部位。

(四)手术配合

(1)常规消毒,铺巾同乳腺癌改良根治术。

(2)乙醇棉球消毒皮肤,纵式或横式切开皮肤,电刀切开皮下组织,用艾利斯提起皮缘潜行分离皮瓣,内侧游离范围超过胸骨缘,切断肱骨头上胸大肌止点,切断胸小肌在喙突上的止端,然后依次切断胸肩峰血管、肩胛下血管、胸外侧血管显露腋窝。

(3)剪开腋血管鞘,分离腋动脉、腋静脉及臂丛周围的脂肪和淋巴组织。分离结扎胸短静脉、胸长静脉等血管,清除腋窝内容,切断胸廓内动脉的肋间穿支即可将切除的乳腺及胸大肌、胸小肌、腋窝淋巴组织等整块向内翻转。

(4)切断胸大肌、胸小肌的起端胸背神经,将乳腺、胸肌间淋巴结、腋淋巴结整块切除。游离腋窝淋巴结时,可使用镊子、弯剪刀仔细游离,如有出血或血管分支可用止血钳或胆管米氏钳夹住,2-0 丝线结扎或缝扎。

(5)仔细止血后,用温灭菌蒸馏水冲洗,放置引流管。

(6)清点物品,逐层关闭切口。

(五)手术配合注意事项

注意事项同乳腺癌改良根治术。

八、保留乳头乳腺癌切除术

(一)术前准备

1.器械敷料

乳腺器械包、乳腺敷料包、手术衣、盆、持物钳、灯把手。

2.一次性物品

4-0 丝线、3-0 号可吸收线、乳腺缝针、手套、电刀手柄、吸引器连接管、吸引器头、伤口敷料、Y 形引流管。

(二)麻醉方法

气管插管全身麻醉。

(三)手术体位

患者取水平仰卧位,患侧上肢外展 90°,肩、胸侧部置薄布垫垫起,使腋后线部位显露。

(四)手术配合

(1)消毒铺巾同乳癌改良根治术。

(2)取弧形切口,游离皮瓣,内、上、外、下界各距肿瘤边界 2 cm,沿顺序连同胸大肌筋膜切除肿瘤及周围组织。

(3)腋下切口游离皮瓣,外侧达背阔肌前缘,保护胸肌外侧神经,清扫胸肌间淋巴结,切断胸上静脉,清扫Ⅰ、Ⅱ水平淋巴结,将腋血管、神经周围的脂肪、淋巴结予以锐性解剖切除,结扎腋血管向下的分支,将标本于前锯肌表面切除并移出体外。

(4)带蒂背阔肌肌瓣,经乳腺后隙植入乳腺残腔缝合固定,银夹标记。

(5)创面止血,温灭菌蒸馏水冲洗,放置引流管,清点物品,3-0 号可吸收线缝合切口。

(五)手术配合注意事项

(1)术前严格查对手术部位,确定左右侧。

(2)术中所取的淋巴结要标记清楚,并放在固定的位置,需送快检的及时送病理科。

(3)巡回护士要提前准备大量的温蒸馏水,以备冲洗。

九、胃大部切除术

(一)术前准备

1.器械敷料

胃器械包、荷包钳、剖腹敷料包、手术衣、盆、持物钳、灯把手。

2.一次性用品

1-0 丝线、2-0 丝线、3-0 丝线、剖腹缝针、手套、伤口敷料、电刀手柄、吸引器头、吸引器连接管、引流管、点而康溶液、点而康棉球,吻合器、缝合器。

(二)麻醉方法

气管插管全身麻醉。

(三)手术体位

水平仰卧位。

(四)手术配合

(1)取上腹部正中切口或左上腹旁正中切口。常规开腹,洗手探查。

(2)游离胃大弯,剪开胃结肠韧带,于胃大弯与胃网膜血管弓之间进行游离。切断胃网膜血管分支,递中弯钳游离、钳夹、组织剪剪开、2-0丝线结扎或6×14圆针、2-0丝线缝扎。

(3)游离胃小弯,游离结扎肝胃韧带,递大镊子、米氏钳游离胃右动脉并切断,1-0丝线结扎或缝扎。

(4)游离切断十二指肠,两把直扣克切断十二指肠球部,用点而康棉球消毒,近端用干纱布包裹,防止分泌物流出污染腹腔。如做毕氏Ⅱ式吻合,随即将十二指肠残端缝合。6×14圆针、2-0丝线全层缝合前后壁,6×14圆针、3-0丝线包埋浆膜层。

(5)离断缝合小弯侧 从大弯侧夹住两把直扣克,小弯侧两把弯扣克,递刀切开胃,点而康棉球消毒残端,边切开边用6×14圆针、2-0丝线缝锁小弯侧,在大弯侧留3 cm以备吻合。

(6)吻合:①毕氏Ⅰ式:将胃和十二指肠残端靠拢,将十二指肠和胃后壁做间断浆肌层缝和,用6×14圆针、2-0丝线。切开吻合口胃壁的前后浆肌层,显露胃的黏膜下血管,缝扎止血,于黏膜下止血缝线远端切开前后壁黏膜层,切除胃残缘黏膜及钳夹过的十二指肠残缘。6×14圆针、2-0丝线全层缝合胃和十二指肠前后壁,6×14圆针、3-0丝线包埋浆膜层。②毕氏Ⅱ式:a.提起横结肠,于中结肠动脉的左侧,剪开肠系膜。在距Treitz韧带6～8 cm处将空肠从系膜处提出,并以近端空肠对小弯,远端空肠对大弯置肠钳,递6×14圆针、3-0丝线做吻合口后壁的胃肠浆肌层间断缝合。b.在浆肌层缝合线0.5 cm处切开胃后壁浆肌层,做黏膜下缝扎止血,同法处理胃前壁,切开前后壁黏膜层。c.用电刀手柄切开空肠,递6×14圆针、2-0丝线行全层连续内翻缝合前后壁。吻合口前壁行间断浆肌层缝合,递6×14圆针、3-0丝线吻合。d.缝合横结肠系膜切口边缘与胃壁浆肌层做间断缝合。e.缝合肠系膜。f.关腹,冲洗腹腔,检查腹腔有无出血,放引流管。逐层关腹。

(五)手术配合注意事项

(1)术前访视患者,了解手术方式,备好吻合器和缝合器。

(2)做好无瘤、无菌技术,防止医源性种植性转移及污染。

(3)用吻合器时,巡回护士应协助医师调整胃管位置。

(4)台上备好点而康棉球,接触胃肠道的器械应单独放置,防止造成污染。

十、胃癌根治术

(一)术前准备

1.器械敷料

胃器械包、荷包钳、剖腹单、基础敷料包、手术衣、盆、灯把手。

2.一次性用品

1-0丝线、2-0丝线、3-0丝线、荷包线、剖腹缝针、手套、伤口敷料、电刀手柄、吸引器头、吸引器连接管、橡胶引流管、点而康棉球。

(二)麻醉方法

气管插管全身麻醉或硬膜外麻醉。

(三)手术体位

水平仰卧位。

(四)手术配合

1.手工吻合

(1)取上腹部正中切口,必要时可延长至脐下。

(2)常规开腹,洗手探查确定手术方案。

(3)用电刀将大网膜从横结肠分离之后,再游离胃大弯。切断胃网膜左动静脉及胃短动静脉分支及胃网膜右动静脉,用血管钳游离、钳夹、组织剪剪开、2-0 丝线结扎或 7×17 圆针、2-0 丝线缝扎。

(4)游离胃大弯侧至幽门处,将胃大弯侧向右上方翻开,沿胃窦部后壁用锐性或钝性方法分开与胰头部表面相连的疏松组织,直至幽门下方的十二指肠后壁,此处幽门周围静脉用蚊式钳、小弯钳、分离止血、2-0 丝线结扎。

(5)游离结扎肝胃韧带,递大镊子、米氏钳游离胃右动脉并切断,1-0 丝线结扎或缝扎。分离全部小网膜,显露腹腔动脉,将胃左动脉切断,1-0 丝线结扎或缝扎。

(6)两把直扣克切断十二指肠球部,用点而康棉球消毒黏膜,近端用干纱布包裹防止分泌物流出污染腹腔。

(7)断胃:上端在距肿瘤 5 cm 处断胃,从大弯侧夹住两把直扣克,小弯侧两把弯扣克,递刀切开胃,点而康棉球消毒残端,小弯侧用 7×17 圆针、2-0 丝线缝合,在大弯侧留 4~5 cm 以备吻合。

(8)吻合:胃大弯和十二指肠用 7×17 圆针、2-0 丝线全层缝合前后壁,6×14 圆针、3-0 丝线包埋浆膜层。

2.毕Ⅰ式吻合器吻合法

(1)胃和十二指肠的游离方法同手工吻合法。

(2)在十二指肠预定切除的远端用荷包钳夹住,近端夹一把扣克钳,用荷包线穿过荷包钳,递刀切开十二指肠,递点而康棉球消毒,近端用干纱布包裹。递三把艾利斯夹住远端十二指肠,将吻合器的抵针座放入,将荷包线收紧打结。

(3)胃小弯侧用缝合器闭合,留下胃大弯侧宽 4~5 cm,大弯侧夹两把扣克钳,小弯侧于远端夹一把扣克钳,递刀于缝合器和扣克钳之间切开,将标本拿走,用 7×17 圆针、3-0 丝线做浆肌层间断缝合。

(4)将吻合器的中心杆从切断的大弯侧进入,在距残端 3~4 cm 处戳一小口,将中心杆从此口引出。

(5)向前推进中心杆,对好底针座,完成吻合。

(6)取出吻合器将胃大弯残端用缝合器关闭,去除多余的胃壁,同上做浆肌层间断缝合。

3.毕Ⅱ式手工吻合法

(1)探查、游离胃十二指肠等步骤与Ⅰ式相同。

(2)切断十二指肠:用两把扣克钳夹住十二指肠,于扣克钳之间切断十二指肠,点而康棉球消毒残端。全层缝合十二指肠残端将其闭锁。

(3)消化道重建:胃大弯侧两把直扣克夹住,小弯侧两把弯扣克夹住,用刀离断切除标本。将小弯侧缝闭。大弯侧留 4~5 cm 的宽度,与空肠进行吻合。

(4)距屈氏韧带15～20 cm处选取空肠观察断端血运情况良好后与胃大弯进行端端吻合,空肠断端再与空肠进行端侧吻合。

4.毕Ⅱ式吻合器吻合法

(1)将缝合器置入十二指肠处,夹住十二指肠,近端夹一把扣克钳,"击发"完成缝合,递刀切断十二指肠。

(2)于小弯侧预定切断处置一把缝合器,大弯侧留下4～5 cm,并置两把扣克钳,与缝合器相接置一把扣克钳。"击发"完成缝合,切断胃体,拿走标本,用点而康棉球消毒胃肠道残端。小弯侧用6×14圆针、2-0丝线做间断缝合。

(3)距屈氏韧带15～20 cm处提起空肠,递荷包钳夹住空肠,荷包线缝合,松开荷包钳,用点而康棉球消毒空肠,将抵针座放入,收紧荷包。

(4)松开大弯侧的扣克钳,将中心杆由此放入,中心杆抵住胃壁,由侧方戳出,推动胃后壁与抵针座靠近,"击发"吻合。将吻合口用6×14圆针、3-0丝线间断缝和。

(5)用缝合器闭合胃残端,并间断缝合浆肌层。

5.其他

吻合完毕,检查吻合口吻合情况,止血,温蒸馏水冲洗,放引流管,逐层关腹。

(五)手术配合注意事项

(1)术前访视患者,了解手术方式,备好相应吻合器和缝合器。

(2)严格执行无瘤技术操作规程,防止医源性种植性转移。

(3)巡回护士应协助医师适时调整胃管深度,并妥善固定。

(4)台上备好点而康棉球,接触胃肠道残端的器械应单独放置,防止造成污染。

(5)手术结束送患者时应详细检查各种管道固定情况,防止脱出。

十一、腹腔镜胆囊切除术

(一)术前准备

1.器械敷料

腹腔镜胆囊器械、腹腔镜器械(10 mm 0°电子镜、气腹针、10 mm Trocar 2个、5 mm Trocar 1个、分离钳2把、剪刀、吸引器、电钩及电凝线1套、抓钳、钛夹钳)剖腹单、基础敷料包、手术衣、持物钳。

2.一次性用品

3-0丝线、1-0丝线、5 mL注射器、手套、吸引器连接管、伤口敷料。

3.仪器

腹腔镜、气腹机。

(二)麻醉方法

气管插管全身麻醉。

(三)手术体位

水平仰卧位。

(四)手术配合

(1)麻醉成功后,常规消毒铺无菌巾。

(2)建立气腹:在脐下缘切开做一10 mm弧形切口,布巾钳提起脐两侧腹壁,垂直刺入气腹针,用5 mL注射器抽生理盐水按在气腹针上,见水柱自然流于腹腔内,确定气腹针置入腹腔后,连接二氧化碳接口,充气建立气腹。

(3)游离胆囊并切除:将手术床置头高脚低、左倾位,术者用一把分离钳钳夹胆囊底部,用另一把分离钳游离胆总管和胆囊血管,在胆总管和胆囊动脉的近端夹两道钛夹,远端夹一道钛夹,用剪刀分别切断胆总管和胆囊动脉。将胆囊从胆囊床分离,胆囊床出血点可用电凝止血。

(4)取标本:将标本袋置入腹腔,将胆囊装入标本袋内,关气腹。将胆囊从上腹部切口取出。

(5)关闭切口:排尽腹腔内气体,依次将Trocar拔出,用乙醇棉球消毒切口后缝合,用伤口敷料覆盖伤口。

(五)手术配合注意事项

(1)术中密切观察患者生命体征的变化。

(2)固定好体位,充分暴露手术野,使患者舒适。

(3)腹腔镜需轻拿轻放,避免碰撞造成损坏。

(4)术中传递锐利器械(如刀片、缝针等),应避免划伤光缆线及腹腔镜,光缆线应避免打折。

(5)调节好二氧化碳的流量,气腹压力设定在1.6～1.9 kPa(12～14 mmHg),气腹成功后,流量应从低挡依次调至中、高挡。

(6)按要求检查腔镜器械的各种配件,确保腔镜器械的完整性及功能正常,防止术中遗留于体腔。

(7)腔镜器械较精细,使用过程中应注意避免损坏。

(王福贞)

第五节　神经外科手术的护理

一、颅内血肿清除术

(一)术前准备

1.器械敷料

脑外伤器械包、颅钻、咬骨钳、开颅单、基础敷料包、手术衣、盆、持物钳、灯把手。

2.一次性物品

1-0丝线、2-0丝线、3-0丝线、开颅缝针、手套、电刀手柄、吸引器连接管、手术薄膜、双极电凝线、头皮夹、骨蜡、明胶海绵、速即纱纤丝、保护套、20 mL注射器、潘氏引流管。

(二)麻醉方法

气管插管全身麻醉。

(三)手术体位

根据损伤部位采取相应的卧位。

(四)手术配合

(1)常规消毒、铺巾,选择血肿距表面最近且避开重要功能区的部位开颅。

(2)硬脑膜外或硬脑膜下有血肿时应先清除。

(3)检查脑表面有无挫伤,在挫伤重的位置常常可发现浅部的脑内血肿。如看不到血肿,可在挫伤的穿刺点处电凝,用脑室针逐渐向脑内穿刺确定血肿位置。如无挫伤则按CT确定的血肿方向进行穿刺。确定深部脑内血肿的位置后,在非功能区的脑回上选穿刺点,电凝后切开2~3 cm的脑皮质,用脑压板和吸引器按穿刺的方向逐渐向脑深部分离,直达血肿腔内。

(4)用吸引器将血肿吸除,如有活动性出血以电凝止血。对软化、坏死的脑组织要一并清除。

(5)彻底止血后,血肿腔内置引流管。根据脑压情况,可行硬脑膜扩大修补、保留或去除骨板,依次缝合切口。

(五)手术配合注意事项

(1)合理摆放患者的体位,避免受压部位由于时间过长引起血运障碍导致坏死。

(2)术中严密观察患者的生命体征,保证输血输液的通畅。

(3)严格执行无菌操作。

二、凹陷骨折整复术

(一)术前准备

1.器械敷料

开颅器械包、颅钻、开颅单、基础敷料包、手术衣、盆、持物钳、灯把手。

2.一次性物品

1-0丝线、2-0丝线、3-0丝线、开颅缝针、手套、电刀手柄、吸引器连接管、手术薄膜、双极电凝线、头皮夹、骨蜡、明胶海绵、保护套、20 mL注射器。

(二)麻醉方法

局部浸润麻醉或气管插管全身麻醉。

(三)手术体位

侧头仰卧位。顶枕部凹陷骨折,可取侧卧位或俯卧位。

(四)手术配合

(1)常规消毒、铺巾,绕凹陷骨折边缘做一马蹄铁形切口。

(2)在凹陷骨折的周边钻4个骨孔,在各骨孔之间锯断,保留骨瓣表面的骨膜。

(3)在硬脑膜外与颅骨内板之间进行剥离,将整个骨瓣取下。

(4)手辅助下用骨撬将凹陷骨折整复。

(5)检查硬脑膜是否完整,硬脑膜下是否有血肿或脑挫裂伤。如脑内有残留的骨折片,应摘除骨折片,清除其下方的积血和挫碎的脑组织,严密止血后缝合硬脑膜。

(6)将整复后的游离骨瓣复位,切开的骨膜予以缝合,最后逐层缝合头皮各层组织。

(五)手术配合注意事项

(1)严格执行无菌操作。

(2)妥善固定体位,注意皮肤的保护。

三、颅骨成形术

(一)术前准备

1.器械敷料

开颅器械包、颅骨修补器械、开颅单、基础敷料包、手术衣、盆、持物钳、灯把手。

2.一次性物品

1-0 丝线、2-0 丝线、3-0 丝线、开颅缝针、手套、电刀手柄、吸引器连接管、手术薄膜、双极电凝线、头皮夹、明胶海绵、20 mL 注射器、颅骨修补材料。

(二)麻醉方法

气管插管全身麻醉。

(三)手术体位

根据缺损部位采取相应的卧位。

(四)手术配合

(1)常规消毒、铺巾,连接电刀、吸引器、双极电凝仪。

(2)在手术切口的两角处,用注射器抽取生理盐水在皮下、骨膜下和帽状腱膜下分层注射,以利于分离组织。

(3)用刀环绕缺损骨窗切开头皮组织。

(4)更换手术刀后,自帽状腱膜下疏松结缔组织间隙分离,游离皮瓣并充分止血,悬吊皮瓣。

(5)在骨窗边缘用骨膜剥离器将骨膜剥开,显露颅骨缺损边缘。

(6)游离皮瓣、肌瓣、硬膜时要注意彻底止血。

(7)将消毒好的颅骨修补材料,于颅骨相应部位固定,必要时用 6×14 圆针、3-0 丝线悬吊硬脑膜,并用过氧化氢溶液及生理盐水冲洗创面。

(8)放置引流管,逐层缝合头皮各层组织,覆盖切口并加压包扎。

(五)手术配合注意事项

(1)术前与术者沟通,备好颅骨修补材料,及时高压灭菌,生物监测合格后方能使用。

(2)认真交接修补材料的数量,妥善保管。

(3)颅骨修补材料的标识及灭菌合格标识要及时黏贴于手术清点单背面。

四、脑积水脑室-腹腔分流术

(一)术前准备

1.器械敷料

开颅器械包、颅钻、脑室-腹腔分流棒、剖腹单、结扎单、基础敷料包、手术衣、盆、持物钳、灯把手。

2.一次性物品

1-0 丝线、2-0 丝线、3-0 丝线、开颅缝针、手套、电刀手柄、吸引器连接管、手术薄膜、敷贴、双极电凝线、骨蜡、明胶海绵、保护套、5 mL 注射器、脑室-腹腔分流管。

3.仪器

双极电凝仪、颅钻。

(二)麻醉方法

气管插管全身麻醉。

(三)手术体位

侧头仰卧位,手术侧肩部垫高,并充分暴露颈部手术区。

(四)手术配合

(1)标记枕骨隆凸上 4 cm 中线旁开 3.5 cm 为穿刺点,以此为中心标出与矢状面平行、长约

2.5 cm 的皮肤切口,标记出颈、胸部皮下隧道的行程及剑突下切口的位置。

(2)消毒枕颈、胸腹部皮肤,铺无菌巾,贴手术薄膜。

(3)全层切开头皮,双极电凝止血,骨膜剥离器剥离骨膜后,用乳突牵开器牵开暴露颅骨,颅钻钻孔。

(4)电灼硬脑膜,取分流管脑室端,在导丝支持下穿刺侧脑室枕角,穿刺方向指向同侧眉间旁开 1~2 cm,退出导丝有脑脊液流出,再送入 4~5 cm,在脑皮质下总长度 9~10 cm,用蚊式钳夹住固定在支架上。

(5)取脑室-腹腔分流棒自枕部切口沿皮下向胸锁关节处剥离,并做切口,退出管芯,将分流管引出(注:导管的末端要向上挑起,以免损伤深部的血管)。分流棒沿胸锁关节处切口向下经皮下剥离,于剑突下切口,退出管芯,将分流管引出。

(6)用长血管钳由头皮顶部切口的帽状腱膜下向枕骨骨窗处做一隧道,分流管的脑室端下口接泵室的流入端,泵室的流出端与腹腔端分流管的上口连接,连接处用 3-0 丝线扎紧。泵室用 6×14 圆针、3-0 丝线固定在骨膜上,轻轻拉下分流管,将泵室放入隧道,挤压泵室,观察有无脑脊液流出,无误后骨窗处填塞明胶海绵,关闭头皮切口。

(7)于剑突下逐层打开腹膜,用卵圆钳夹住分流管末端放入右侧髂窝,调整好分流管。清点物品无误后,逐层关闭腹部切口。

(8)乙醇棉球消毒皮肤,包扎切口。

(五)手术配合注意事项

(1)安装分流管前先检查分流管是否通畅,泵室要充满液体。

(2)严格无菌操作。

(3)每步操作均要保证分流管远端裂隙处有脑脊液流出。

(王福贞)

第六节　心胸外科手术的护理

心胸外科专业开创于 20 世纪初期,起步较晚但几十年来却是发展最快的外科学分支之一。心胸外科通常可分为普通胸外科和心脏外科,普通胸外科治疗包括肺、食道、纵隔等疾病;心脏外科则是治疗心脏的先天性或后天性疾病。常见的先天性心脏病手术包括房室间隔缺损修补,肺动脉狭窄拓宽、法洛四联症矫治术和动脉导管未闭结扎术等;后天性心脏病手术包括瓣膜置换术、瓣膜成形术、冠状动脉搭桥术、带瓣管道置换术等;下面以几个经典的胸心外科手术为例,介绍手术的护理配合。

一、瓣膜病置换手术的护理配合

心脏瓣膜病是指心脏瓣膜结构(瓣叶、瓣环、腱索、乳头肌)的功能或结构异常导致瓣口狭窄和(或)关闭不全。常见的致病因素包括炎症、黏液样变性、退行性改变、先天性畸形、缺血性坏死、创伤、梅毒、钙化、发育异常等。心脏瓣膜置换术是指在低体温麻醉下,通过外科手术切除病变瓣膜,使用人工心脏瓣膜替换的一种治疗方法。以下以二尖瓣置换术为例进行手术配合介绍。

(一)主要手术步骤及护理配合

1.手术前准备

手术患者入室前,巡回护士应先将凝胶体位垫和变温水毯放置于手术床上,其有防止压疮和体外循环恢复后升温的作用。手术患者取仰卧位,双手平放于身体两侧并使用中单将其保护固定。手术患者行全身麻醉,巡回护士配合麻醉师进行动静脉穿刺;留置导尿管,并连接精密集尿袋。留置肛温探头进行术中核心体温的监测;巡回护士合理黏贴电极板,通常将电极板与患者轴线垂直地粘贴于臀部侧方肌肉丰富处,不宜黏贴于大腿处,以防术中进行股动脉、股静脉的紧急插管。切口周围皮肤消毒范围为上至肩,下至髂嵴连线,两侧至腋中线。按照胸部正中切口手术铺巾法建立无菌区域。

2.主要手术步骤

(1)经胸骨正中切口开胸:传递 22 号大圆刀切开皮肤,电刀切开皮下组织及肌层,切开骨膜;传递电锯锯开胸骨,并传递骨蜡进行骨创面止血(图 5-24,图 5-25)。

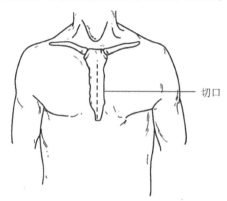

图 5-24　胸正中切口

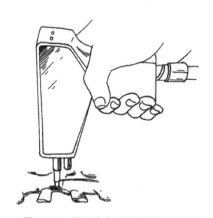

图 5-25　使用电锯将胸骨纵向锯开

(2)撑开胸骨:利用胸腔撑开器撑开胸骨显露胸腺、前纵隔及心包;传递无损伤镊夹持心包,配合解剖剪剪开,传递圆针 7 号慕丝线进行心包悬吊,显露心脏(图 5-26)。

(3)建立体外循环:传递 25 cm 解剖剪、无损伤镊、血管游离钳等游离上下腔静脉及升主动脉,配合插管荷包的制作,以及上下腔静脉和升主动脉插管,放置心脏冷停搏液灌注管,传递阻断钳阻断上、下腔静脉和主动脉,灌注停跳液(原理为含高浓度钾,导致心脏停搏),外膜敷冰泥保护心肌,直至心脏停止。

(4)显露二尖瓣:传递 11 号尖刀经房间沟切开左心房壁,心房拉钩牵开心房,显露二尖瓣(如图 5-27)。

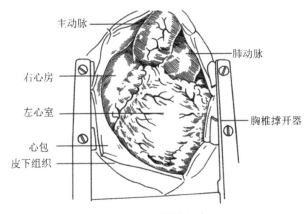

主动脉

肺动脉

右心房

左心室

胸椎撑开器

心包

皮下组织

图 5-26 显露心脏

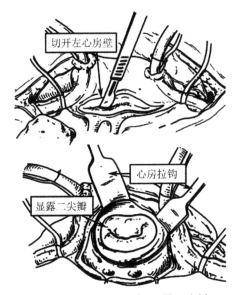

切开左心房壁

心房拉钩

显露二尖瓣

图 5-27 切开左心房,显露二尖瓣

(5)剪除二尖瓣及腱索:传递 25 cm 解剖剪沿瓣环剪除二尖瓣及腱索,无损伤镊配合操作,同时准备湿纱布,及时擦拭解剖剪及无损伤镊上残留腱索和组织。

(6)换人工瓣膜:传递测瓣器测定瓣环大小,选择大小合适的人工瓣膜,传递瓣膜缝合线缝合人工瓣膜。

(7)关闭切口,恢复正常循环:传递不可吸收缝线关闭二尖瓣切口和左心房切口。传递夹管钳,配合撤离体外循环,并传递不可吸收缝线或各种止血用品配合有效止血;开启变温水毯至38~40 ℃,调高手术间内温度,加温输注的液体或血液进行复温,待心脏跳动恢复、有力,全身灌注情况改善,放置胸腔闭式引流管,传递无损伤缝线缝合并关闭心包,传递胸骨钢丝关胸及慕丝线缝合切口。

3.术后处置

为手术患者包扎伤口,及时加盖棉被进行保温。检查手术患者骶尾部、足跟等易发生压疮的皮肤,及时发现皮肤发红、破损等异常情况。固定胸腔引流管、导尿管,保持引流通畅,并观察引流液的色、量、质,加强管道护理,防止滑脱。协助麻醉师、手术医师小心谨慎地将手术患者转移至监护床上,转运途中严密监测血压、心率、心律、氧饱和度等生命体征。保障患者安全,与心外科监护室护士做好交接班。

(二)围术期特殊情况及处理

1.调节手术患者体温

正常机体需高血流量灌注重要脏器,包括肾、心、脑、肝等,而机体代谢与体温直接有关,体温每下降7 ℃组织代谢率可下降50%,如体温降至30 ℃,则氧需要量减少50%,体温降至23 ℃时氧需要量则是正常的25%。因此,在建立体外循环过程中需要降温,以减低需氧量,预防重要脏器缺血缺氧,提高灌注的安全性。降温程度根据病情、手术目的和手术方法等各种情况而定,可分为不同的类型。

(1)常温体外循环:适用于简单心脏畸形能在短时间内完成手术者。

(2)浅低温体外循环:适用于病情中等者,心内畸形不太复杂者。

(3)深低温微流量体外循环,适用于:①心功能差,心内畸形复杂者。②侧支循环丰富,心内手术时有大量回血者。③合并动脉导管未闭者。④升主动脉瘤或假性动脉瘤手术深低温停循环者。

(4)婴幼儿深低温体外循环:适用于各种心脏复杂畸形。

(5)成人深低温体外循环:主要适用于升主动脉及弓部动脉瘤手术。

体外循环通过与低温结合应用,可使体外循环灌注流量减少,血液稀释度增加,氧合器血气比率降低。手术室的降温/保温设备有空调、制冰机、恒温箱、水床、变温毯及热空气动力装置等,通过这些设备,手术室护士可以达到调节和控制手术患者体温的目的。

2.心脏复苏困难

进行体外循环后,手术患者发生心脏复苏困难原因很多,常见于心脏扩大、心肌肥厚、心功能不全及电解质平衡紊乱等。案例中手术患者为二尖瓣狭窄患者,由于长时间的容量及压力负荷加重,且心功能基础较差,长时间的升主动脉阻断更加重了心肌的缺血缺氧损害,因此可能发生心脏复苏困难。

对于这位手术患者,首先应给予积极处理措施,如实施电击除颤等,如果效果不佳则立即再次阻断主动脉,在主动脉根部灌注单纯温氧合血5～10分钟,由于血液不但能为受损的心脏提供充足的氧,还能避免或减轻心肌的再灌注损伤。而后再次开放主动脉,一般即可自动复跳或经电击除颤后复跳。如多次除颤后仍不复跳则需再次阻断主动脉,灌注停搏液使心电机械活动完全停止,让心脏得以充分的休息,降低氧耗,为再次复跳做好准备。

3.心脏复跳后因高血钾心搏骤停

心脏复跳后发生高钾血症的可能原因包括:肾排钾减少、血液破坏、酸中毒、摄入过多等,如心脏停搏液(含钾)灌注次数和容量过多,大量的血液预充等。高钾血症可使静息电位接近阈电位水平,细胞膜处于去极化阻滞状态,钠通道失活,动作电位的形成和传导发生障碍,心肌兴奋性降低或消失,兴奋—收缩耦联减弱,心肌收缩降低,从而发生心搏骤停。

(1)胸内心脏按压:第一时间内迅速给予。胸内心脏按压方法可分为单手或双手心脏按压术,一般用单手按压时,拇指和大鱼际紧贴右心室的表面,其余四指紧贴左心室后面,均匀用力,有节奏地进行按压和放松,频率为80～100次/分。双手胸内心脏按压,用于心脏扩大、心室肥厚者,术者左手放在右心室面,右手放在左心室面,双手掌向心脏做对合按压,其余同单手法(图5-28)。切勿用手指尖按压心脏,以防止心肌和冠状血管损伤。

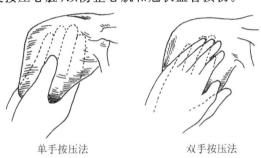

单手按压法　　　　　双手按压法

图 5-28　心内按压示意图

(2)胸内电除颤:巡回护士立即准备除颤仪及无菌除颤极板配合手术医师进行胸内除颤。首先打开除颤器电源,选择非同步除颤方式,继而选择电能进行充电;手术医师将胸内除颤电极板分别置于心脏的两侧或前后并夹紧,电击能量成人为10～40 J,小儿为5～20 J。

(3)复苏成功后,应配合麻醉师使用药物纠正低血压及电解质紊乱等,同时给予冰袋施行头部物理降温,同时用冰袋置于颈部、腋窝、腹股沟等大血管流经处进行体表降温,预防脑水肿等。心跳恢复后,有可能再度停搏或发生心室纤维性颤动,巡回护士应严密观察患者生命体征。

二、小切口微创心脏手术的护理配合

传统心脏外科手术,多采用胸骨正中切口,部分采用左胸后外侧切口,但往往痛苦大、手术切口长。随着近年来心血管手术安全性的不断提高,小切口心脏手术渐趋盛行。小切口心脏手术的特点是切口美观、隐蔽、创伤小、出血少、恢复快、愈合好、畸形少、费用少等。但由于切口小,术中术野显露较差,术前应明确诊断,严格掌握手术指征,同时对外科医师的手术操作技能也提出较高要求。本文以右腋下小切口微创房间隔缺损修补术为例介绍手术护理配合。

(一)主要手术步骤及护理配合

1.手术前准备

患者静脉复合麻醉伴行气管插管,体位在仰卧位的基础上右胸垫高,呈左侧60°半侧卧位,下半身尽量平卧,显露股动脉。右上肢屈肘悬吊于手术台支架上。摆放体位后,协助医师正确粘贴体外除颤板。切口周围皮肤消毒范围为:前后过中线,上至锁骨及上臂1/3处,下过肋缘。按照胸部侧卧位切口手术铺巾法建立无菌区域。

2.主要手术步骤

(1)右前胸切口:即取右侧腋中线第二肋交点与腋前线第五肋间交点连线行约5 cm切口,于腋前线第四肋进胸。传递22号大圆刀切开皮肤,电刀切开皮下组织及肌层,传递侧胸撑开器暴露切口。

(2)建立体外循环:传递无损伤镊、25 cm解剖剪剪开心包并传递圆针慕丝线固定心包。传递血管游离钳游离上、下腔静脉和主动脉并在主动脉根部作荷包缝合,插特定制作的长形带导芯的主动脉供血管。于右心耳部做荷包,并切开心耳插上腔静脉引流管;于右心房壁做荷包缝线,切开后插下腔静脉引流管。体外循环开始后,阻断升主动脉并于主动脉根部注入冷停搏液。

(3)暴露房间隔缺损:传递无损伤镊及无损伤剪,切开右心房,暴露房间隔缺损。

(4)修补房间隔缺损:如缺损较小,传递不可吸收缝线予以直接缝合;如缺损较大或位置比较特殊也可使用自体心包片或涤纶补片修补缺损。在缝合心房切口的同时排除右心房内气体,主动脉开放后心脏复跳。

(5)关闭切口:放置胸腔闭式引流管,传递三角针慕丝线固定,传递无损伤缝线缝合并关闭心包,传递慕丝线缝合切口。

3.术后处置

为手术患儿包扎伤口,及时加盖棉被进行保温。检查手术患儿受压侧眼睛、耳朵、各处骨突部位以及悬吊的上肢,及时发现皮肤发红、破损等异常情况。固定胸腔引流管、导尿管,保持引流通畅,并观察引流液的色、量、质,加强管道护理,防止滑脱。协助麻醉师、手术医师小心谨慎地将手术患者转移至监护床上,转运途中严密监测血压、心率、心律、氧饱和度等生命体征。保障患者安全,与心外科监护室护士做好交接班。

(二)围术期特殊情况及护理

1.低龄手术患者如何进行术前准备

多数先天性心脏病患者需在儿时接受手术,因此必须加强以下几个方面的护理工作。

(1)做好心理护理,完善术前访视:对手术患儿关心爱护、态度和蔼,对家长解释病情和检查治疗过程,建立良好的护患关系,消除家长和手术患儿的紧张,取得理解和配合。全面了解手术患儿的基本情况,包括基础生命体征、皮肤准备情况、备血、配血和手术方案等。做好护理计划,儿童术前禁食 10 小时,婴幼儿禁食 2 小时。

(2)手术间及物品准备:手术间温度要保持恒定,对于 10 kg 以下以及术中需要深低温降温的手术患儿,术前应在手术床上铺变温毯,以便降温或复温时使用。10 kg 以下的手术患儿应用输液泵严格控制液体入量。准备好摆放体位时所需的适合患儿身高体重的体位摆放辅助用品。准备好适合小儿皮肤的消毒液,一般用碘伏进行消毒。

(3)器械准备:根据手术患儿的身高和体重,准备合适的小儿心脏外科器械,如小儿使用阻断钳等,同时由于从侧胸入路手术,术前需要准备侧胸撑开器及加长的心脏外科器械,如 25 cm 解剖剪、长柄 15 号小圆刀等,方便术中使用。

2.术中需要更换手术方式

术中病情突变、需要更换手术方式是非常紧急的情况,必须争分夺秒,以挽救手术患者的生命。手术室护士应做好以下几个方面的工作。

(1)术前准备周全:首先手术室护士应在术前将各种风险可能考虑周全,并事先准备好各种可能使用的器械物品,如股动脉插管管道、各种规格的涤纶补片等。手术医师也应考虑到手术方式改变或股动脉插管的可能,在消毒铺单时应扩大范围。

(2)及时供应器械:如需改变手术方式,紧急调用其他器械,手术室巡回护士应立即将情况向值班护士长汇报,同时积极联系其他手术房间或者专科护士寻找合适的器械或替代物品,并及时提供到手术台上供医师使用,尽量减少耗费时间,保证患儿安全。

3.手术时间意外延长

手术时间意外延长可能导致非预期事件的发生,手术室护士必须及时调整和处理,以最大限度保护手术患儿及其家属。

（1）做好护理配合：手术室护士在整个手术过程应沉着冷静、全神贯注，预见性准备好下一步骤所需物品，配合手术医师尽量减少操作时间，降低手术对其他脏器损伤，减少手术并发症。

（2）预防性使用抗生素：常用的头孢菌素血清半衰期为 1～2 小时，为了保证药物有效浓度能覆盖手术全过程，当手术延长到 3～4 小时或失血量＞1 500 mL 时，应追加一个剂量，预防术后感染。

（3）无菌区域的保证：手术时间意外延长如超过 4 小时，应在无菌区域内加盖无菌巾，手术人员更换隔离衣及手套等。

（4）加强体位管理：术中每隔 30 分钟检查手术患儿体位情况，对于容易受压部位应定时进行减压，保证整个手术过程手术患儿皮肤的完整性，肢体功能不受损。

（5）联系并告知相关部门：联系病房告知患儿家属手术情况，安抚紧张情绪。告知护理排班人员，以便其做好工作安排。

（韩　真）

第七节　泌尿外科手术的护理

泌尿外科是处理和研究泌尿系统、男性生殖系统及肾上腺外科疾病的学科。其中主要涉及的脏器包括肾脏、肾上腺、输尿管、膀胱及前列腺等。下面以两个经典手术为例，介绍泌尿外科手术的护理配合。

一、单纯肾切除手术的护理配合

肾脏位置相当于第 12 胸椎至第 3 腰椎水平，右肾较左肾稍低 1～2 cm，右肾上极前方有肝右叶，结肠肝曲，内侧有下腔静脉，十二指肠降部；左肾前方与胃毗邻，前方有脾脏、结肠脾曲，脾血管和胰腺于肾的前方跨过。肾内侧缘有肾门，肾脏上内方有肾上腺覆盖。肾的被膜由外向内依次为肾筋膜、脂肪囊、纤维囊。

（一）主要手术步骤及护理配合

1.手术前准备

术前备肾切除器械包和常用敷料包，准备高频电刀和负压吸引装置。待患者行全身麻醉后，医护人员共同放置患者 90°左侧卧位。手术医师进行切口周围皮肤消毒，范围为前后过腋中线，上至腋窝，下至腹股沟。手术划皮前巡回护士、手术医师和麻醉师三方进行 Time Out 核对患者身份、手术方式、手术部位等手术信息，以及手术部位标识是否正确。

2.主要手术步骤

（1）经第 12 肋下切口进后腹膜：传递 22 号大圆刀切开皮肤；电刀切开各层肌层组织及筋膜，传递无损伤镊配合；传递解剖剪分离粘连组织。

（2）显露肾周筋膜，暴露手术野：传递湿纱布和自动牵开器，撑开创缘。

（3）暴露肾门：传递 S 拉钩牵开暴露；遇小血管或索带，传递长弯开来钳夹，解剖剪剪断，缝扎或结扎。

（4）处理肾动脉、静脉：传递长直角钳游离血管，7号慕丝线套扎两道；传递长弯开来3把，分别钳夹血管，长解剖剪剪断，7号慕丝线结扎，小圆针1号慕丝线再次缝扎（图5-29～图5-31）。

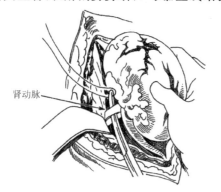

图5-29　丝线套扎肾动脉

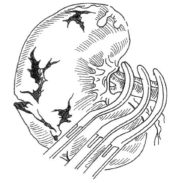

图5-30　依次传递3把长开来钳夹肾血管

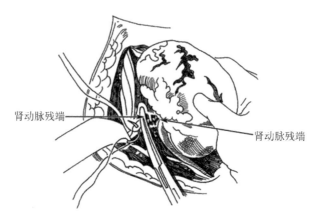

图5-31　剪断后的肾动脉近段，用丝线缝扎

（5）分离肾脏和脂肪囊：传递长弯开来、长剪刀分离。

（6）处理输尿管上段，移除标本：传递长弯开来3把，分别钳夹输尿管，长解剖剪剪断，7号慕丝线结扎，小圆针1号慕丝线再次缝扎。

（7）放置引流管：传递负压球，角针4号慕丝线固定。

（8）关闭切口：圆针慕丝线依次关闭各层肌肉层及皮下组织；角针慕丝线缝合皮肤。

3.术后处置

（1）术后皮肤评估：放置肾脏90°左侧卧位的手术患者，术后巡回护士应及时与手术医师和麻醉师一同将患者由侧卧位安全翻转至仰卧位，重点检查受压侧的眼部和耳郭、手臂、肩部和腋窝、髂嵴、膝盖以及脚踝和足部的皮肤情况，该患者是女性患者，还应重点检查患者的乳房有无被压迫或损伤。

（2）导管护理：巡回护士协助麻醉师妥善固定气管导管；妥善固定负压球和导尿管，避免负压球管道受压或折叠于患者身下，同时观察负压球中引流液的色、质、量和通畅情况。

（3）术后常规工作：根据医嘱运送患者入麻醉恢复室；放置肾脏标本。

（二）手术中特殊情况及处理

1.肾脏90°左侧卧位，肾脏90°侧卧位与胸外科90°侧卧位的区别

待手术患者麻醉后，手术团队将患者身体呈一直线转成90°左侧卧位，使右侧朝上。放置凝

胶头圈于手术患者头下,避免眼睛、耳朵受压。将手术患者右侧上肢放于搁手架上层,左侧上肢放于下层。同时于紧靠腋下处放置胸枕,防止臂丛神经受损。然后分别用安全带固定两侧上肢,松紧适宜,露出手指。注意保护手术患者的乳房,避免受压。将肾区(肋缘下 3 cm 左右)对准腰桥,放置凝胶腰枕于脐下。于尾骶部和耻骨联合处分别放置大小髂托固定,并用小方枕保护。手术患者上方的右下肢伸直,下方的左下肢屈曲,并于两下肢接触处放置软垫,在膝部和踝部放置软垫垫高,固定下肢。改变手术床的位置,同时放低床头和床尾,达到"折床"效果,使肾区逐渐平坦,便于手术操作。

与胸外科 90°侧卧位相比,在放置肾脏 90°侧卧位时,下肢的摆放为"上直下屈",而放置胸外科 90°侧卧位时下肢应为"上屈下直"。此外放置肾脏 90°侧卧位时尤其强调肾区必须对准腰桥。最后,在放置肾脏 90°侧卧位后,巡回护士须改变手术床使其达到"折床"效果。

2.术中手术方式改为肾部分切除术

术前,巡回护士应完善术前访视,与手术医师取得沟通,提前准备可能因手术方式临时调整而需要的特殊器械、缝针、止血物品等手术用物。同时手术室护士应熟悉肾部分切除术的适应证和禁忌证,掌握专科知识,提高临床判断能力。

术中,洗手护士应密切关注手术进展,及时与主刀医师沟通,获知手术方式改变时,第一时间告知巡回护士,后者则迅速将特殊用物传递给手术台上使用。

"单纯肾切除手术"改变为"肾部分切除术"时,应提供下列特殊器械、缝针等物品:血管阻断夹或Santisky钳,用于临时阻断肾动静脉血流;钛夹钳和钛夹,用于切除肿瘤时,夹闭小血管;2-0 或3-0 号可吸收缝线,用于缝合肾实质、肾包膜;止血纱布、生物胶等,用于覆盖肾脏创面进行止血。

3.关闭切口前,发现缺少纱布

巡回护士应第一时间告知手术医师及麻醉师清点数量错误,并得到肯定回复,在手术患者情况允许下,暂停手术。洗手护士和手术医师共同在手术区域进行搜寻,包括体腔切口、无菌区以及视力可及范围。巡回护士在手术区域外围进行搜寻,包括地面、纱布桶、一次性物品丢弃桶、生活垃圾桶等。

当遗失的物品找到时,巡回护士和洗手护士必须重新进行一次完整的清点,数量正确后告知手术团队,手术继续进行。

当遗失的物品未能找到时,巡回护士应汇报护士长请求支援,同时请放射科执行术中造影,并让专业放射学医师读片,确定患者体腔切口内无异物遗留,手术医师可关闭切口。

记录事件经过、所采取的所有护理措施以及最终搜寻结果,并根据相关流程制度上报事件。

二、前列腺癌根治手术的护理配合

前列腺位于耻骨后下方,直肠前,尿道生殖膈上方,由围绕尿道周围的腺体和其外层的前列腺腺体所组成。盆腔筋膜包裹前列腺形成前列腺筋膜,而前列腺实质表面有结缔组织和平滑肌构成前列腺固有囊。在前列腺筋膜鞘和囊之间还有前列腺静脉丛。

近年来,随着我国社会老龄化现象日趋严重以及食物、环境等改变,前列腺癌发病率迅速增加。前列腺癌多数无临床症状,常在直肠指检、超声检查或前列腺增生手术标本中偶然发现。前列腺增生手术时偶然发现的Ⅰ期癌可以不做处理,但应严密随诊。局限在前列腺内的第Ⅱ期癌可以行根治性前列腺切除术。第Ⅲ、Ⅳ期癌以内分泌治疗为主,可行睾丸切除术,必要时配合抗雄激素制剂。

（一）主要手术步骤及护理配合

1.手术前准备

准备前列腺切除器械和常用敷料包。准备高频电刀、负压吸引装置和等离子PK刀。实施全身麻醉后，巡回护士为手术患者放置仰卧位，可根据手术要求于骶尾部垫一小方枕，腘窝处垫一方枕。手术医师进行切口周围皮肤消毒，范围为上至剑突，下至大腿上1/3，两侧至腋中线。

2.主要手术步骤

（1）留置导尿管：传递无菌手套，留置双腔导尿管，并用小纱布固定。

（2）经下腹部正中切口进腹：传递22号大圆刀切开皮肤；电刀切开皮下组织，分离腹直肌，打开筋膜，传递解剖剪和湿纱布配合（图5-32）。

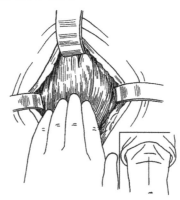

图5-32　经下腹部正中切口进腹

（3）清扫髂外血管处的淋巴结：台式拉钩暴露，传递无损伤镊和解剖剪进行清扫，遇血管传递钛夹闭合。清扫取下的淋巴结送病理检验。

（4）暴露手术野、分离筋膜：传递湿纱布垫于切口两侧，传递前列腺拉钩和大S拉钩暴露；传递无损伤镊、解剖剪分离筋膜。

（5）切断耻骨前列腺韧带，暴露耻骨后间隙：传递长弯开来、长解剖剪或等离子PK刀切断韧带；传递拉钩或自制纱布包裹卵圆钳进行暴露。

（6）暴露、切断阴茎背深静脉：长弯开来、无损伤镊和解剖剪切断血管，可吸收缝线缝扎。

（7）切开尿道前壁，缝线悬吊备吻合：传递可吸收缝线于尿道远端悬吊5针。

（8）切断尿道，处理膀胱颈部及前列腺韧带和精囊，接取标本：传递PK刀进行离断。

（9）留置三腔导尿管，膀胱尿道吻合：传递持针器，配合将之前悬吊备用的无损伤缝针吻合尿道与膀胱颈相应的位置。

（10）冲洗膀胱：传递装有生理盐水的弯盘和针筒，冲洗膀胱内血块；与巡回护士一同连接膀胱冲洗液冲洗。

（11）放置负压引流管、关闭切口：传递负压球，角针慕丝线固定；传递圆针慕丝线依次缝合各层肌肉；角针慕丝线缝合皮肤。

3.术后处置

（1）导管护理：巡回护士协助麻醉师妥善固定气管导管；妥善固定负压球观察负压球中引流液的色、质、量和通畅情况；妥善固定三腔导尿管，轻轻向外牵拉，并牵引固定于大腿内侧，压迫膀胱颈部，同时观察集尿袋中尿液颜色是否变化。

（2）术后皮肤评估：进行前列腺癌根治术的患者往往为老年患者，术后须仔细检查患者的皮肤情况，尤其是骶尾部、足跟、肩胛骨、手臂、肘部和枕部皮肤。

（3）术后常规工作：根据医嘱运送患者入麻醉恢复室，并进行特殊交接；放置髂外血管处清扫的淋巴结以及前列腺标本。

（二）围术期特殊情况及处理

1.老年患者的围术期处理

（1）完善术前对老年手术患者的护理评估：术前护理评估包含三方面，分别是全身系统的基本指标（包括皮肤状况、心理状态、营养状态、日常活动能力等）、慢性疾病史（包括关节炎、白内障、老年性耳聋、尿路感染、循环系统疾病、骨质疏松、高血压、糖尿病等）和药物服用史（包括抗抑郁症药、阿司匹林、非甾体抗炎药、溴化物等）。

（2）防止老年手术患者坠床：年龄、慢性疾病、服用特殊药物、手术要求（摘除眼镜和助听器）、环境的陌生，均是引起老年手术患者围术期坠床的高危因素。因此手术室护士必须全程看护，包括麻醉准备室、手术通道、麻醉恢复室等。并且提供护栏、约束带等防坠床工具。

（3）预防围术期低体温的发生：由于减缓的新陈代谢和较低的基础体温，老年手术患者更易在围术期过程中发生低体温，因此一系列的预防低体温措施必须给予提供，包括术前预热、升高室温、被动性保温（盖被、添加袜子）、主动性升温（使用变温毯、热空气动力装置的使用）、加热补液等。

（4）预防压疮发生：老年手术患者的皮肤具有轻薄、干燥、容易起皱等特征，此外年龄、慢性疾病等都是引起老年手术患者发生围术期压疮的高位因素。因此手术室护士应对每一位老年患者进行压疮危险因素评估与皮肤检查。特殊体位使用的配件（软垫、凝胶垫）、适当按摩、维持皮肤干燥等。

（5）防止因手术体位造成损伤：由于老年手术患者多伴有骨质疏松症，在放置侧卧位或截石位的过程中，容易损伤腰椎或股骨头，引起骨折。因此手术室护士在放置侧卧位或俯卧位时，手术团队应协作使患者在体位更换过程中，始终保持整体躯干成一直线；在放置截石位时，应缓慢举起或放下双腿，同时避免髋关节过分的旋转。此外由于老年手术患者皮肤较为脆弱，手术室护士在放置体位过程中，应避免皮肤有压迫、触碰或损伤。

（6）防止深静脉血栓发生：由于减缓的循环血流、降低的心排血量、脱水以及低体温等，使老年患者成为围术期发生深静脉血栓的高危人群。手术室护士应在术前进行深静脉血栓风险评估，确定高危人群；术中预防性使用防深静脉血栓袜（TEDs）或使用连续压力装置（SCDs）主动防止血栓的形成。

（7）术后麻醉恢复室的关注点：老年手术患者术后生理与心理都随着年龄的增长而改变，因此麻醉护士应加强监测和护理，确保患者在恢复室中的安全与舒适，包括呼吸道的管理、循环系统改变的监测、出入量管理、正确评估意识和有效唤醒、疼痛管理与心理调适以及皮肤的再次评估。

2.等离子PK刀的使用和保养

（1）等离子PK刀的连接及操作步骤如下：正确放置机器及踏脚→连接电源→打开总开关，机器自检→出现"Power on test 19"→打开面板开关显示"Selt Test"→显示"Connect PK cable"→连接线插入插孔→连接PK刀刀头→机器自动调节功率（开放性手术为70～80）→正确使用判断效果→拆卸PK刀刀头，拔除连接线→关闭面板开关，关闭总开关。

（2）等离子 PK 刀术中及术后的保养：手术过程中，洗手护士应正确将等离子 PK 刀头的连接线传递给巡回护士连接；术中应随时保持 PK 刀头干净、无焦痂，可使用无菌生理盐水纱布在每次使用后对刀头进行擦拭。手术结束后，洗手护士应完全拆卸 PK 刀的通道阀及可张开钳夹部，将其浸没于含酶清洗剂中 10～15 分钟，再用柔软的刷子在流动水下擦洗表面血迹，用高压水枪冲洗各关节和内面部位，用柔软的布料擦干，压缩空气吹干。在运输、包装、灭菌期间防止 PK 刀的连接线扭曲或打折，应顺其弧度盘绕。等离子 PK 刀应由专人负责保管与登记，每次使用等离子 PK 刀结束，均应登记使用情况。如术中发生使用故障应及时联系工程师进行检验和修复。

3.携带心脏起搏器的患者电外科设备的使用

携带心脏起搏器入手术室的患者，可能由于术中电外科设备的使用干扰，引起心律失常、室颤甚至心脏停搏。

（1）术前咨询心脏起搏器生产商及心内科医师相关注意事项，并请专业人员将心脏起搏器调节为非同步模式。

（2）术前，巡回护士必须准备体外除颤仪于手术间，呈随时备用状态。

（3）术中提醒手术医师尽可能使用双极电凝；如果必须使用单极电刀，则尽可能使用最小功率，同时保证单极电刀与电极板放置的位置尽量接近，且两者在手术中使用位置尽量远离心脏起搏器，使电流回路不经过起搏器和心脏。术中严禁在接触患者之前触发单极电刀开关。术中手术团队应使电外科设备的连接线尽量远离心脏起搏器和起搏电极导线。

（4）术中巡回护士采取保暖措施，防止因环境温度低而出现寒战，使起搏器对肌电感知发生错误，导致心律失常。

（5）对于携带心脏起搏器的手术患者，巡回护士应该在单极电刀使用过程中密切监测心电图情况，包括心率、心律、心电波形等，发现异常情况立即和手术医师、麻醉师沟通。

（王福贞）

第八节　骨外科手术的护理

由于交通意外、工业和建筑业事故、运动损伤的增多，以及人口老龄化、各种自然灾害等因素，导致高危、复杂的创伤越来越多。如果伤者得不到及时、有效的处理和治疗，将导致患者的终身残疾，甚至死亡，这给患者本人、家庭、社会带来沉重的负担。骨科在解剖学、生物力学和生物材料学研究的基础上，对手术方式、内固定材料不断进行新的尝试；近年来国内外信息、学术交流频繁；同时，高清晰度的 X 线片、CT、MRI 在骨科领域被广泛应用，使得骨科手术技术不断更新、变化、提高。下面介绍两例常见骨科手术的护理配合。

一、髋关节置换手术的护理配合

股骨颈骨折、髋关节脱位、髋臼骨折、股骨头骺滑脱等髋关节骨折的病例中，最常见的并发症为创伤导致的血供中断，导致股骨头缺血性坏死。股骨头缺血性坏死进一步发展，会出现软骨下骨折、股骨头塌陷，最终导致严重的骨性关节炎。患者丧失生活和劳动能力。全髋关节置换术用于治疗股骨头缺血性坏死晚期继发严重的髋关节性关节炎患者,临床取得积极的效果,目前已成为治疗晚期股骨头坏死的标准方法。

(一)主要手术步骤及护理配合

1.手术前准备

手术患者取 90°侧卧位(图 5-33),行全身麻醉或椎管内麻醉。切口周围皮肤消毒范围为:上至剑突、下过膝关节,两侧过身体中线。按照髋关节手术铺巾法建立无菌区域。

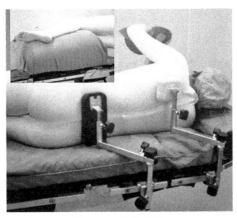

图 5-33　体位摆放

2.手术主要步骤

(1)显露关节囊:髋关节外侧切口(图 5-34),传递 22 号大圆刀切开皮肤,电刀止血,切开臀中肌,臀外侧肌(图 5-35),显露关节囊外侧(图 5-36)。

(2)打开关节囊(图 5-37):电刀切开,传递有齿血管钳钳夹,切除关节囊。传递 S 形拉钩和 HOMAN 拉钩牵开,充分暴露髋关节并暴露髋白。

(3)取出股骨头:股骨颈与大转子移行部用电锯离断股骨颈,用取头器取出股骨头,取下的股骨头用生理盐水纱布包裹保存,以备植骨。

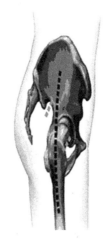

图 5-34　髋关节外侧切口

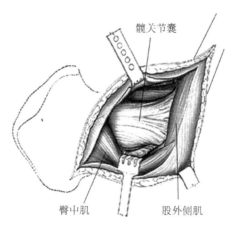

图 5-35　臀外侧肌

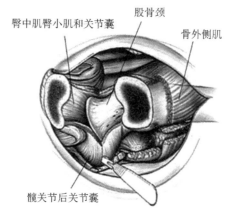

图 5-36　关节囊外侧

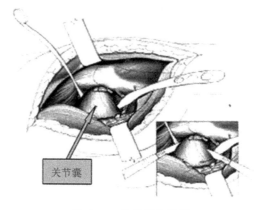

图 5-37　关节囊示意图

（4）髋臼置换。①削磨髋臼:将合适的髋臼磨与动力钻连接好递与术者,髋臼锉使用顺序为由小到大;削磨髋臼至髋臼壁周围露出健康骨松质为止,冲洗打磨的骨屑并吸引干净,使用蘑菇形吸引可有效防止骨屑堵塞吸引管路。②安装髋臼杯假体;选择与最后一次髋臼锉型号相同的髋臼杯,将髋臼杯安装底盘与螺纹内接杆连接,完成整体相连;将髋臼杯置于已锉好的髋臼中心,用 45°调整角度,将髋臼杯旋入至髋臼杯顶部使其完全接触;关闭髋臼杯底部三个窗口,用打入器将与髋臼杯型号一致的聚乙烯臼衬轻扣入内,并检查臼衬以确保其牢固性。

(5)股骨假体柄置换。①扩髓:内收外旋患肢,用 HOMAN 拉钩暴露股骨近端,用开髓器贴近股骨后方骨皮质开髓;将髓腔锉与滑动锤连接,用滑动锤打入髓腔锉,直至髓腔锉与骨皮质完全接触。在整个扩髓过程中,使用髓腔锉原则为由小到大,逐渐递增地进行使用。②安装假体柄:用轴向打入器将假体试柄打入股骨干髓腔内;安装合适的试头;复位器复位;确定假体柄、假体头的型号后逐一取出假体试头、假体试柄;冲洗髓腔并擦干。③安装假体:将与试柄型号相同的假体打入髓腔(方法同安装试柄、试头),假体进入后进行患肢复位,检查关节紧张度和活动范围。注意在置换陶瓷头的假体时必须使用有塑料垫的打入器,以免打入时损坏陶瓷头。④缝合伤口:缝合伤口前可根据实际情况在关节腔内和深筋膜浅层放引流管;然后对关节囊、肌肉层、皮下组织、皮肤等进行逐层缝合。

3.术后处置

为患者擦净伤口周围血迹并包扎伤口;检查皮肤受压情况,固定引流管,护送患者入复苏室进行交接。处理术后器械及物品。

(二)围术期特殊情况及处理

1.对全髋置换的手术患者进行风险评估

股骨头缺血性坏死的疾病有一个渐进的演变过程,患者大多为高龄老人,又有功能障碍或卧床史,术中可能出现各种并发症,甚至心跳呼吸骤停。所以要对患者进行风险评估,评估重点内容如下:①有无皮肤完整性受损的风险。②有无下肢静脉血栓形成的风险。③有无坠床的风险。④有无假体脱位的风险。

2.**防止髋关节手术部位错误**

髋关节为人体左右侧对称部位,易发生手术部位错误的事故。故在全髋关节置换手术前必须严格实施手术部位确认,具体措施如下。

(1)手术图谱:术前主刀医师根据影像诊断与患者及其家属共同确认手术部位,并在图谱的相应部位做好标识,让患者及家属再次确认后,在图谱的下方签名。

(2)标识部位:术前谈话时,在手术图谱确认后,主刀医师用记号笔在患者对应侧的手术部位画上标识。

(3)术前核对:巡回护士与主刀医师、麻醉师共同将手术图谱与患者肢体上手术部位标记进行核对,同时,让可以配合的手术患者口述手术部位。任何环节核对时如有不符,先暂停手术,必须核对无误后再行手术。

3.对外来器械进行管理

用于髋关节置换的特殊工具和器械由医疗器械生产厂家提供,不归属于医院,属于外来器械。如果对于外来器械疏于管理,必将造成手术患者术后感染等一系列严重的并发症,这对于手术患者和术者都无疑是"一场灾难"。因此,外来器械送入手术室后,必须严格按照外来器械使用流程进行管理,包括外来器械的准入、接受、清洗、包装、灭菌和取回。每一环节都应严格按照相关流程执行。

4.预防髋关节假体脱位

手术团队人员掌握正确的搬运方法是杜绝意外发生的关键。按常规搬运方法搬运全髋关节置换术后的手术患者,会因为搬运不当造成手术患者的假体脱位。

(1)团队分工:麻醉师负责头部,保证气管插管的通畅;手术医师负责下肢;巡回护士负责维持引流管路,防止滑脱;工勤人员负责平移手术患者至推床。

(2)要求:手术患者身体呈水平位移动,双腿分开同肩宽,双脚外展呈"外八字"。避免搬运时手术患者脚尖相对,造成假体脱位。

二、下肢骨折内固定手术的护理配合

骨折的患者往往有外伤史,详细了解患者受伤的时间、地点、受伤的力点、受伤的方式(如高空坠落、机器碾压、车祸撞击、运动损伤、跌倒等)、直接还是间接致伤、闭合性还是开放性伤口及伤口污染程度等可以协助诊断,对采取合适的治疗方法起着决定性作用。患者无论发生在骨、骨骺板或关节等处的骨折,都包含骨皮质、骨小梁的中断,同时伴有不同程度的骨膜、韧带、肌腱、肌肉、血管、神经、关节囊的损伤。骨折的诊断主要依据病史、损伤的临床表现、特有体征、X线片。在诊断骨折的同时要及时发现多发伤、合并伤等,避免漏诊。

(一)主要手术步骤及护理配合

1.手术前准备

(1)体位与铺单:患者采取全身麻醉,仰卧位,消毒范围为伤侧肢体,一般上下各超过一个关节,按下肢常规铺巾后实施手术。

(2)创面冲洗:为防止感染,必须对创面进行重新冲洗,常规采用以下消毒液体:①生理盐水:20 000~50 000 mL,冲洗的液体量视创面的洁净度而定,不可使用低渗或高渗的液体冲洗,以免引起创面组织细胞的水肿或脱水。②过氧化氢(H_2O_2):软组织、肌肉层用 H_2O_2 冲洗,使 H_2O_2 与肌层及软组织充分接触,以杀灭厌氧菌。③灭菌皂液:去除创面上的油污。

(3)使用电动空气止血仪:正确放置气囊袖带,并操作电动空气止血仪,压迫并暂时性阻断肢体血流,达到最大限度制止创面出血并提供清晰无血流的手术视野,同时防止电动空气止血仪使用不当造成手术患者的损伤。

2.主要手术步骤

(1)暴露胫骨干:传递22号大圆刀切开皮肤,电刀切开皮下组织、深筋膜,暴露胫骨干。

(2)骨折端复位:清理骨折端血凝块,暴露外侧骨折端;点式复位钳2把提起骨折处两端,对齐进行骨折端复位。

(3)骨折内固定。①选择器械:备齐钢板固定需要的所有特殊器械。②选择钢板:选择合适钢板,折弯成合适的角度。③固定钢板:斜面骨折处上采用拉力螺钉起固定作用,依次采用钻孔、测深、螺丝钉转孔、上螺丝固定几个步骤。④固定钢板:依相同方法上螺钉固定钢板。⑤缝合伤口:冲洗伤口,放置引流,然后对肌肉层、皮下组织、皮肤等进行逐层缝合。

3.术后处置

为手术患者擦净伤口周围血迹并包扎伤口;检查皮肤受压情况,固定引流管,送回病房并进行交接。处理术后器械及物品。

(二)围术期特殊情况及处理

1.用空气止血仪减少伤口出血

空气止血仪具有良好的止血效能,如伤口依旧出血不止,则应按照上述规定,检查仪器的使用方法是否正确、运转是否正常等。

(1)袖带是否漏气:因为一旦漏气,空气止血仪的压力就会下降,止血仪将肢体浅表的静脉,但深层的动脉未被压迫,这样导致患者手术部位的出血要比不上止血带时更多。此时,应该更换空气止血仪的袖带,重新调节压力、计算时间。

(2)开放性创伤时袖带是否正确使用:开放性创伤的肢体在使用空气止血带前一般不用橡胶弹力驱血带,因此手术开始划皮后切口会有少量出血,这是正常的。为了减少出血,可先抬高肢体,使肢体静脉血回流后再使用空气止血带。

2.术中电钻发生故障的原因

电钻发生故障的原因较多,手术室护士可采取以下方法进行排除,必要时更换电池或电钻,以便手术顺利进行。

(1)电池故障:①电池未及时充电或充电不完全。②电池使用期限已到,未及时更换以至于无法再充电。③电池灭菌方法错误造成电池损坏。

(2)电钻故障:①钻头内的血迹未及时清理,灭菌后形成血凝块,增加电钻做功的阻力,降低钻速。②操作不当,误碰到保险锁扣,电钻停止转动。③电钻与电池的接触不好。

3.有效防止螺旋钻头意外折断

手术医师在使用电钻为固定钢板的螺钉钻孔时,可能会出现螺旋钻头断于患者体内的情况,这不仅会损伤手术患者,也浪费手术器材。为防止此类事件,洗手护士应该做到以下几点。

(1)术前完成钻头的检查:①钻头的锋利程度。②钻头本身是否有裂缝或损坏。③钻头是否发生弯曲变形。

(2)使用套筒:使用钻头钻孔时必须带套筒,防止钻头与手术患者的骨皮质成角而发生断裂。

(3)防止电钻摩擦生热:使用电钻钻孔时,洗手护士应及时注水,以降低钻头与骨摩擦产生的热量,这样既可有效防止钻头断裂,又可降低钻孔处骨的热源性损伤。

(王福贞)

第九节　妇产科手术的护理

妇产科是临床医学四大主要学科之一,主要研究女性生殖器官疾病的病因、病理、诊断及防治,妊娠、分娩的生理和病理变化,妇科手术主要包括治疗女性生殖系统的疾病即为妇科疾病,如外阴疾病、阴道疾病、子宫疾病、输卵管疾病、卵巢疾病等;产科包括高危妊娠及难产的预防和诊治,女性生殖内分泌,计划生育及妇女保健等。下面以几个经典的手术为例,介绍手术的护理配合。

一、剖宫产手术的护理配合

剖宫产是指妊娠28周后切开腹壁及子宫,取出胎儿及胎盘的手术。剖宫产式式有子宫下段剖宫产(横切口)、子宫体部剖宫产(纵切口)。由于某种原因,绝对不可能从阴道分娩时,如头盆不称、宫缩乏力、胎位异常、瘢痕子宫、胎儿窘迫等,应及时施行剖宫产手术以挽救母婴生命。如果施行选择性剖宫产,于宫缩尚未开始前就已施行手术,可以免去母亲遭受阵痛之苦。剖宫产是一种手术,有相应的危险性,如出血、膀胱损伤、损伤胎儿、宫腔感染、腹壁切开感染等,故施术前必须慎重考虑。

(一)主要手术步骤及护理配合

1.手术前准备

(1)手术患者接入手术室后,护士应在第一时间给予心理护理支持,缓解其紧张情绪以及可能因宫缩导致的疼痛。

(2)协助手术患者转移至手术床,并固定扎脚带予以解释,防止坠床意外的发生。

(3)核对缩宫素等子宫兴奋类药物以及剖宫产特殊用物,如产包、婴儿吸痰管等是否携带齐全。

(4)手术患者取侧卧位行腰麻即蛛网膜下腔麻醉或持续硬膜外腔阻滞麻醉,手术室护士站于患者身前,防止其坠床的同时,指导其正确放置麻醉体位。麻醉完毕起效后,患者改体位为仰卧位,巡回护士置导尿管并固定。

(5)手术切口周围皮肤消毒范围为:上至剑突、下至大腿上 1/3,两侧至腋中线。按照腹部正中切口手术铺巾法建立无菌区域。

2.主要手术步骤

(1)经下腹横切口开腹:传递 22 号大圆刀切开皮肤及皮下组织,传递中弯血管钳、组织剪剪开筋膜,钝性分离腹直肌,遇有血管应避开或用慕丝线做结扎。

(2)暴露子宫下段:传递解剖剪剪开腹膜,同时传递长平镊,配合剪开一小口,然后术者将左手中指或示指伸入切口,在左手的引导下剪开腹膜至适当长度;传递双头腹腔拉钩牵开,暴露子宫。

(3)切开子宫:传递新的一把 22 号大圆刀,于子宫下段切开一小口,递中弯血管钳刺破胎膜,吸引器吸净羊水,钝性撕开或传递子宫剪剪开切口 10～12 cm。

(4)娩出胎儿:移除切口周围的金属器械及电刀,防止意外损伤娩出的胎儿。手术医师一人手压宫底,一人手伸入宫腔将胎儿娩出。如胎儿过大无法娩出时,传递产钳协助娩出胎儿(图 5-38)。

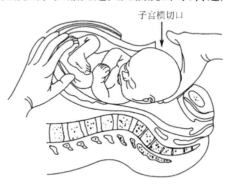

图 5-38　胎儿娩出

(5)胎儿脐带处理:传递中弯血管钳 2 把依次钳夹脐带,传递组织剪剪断,同时传递组织钳夹闭子宫壁静脉窦。

(6)胎盘娩出:传递抽配有 20 U 缩宫素的 10 mL 注射针筒,注射于子宫壁肌层;娩出胎盘,传递弯盘接取;传递纱垫清理宫腔。将置有胎盘的弯盘放于无菌桌,防止污染,以备手术医师检查胎盘的完整性。

(7)缝合子宫:子宫进行两层缝合,传递可吸收缝线,第一次全层连续缝合,第二次缝合浆膜肌层包埋缝合。

(8)缝合切口：首先缝合腹膜，间断缝合筋膜及肌肉，间断缝合皮下组织，最后用皮内缝线缝皮肤，缝皮肤时要将创缘内翻，否则会影响创口愈合，使疗程延长。

3.术后处置

术后注意保护患者的隐私，更换潮湿的床单位，同时做好保暖工作。待手术患者情况稳定后，送入病房，对未使用的子宫兴奋类药物进行交接。

(二)围术期中特殊情况及处理

1.防止子宫切口污染

胎儿如术前发生宫内窘迫，则会由于缺氧引起迷走神经兴奋，肠蠕动亢进，肛门括约肌松弛，导致娩出时会有胎粪排出。因此在切开子宫、吸净羊水、暴露胎儿后，洗手护士应准备一块无菌大布垫给手术医师备用，在胎儿娩出前将布垫覆盖胎儿臀部，防止胎粪排出污染。如术中怀疑有手术器械、纱布或无菌巾沾染到胎粪应立即更换，并更换手套，防止发生切口污染。

2.手术区域无菌和干燥的保持方法

巡回护士在术前物品准备时要检查负压吸引器的负压状况，保证吸引器正常工作。手术医师准备切开子宫时，巡回护士再次查看吸引器的连接是否良好，洗手护士查看负压吸引是否正常，如吸引器出现故障，应立即告知医师，暂缓切开子宫，并马上处理故障。切开子宫后，应尽量先将羊水吸净后再娩出胎儿，胎儿娩出时，洗手护士配合将残留的羊水吸净，如手术区域上无菌巾潮湿应加铺无菌巾，保证手术区域无菌和干燥。

3.剖宫产术中大出血

在剖宫产术中，产妇出现头晕，乏力，畏寒等症状时，极有可能是因为术中子宫大量出血所致。巡回护士应及时发现产妇体征，准确配合手术医师处理出血症状，具体步骤如下。

(1)观察手术患者情况：做好心理护理，注意保暖，室温应保持在 26～28 ℃，巡回护士做好各类手术用物如药品、器械、血制品的协调与供给。

(2)按摩子宫、进行热敷：备热盐水纱布(水温 60～70 ℃)，覆盖在宫体上，手术医师均匀、有节律地按摩子宫，随时更换热盐水纱布，保持有效热敷。

(3)保持胎盘无菌：洗手护士将胎盘放于无菌手术台的弯盘内，以备医师检查胎盘的完整性。

(4)遵医嘱正确用药：巡回护士备好子宫兴奋药物如缩宫素、卡孕栓等，缩宫素为子宫壁肌层注射或静脉点滴，卡孕栓为舌下含服，巡回护士应指导手术患者正确服用卡孕栓。术中执行口头医嘱时，巡回护士应复述一遍，包括药名、浓度、剂量和用法，确认后执行，执行完后应告知手术医师，以便查看疗效。

(5)及时提供所需手术物品：手术医师迅速缝合子宫切口，恢复子宫的完整性，有利于子宫收缩止血，护士必须积极主动地提供所需物品，保证吸引器的正常使用，吸引瓶满及时更换。

(6)积极配合抢救：对于难以控制并危及产妇生命的术中大出血，在积极输血，补充血容量同时施行子宫切除术或子宫次全切除术，巡回护士需及时准备各类抢救器械及物品。

(7)评估出血量：巡回护士必须准确评估出血量，及时告知医师。

(8)做好护理记录：认真清点物品，术中添加纱布、器械等须及时清点记录；术中输血应按流程核对并签名，同时记录在手术护理记录单上；术中遇口头医嘱，巡回护士应于术后第一时间要求手术医师补全医嘱。

4.评估手术患者出血量

通常，手术过程中出血量包括负压吸引瓶内的血量及纱布所含血量，吸引瓶内的血量＝吸引瓶内总量-冲洗液量-其他液体量。剖宫产胎儿娩出时,大量的羊水被吸引器吸至吸引瓶内,而术中子宫出血多在胎儿娩出后,因此巡回护士应在胎儿娩出后开始计算负压吸引瓶内液体量。术中计算出血量时,应尽量使用干纱布,纱布所含血量=使用后纱布的重量-干纱布的重量,重量单位为 g,1 mL 血液约以 1 g 计算。

二、全子宫切除术的护理配合

子宫是女性生殖器中的一个重要器官,其产生月经和孕育胎儿。子宫位于骨盆腔中央,在膀胱与直肠之间,宫腔呈倒置三角形,深约 6 cm,上方两角为"子宫角",通向输卵管和卵巢。全子宫切除术多用于子宫肌瘤、子宫恶性肿瘤及某些子宫出血和附件病变等。

(一)主要手术步骤及护理配合

1.手术前准备

患者行全身麻醉,取膀胱截石位。切口周围皮肤消毒范围为:上至剑突、下至大腿上 1/3,两侧至腋中线。手术铺巾,建立无菌区。

2.主要手术步骤

(1)切口:传递 22 号大圆刀,取下腹正中切口,从脐下至耻骨联合上缘。

(2)暴露子宫:传递两把中弯血管钳夹持宫角,上提子宫。

(3)切断子宫韧带及子宫动静脉:传递中弯血管钳 2 把钳夹,组织剪剪断,常规传递 7 号慕丝线缝扎或结扎子宫阔韧带及圆韧带。

(4)游离子宫体:传递解剖剪,剪开子宫膀胱腹膜反折,传递中弯血管钳 2 把钳夹,主韧带组织剪剪断,7 号慕丝线缝扎。

(5)环切阴道,移除子宫:传递条形纱布围绕子宫颈切口下方,传递 22 号大圆刀片切开阴道前壁,传递组织剪将阴道穹隆剪开,切除子宫。

(6)消毒阴道残端并缝合:递碘伏棉球消毒阴道残端,传递组织钳钳夹阴道边缘,传递可吸收缝线连续缝合阴道残端。

(7)关腹:递生理盐水冲洗盆腔,止血,关腹。

3.术后处置

手术结束巡回护士检查手术患者皮肤,待患者情况稳定后,送入病房,进行交接;处理术后器械及物品。

(二)围术期特殊情况及处理

1.放置截石位

护士在术前协助医师,麻醉师摆放患者体位时,不仅需注意摆放的体位要利于手术区域的充分暴露,同时,也应注意保护患者的隐私及舒适度。具体操作步骤如下。

(1)术前手术患者准备:手术患者平卧于手术床,巡回护士协助脱去长裤,穿上腿套。向手术患者说明由于手术需要需放置截石位,为了保护皮肤及神经、关节,要脱去长裤,穿上腿套。同时护士应注意保护患者的隐私,及时为其盖好被子。

(2)放置搁脚架:在近髋关节平面放置搁脚架,支架高低角度调节关节和腿托倾斜角度调节关节要确保固定。

(3)放置体位:待手术患者麻醉后将其双手交叉放于胸前,注意不要压迫或牵拉输液皮条,麻醉医师保护好患者的头、颈部,固定好气管导管,防止移动时气管插管与氧气管脱离,手术医师站手术患者臀部位置,护士站床尾,一起将手术患者抬起并下移,使骶尾部平于背板下缘;将患者两腿曲髋、膝放在搁脚架上;要求腿托应托在小腿处,大腿与小腿纵轴应成 90°～100°,两腿外展,放置成 60°～90°。

(4)固定:约束带固定两侧膝关节,保持约束带平整,松紧适宜。

(5)铺巾:手术切口在腹部,切口铺巾的方法同腹部手术铺巾,洗手护士依次递 3 块无菌巾,折边朝向手术医师,分别铺盖切口的下方、对方、上方;第四块无菌巾折边朝向自己,铺盖切口同侧,4 把巾钳固定;患者会阴部不进行手术,铺巾时遮盖会阴;然后递中单垫臀下,双脚套无菌脚套,从脚遮盖到腹股沟;再铺整块大孔巾遮盖全身;巡回护士协助套托盘套,将托盘置于患者右膝上方。

2.防止术中感染

子宫残端与外界相通,视为污染区域。因此,洗手护士应配合手术医师做好管理工作,防止污染播散:①在切开阴道前壁前,先递条形纱布给手术医师,将其围绕子宫颈切口下方,以防止阴道分泌物污染创面。②备碘伏(含 0.02%～0.05%聚维酮碘)棉球,待子宫移除后,递给医师消毒宫颈残端。③接触宫颈残端的器械均视为污染器械,包括切开阴道前壁的 22 号大圆刀、剪开阴道穹隆组织剪、钳夹阴道边缘的组织钳及缝合残端的持针器,都必须与无菌器械分开放置、不再使用,但必须妥善放置以备清点。④宫颈残端缝合后,温生理盐水冲洗盆腔,手术医师、洗手护士更换手套,再行关腹。

(韩 真)

第十节 口腔颌面外科手术的护理

口腔颌面外科是一门以外科治疗为主,研究口腔器官(牙、牙槽骨、唇、颊、舌、腭、咽等)、面部软组织、颌面诸骨(上颌骨、下颌骨、颧骨等)、颞下颌关节、涎腺及颈部某些相关疾病的防治为主要内容的学科。口腔颌面外科具有双重属性。一方面,为了防治口腔颌面部疾病的需要,口腔颌面外科与口腔内科学、口腔正畸学、口腔修复学等有关学科不能截然分割;另一方面,由于它本身的外科属性,又与普通外科学、整形外科学、内科学、儿科学等有着共同的特点与关联。

一、腭裂修复手术的护理配合

腭裂是一种常见的先天性畸形。腭裂不仅有软组织畸形,大部分腭裂患者还可伴有不同程度的骨组织缺损和畸形。腭裂修复术的目的是闭合裂隙,修复腭咽的解剖结构,达到正常的发育和发音效果。小儿腭裂手术时间是 1 岁半至 2 岁,同时需要体重在 12 kg 以上,无发热、咳嗽、流鼻涕等现象,无心、肝、肾等系统性疾病。

(一)主要手术步骤及护理配合

1.手术前准备

手术患者取仰卧位,垫肩,头后仰并放低,行全身麻醉。按照颌面部手术铺巾法建立无菌区,用三角针慕丝线固定气管导管。

2.主要手术步骤

(1)切口:传递腭裂开口器及压舌板充分暴露手术野;做切口前用含肾上腺素的局麻药或生理盐水做局部浸润注射;传递 11 号刀片在两侧腭黏膜及裂隙边缘上做切口(图 5-39)。

(2)剥离黏骨膜瓣:传递剥离器插入切口中将硬腭的黏骨膜组织全层完整翻开(图 5-40),传递肾上腺素纱布擦拭止血。

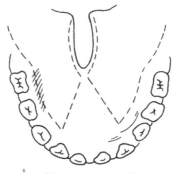

图 5-39　切口设计

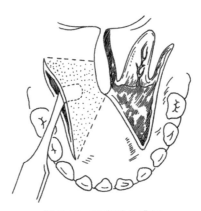

图 5-40　剥离黏骨膜瓣

(3)游离血管神经束:传递长镊子及剥离器沿血管神经束深面进行剥离(图 5-41)。

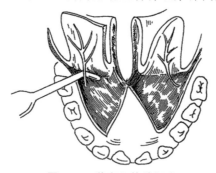

图 5-41　游离血管神经束

(4)分离鼻腔黏膜:传递剥离器,分离鼻腔黏膜与腭骨。

(5)缝合:传递圆针慕丝线分别缝合鼻腔黏膜(图 5-42),软腭部肌层及悬雍垂、软腭和硬腭黏骨膜(图 5-43)。

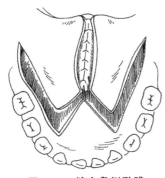

图 5-42 缝合鼻侧黏膜

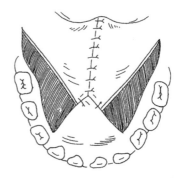

图 5-43 缝合肌层及口腔侧黏膜

（6）填塞创口：传递可吸收止血纱布或碘仿纱条填塞于松弛切口的创腔内。

3.术后处置

转运手术患者途中严密监测神志、血压、心率、氧饱和度等生命体征。使用约束带及护栏，防止手术患者躁动，保障安全；与病房做好交接班。妥善处理术后器械及物品。

（二）围术期特殊情况及处理

1.腭裂手术的体位及小儿的手术体位的注意事项

（1）体位要求：肩、背部垫高，头部后仰，使口腔、气管、胸骨尽可能在同一平面，以使上腭立起，充分显露术野。

（2）放置方法：手术患者取仰卧位，肩、背部垫长枕，头部后仰，两侧用沙袋加以固定防止头部转动。

（3）小儿手术体位放置的注意事项：①小儿患者颈部较短，过高的长枕易使颈部过伸，腰背部拉伤，应使用合适高度的长枕而不是只注意后仰的程度。②放置此体位时颈后悬空，容易引发颈部损伤，应给予棉垫或无菌巾垫于颈后加以支撑。③小儿皮肤较嫩、肺泡发育不成熟、呼吸运动弱，因此安置体位时应做到动作轻柔，固定要安全牢固。

2.术中防止小儿患者术中体温过低

（1）使用温毯：对于小儿患者且进行有可能出血较多的手术，术前应备好变温毯。

（2）注意保暖：患儿进入手术室后立即给予加盖棉被，术前的各种操作要注意保暖，避免患儿长时间暴露。

（3）使用温热的补液：提前准备好温热的补液进行输液，防止因输入低温液体造成体温下降。

（4）注意观察：监测患者的生命体征及出血量，及时调整输液速度。

3.有效地维护气道通畅

小儿呼吸道较短，固定相对困难，极易发生气管插管滑脱、扭曲等情况，应加强护理。

（1）术前用胶布将气管导管妥善固定于患者口腔一侧，在消毒、铺巾时，避免牵拉气管导管。

（2）手术开始前使用缝线将导管重新固定，防止手术操作时将导管带出。

（3）术中及时清理口腔内的血液及分泌物，防止液体进入气道内。

（4）术中避免挤压、牵拉气管导管，注意观察导管有无滑脱。

（5）手术结束时不要拆除固定导管的缝线，直至拔管时才能拆除。

4.术中吸引装置发生故障的处理

吸引装置能够及时吸出手术液的血液及分泌物，保持术野清晰，对于手术非常重要。术前应配备两套吸引装置,并保证两套吸引装置均处于良好的工作状态。术中发生吸引装置故障应及时更换备用装置,保证手术顺利进行。及时排查故障原因,从上至下依次检查吸引管路,找出症结所在;如故障发生在吸引装置上,及时予以更换以保证处于良好的工作状态,如故障发生在中心吸引管路内,应立即启用电动吸引装置以保证手术顺利进行。

二、腮腺切除手术的护理配合

腮腺位于两侧面颊部耳朵的下方,是人体最大的唾液腺。在口腔颌面部肿瘤中,涎腺肿瘤发病比例较高。在不同的解剖部位中,腮腺肿瘤的发病率最高,占 80% 以上。

(一)主要手术步骤及护理配合

1.手术前准备

手术患者取仰卧位,头偏向健侧,行全身麻醉。按照颌面部手术铺巾法建立无菌区,用三角针慕丝线或无菌贴膜固定气管导管于口腔。用小块挤干的消毒棉球填塞于外耳道内。

2.主要手术步骤

(1)设计切口:用无菌记号笔沿耳屏前绕过耳垂往下至下颌角作"S"形切口设计。

(2)翻瓣:按切口设计,传递 22 号大圆刀切开皮肤,电刀切开皮下组织及阔筋膜;传递血管钳牵开皮瓣,电凝止血,直至显露腮腺前缘、上缘和下缘为止。

(3)分离面神经主干及分支:传递血管钳钝性分离腮腺后缘与胸锁乳突肌寻找面神经总干,继续沿面神经总干钝性分离,传递组织剪,剪开腮腺组织,以暴露颞支和颈支,再向远心端解剖其余各分支,用慕丝线结扎,电凝止血。

(4)腮腺浅叶切除:传递解剖剪逐步将腮腺浅叶剪开、剥离直至完全分离,用慕丝线结扎腮腺导管。切除腮腺浅叶及肿物。

(5)处理伤口:传递 0.25% 氯霉素溶液及生理盐水冲洗伤口,电凝止血,放置引流管,逐层缝合伤口。

3.术后处理

伤口加压包扎消除无效腔,固定引流管。

(二)围术期特殊情况及处理

1.保证患者手术部位正确

(1)术前核对:患者进入手术室前,由手术室巡回护士,病房护士与患者或患者家属进行双向沟通,包括核对患者姓名、性别、病区、床号、住院号、手术名称、手术部位、手术用物、皮肤准备情况等,与病区护士共同核对患者腕带上的信息。

(2)麻醉前核对:由麻醉医师、主刀医师及手术室护士对照病历牌及腕带进行三方核对,确保患者姓名,麻醉方式,手术方式,手术部位正确并在三方核对单上签名。

(3)手术前核对:主刀医师动刀前,由麻醉医师、主刀医师及手术室护士再次进行三方核对,确认无误后方能进行手术。

(4)手术后核对:手术结束患者离开手术室前,由麻醉医师,主刀医师及手术室护士对留置导管、有无病理标本、患者去向等进行核对,无误后患者才能离开手术室。

2.术中细小物品的管理

口腔科手术经常使用细小的物品,手术室护士有责任加强管理,避免物品遗留体腔,重点做好以下工作。

（1）外耳道的护理：由于手术区域靠近外耳道，而耳道内无法彻底消毒，于是医师常会用一小块消毒棉球封闭外耳道，所以腮腺区手术除了常规需要清点的纱布、缝针外，还需将此消毒棉球列入清单范围，术中密切观察棉球是否仍在外耳道内，手术结束及时提醒医师将棉球取出。

（2）缝针遗失：如术中发现缝针等细小物品掉落，巡回护士应立即捡起置于固定位置（如器械车第二层），方便术后核对。

（3）物品遗失：如术中用物不慎遗失，应立即寻找，并予以摄片，经医师读片，多方确认遗失的物品不在患者伤口内才能予以关闭伤口。

三、白内障超声乳化吸出联合人工晶体植入手术的护理配合

眼科手术由于眼的解剖、结构的精细复杂和生理功能的特殊性，体现了极强的专科性。此外精细手术器械的使用与显微镜下眼手术的普及，推动着眼科手术进入精细化、准确化和安全化的新阶段。下面以经典白内障手术为例，介绍眼科手术的护理配合。

晶状体为无色富有弹性的透明体，形态像双面凸透镜，位于玻璃体前表面与虹膜之间的前房内。晶状体分为前、后两面，相连部分称为赤道；晶状体与睫状体相连的纤维组织称为悬韧带，维持晶状体的位置固定。

由于各种原因导致的晶状体混浊均称为白内障，分为先天性与后天性，后天性白内障是由于出生后因全身疾病或局部眼病、营养代谢异常、中毒及外伤等原因所致的晶状体混浊。白内障超声乳化吸出联合人工晶体植入手术是用一个具有超声震荡功能的乳化针，经过很小的切口伸入眼球内，乳化针头有规则地高频震荡在眼内把白内障击碎，并且乳化吸出晶状体核与皮质，保留晶状体后囊膜以便能植入人工晶状体这一过程。手术具有时间短、切口小、术后反应轻等优点，被广泛接受。

（一）主要手术步骤及护理配合

1.手术前准备

（1）器械及敷料准备：眼科器械、白内障显微器械及常用敷料包。

（2）仪器及特殊物品准备：白内障超声乳化仪、手术显微镜、超声乳化手柄、I/A（灌注/抽吸）手柄、人工晶体。

（3）消毒准备：首先巡回护士协助手术医师，用生理盐水进行手术眼的清洁冲洗。再用含消毒液的棉球依次由内向外、由眼睑向眼眶及外缘皮肤消毒两次。

（4）术前核对：手术室护士和手术医师共同核对手术患者身份、手术方式、手术部位、麻醉方式、植入人工晶体型号、有效期、手术部位标识。

2.主要手术步骤

（1）牵开眼睑：传递开睑器牵开上下眼睑。

（2）切开透明角膜旁切口：传递角膜穿刺刀。

（3）做巩膜隧道切口：传递巩膜穿刺刀。

（4）注入黏弹剂：传递注有黏弹剂的注射器。

（5）撕囊：传递撕囊镊、撕囊针配合。

（6）水化分离：传递冲洗针头，缓慢注入平衡灌注液分离晶状体核、皮质。

（7）超声乳化：连接超声乳化导管和手柄，传递劈核器配合。

（8）清除晶状体残留皮质：将超声乳化仪调至注吸档，更换I/A（灌注/抽吸）手柄。

(9)植入人工晶体:传递晶体植入镊和晶体植入器配合。

(10)水化封闭角膜切口:按需提供10/0不可吸收缝线。

(11)覆盖切口:使用硝酸毛果芸香碱滴眼液或金霉素眼膏涂于术眼,依次覆盖眼垫和眼罩。

(二)围术期特殊情况及处理

1.术中白内障超声乳化仪的使用

(1)白内障超声乳化仪操作步骤:连接电源→打开主机、电源开关→选择对应的操作模板→检查模板内超声能量、流速等是否符合要求→连接超声,乳化手柄→安装超声,乳化管道→确认连接正确→打开进水管道的开关→进行机器自检→仪器进入"PHACO"工作状态。

(2)手术过程中使用白内障超声乳化仪及术后处理注意事项:①操作前确保外接电源电压与仪器的电源电压相符,防止突然断电对机器造成不必要的损伤。②灌注瓶的高度决定了术中相对灌注压和流速的大小,因此为保证术中眼内充盈,需要确保灌注流速大于流出流速,一般将灌注液调整至高于患者头部60~70 cm距离,术中随时根据需求调整高度,密切关注灌注液余量,不可空滴。③操作过程中,超声乳化仪的连接线及所有管道应妥善固定,不应弯曲或打结。④手术结束仪器清洁前先关闭电源,用湿抹布擦拭机身和脚踏,超声乳化手柄和配件用蒸馏水冲洗,以免发生阻塞,禁用超声清洗设备清洗手柄。⑤术后将超声乳化手柄连接线保持自然弯曲,呈圈状保存,勿过分弯曲打折。⑥超声乳化仪手柄及乳化针头应由专人定期维护、保养并记录。

2.局部麻醉下的手术患者处理

(1)完善术前评估。①心理评估:术前评估手术患者的精神状态是否适合进行局部麻醉。当患者由于高度紧张、忧虑或极易激动兴奋等精神状态导致不能配合麻醉和手术时,应及时和手术医师沟通,改变麻醉方式。②基本情况评估:巡回护士术前对患者的基本情况进行充分评估。内容包括年龄、一般生命体征、过敏史、是否禁食、体重、焦虑或抑郁指数、慢性疾病史(包括咳嗽、颤抖等可能妨碍术中操作的症状)、药物治疗情况、是否能长时间承受手术体位及术中铺巾遮盖脸部。③疼痛评估:巡回护士于术前评估患者痛阈及控制疼痛的能力。

(2)信息支持:巡回护士术前给予患者充足的手术信息支持,包括手术全程中可预期的事件,如消毒、局部麻醉、身体位置的改变等;术中疼痛的程度和性质,并且教患者学会缓解疼痛的方法;术后可能出现的症状和体征。

(3)掌握局麻药物的药理学理论:手术室护士必须对局麻用药护理有充分的药理学理论基础给予支持,能够识别局麻药物的预期作用以及变态反应和毒性反应。手术团队应协作使局麻用药量尽可能减少,巡回护士应正确评估患者疼痛程度,手术医师应正确使用局麻药剂量,尤其是儿童患者或婴幼儿,必须严格按照体重计算局麻药物的使用剂量,在注射局麻药物时须缓慢、递增注射。

当大剂量局麻药物被患者快速吸收时,可能会引起局麻药物的毒性反应,常见的毒性反应包括患者自觉有金属味、舌唇麻木、耳鸣、头晕目眩、晕厥、意识模糊、视觉障碍、颤抖、癫痫、毒性反应初期的心动过速和血压升高、毒性反应后期的心动过缓和血压降低、室性心律失常、心搏停止、呼吸抑制。

(4)护理监测:巡回护士应对局麻手术患者进行手术全程的护理监测,包括心率和心律、呼吸频率、意识水平、局麻药用量、疼痛水平、对局麻药物的反应等,一旦发现患者监测指标有明显改变,应及时报告手术医师。

(5)急救准备:当患者进行局麻时,手术房间内应备有常用急救药物、氧气装置、吸引装置、心肺复苏仪器等急救物品,以应对局部麻醉过程中可能出现的意外事件。

3.人工晶体植入物的管理

巡回护士妥善保管随患者一同带入手术室的人工晶体。术前巡回护士与手术医师仔细核对术中可能用及的人工晶体。术中植入人工晶体前,巡回护士与手术医师再次共同核对手术患者、人工晶体类型、度数及术前植入物使用知情同意书。巡回护士必须严格核对人工晶体的灭菌有效期、外包装完整性,确认无误方能将人工晶体拆去外包装,传递给手术医师植入。人工晶体植入后,巡回护士应按照植入物登记的相关规定,将植入物标签存放于病例中,并记录植入物的相关信息。

(韩 真)

第六章

呼吸内科护理

第一节 慢性阻塞性肺疾病

一、概述

(一)疾病概念

慢性阻塞性肺疾病(chronic obstructive pulmonary disease,COPD)是一组气流受限为特征的肺部疾病,气流受限不完全可逆,呈进行性发展,但是可以预防和治疗的疾病。COPD 主要累及肺部,但也可以引起肺外各器官的损害。

COPD 是呼吸系统疾病中的常见病和多发病,患病率和病死率均居高不下。近年来对我国 7 个地区 20 245 名成年人进行调查,COPD 的患病率占 40 岁以上人群的 8.2%。因肺功能进行性减退,严重影响患者的劳动力和生活质量。

(二)相关病理生理

慢性支气管炎并发肺气肿时,视其严重程度可引起一系列病理生理改变。早期病变局限于细小气道,仅闭合容积增大,反映肺组织弹性阻力及小气道阻力的动态肺顺应性降低。病变累及大气道时,肺通气功能障碍,最大通气量降低。随着病情的发展,肺组织弹性日益减退,肺泡持续扩大,回缩障碍,则残气量及残气量占肺总量的百分比增加。肺气肿加重导致大量肺泡周围的毛细血管受膨胀肺泡的挤压而退化,致使肺毛细血管大量减少,肺泡间的血流量减少,此时肺泡虽有通气,但肺泡壁无血液灌流,导致生理无效腔气量增大;也有部分肺区虽有血液灌流,但肺泡通气不良,不能参与气体交换。如此,肺泡及毛细血管大量丧失,弥散面积减少,产生通气与血流比例失调,导致换气功能发生障碍。通气和换气功能障碍可引起缺氧和二氧化碳潴留,发生不同程度的低氧血症和高碳酸血症,最终出现呼吸功能衰竭。

(三)病因与诱因

确切的病因不清楚。但认为与肺部对香烟烟雾等有害气体或有害颗粒的异常炎症反应有关。这些反应存在个体易感因素和环境因素的互相作用。

(1)吸烟:为重要的发病因素,吸烟者慢性支气管炎的患病率比不吸烟者高 2～8 倍,烟龄越长,吸烟量越大,COPD患病率越高。

(2)职业粉尘和化学物质:接触职业粉尘及化学物质,如烟雾、变应原、工业废气及室内空气污染等,浓度过高或时间过长时,均可能产生与吸烟类似的COPD。

(3)空气污染:大气中的有害气体如二氧化硫、二氧化氮、氯气等可损伤气道黏膜上皮,使纤毛清除功能下降,黏液分泌增加,为细菌感染增加条件。

(4)感染因素:与慢性支气管炎类似,感染亦是COPD发生发展的重要因素之一。

(5)蛋白酶-抗蛋白酶失衡。

(6)炎症机制。

(7)其他:自主神经功能失调、营养不良、气温变化等都有可能参与COPD的发生、发展。

(四)临床表现

起病缓慢、病程较长。主要症状如下。

1.慢性咳嗽

随病程发展可终身不愈。常晨间咳嗽明显,夜间有阵咳或排痰。

2.咳痰

一般为白色黏液或浆液性泡沫性痰,偶可带血丝,清晨排痰较多。急性发作期痰量增多,可有脓性痰。

3.气短或呼吸困难

早期在劳力时出现,后逐渐加重,以致在日常活动甚至休息时也感到气短,是COPD的标志性症状。

4.喘息和胸闷

部分患者特别是重度患者或急性加重时出现喘息。

5.其他

晚期患者有体重下降,食欲减退等。

6.COPD病程分期

COPD的病程可以根据患者的症状和体征的变化分为:①急性加重期,是指在疾病发展过程中,短期内出现咳嗽、咳痰、气促和(或)喘息加重、痰量增多,呈脓性或黏液脓性痰,可伴发热等症状。②稳定期,指患者咳嗽、咳痰、气促等症状稳定或较轻。

7.并发症

(1)慢性呼吸衰竭:常在COPD急性加重时发生,其症状明显加重,发生低氧血症和(或)高碳酸血症,可具有缺氧和二氧化碳潴留的临床表现。

(2)自发性气胸:如有突然加重的呼吸困难,并伴有明显的发绀,患侧肺部叩诊为鼓音,听诊呼吸音减弱或消失,应考虑并发自发性气胸,通过X线检查可以确诊。

(3)慢性肺源性心脏病:由于COPD肺病变引起肺血管床减少及缺氧致肺动脉痉挛、血管重塑,导致肺动脉高压、右心室肥厚扩大,最终发生右心功能不全。

(五)辅助检验

1.肺功能检查

肺功能检查是判断气流受限的主要客观指标,对COPD诊断、严重程度评价、疾病进展、预后及治疗反应等有重要意义。

(1)第一秒用力呼气容积占用力肺活量百分比(FEV_1/FVC)是评价气流受限的一项敏感

指标。

（2）第一秒用力呼气容积占预计值百分比（FEV$_1$％预计值），是评估 COPD 严重程度的良好指标，其变异性小，易于操作。

（3）吸入支气管舒张药后 FEV$_1$/FVC＜70％及 FEV$_1$＜80％预计值者，可确定为不能完全可逆的气流受限。

2.胸部 X 线检查

COPD 早期胸片可无变化，以后可出那肺纹理增粗、紊乱等非特异性改变，也可出现肺气肿改变。X 线胸片改变对 COPD 诊断特异性不高，主要作为确定肺部并发症及与其他肺疾病鉴别之用。

3.胸部 CT 检查

CT 检查不应作为 COPD 的常规检查。高分辨 CT，对有疑问病例的鉴别诊断有一定意义。

4.血气分析

对确定发生低氧血症、高碳酸血症、酸碱平衡失调以及判断呼吸衰竭的类型有重要价值。

5.其他

COPD 合并细菌感染时，外周血白细胞计数增高，核左移。痰培养可能查出病原菌；常见病原菌为肺炎链球菌、流感嗜血杆菌、卡他莫拉菌、肺炎克雷伯杆菌等。

（六）治疗原则

1.缓解期治疗原则

减轻症状，阻止 COPD 病情发展，缓解或阻止肺功能下降，改善 COPD 患者的活动能力，提高其生活质量，降低病死率。

2.急性加重期治疗原则

控制感染、抗炎、平喘、解痉，纠正呼吸衰竭与右心衰竭。

（七）缓解期药物治疗

1.支气管舒张药

该药物治疗包括短期按需应用以暂时缓解症状，及长期规则应用以减轻症状。

（1）β$_2$肾上腺素受体激动剂：主要有沙丁胺醇气雾剂，每次 100～200 μg（1～2 喷），定量吸入，疗效持续 4～5 小时，每 24 小时不超过 8～12 喷。特布他林气雾剂亦有同样作用。可缓解症状，尚有沙美特罗、福莫特罗等长效 β$_2$肾上腺素受体激动剂，每天仅需吸入 2 次。

（2）抗胆碱能药：是 COPD 常用的药物，主要品种为异丙托溴铵气雾剂，定量吸入，起效较沙丁胺醇慢，持续 6～8 小时，每次 40～80 mg，每天 3～4 次。长效抗胆碱药有噻托溴铵选择性作用于 M$_1$、M$_3$受体，每次吸入 18 μg，每天 1 次。

（3）茶碱类：茶碱缓释或控释片，0.2 g，每 12 小时 1 次；氨茶碱，0.1 g，每天 3 次。

2.祛痰药

对痰不易咳出者可应用。常用药物有盐酸氨溴索，30 mg，每天 3 次，N-乙酰半胱氨酸 0.2 g，每天 3 次，或羧甲司坦 0.5 g，每天 3 次。稀化黏素 0.5 g，每天 3 次。

3.糖皮质激素

对重度和极重度患者（Ⅲ级和Ⅳ级），反复加重的患者，长期吸入糖皮质激素与长效 β$_2$受体激动剂联合制剂，可增加运动耐量、减少急性加重发作频率、提高生活质量，甚至有些患者的肺功能得到改善。

4.长期家庭氧疗

对 COPD 慢性呼吸衰竭者可提高生活质量和生存率。对血流动力学、运动能力、肺生理和精神状态均会产生有益的影响。长期家庭氧疗指征：①$PaO_2 \leqslant 7.3$ kPa(55 mmHg)或 $SaO_2 \leqslant 88\%$，有或没有高碳酸血症。②PaO_2 7.3~8.0 kPa(55~60 mmHg)，或 $SaO_2 < 89\%$，并有肺动脉高压、心力衰竭水肿或红细胞增多症(血细胞比容>0.55)。一般用鼻导管吸氧，氧流量为1.0~2.0 L/min,吸氧时间 10~15 h/d。目的是使患者在静息状态下,达到 $PaO_2 \geqslant 8.0$ kPa(60 mmHg)和(或)使 SaO_2 升至90%。

(八)急性发作期药物治疗

1.支气管舒张药

药物同稳定期。有严重喘息症状者可给予较大剂量雾化吸入治疗,如应用沙丁胺醇 500 μg或异丙托溴铵 500 μg,或沙丁胺醇 1 000 μg 加异丙托溴铵 250~500 μg,通过小型雾化器给患者吸入治疗以缓解症状。

2.抗生素

应根据患者所在地常见病原菌类型及药物敏感情况积极选用抗生素治疗。如给予 β 内酰胺类/β 内酰胺酶抑制剂;第二代头孢菌素、大环内酯类或喹诺酮类。如果找到确切的病原菌,根据药敏结果选用抗生素。

3.糖皮质激素

对需住院治疗的急性加重期患者可考虑口服泼尼龙 30~40 mg/d,也可静脉给予甲泼尼龙40~80 mg,每天 1 次。连续 5~7 天。

4.祛痰剂

溴己新 8~16 mg,每天 3 次;盐酸氨溴索 30 mg,每天 3 次酌情选用。

5.吸氧

低流量吸氧。

二、护理评估

(一)一般评估

1.生命体征

急性加重期时合并感染患者可有体温升高;呼吸频率常达每分钟 30~40 次。

2.患者主诉

有无慢性咳嗽、咳痰、气短、喘息和胸闷等症状。

3.相关记录

体温、呼吸、心率、皮肤、饮食、出入量、体重等记录结果。

(二)身体评估

1.视诊

胸廓前后径增大,肋间隙增宽,剑突下胸骨下角增宽,称为桶状胸。部分患者呼吸变浅,频率增快,严重者可有缩唇呼吸等。

2.触诊

双侧语颤减弱。

3.叩诊

肺部过清音,心浊音界缩小,肺下界和肝浊音界下降。

4.听诊

两肺呼吸音减弱,呼气延长,部分患者可闻及湿啰音和(或)干啰音。

(三)心理-社会评估

患者在疾病治疗过程中的心理反应与需求,家庭及社会支持情况,引导患者正确配合疾病的治疗与护理。

(四)辅助检查结果评估

1.肺功能检查

吸入支气管舒张药后 $FEV_1/FVC<70\%$ 及 $FEV_1<80\%$ 预计值者,可确定为不能完全可逆的气流受限。

2.血气分析

对确定发生低氧血症、高碳酸血症、酸碱平衡失调以及判断呼吸衰竭的类型有重要价值。

3.痰培养

痰培养可能查出病原菌。

(五)COPD 常用药效果的评估

1.应用支气管扩张剂的评估要点

(1)用药剂量/天、用药的方法(雾化吸入法、口服、静脉滴注)的评估与记录。

(2)评估急性发作时,是否能正确使用定量吸入器,用药后呼吸困难是否得到缓解。

(3)评估患者是否掌握常用三种雾化吸器的正确使用方法:定量吸入器、都保干粉吸入器、准纳器。并注意用后漱口。

2.应用抗生素的评估要点

参照其他相关章节。

三、主要护理诊断/问题

(一)气体交换受损

与气道阻塞、通气不足、呼吸肌疲劳、分泌物过多和肺泡呼吸面积减少有关。

(二)清理呼吸道无效

与分泌物增多而黏稠、气道湿度减低和无效咳嗽有关。

(三)焦虑

与健康状况改变、病情危重、经济状况有关。

四、护理措施

(一)休息与活动

中度以上 COPD 急性加重期患者应卧床休息,协助患者采取舒适体位,极重度患者宜采取身体前倾坐位,视病情增加适当的活动,以患者不感到疲劳,不加重病情为宜。

(二)病情观察

观察咳嗽、咳痰及呼吸困难的程度,观察血压、心率,监测动脉血气和水、电解质、酸碱平衡情况。

（三）控制感染

遵医嘱给予抗感染治疗,有效地控制呼吸道感染

（四）合理用氧

采用低流量持续给氧,流量 1～2 L/min。提倡长期家庭氧疗,每天氧疗时间在 15 小时以上。

（五）用药护理

遵医嘱应用抗生素、支气管舒张药和祛痰药,注意观察部效及不良反应。

（六）呼吸功能训练

指导患者正确进行缩唇呼吸和腹式呼吸训练。

1.缩唇呼吸

呼气时将口唇缩成吹笛子状,气体经缩窄的口唇缓慢呼出。作用:提高支气管内压,防止呼气时小气道过早陷闭,以利肺泡气体排出。

2.腹式呼吸

患者可取立位、平卧位、半卧位,两手分别放于前胸部和上腹部。用鼻缓慢吸气,膈肌最大程度下降,腹部松弛,腹部凸出,手感到腹部向上抬起;经口呼气,吸气时腹肌收缩,膈肌松弛,膈肌别的腹部腔内压增加而上抬,推动肺部气体排出,手感到下降。

3.缩唇呼气和腹式呼吸训练

每天训练 3～4 次,每次重复 8～10 次。

（七）保持呼吸道通畅

（1）痰多黏稠、难以咳出的患者需要多饮水,以达到稀释痰液的目的。

（2）遵医嘱每天进行氧气或超声雾化吸入。

（3）护士或家属协助给予胸部叩击和体位引流。

（4）指导有效咳嗽。尽可能加深吸气,以增加或达到必要的吸气容量;吸气后要有短暂的闭气,以使气体在肺内得到最大的分布,稍后关闭声门,可进一步增强气道中的压力,而后增加胸膜腔内压即增高肺泡内压力,这是使呼气时产生高气流的重要措施;最后声门开放,肺内冲出的高速气流,使分泌物从口中喷出。

（5）必要时给予机械吸痰或纤支镜吸痰。

（八）减轻焦虑

护士与家属共同帮助患者去除焦虑产生的原因;与家属、患者共同制订和实施康复计划;指导患者放松技巧。但要向家属与患者强调镇静安眠药对该病的危害,会抑制呼吸中枢,加重低氧血症和高碳酸血症。需慎用或不用。

（九）健康指导

1.疾病预防指导

戒烟是预防 COPD 的重要措施,避免粉尘和刺激性气体的吸入;避免和呼吸道感染患者接触,在呼吸道传染病流行期间,尽量避免去人群密集的公共场所;指导患者要根据气候变化,及时增减衣物,避免受凉感冒。

制订个体化锻炼计划:增强体质,按患者情况坚持全身有氧运动;坚持进行腹式呼吸及缩唇呼气训练。

2.饮食指导

重视缓解期营养摄入,改善营养状况。应制订高热量、高蛋白、高维生素饮食计划。

3.家庭氧疗的指导

护士应指导患者和家属做到:①了解氧疗的目的、必要性及注意事项;②注意安全:供氧装置周围严禁烟火,防止氧气燃烧爆炸;③氧疗装置定期更换、清洁、消毒。

4.就诊指标

(1)患者咳嗽、咳痰症状加重。

(2)原有的喘息症状加重,或出现呼吸困难伴或不伴皮肤、口唇、甲床发绀。

(3)咳出脓性或黏液脓性痰,伴发热。

(4)突发明显的胸痛,咳嗽时明显加重。

(5)出现下垂部位水肿,如下肢等。

五、护理效果评估

(1)患者自觉症状好转(咳嗽、咳痰、呼吸困难减轻)。

(2)患者体温降至正常,生命体征稳定。

(3)患者能学会缩唇呼吸与腹式呼吸,学会有效咳嗽。

(4)患者能独立操作3种常用支气管扩张剂气雾剂的使用方法和注意事项。

(5)患者能掌握家属氧疗的方法与使用注意事项。

(6)患者情绪稳定。

（梁瑞云）

第二节　急性上呼吸道感染

一、概述

(一)疾病概述

急性上呼吸道感染为外鼻孔至环状软骨下缘,包括鼻腔、咽或喉部急性炎症的概称。主要病原体是病毒,少数是细菌,免疫功能低下者易感。通常病情较轻、病程短、可自愈,预后良好。但由于发病率高,不仅影响工作和生活,有时还可伴有严重并发症,并具有一定的传染性,应积极防治。

多发于冬春季节,多为散发,且可在气候突变时小规模流行。主要通过患者喷嚏和含有病毒的飞沫经空气传播,或经污染的手和用具接触传播。可引起急性上呼吸道感染的病原体大多为自然界中广泛存在的多种类型病毒,同时健康人群亦可携带,且人体对其感染后产生的免疫力较弱、短暂,病毒间也无交叉免疫,故可反复发病。

(二)相关病理生理

组织学上可无明显病理改变,亦可出现上皮细胞的破坏。可有炎症因子参与发病,使上呼吸道黏膜血管充血和分泌物增多,伴单核细胞浸润,浆液性及黏液性炎性渗出。继发细菌感染者可有中性粒细胞浸润及脓性分泌物。

(三)急性上呼吸道感染的病因与诱因

1.基本病因

急性上呼吸道感染有70%～80%由病毒引起,包括鼻病毒、冠状病毒、腺病毒、流感和副流感病毒以及呼吸道合胞病毒、埃可病毒和柯萨奇病毒等。另有20%～30%的急性上呼吸道感染为细菌引起,可单纯发生或继发于病毒感染之后发生,以口腔定植菌溶血性链球菌为多见,其次为流感嗜血杆菌、肺炎链球菌和葡萄球菌等,偶见革兰阴性杆菌。

2.常见诱因

淋雨、受凉、气候突变、过度劳累等可降低呼吸道局部防御功能,致使原存的病毒或细菌迅速繁殖,或者直接接触含有病原体的患者喷嚏、空气以及污染的手和用具诱发本病。老幼体弱、免疫功能低下或有慢性呼吸道疾病如鼻窦炎、扁桃体炎者更易发病。

(四)临床表现

临床表现有以下几种类型。

1.普通感冒

普通感冒俗称"伤风",又称急性鼻炎或上呼吸道卡他,为病毒感染引起。起病较急,主要表现为鼻部症状,如喷嚏、鼻塞、流清水样鼻涕,也可表现为咳嗽、咽干、咽痒或烧灼感甚至鼻后滴漏感。咽干、咳嗽和鼻后滴漏与病毒诱发的炎症介质导致的上呼吸道传入神经高敏状态有关。2～3天后鼻涕变稠,可伴咽痛、头痛、流泪、味觉迟钝、呼吸不畅、声嘶等,有时由于咽鼓管炎致听力减退。严重者有发热、轻度畏寒和头痛等。体检可见鼻腔黏膜充血、水肿、有分泌物,咽部可为轻度充血。一般经5～7天痊愈,伴并发症者可致病程迁延。

2.急性病毒性咽炎和喉炎

由鼻病毒、腺病毒、流感病毒、副流感病毒以及肠病毒、呼吸道合胞病毒等引起。临床表现为咽痒和灼热感,咽痛不明显。咳嗽少见。急性喉炎多为流感病毒、副流感病毒及腺病毒等引起,临床表现为明显声嘶、讲话困难、可有发热、咽痛或咳嗽,咳嗽时咽喉疼痛加重。体检可见喉部充血、水肿,局部淋巴结轻度肿大和触痛,有时可闻及喉部的喘息声。

3.急性疱疹性咽峡炎

多由柯萨奇病毒A引起,表现为明显咽痛、发热,病程约为1周。查体可见咽部充血,软腭、腭垂、咽及扁桃体表面有灰白色疱疹及浅表溃疡,周围伴红晕。多发于夏季,多见于儿童,偶见于成人。

4.急性咽结膜炎

主要由腺病毒、柯萨奇病毒等引起。表现为发热、咽痛、畏光、流泪、咽及结膜明显充血。病程4～6天,多发于夏季,由游泳传播,儿童多见。

5.急性咽扁桃体炎

病原体多为溶血性链球菌,其次为流感嗜血杆菌、肺炎链球菌、葡萄球菌等。起病急,咽痛明显、伴发热、畏寒,体温可达39 ℃以上。查体可发现咽部明显充血,扁桃体肿大、充血,表面有黄色脓性分泌物。有时伴有颌下淋巴结肿大、压痛,而肺部查体无异常体征。

(五)辅助检查

1.血液学检查

因多为病毒性感染,白细胞计数常正常或偏低,伴淋巴细胞比例升高。细菌感染者可有白细胞计数与中性粒细胞增多和核左移现象。

2.病原学检查

因病毒类型繁多,且明确类型对治疗无明显帮助,一般无须明确病原学检查。需要时可用免疫荧光法、酶联免疫吸附法、血清学诊断或病毒分离鉴定等方法确定病毒的类型。细菌培养可判断细菌类型并做药物敏感试验以指导临床用药。

(六)主要治疗原则

由于目前尚无特效抗病毒药物,以对症处理为主,同时戒烟、注意休息、多饮水、保持室内空气流通和防治继发细菌感染。对有急性咳嗽、鼻后滴漏和咽干的患者应给予伪麻黄碱治疗以减轻鼻部充血,亦可局部滴鼻应用。必要时适当加用解热镇痛类药物。

(七)药物治疗

1.抗菌药物治疗

目前已明确普通感冒无须使用抗菌药物。除非有白细胞计数升高、咽部脓苔、咯黄痰和流鼻涕等细菌感染证据,可根据当地流行病学史和经验用药,可选口服青霉素、第一代头孢菌素、大环内酯类或喹诺酮类。

2.抗病毒药物治疗

由于目前有滥用造成流感病毒耐药现象,所以如无发热,免疫功能正常,发病超过 2 天一般无须应用。对于免疫缺陷患者,可早期常规使用。利巴韦林和奥司他韦有较广的抗病毒谱,对流感病毒、副流感病毒和呼吸道合胞病毒等有较强的抑制作用,可缩短病程。

二、护理评估

(一)病因评估

主要评估患者健康史和发病史,是否有受凉感冒史。对流行性感冒者,应详细询问患者及家属的流行病史,以有效控制疾病进展。

(二)一般评估

1.生命体征

患者体温可正常或发热;有无呼吸频率加快或节律异常。

2.患者主诉

有无鼻塞、流涕、咽干、咽痒、咽痛、畏寒、发热、咳嗽、咳痰、声嘶、畏光、流泪、眼痛等症状。

3.相关记录

体温、痰液颜色、性状和量等记录结果。

(三)身体评估

1.视诊

咽喉部有无充血;鼻腔黏膜有无充血、水肿及分泌物情况;扁桃体有无充血、肿大(肿大扁桃体的分度),有无黄色脓性分泌物;眼结膜有无充血等情况。

2.触诊

有无颌下、耳后等头颈部部位浅表淋巴结肿大,肿大淋巴结有无触痛。

3.听诊

有无异常呼吸音;双肺有无干、湿啰音。

（四）心理-社会评估

患者在疾病治疗过程中的心理反应与需求，家庭及社会支持情况，引导患者正确配合疾病的治疗与护理。

（五）辅助检查结果评估

1.血常规检查

有无白细胞计数降低或升高、有无淋巴细胞比值升高、有无中性粒细胞升高及核左移等。

2.胸部 X 线检查

有无肺纹理增粗、炎性浸润影等。

3.痰培养

有无细菌生长，药敏试验结果如何。

（六）治疗常用药效果的评估

对于呼吸道病毒感染，尚无特异的治疗药物。一般以对症处理为主，辅以中医治疗，并防治继发细菌感染。

三、主要护理诊断/问题

（一）舒适受损

鼻塞、流涕、咽痛、头痛与病毒、细菌感染有关。

（二）体温过高

与病毒、细菌感染有关。

四、护理措施

（一）病情观察

观察生命体征及主要症状，尤其是体温、咽痛、咳嗽等的变化。高热者联合使用物理降温与药物降温，并及时更换汗湿衣物。

（二）环境与休息

保持室内温、湿度适宜和空气流通，症状轻者应适当休息，病情重者或年老者卧床休息为主。

（三）饮食

选择清淡、富含维生素、易消化的食物，并保证足够热量。发热者应适当增加饮水量。

（四）口腔护理

进食后漱口或按时给予口腔护理，防止口腔感染。

（五）防止交叉感染

注意隔离患者，减少探视，以避免交叉感染。指导患者咳嗽时应避免对着他人。患者使用过的餐具、痰盂等用品应按规定及时消毒。

（六）用药护理

遵医嘱用药且注意观察药物的不良反应。为减轻马来酸氯苯那敏或苯海拉明等抗过敏药的头晕、嗜睡等不良反应，宜指导患者在临睡前服用，并告知驾驶员和高空作业者应避免使用。

（七）健康教育

1.疾病预防指导

生活规律、劳逸结合、坚持规律且适当的体育运动，以增强体质，提高抗寒能力和机体的抵抗力。保持室内空气流通,避免受凉、过度疲劳等感染的诱发因素。在高发季节少去人群密集的公共场所。

2.疾病知识指导

指导患者采取适当的措施避免疾病传播,防止交叉感染。患病期间注意休息,多饮水并遵医嘱用药。出现下列情况应及时应诊。

3.预防感染的措施

注意保暖,防止受凉,尤其是要避免呼吸道感染。

4.就诊的指标

告诉患者如果出现下列情况应及时到医院就诊。

(1)经药物治疗症状不缓解。

(2)出现耳鸣、耳痛、外耳道流脓等中耳炎症状。

(3)恢复期出现胸闷、心悸、眼睑水肿、腰酸或关节疼痛。

五、护理效果评估

(1)患者自觉症状好转(鼻塞、流涕、咽部不适感、发热、咳嗽、咳痰等症状减轻)。

(2)患者体温恢复正常。

(3)身体评估。①视诊:患者咽喉部充血减轻;鼻腔黏膜充血、水肿减轻情况;扁桃体无充血、肿大程度减轻,无脓性分泌物;眼结膜无充血等情况。②听诊:患者无异常呼吸音;双肺无干、湿啰音。

（梁瑞云）

第三节　慢性支气管炎

慢性支气管炎是由于感染或非感染因素引起气管、支气管黏膜及其周围组织的慢性非特异性炎症。临床以咳嗽、咳痰或伴有喘息反复发作为特征,每年持续 3 个月以上,且连续 2 年以上。

一、病因和发病机制

慢性支气管炎的病因极为复杂,迄今尚有许多因素还不够明确,往往是多种因素长期相互作用的综合结果。

(一)感染

病毒、支原体和细菌感染是本病急性发作的主要原因。病毒感染以流感病毒、鼻病毒、腺病毒和呼吸道合胞病毒常见;细菌感染以肺炎链球菌、流感嗜血杆菌和卡他莫拉菌及葡萄球菌常见。

(二)大气污染

化学气体如氯气、二氧化氮、二氧化硫等刺激性烟雾,空气中的粉尘等均可刺激支气管黏膜,使呼吸道清除功能受损,为细菌入侵创造条件。

（三）吸烟

吸烟为本病发病的主要因素。吸烟时间的长短与吸烟量决定发病率的高低,吸烟者的患病率较不吸烟者高 2～8 倍。

（四）过敏因素

喘息型支气管患者,多有过敏史。患者痰中嗜酸性粒细胞和组胺的含量及血中 IgE 明显高于正常。此类患者实际上应属慢性支气管炎合并哮喘。

（五）其他因素

气候变化,特别是寒冷空气对慢支的病情加重有密切关系。自主神经功能失调,副交感神经功能亢进,老年人肾上腺皮质功能减退,慢性支气管炎的发病率增加。维生素 C 缺乏,维生素 A 缺乏,易患慢性支气管炎。

二、临床表现

（一）症状

患者常在寒冷季节发病,出现咳嗽、咳痰,尤以晨起显著,白天多于夜间。病毒感染痰液为白色黏液泡沫状,继发细菌感染,痰液转为黄色或黄绿色黏液脓性,偶可带血。慢性支气管炎反复发作后,支气管黏膜的迷走神经感受器反应性增高,副交感神经功能亢进,可出现过敏现象而发生喘息。

（二）体征

早期多无体征。急性发作期可有肺底部闻及干、湿性啰音。喘息型支气管炎在咳嗽或深吸气后可闻及哮鸣音,发作时,有广泛哮鸣音。

（三）并发症

(1)阻塞性肺气肿:为慢性支气管炎最常见的并发症。

(2)支气管肺炎:慢性支气管炎蔓延至支气管周围肺组织中,患者表现寒战、发热、咳嗽加剧、痰量增多且呈脓性;白细胞总数及中性粒细胞增多;X 线胸片显示双下肺野有斑点状或小片阴影。

(3)支气管扩张症。

三、诊断

（一）辅助检查

1.血常规

白细胞总数及中性粒细胞数可升高。

2.胸部 X 线

单纯型慢性支气管炎,X 线片检查阴性或仅见双下肺纹理增多、增粗、模糊、呈条索状或网状。继发感染时为支气管周围炎症改变,表现为不规则斑点状阴影,重叠于肺纹理之上。

3.肺功能检查

早期病变多在小气道,常规肺功能检查多无异常。

（二）诊断要点

凡咳嗽、咳痰或伴有喘息,每年发作持续 3 个月,连续 2 年或 2 年以上者,并排除其他心、肺疾病(如肺结核、肺尘埃沉着病、支气管哮喘、支气管扩张症、肺癌、肺脓肿、心脏病、心功能不全等)、慢性鼻咽疾病后,即可诊断。如每年发病不足 3 个月,但有明确的客观检查依据(如胸部 X 线片、肺功能等)亦可诊断。

(三)鉴别诊断

1.支气管扩张

多于儿童或青年期发病,常继发于麻疹、肺炎或百日咳后,并有咳嗽、咳痰反复发作的病史,合并感染时痰量增多,并呈脓性或伴有发热,病程中常反复咯血。在肺下部周围可闻及不易消散的湿性啰音。晚期重症患者可出现杵状指(趾)。胸部 X 线上可见双肺下野纹理粗乱或呈卷发状。薄层高分辨率 CT 检查有助于确诊。

2.肺结核

活动性肺结核患者多有午后低热、消瘦、乏力、盗汗等中毒症状。咳嗽痰量不多,常有咯血。老年肺结核的中毒症状多不明显,常被慢性支气管炎的症状所掩盖而误诊。胸部 X 线上可发现结核病灶,部分患者痰结核菌检查可获阳性。

3.支气管哮喘

支气管哮喘常为特质性患者或有过敏性疾病家族史,多于幼年发病。一般无慢性咳嗽、咳痰史。哮喘多突然发作,且有季节性,血和痰中嗜酸性粒细胞常增多,治疗后可迅速缓解。发作时双肺布满哮鸣音,呼气延长,缓解后可消失,且无症状,但气道反应性仍增高。慢性支气管炎合并哮喘的患者,病史中咳嗽、咳痰多发生在喘息之前,迁延不愈较长时间后伴有喘息,且咳嗽、咳痰的症状多较喘息更为突出,平喘药物疗效不如哮喘等可资鉴别。

4.肺癌

肺癌多发生于 40 岁以上男性,并有多年吸烟史的患者,刺激性咳嗽常伴痰中带血和胸痛。X 线胸片检查肺部常有块影或反复发作的阻塞性肺炎。痰脱落细胞及支气管镜等检查,可明确诊断。

5.慢性肺间质纤维化

慢性咳嗽,咳少量黏液性非脓性痰,进行性呼吸困难,双肺底可闻及爆裂音(Velcro 啰音),严重者发绀并有杵状指。X 线胸片见中下肺野及肺周边部纹理增多紊乱呈网状结构,其间见弥漫性细小斑点阴影。肺功能检查呈限制性通气功能障碍,弥散功能减低,PaO_2 下降。肺活检是确诊的手段。

四、治疗

(一)急性发作期及慢性迁延期的治疗

以控制感染、祛痰、镇咳为主,同时解痉平喘。

1.抗感染药物

及时、有效、足量,感染控制后及时停用,以免产生细菌耐药或二重感染。一般患者可按常见致病菌用药。可选用青霉素 G 80 万 U 肌内注射;复方磺胺甲噁唑,每次 2 片,2 次/天;阿莫西林 2～4 g/d,3～4 次口服;氨苄西林 2～4 g/d,分 4 次口服;头孢氨苄 2～4 g/d 或头孢拉定 1～2 g/d,分 4 次口服;头孢呋辛 2 g/d 或头孢克洛 0.5～1 g/d,分 2～3 次口服。亦可选择新一代大环内酯类抗生素,如罗红霉素,0.3 g/d,2 次口服。抗菌治疗疗程一般 7～10 天,反复感染病例可适当延长。严重感染时,可选用氨苄西林、环丙沙星、氧氟沙星、阿米卡星、奈替米星或头孢菌素类联合静脉滴注给药。

2.祛痰镇咳药

刺激性干咳者不宜单用镇咳药物,否则痰液不易咳出。可给盐酸溴环己胺醇 30 mg 或羧甲基半胱氨酸 500 mg,3 次/天,口服。乙酰半胱氨酸(富露施)及氯化铵甘草合剂均有一定的疗效。α糜蛋白酶雾化吸入亦有消炎祛痰的作用。

3.解痉平喘

解痉平喘主要为解除支气管痉挛,利于痰液排出。常用药物为氨茶碱 0.1～0.2 g,8 次/小时口服;丙卡特罗50 mg,2 次/天;特布他林 2.5 mg,2～3 次/天。慢性支气管炎有可逆性气道阻塞者应常规应用支气管舒张剂,如异丙托溴铵(异丙阿托品)气雾剂、特布他林等吸入治疗。阵发性咳嗽常伴不同程度的支气管痉挛,应用支气管扩张药后可改善症状,并有利于痰液的排出。

(二)缓解期的治疗

应以增强体质,提高机体抗病能力和预防发作为主。

(三)中药治疗

采取扶正固本原则,按肺、脾、肾的虚实辨证施治。

五、护理措施

(一)常规护理

1.环境

保持室内空气新鲜、流通,安静,舒适,温、湿度适宜。

2.休息

急性发作期应卧床休息,取半卧位。

3.给氧

持续低流量吸氧。

4.饮食

给予高热量、高蛋白质、高维生素易消化饮食。

(二)专科护理

1.解除气道阻塞,改善肺泡通气

及时清除痰液,神志清醒患者应鼓励咳嗽,痰稠不易咳出时,给予雾化吸入或雾化泵药物喷入,减少局部淤血水肿,以利痰液排出。危重体弱患者,定时更换体位,叩击背部,使痰易于咳出,餐前应给予胸部叩击或胸壁震荡。方法:患者取侧卧位,护士两手手指并拢,手背隆起,指关节微屈,自肺底由下向上,由外向内叩拍胸壁,震动气管,边拍边鼓励患者咳嗽,以促进痰液的排出,每侧肺叶叩击 3～5 分钟。对神志不清者,可进行机械吸痰,需注意无菌操作,抽吸压力要适当,动作轻柔,每次抽吸时间不超过 15 秒,以免加重缺氧。

2.合理用氧减轻呼吸困难

根据缺氧和二氧化碳潴留的程度不同,合理用氧,一般给予低流量、低浓度、持续吸氧,如病情需要提高氧浓度,应辅以呼吸兴奋剂刺激通气或使用呼吸机改善通气,吸氧后如呼吸困难缓解、呼吸频率减慢、节律正常、血压上升、心率减慢、心律正常、发绀减轻、皮肤转暖、神志转清、尿量增加等,表示氧疗有效。若呼吸过缓,意识障碍加深,需考虑二氧化碳潴留加重,必要时采取增加通气量措施。

(梁瑞云)

第四节　支气管扩张症

一、疾病概述

(一)概念和特点

支气管扩张症是由于急、慢性呼吸道感染和支气管阻塞后,反复发生支气管炎症、致使支气管组织结构病理性破坏,引起的支气管异常和持久性扩张。临床上以慢性咳嗽,大量脓痰和(或)反复咯血为特征,患者多有童年麻疹、百日咳或支气管肺炎等病史。

(二)相关病理生理

支气管扩张症的主要病因是支气管-肺组织感染和支气管阻塞,两者相互影响,促使支气管扩张的发生和发展。支气管扩张发生于有软骨的支气管近端分支,主要分为柱状、囊状和不规则扩张 3 种类型,腔内含有多量分泌物并容易积存。呼吸道相关疾病损伤气道清除机制和防御功能,使其清除分泌物的能力下降,易发生感染和炎症;细菌反复感染使气道内因充满包含炎性介质和病原菌的黏稠液体而逐渐扩大、形成瘢痕和扭曲;炎症可导致支气管壁血管增生,并伴有支气管动脉和肺动脉终末支的扩张和吻合,形成小血管瘤而易导致咯血。病变支气管反复炎症,使周围结缔组织和肺组织纤维化,最终引起肺的通气和换气功能障碍。继发于支气管肺组织感染病变的支气管扩张多见于下肺,尤以左下肺多见。继发于肺结核则多见于上肺叶。

(三)病因与诱因

1.支气管-肺组织感染

支气管扩张症与扁桃体炎、鼻窦炎、百日咳、麻疹、支气管肺炎、肺结核等呼吸道感染密切相关,引起感染的常见病原体为铜绿假单胞菌、流感嗜血杆菌、卡他莫拉菌、肺炎克雷伯杆菌、金黄色葡萄球菌、非结核分枝杆菌、腺病毒和流感病毒等。婴幼儿期支气管-肺组织感染是支气管扩张最常见的病因。

2.支气管阻塞

异物、肿瘤、外源性压迫等可使支气管阻塞导致肺不张,胸腔负压直接牵拉支气管管壁导致支气管扩张。

3.支气管先天性发育缺损与遗传因素

支气管先天性发育缺损与遗传因素也可形成支气管扩张,可能与软骨发育不全或弹性纤维不足导致局部管壁薄弱或弹性较差有关。部分遗传性 α 抗胰蛋白酶缺乏者也可伴有等支气管扩张。

4.其他全身性疾病

支气管扩张可能与机体免疫功能失调有关,目前已发现类风湿关节炎、溃疡性结肠炎、克罗恩病、系统性红斑狼疮等疾病同时伴有支气管扩张。

(四)临床表现

1.症状

(1)慢性咳嗽、大量脓痰:咳嗽多为阵发性,与体位改变有关,晨起及晚上临睡时咳嗽和咳痰尤多。严重程度可用痰量估计:轻度每天少于 10 mL,中度每天 10～150 mL,重度每天多于 150 mL。感染急性发作时,黄绿色脓痰量每天可达数百毫升,将痰液放置后可出现分层的特征,即上层为泡沫,下悬脓性成分;中层为混浊黏液;下层为坏死组织沉淀物。合并厌氧菌感染时,痰和呼气具有臭味。

(2)咯血:反复咯血为本病的特点,可为痰中带血或大量咯血。少量咯血每天少于 100 mL,中量咯血每天 100～500 mL,大量咯血每天多于 500 mL 或 1 次咯血量>300 mL。咯血量有时与病情严重程度、病变范围不一致。部分病变发生在上叶的"干性支气管扩张"患者以反复咯血为唯一症状。

(3)反复肺部感染:由于扩张的支气管清除分泌物的功能丧失,引流差,易反复发生感染,其特点是同一肺段反复发生肺炎并迁延不愈。

(4)慢性感染中毒症状:可出现发热、乏力、食欲减退、消瘦、贫血等,儿童可影响发育。

2.体征

早期或病变轻者无异常肺部体征,病变严重或继发感染时,可在病变部位尤其下肺部闻及固定而持久的局限性粗湿啰音,有时可闻及哮鸣音,部分患者伴有杵状指(趾)。

(五)辅助检查

1.影像学检查

胸部 X 线检查:囊状支气管扩张的气道表现为显著的囊腔,腔内可存在气液平面,纵切面可显示"双轨征",横切面显示"环形阴影",并可见气道壁增厚。胸部 CT 检查:可在横断面上清楚地显示扩张的支气管。高分辨 CT 进一步提高了诊断敏感性,成为支气管扩张症的主要诊断方法。

2.纤维支气管镜检查

有助于发现患者的出血部位或阻塞原因。还可局部灌洗,取灌洗液做细菌学和细胞学检查。

(六)治疗原则

保持引流通畅,处理咯血,控制感染,必要时手术治疗。

1.保持引流通畅、改善气流受限

清除气道分泌物保持气道通畅能减少继发感染和减轻全身中毒症状,如应用祛痰药物(盐酸氨溴索、溴己新、α-糜蛋白酶)等稀释痰液,痰液黏稠时可加用雾化吸入。应用振动、拍背、体位引流等方法促进气道分泌物的清除。应用支气管舒张剂可改善气流受限,伴有气道高反应及可逆性气流受限的患者疗效明显。如体位引流排痰效果不理想,可用纤维支气管镜吸痰法以保持呼吸道通畅。

2.控制感染

急性感染期的主要治疗措施。应根据症状、体征、痰液性状,必要时根据痰培养及药物敏感试验选择有效的抗生素。常用阿莫西林、头孢类抗生素、氨基糖苷类等药物,重症患者,尤其是铜绿假单胞菌感染者,常需第三代头孢菌素加氨基糖苷类药联合静脉用药。如有厌氧菌混合感染,加用甲硝唑或替硝唑等。

3.外科治疗

保守治疗不能缓解的反复大咯血且病变局限者,可考虑手术治疗。经充分的内科治疗后仍反复发作且病变为局限性支气管扩张,可通过外科手术切除病变组织。

二、护理评估

(一)一般评估

1.患者的主诉

有无胸闷、气促、心悸、疲倦、乏力等症状。

2.生命体征

严密观察呼吸的频率、节律、深浅和音响,患者呼吸可正常或增快,感染严重时或合并咯血可伴随不同程度的呼吸困难和发绀。患者体温正常或偏高,感染严重时可为高热。

3.咳嗽咳痰情况

观察咳嗽咳痰的发作时间、频率、持续时间、伴随的症状和影响因素等,患者反复继发肺部感染,支气管引流不畅,痰不易咳出时可导致咳嗽加剧,大量脓痰咳出后,患者感觉轻松,体温下降,精神改善。重点观察痰液的量、颜色、性质、气味和与体位的关系,痰液静置后的分层现象,记录24小时痰液排出量。注意患者是否出现面色苍白、出冷汗、烦躁不安等出血的症状,观察咯血的颜色、性质及量。

4.其他

血气分析、血氧饱和度、体重、体位等记录结果。

(二)身体评估

1.头颈部

患者的意识状态,面部颜色(贫血),皮肤黏膜有无脱水、是否粗糙干燥;呼吸困难和缺氧的程度(有无气促、口唇有无发绀、血氧饱和度数值等)。

2.胸部

检查胸廓的弹性,有无胸廓的挤压痛,两肺呼吸运动是否一致。病变部位可闻及固定而持久的局限性粗湿啰音或哮鸣音。

3.其他

患者有无杵状指(趾)。

(三)心理-社会评估

询问健康史,发病原因、病程进展时间以及以往所患疾病对支气管扩张的影响,评估患者对支气管扩张的认识;另外,患者常因慢性咳嗽、咳痰或痰量多、有异味等症状产生恐惧或焦虑的心理,并对疾病治疗缺乏治愈的自信。

(四)辅助检查阳性结果评估

血氧饱和度的数值;血气分析结果报告;胸部CT检查明确的病变部位。

(五)常用药物治疗效果的评估

抗生素使用后咳嗽咳痰症状有无减轻,原有增高的血白细胞计数有无回降至正常范围,核左移情况有无得到纠正。

三、主要护理诊断/问题

(一)清理呼吸道无效

与大量脓痰滞留呼吸道有关。

(二)有窒息的危险

与大咯血有关。

(三)营养失调

低于机体需要量与慢性感染导致机体消耗有关。

(四)焦虑

与疾病迁延、个体健康受到威胁有关。

(五)活动无耐力

与营养不良、贫血等有关。

四、护理措施

(一)环境

保持室内空气新鲜、无臭味,定期开窗换气使空气流通,维持适宜的温湿度,注意保暖。

(二)休息和活动

休息能减少肺活动度,避免因活动诱发咯血。小量咯血者以静卧休息为主,大量咯血患者应绝对卧床休息,尽量避免搬动。取患侧卧位,可减少患侧胸部的活动度,既防止病灶向健侧扩散,同时有利于健侧肺的通气功能。缓解期患者可适当进行户外活动,但要避免过度劳累。

(三)饮食护理

提供高热量、高蛋白质、富含维生素易消化的饮食,多进食含铁食物有利于纠正贫血,饮食中富含维生素 A、维生素 C、维生素 E 等(如新鲜蔬菜、水果),以提高支气管黏膜的抗病能力。大量咯血者应禁食,小量咯血者宜进少量温、凉流质饮食,避免冰冷食物诱发咳嗽或加重咯血,少食多餐。为痰液稀释利于排痰,鼓励患者多饮水,每天饮水 1 500～2 000 mL。指导患者在咳痰后及进食前后漱口,以祛除口臭,促进食欲。

(四)病情观察

严密观察病情,正确记录每天痰量及痰的性质,留好痰标本。有咯血者备好吸痰和吸氧设备。

(五)用药护理

遵医嘱使用抗生素、祛痰剂和支气管舒张剂,指导患者进行有效咳嗽,辅以叩背及时排出痰液。指导患者掌握药物的疗效、剂量、用法和不良反应。

(六)体位引流的护理

体位引流是利用重力作用促使呼吸道分泌物流入气管、支气管排出体外的方法,其效果与需引流部位所对应的体位有关。体位引流的护理措施如下。

(1)体位引流由康复科医师执行,引流前向患者说明体位引流的目的、操作过程和注意事项,消除顾虑取得合作。

(2)操作前测量生命体征,听诊肺部明确病变部位。引流前 15 分钟遵医嘱给予支气管舒张剂(有条件可使用雾化器或手按定量吸入器)。备好排痰用纸巾或一次性容器。

(3)根据病变部位、病情和患者经验选择合适体位(自觉有利于咳痰的体位)。引流体位的选择取决于分泌物潴留的部位和患者的耐受程度,原则上抬高病灶部位的位置,使引流支气管开口向下,有利于潴留的分泌物随重力作用流入支气管和气管排出。首先引流上叶,然后引流下叶后基底段。如果患者不能耐受,应及时调整姿势。头部外伤、胸部创伤、咯血、严重心血管疾病和病情状况不稳定者,不宜采用头低位进行体位引流。

(4)引流时鼓励患者做腹式深呼吸,辅以胸部叩击或震荡,指导患者进行有效咳嗽等措施,以提高引流效果。

(5)引流时间视病变部位、病情和患者身体状况而定,一般每天1～3次,每次15～20分钟。在空腹或饭前一个半小时前进行,早晨清醒后立即进行效果最好。咯血时不宜进行体位引流。

(6)引流过程应有护士或家人协助,注意观察患者反应,如出现咯血、面色苍白出冷汗、头晕、发绀、脉搏细弱、呼吸困难等情况,应立即停止引流。

(7)体位引流结束后,协助患者采取舒适体位休息,给予清水或漱口液漱口。记录痰液的性质、量及颜色,复查生命体征和肺部呼吸音及啰音的变化,评价体位引流的效果。

(七)窒息的抢救配合

(1)对大咯血及意识不清的患者,应在病床旁备好急救器械。

(2)一旦患者出现窒息征象,应立即取头低脚高45°俯卧位,面向一侧,轻拍背部,迅速排出在气道和口咽部的血块,或直接刺激咽部以咳出血块。嘱患者不要屏气,以免诱发喉头痉挛。必要时用吸痰管进行负压吸引,以解除呼吸道阻塞。

(3)给予高浓度吸氧,做好气管插管或气管切开的准备与配合工作。

(4)咯血后为患者漱口,擦净血迹,防止因口咽部异物刺激引起剧烈咳嗽而诱发咯血,及时清理患者咯出的血块及污染的衣物、被褥,安慰患者,以助于稳定情绪,增加安全感,避免因精神过度紧张而加重病情。对精神极度紧张、咳嗽剧烈的患者,可按医嘱给予小剂量镇静药或镇咳剂。

(5)密切观察咯血的量、颜色、性质及出血的速度,观察生命体征及意识状态的变化,有无胸闷、气促、呼吸困难、发绀、面色苍白、出冷汗、烦躁不安等窒息征象;有无阻塞性肺不张、肺部感染及休克等并发症的表现。

(6)用药护理:①垂体后叶素可收缩小动脉,减少肺血流量,从而减轻咯血。但也能引起子宫、肠道平滑肌收缩和冠状动脉收缩,故冠心病、高血压患者及孕妇忌用。静脉点滴时速度勿过快,以免引起恶心、便意、心悸、面色苍白等不良反应。②年老体弱、肺功能不全者在应用镇静药和镇咳药后,应注意观察呼吸中枢和咳嗽反射受抑制情况,以早期发现因呼吸抑制导致的呼吸衰竭和不能咯出血块而发生窒息。

(八)心理护理

护士应以亲切的态度多与患者交谈,讲明支气管扩张反复发作的原因和治疗进展,帮助患者树立战胜疾病的信心,解除焦虑不安心理。呼吸困难患者应根据其病情采用恰当的沟通方式,及时了解病情,安慰患者。

(九)健康教育

(1)预防感冒等呼吸道感染,吸烟患者戒烟。不要滥用抗生素和止咳药。

(2)疾病知识指导:帮助患者和家属正确认识和对待疾病,了解疾病的发生、发展与治疗、护理过程,与患者及家属共同制订长期防治计划。

(3)保健知识的宣教:学会自我监测病情,一旦发现症状加重,应及时就诊。指导掌握有效咳嗽、胸部叩击、雾化吸入及体位引流的排痰方法,长期坚持,以控制病情的发展。

(4)生活指导:讲明加强营养对机体康复的作用,使患者能主动摄取必需的营养素,以增加机体抗病能力。鼓励患者参加体育锻炼,建立良好的生活习惯,劳逸结合,消除紧张心理,防止病情进一步恶化。

(5)及时到医院就诊的指标:体温过高,痰量明显增加;出现胸闷、气促、呼吸困难、发绀、面色苍白、出冷汗、烦躁不安等症状;咯血。

五、护理效果评估

(1)呼吸道保持通畅,痰易咳出,痰量减少或消失,血氧饱和度、动脉血气分析值在正常范围。

(2)肺部湿啰音或哮鸣音减轻或消失。

(3)患者体重增加,无并发症(咯血等)发生。

(张　敏)

第七章

消化内科护理

第一节 反流性食管炎

反流性食管炎是指胃、十二指肠内容物反流入食管所引起的食管黏膜炎症、糜烂、溃疡和纤维化等病变,甚至引起咽喉、气道等食管以外的组织损害。其发病男性多于女性,男女比例为(2~3):1,发病率为1.92%。随着年龄的增长,食管下段括约肌收缩力的下降,胃、十二指肠内容物自发性反流,而使老年人反流性食管炎的发病率有所增加。

一、病因与发病机制

(一)抗反流屏障削弱

食管下括约肌是指食管末端3~4 cm长的环形肌束。正常人静息时压力为1.3~4.0 kPa(10~30 mmHg),为一高压带,防止胃内容物反流入食管。由于年龄的增长,机体老化导致食管下括约肌的收缩力下降引起食物反流。一过性食管下括约肌松弛也是反流性食管炎的主要发病机制。

(二)食管清除作用减弱

正常情况下,一旦发生食物的反流,大部分反流物通过1~2次食管自发和继发性的蠕动性收缩将食管内容物排入胃内,即容量清除,剩余的部分则由唾液缓慢地中和。老年人食管蠕动缓慢和唾液产生减少,影响了食管的清除作用。

(三)食管黏膜屏障作用下降

反流物进入食管后,可以凭借食管上皮表面黏液、不移动水层和表面HCO_3^-、复层鳞状上皮等构成上皮屏障,以及黏膜下丰富的血液供应构成的后上皮屏障,发挥其抗反流物对食管黏膜损伤的作用。随着机体老化,食管黏膜逐渐萎缩,黏膜屏障作用下降。

二、护理评估

(一)健康史

询问患者的饮食结构及习惯、有无长期服用药物史。

(二)身体评估

1.反流症状

反酸、反食、反胃(指胃内容物在无恶心和不用力的情况下涌入口腔)、嗳气等,多在餐后明显或加重,平卧或躯体前屈时易出现。

2.反流物引起的刺激症状

胸骨后或剑突下烧灼感、胸痛、吞咽困难等。常由胸骨下段向上伸延,常在餐后1小时出现,平卧、弯腰或腹压增高时可加重。反流物刺激食管痉挛导致胸痛,常发生在胸骨后或剑突下。严重时可为剧烈刺痛,可放射到后背、胸部、肩部、颈部、耳后,有的酷似心绞痛的特点。

3.其他症状

咽部不适,有异物感、棉团感或堵塞感,可能与酸反流引起食管上段括约肌压力升高有关。

4.并发症

(1)上消化道出血:因食管黏膜炎症、糜烂及溃疡可以导致上消化道出血。

(2)食管狭窄:食管炎反复发作致使纤维组织增生,最终导致瘢痕性狭窄。

(3)Barrett食管:在食管黏膜的修复过程中,食管-贲门交界处2 cm以上的食管鳞状上皮被特殊的柱状上皮取代,称为Barrett食管。Barrett食管发生溃疡时,又称Barrett溃疡。Barrett食管是食管癌的主要癌前病变,其腺癌的发生率较正常人高30～50倍。

(三)辅助检查

1.内镜检查

内镜检查是反流性食管炎最准确、最可靠的诊断方法,能判断其严重程度和有无并发症,结合活检可与其他疾病相鉴别。

2.24小时食管pH监测

应用便携式pH记录仪在生理状态下对患者进行24小时食管pH连续监测,可提供食管是否存在过度酸反流的客观依据。在进行该项检查前3天,应停用抑酸药与促胃肠动力的药物。

3.食管吞钡X线检查

对不愿意接受或不能耐受内镜检查者行该检查。严重患者可发现阳性X线征。

(四)心理社会状况

反流性食管炎长期持续存在,病情反复、病程迁延,因此患者会出现食欲减退,体重下降,导致患者心情烦躁、焦虑;合并消化道出血时会使患者紧张、恐惧。应注意评估患者的情绪状态及对本病的认知程度。

三、常见护理诊断及问题

(一)疼痛

与胃食管黏膜炎性病变有关。

(二)营养失调:低于机体需要量

与害怕进食、消化吸收不良等有关。

(三)有体液不足的危险

与合并消化道出血引起活动性体液丢失、呕吐及液体摄入量不足有关。

(四)焦虑

与病情反复、病程迁延有关。

(五)知识缺乏

缺乏对反流性食管炎病因和预防知识的了解。

四、诊断要点与治疗原则

(一)诊断要点

临床上有明显的反流症状,内镜下有反流性食管炎的表现,食管过度酸反流的客观依据即可作出诊断。

(二)治疗原则

以药物治疗为主,对药物治疗无效或发生并发症者可做手术治疗。

1.药物治疗

目前多主张采用递减法,即开始使用质子泵抑制剂加促胃肠动力药,迅速控制症状,待症状控制后再减量维持。

(1)促胃肠动力药:目前主要常用的药物是西沙必利。常用量为每次 5～15 mg,每天 3～4 次,疗程 8～12 周。

(2)抑酸药:①H_2 受体拮抗剂:西咪替丁 400 mg、雷尼替丁 150 mg、法莫替丁 20 mg,每天 2 次,疗程 8～12 周。②质子泵抑制剂(PPI):奥美拉唑 20 mg、兰索拉唑 30 mg、泮托拉唑 40 mg、雷贝拉唑 10 mg 和埃索美拉唑 20 mg,1 天 1 次,疗程 4～8 周。③抗酸药:仅用于症状轻、间歇发作的患者作为临时缓解症状用。反流性食管炎有并发症或停药后很快复发者,需要长期维持治疗。H_2 受体拮抗剂、西沙必利、PPI 均可用于维持治疗,其中以 PPI 效果最好。维持治疗的剂量因患者而异,以调整至患者无症状的最低剂量为合适剂量。

2.手术治疗

手术为不同术式的胃底折叠术。手术指征为:①严格内科治疗无效。②虽经内科治疗有效,但患者不能忍受长期服药。③经反复扩张治疗后仍反复发作的食管狭窄。④确证由反流性食管炎引起的严重呼吸道疾病。

3.并发症的治疗

(1)食管狭窄:大部分狭窄可行内镜下食管扩张术治疗。扩张后予以长程 PPI 维持治疗可防止狭窄复发。少数严重瘢痕性狭窄需行手术切除。

(2)Barrett 食管:药物治疗是预防 Barrett 食管发生和发展的重要措施,必须使用 PPI 治疗及长期维持。

五、护理措施

(一)一般护理

为减少平卧时及夜间反流可将床头抬高 15～20 cm。避免睡前 2 小时内进食,白天进餐后亦不宜立即卧床。应避免食用使食管下括约肌压力降低的食物和药物,如高脂肪、巧克力、咖啡、浓茶及硝酸甘油、钙通道阻滞剂等。应戒烟及禁酒。减少一切影响腹压增高的因素,如肥胖、便秘、紧束腰带等。

(二)用药护理

遵医嘱给予药物治疗,注意观察药物的疗效及不良反应。

1.H₂ 受体拮抗剂

药物应在餐中或餐后即刻服用,若需同时服用抗酸药,则两药应间隔 1 小时以上。若静脉给药应注意控制速度,过快可引起低血压和心律失常。西咪替丁对雄激素受体有亲和力,可导致男性乳腺发育、阳痿及性功能紊乱,应做好解释工作。该药物主要通过肾排泄,用药期间应监测肾功能。

2.质子泵抑制剂

奥美拉唑可引起头晕,应嘱患者用药期间避免开车或做其他必须高度集中注意力的工作。兰索拉唑的不良反应包括荨麻疹、皮疹、瘙痒、头痛、口苦、肝功能异常等,轻度不良反应不影响继续用药,较严重时应及时停药。泮托拉唑的不良反应较少,偶可引起头痛和腹泻。

3.抗酸药

该药在饭后 1 小时和睡前服用。服用片剂时应嚼服,乳剂给药前应充分摇匀。

抗酸剂应避免与奶制品、酸性饮料及食物同时服用。

(三)饮食护理

(1)指导患者有规律地定时进餐,饮食不宜过饱,选择营养丰富,易消化的食物。避免摄入过咸、过甜、过辣的刺激性食物。

(2)制订饮食计划:与患者共同制订饮食计划,指导患者及家属改进烹饪技巧,增加食物的色、香、味,刺激患者食欲。

(3)观察并记录患者每天进餐次数、量、种类,以了解其摄入营养素的情况。

六、健康指导

(一)疾病知识的指导

向患者及家属介绍本病的有关病因,避免诱发因素。保持良好的心理状态,平时生活要有规律,合理安排工作和休息时间,注意劳逸结合,积极配合治疗。

(二)饮食指导

指导患者加强饮食卫生和饮食营养,养成有规律的饮食习惯;避免过冷、过热、辛辣等刺激性食物及浓茶、咖啡等饮料;嗜酒者应戒酒。

(三)用药指导

根据病因及病情进行指导,嘱患者长期维持治疗,介绍药物的不良反应,如有异常及时复诊。

（张　　敏）

第二节　胃　　炎

胃炎是指不同病因所致的胃黏膜炎症,通常包括上皮损伤、黏膜炎症反应和细胞再生 3 个过程,是最常见的消化道疾病之一。

一、急性胃炎

急性胃炎是由多种病因引起的急性胃黏膜炎症,内镜检查可见胃黏膜充血、水肿、出血、糜烂及浅表溃疡等一过性病变。临床上,以急性糜烂出血性胃炎最常见。

(一)病因与发病机制

1.药物

最常引起胃黏膜炎症的药物是非甾体抗炎药(nonsteroidal anti-inflammatory drug, NSAID),如阿司匹林、吲哚美辛等,可破坏胃黏膜上皮质,引起黏膜糜烂。

2.急性应激

严重的重要脏器衰竭、严重创伤、大手术、大面积烧伤、休克甚至精神心理因素等引起的急性应激,导致胃黏膜屏障破坏和 H^+ 弥散进入黏膜,引起胃黏膜糜烂和出血。

3.其他

酒精具有亲脂性和溶脂能力,高浓度酒精可直接破坏胃黏膜屏障。某些急性细菌或病毒感染、胆汁和胰液反流、胃内异物及肿瘤放疗后的物理性损伤,可造成胃黏膜损伤引起上皮细胞损害、黏膜出血和糜烂。

(二)临床表现

1.症状

轻者大多无明显症状;有症状者主要表现为非特异性消化不良的表现。上消化道出血是该病突出的临床表现。

2.体征

上腹部可有不同程度的压痛。

(三)辅助检查

1.实验室检查

大便潜血试验呈阳性。

2.内镜检查

纤维胃镜检查是诊断的主要依据。

(四)治疗要点

治疗原则是去除致病因素和积极治疗原发病。药物引起者,立即停药。急性应激者,在积极治疗原发病的同时,给予抑制胃酸分泌的药物。发生上消化道大出血时,按上消化道出血处理。

(五)护理措施

1.休息与活动

注意休息,减少活动。急性应激致病者应卧床休息。

2.饮食护理

定时、规律进食,少食多餐,避免辛辣刺激性食物。

3.用药指导

指导患者遵医嘱慎用或禁用对胃黏膜有刺激作用的药物,并指导患者正确服用抑酸剂、胃黏膜保护剂等药物。

二、慢性胃炎

慢性胃炎是由各种病因引起的胃黏膜慢性炎症。其发病率在各种胃病中居首位。

(一)病因与发病机制

1.幽门螺杆菌感染

幽门螺杆菌感染被认为是慢性胃炎最主要的病因。

2.饮食和环境因素

饮食中高盐和缺乏新鲜蔬菜、水果与发生慢性胃炎相关。幽门螺杆菌可增加胃黏膜对环境因素损害的易感性。

3.物理及化学因素

物理及化学因素可削弱胃黏膜的屏障功能,使其易受胃酸-胃蛋白酶的损害。

4.自身免疫

由于壁细胞受损,机体产生壁细胞抗体和内因子抗体,使胃酸分泌减少乃至缺失,还可影响维生素 B_{12} 吸收,导致恶性贫血。

5.其他因素

慢性胃炎与年龄相关。

(二)临床表现

1.症状

70%～80%的患者可无任何症状,部分患者表现为非特异性的消化不良,症状常与进食或食物种类有关。

2.体征

体征多不明显,有时上腹部轻压痛。

(三)辅助检查

1.实验室检查

胃酸分泌正常或偏低。

2.幽门螺杆菌检测

可通过侵入性和非侵入性方法检测。

3.胃镜及胃黏膜活组织检查

胃镜及胃黏膜活组织检查是诊断慢性胃炎最可靠的方法。

(四)治疗要点

治疗原则是消除病因、缓解症状、控制感染、防治癌前病变。

1.根除幽门螺杆菌感染

对幽门螺杆菌感染引起的慢性胃炎,尤其在活动期,目前多采用三联疗法,即一种胶体铋剂或一种质子泵抑制剂加上2种抗菌药物。

2.根据病因给予相应处理

若因非甾体抗炎药引起,应停药并给予抑酸剂或硫糖铝;若因胆汁反流,可用氢氧化铝凝胶来吸附,或予以硫糖铝及胃动力药物以中和胆盐,防止反流。

3.对症处理

有胃动力学改变者,可服用多潘立酮、西沙必利等;自身免疫性胃炎伴有恶性贫血者,遵医嘱肌内注射维生素 B_{12}。

(五)护理措施

1.一般护理

(1)休息与活动:急性发作或伴有消化道出血时应卧床休息,并可用转移注意力、做深呼吸等方法来减轻焦虑、缓解疼痛。病情缓解时,进行适当的运动和锻炼,注意避免过度劳累。

(2)饮食护理:以高热量、高蛋白质、高维生素及易消化的饮食为原则,宜定时定量、少食多餐、细嚼慢咽,避免摄入过咸、过甜、过冷、过热及辛辣刺激性食物。

2.病情观察

观察患者消化不良症状,腹痛的部位及性质,呕吐物和粪便的颜色、量及性状等,用药前后患者的反应。

3.用药护理

注意观察药物的疗效及不良反应。

(1)慎用或禁用阿司匹林、吲哚美辛等对胃黏膜有刺激的药物。

(2)胶体铋剂:枸橼酸铋钾宜在餐前半小时用吸管吸入服用。部分患者服药后出现便秘和大便呈黑色,停药后可自行消失。

(3)抗菌药物:服用阿莫西林前应询问患者有无青霉素过敏史,应用过程中注意有无迟发性变态反应。甲硝唑可引起恶心、呕吐等胃肠道反应。

4.症状、体征的护理

腹部疼痛或不适者,避免精神紧张,采取转移注意力、做深呼吸等方法缓解疼痛;或用热水袋热敷胃部,以解除痉挛,减轻腹痛。

5.健康指导

(1)疾病知识指导:向患者及家属介绍本病的相关病因和预后,避免诱发因素。

(2)饮食指导:指导患者加强饮食卫生和营养,规律饮食。

(3)生活方式指导:指导患者保持良好的心态,生活要有规律,合理安排工作和休息时间,劳逸结合。

(4)用药指导:指导患者遵医嘱服药,如有异常及时就诊,定期门诊复查。

(张　敏)

第三节　脂肪性肝病

一、非酒精性脂肪性肝病

非酒精性脂肪性肝病是指除外酒精和其他明确的损肝因素所致的肝细胞内脂肪过度沉积为主要特征的临床病理综合征,与胰岛素抵抗和遗传易感性密切相关的获得性代谢应激性肝损伤。包括单纯性脂肪肝、非酒精性脂肪性肝炎(NASH)及其相关肝硬化。随着肥胖及其相关代谢综合征全球化的流行趋势,非酒精性脂肪性肝病现已成为欧美等发达国家和我国富裕地区慢性肝病的重要病因,普通成人非酒精性脂肪性肝病患病率 $10\%\sim30\%$,其中 $10\%\sim20\%$ 为 NASH,后者 10 年内肝硬化发生率高达 25% 。

非酒精性脂肪性肝病除可直接导致失代偿期肝硬化、肝细胞癌和移植肝复发外,还可影响其他慢性肝病的进展,并参与 2 型糖尿病和动脉粥样硬化的发病。代谢综合征相关恶性肿瘤、动脉硬化性心脑血管疾病及肝硬化是影响非酒精性脂肪性肝病患者生活质量和预期寿命的重要因素。

(一)临床表现

(1)脂肪肝的患者多无自觉症状,部分患者可有乏力、消化不良、肝区隐痛、肝脾大等非特异性症状及体征。

(2)可有体重超重和(或)内脏性肥胖、空腹血糖增高、血脂紊乱、高血压等代谢综合征相关症状。

(二)并发症

肝纤维化、肝硬化、肝癌。

(三)治疗

(1)基础治疗:制定合理的热量摄入及饮食结构、中等量有氧运动、纠正不良生活方式和行为。

(2)避免加重肝脏损害、体重急剧下降、滥用药物及其他可能诱发肝病恶化的因素。

(3)减肥:所有体重超重、内脏性肥胖及短期内体重增长迅速的非酒精性脂肪性肝病患者,都需通过改变生活方式、控制体重、减小腰围。

(4)胰岛素增敏剂:合并 2 型糖尿病、糖耐量损害、空腹血糖增高及内脏性肥胖者,可考虑应用二甲双胍和噻唑烷二酮类药物,以期改善胰岛素抵抗和控制血糖。

(5)降血脂药:血脂紊乱经基础治疗、减肥和应用降糖药物 3～6 个月,仍呈混合性高脂血症或高脂血症合并 2 个以上危险因素者,需考虑加用贝特类、他汀类或普罗布考等降血脂药物。

(6)针对肝病的药物:非酒精性脂肪性肝病伴肝功能异常、代谢综合征、经基础治疗 3～6 个月仍无效,以及肝活体组织检查证实为 NASH 和病程呈慢性进展性者,可采用针对肝病的药物辅助治疗,但不宜同时应用多种药物。

(四)健康教育与管理

(1)树立信心,相信通过长期合理用药、控制生活习惯,可以有效地治疗脂肪性肝病。

(2)了解脂肪性肝病的发病因素及危险因素。

(3)掌握脂肪性肝病的治疗要点。

(4)矫正不良饮食习惯,少食高脂饮食,戒烟酒。

(5)建立合理的运动计划,控制体重,监测体重的变化。

(6)定期随访,与医师一起制订合理的健康计划。

(五)预后

绝大多数非酒精性脂肪性肝病预后良好,肝组织学进展缓慢甚至呈静止状态,预后相对良好。部分患者即使已并发脂肪性肝炎和肝纤维化,如能得到及时诊治,肝组织学改变仍可逆转,罕见脂肪囊肿破裂并发脂肪栓塞而死亡。少数脂肪性肝炎患者进展至肝硬化,一旦发生肝硬化则其预后不佳。对于大多数脂肪肝患者,有时通过节制饮食、坚持中等量的有氧运动等非药物治疗措施就可达到控制体重、血糖、降低血脂和促进肝组织学逆转的目的。

(六)护理

见表 7-1。

表 7-1　非酒精性脂肪性肝病的护理

日期	项目	护理内容
入院当天	评估	1.一般评估：生命体征、体重、皮肤等 2.专科评估：脂肪厚度、有无胃肠道反应、出血点等
	治疗	根据病情避免诱因，调整饮食，根据情况使用保肝药
	检查	按医嘱行相关检查，如血常规、肝功能、B超、CT、肝穿刺等
	药物	按医嘱正确使用保肝药物，注意用药后的观察
	活动	嘱患者卧床休息为主，避免过度劳累
	饮食	1.低脂、高纤维、高维生素、少盐饮食 2.禁止进食高脂肪、高胆固醇、高热量食物，如动物内脏、油炸食物 3.戒烟酒，嘱多饮水
	护理	1.做好入院介绍，主管护士自我介绍 2.制订相关的护理措施，如饮食护理、药物护理、皮肤护理、心理护理 3.视病情做好各项监测记录 4.密切观察病情，防止并发症的发生 5.做好健康宣教 6.根据病情留陪员，上床挡，确保安全
	健康宣教	向患者讲解疾病相关知识、安全知识、服药知识等，教会患者观察用药效果，指导各种检查的注意事项
第2天	评估	神志、生命体征及患者的心理状态，对疾病相关知识的了解等情况
	治疗	按医嘱执行治疗
	检查	继续完善检查
	药物	密切观察各种药物作用和不良反应
	活动	卧床休息，进行适当的有氧运动
	饮食	同前
	护理	1.进一步做好基础护理，如导管护理、饮食护理、药物护理、皮肤护理等 2.视病情做好各项监测记录 3.密切观察病情，防止并发症的发生 4.做好健康宣教
第3~9天	健康宣教	讲解药物的使用方法及注意事项，各项检查前后注意事项
	活动	进行有氧运动，如太极、散步、慢跑等
	健康宣教	讲解有氧运动的作用、运动的时间及如何根据自身情况调整运动量，派发健康教育宣传单
	其他	同前
出院前1天	健康宣教	出院宣教 1.服药指导 2.疾病相关知识指导 3.调节饮食，控制体重 4.保持良好的生活习惯和心理状态 5.定时专科门诊复诊
出院随访		出院1周内电话随访第1次，3个月内随访第2次，6个月内随访第3次，以后1年随访1次

二、酒精性肝病

酒精性肝病是由于长期大量饮酒导致的肝脏疾病。初期通常表现为脂肪肝,进而可发展成酒精性肝炎、肝纤维化和肝硬化。其主要临床特征是恶心、呕吐、黄疸,可有肝脏肿大和压痛,并可并发肝衰竭和上消化道出血等。严重酗酒时可诱发广泛肝细胞坏死,甚至肝衰竭。酒精性肝病是我国常见的肝脏疾病之一,严重危害人民健康。

(一)临床表现

临床症状为非特异性,可无症状,或有右上腹胀痛、食欲缺乏、乏力、体重减轻、黄疸等;随着病情加重,可有神经精神症状和蜘蛛痣、肝掌等表现。

(二)并发症

肝性脑病、肝衰竭、上消化道出血。

(三)治疗

治疗酒精性肝病的原则是:戒酒和营养支持,减轻酒精性肝病的严重程度,改善已存在的继发性营养不良和对症治疗酒精性肝硬化及其并发症。

1.戒酒

戒酒是治疗酒精性肝病的最重要的措施,戒酒过程中应注意防治戒断综合征。

2.营养支持

酒精性肝病患者需良好的营养支持,应在戒酒的基础上提供高蛋白质、低脂饮食,并注意补充 B 族维生素、维生素 C、维生素 K 及叶酸。

3.药物治疗

糖皮质激素、保肝药等。

4.手术治疗

肝移植。

(四)健康教育与管理

(1)树立信心,坚持长期合理用药并严格控制生活习惯。

(2)了解酒精性肝病的发病因素及危险因素。

(3)掌握酒精性肝病的治疗要点。

(4)矫正不良饮食习惯,戒烟酒,合理饮食。

(5)遵医嘱服药,学会观察用药效果及注意事项。

(6)定期随访,与医师一起制订合理的健康计划。

(五)预后

一般预后良好,戒酒后可完全恢复。酒精性肝炎如能及时戒酒和治疗,大多可以恢复,主要死亡原因为肝衰竭。若不戒酒,酒精性脂肪肝可直接或经酒精性肝炎阶段发展为酒精性肝硬化。

(六)护理

见表 7-2。

表 7-2　酒精性脂肪性肝病的护理

日期	项目	护理内容
入院当天	评估	1.一般评估:神志、生命体征等
		2.专科评估:饮酒的量、有无胃肠道反应、出血点等
	治疗	根据医嘱使用保肝药
	检查	按医嘱行相关检查,如血常规、肝功能、B超、CT、肝穿刺等
	药物	按医嘱正确使用保肝药物,注意用药后的观察
	活动	嘱患者卧床休息为主,避免过度劳累
	饮食	1.低脂、高纤维、高维生素、少盐饮食
		2.禁食高脂肪、高胆固醇、高热量食物,如动物内脏、油炸食物
		3.戒烟酒,嘱多饮水
	护理	1.做好入院介绍,主管护士自我介绍
		2.制订相关的护理措施,如饮食护理、药物护理、皮肤护理、心理护理
		3.视病情做好各项监测记录
		4.密切观察病情,防止并发症的发生
		5.做好健康宣教
		6.根据病情留陪员,上床挡,确保安全
	健康宣教	向患者讲解疾病相关知识、安全知识、服药知识等,教会患者观察用药效果,指导各种检查的注意事项
第2天	评估	神志、生命体征及患者的心理状态,对疾病相关知识的了解等情况
	治疗	按医嘱执行治疗
	检查	继续完善检查
	药物	密切观察各种药物作用和不良反应
	活动	卧床休息,可进行散步等活动
	饮食	同前
	护理	1.做好基础护理,如皮肤护理、导管护理等
		2.按照医嘱正确给药,并观察药物疗效及不良反应
		3.视病情做好各项监测记录
		4.密切观察病情,防止并发症的发生
		5.做好健康宣教
第3~10天	健康宣教	讲解药物的使用方法及注意事项、各项检查前后注意事项
	活动	同前
	健康宣教	讲解有氧运动的作用、运动的时间及如何根据自身情况调整运动量,派发健康教育宣传单
	其他	同前
出院前1天	健康宣教	出院宣教

（续表）

日期	项目	护理内容
		1.服药指导
		2.疾病相关知识指导
		3.戒酒,调整饮食
		4.保持良好的生活习惯和心理状态
		5.定时专科门诊复诊
出院随访		出院1周内电话随访第1次,3个月内随访第2次,6个月内随访第3次,以后1年随访1次

（张　敏）

第四节　肝　硬　化

一、疾病概述

（一）概念和特点

肝硬化是各种慢性肝病发展的晚期阶段。病理上以肝脏弥漫性纤维化、再生结节和假小叶形成为特征。临床上,起病隐匿,病程发展缓慢,晚期以肝功能减退和门静脉高压为主要表现,常出现多种并发症。

肝硬化是常见病,世界范围内的年发病率为(25～400)/10万,发病高峰年龄在35～50岁,男性多见,出现并发症时病死率高。

（二）相关病理、生理

肝硬化的病理改变主要是正常肝小叶结构被假小叶所替代后,在大体形态上:肝脏早期肿大、晚期明显缩小,质地变硬。

肝硬化的病理、生理改变主要是肝功能减退(失代偿)和门静脉高压,临床上表现为由此而引起的多系统、多器官受累所产生的症状和体征,进一步发展可产生一系列并发症。

（三）肝硬化的病因

引起肝硬化的病因很多,在我国以病毒性肝炎为主,欧美国家以慢性酒精中毒多见。

1.病毒性肝炎

主要为乙型、丙型和丁型肝炎病毒的感染,通常经过慢性肝炎阶段演变而来,急性或亚急性肝炎如有大量肝细胞坏死和肝纤维化可以直接演变为肝硬化,乙型和丙型或丁型肝炎病毒的重叠感染可加速发展至肝硬化。

2.慢性酒精中毒

长期大量饮酒(一般为每天摄入酒精80 g达10年以上),酒精及其代谢产物(乙醛)的毒性作用,引起酒精性肝炎,继而可发展为肝硬化。

3.非酒精性脂肪性肝炎

非酒精性脂肪性肝炎可发展成肝硬化。

4.胆汁淤积

持续肝内胆汁淤积或肝外胆管阻塞时,高浓度胆酸和胆红素对肝细胞有损害作用,引起原发性胆汁性肝硬化或继发性胆汁性肝硬化。

5.肝静脉回流受阻

慢性充血性心力衰竭、缩窄性心包炎、肝静脉阻塞综合征、肝小静脉闭塞等引起肝脏长期淤血缺氧,引起肝细胞坏死和纤维化。

6.遗传代谢性疾病

先天性酶缺陷疾病,致使某些物质不能被正常代谢而沉积在肝脏,如肝豆状核变性(铜沉积)、血色病(铁沉积)、α_1-抗胰蛋白酶缺乏症等。

7.工业毒物或药物

长期接触四氯化碳、磷、砷等或服用双醋酚汀、甲基多巴、异烟肼等可引起中毒性或药物性肝炎而演变为肝硬化;长期服用甲氨蝶呤可引起肝纤维化而发展为肝硬化。

8.自身免疫性肝炎

自身免疫性肝炎可演变为肝硬化。

9.血吸虫病

虫卵沉积于汇管区,引起肝纤维化组织增生,导致窦前性门静脉高压,亦称为血吸虫病性肝硬化。

10.隐源性肝硬化

部分原因不明的肝硬化。

(四)临床表现

1.代偿期肝硬化

代偿期肝硬化症状轻且无特异性。可有乏力、食欲减退、腹胀不适等。患者营养状况一般,可触及肿大的肝脏、质偏硬,脾可肿大。肝功能检查正常或仅有轻度酶学异常。常在体检或手术中被偶然发现。

2.失代偿期肝硬化

临床表现明显,可发生多种并发症。

(1)症状。

全身症状:乏力为早期症状,其程度可自轻度疲倦至严重乏力。体重下降往往随病情进展而逐渐明显。少数患者有不规则低热,与肝细胞坏死有关,但注意与合并感染、肝癌鉴别。

消化道症状:食欲缺乏为常见症状,可有恶心、偶伴呕吐。腹胀亦常见,与胃肠积气、腹水和肝脾大等有关,腹水量大时,腹胀成为患者最难忍受的症状。腹泻往往表现为对脂肪和蛋白质耐受差,稍进油腻肉食即易发生腹泻。部分患者有腹痛,多为肝区隐痛,当出现明显腹痛时要注意合并肝癌、原发性腹膜炎、胆道感染、消化性溃疡等情况。

出血倾向:可有牙龈、鼻腔出血、皮肤紫癜,女性月经过多等。

与内分泌紊乱有关的症状:男性可有性功能减退、男性乳房发育,女性可发生闭经、不孕。部分患者有低血糖的表现。

门脉高压症状:如食管胃底静脉曲张破裂而致上消化道出血时,表现为呕血及黑便;脾功能亢进可致血细胞减少,贫血而出现皮肤黏膜苍白。

(2)体征:患者呈肝病容,面色黝黑而无光泽。晚期患者消瘦、肌肉萎缩。皮肤可见蜘蛛痣、肝掌、男性乳房发育。腹壁静脉以脐为中心显露呈曲张,严重者脐周静脉突起呈水母状并可听见静脉杂音。黄疸提示肝功能储备已明显减退,黄疸呈持续性或进行性加深提示预后不良。腹水伴或不伴下肢水肿是失代偿期肝硬化最常见表现,部分患者可伴肝性胸腔积液,以右侧多见。

肝脏早期肿大可触及,质硬而边缘钝;后期缩小,肋下常触不到。半数患者可触及肿大的脾脏,常为中度,少数重度。

各型肝硬化起病方式与临床表现并不完全相同。如大结节性肝硬化起病较急进展较快,门静脉高压相对较轻,但肝功能损害则较严重;血吸虫病性肝纤维化的临床表现则以门静脉高压为主,巨脾多见,黄疸、蜘蛛痣、肝掌少见,肝功能损害较轻,肝功能试验多基本正常。

(五)辅助检查

1.实验室检查

血常规、尿、粪常规、血清免疫学、内镜、腹腔镜、腹水和门静脉压力生化检查(以了解其病因、诱因及潜在的护理问题)。

2.肝功能检查

代偿期大多正常或仅有轻度的酶学异常,失代偿期普遍异常,且异常程度往往与肝脏的储备功能减退程度相关。具体表现为转氨酶升高,清蛋白下降、球蛋白升高,A/G 倒置,凝血酶原时间延长,结合胆红素升高等。

3.影像学检查

(1)X 线检查:食管静脉曲张时行食管吞钡 X 线检查显示虫蚀样或蚯蚓状充盈缺损,纵行黏膜皱襞增宽,胃底静脉曲张时胃肠钡餐可见菊花瓣样充盈缺损。

(2)腹部超声检查:B 超检查常示肝脏表面不光滑、肝叶比例失调、肝实质回声不均匀等,以及脾大、门静脉扩张和腹水等超声图像。

(3)CT 和 MRI 检查对肝硬化的诊断价值与 B 超检查相似。

(六)治疗原则

本病目前无特效治疗,关键在于早期诊断,针对病因给予相应处理,阻止肝硬化进一步发展,后期积极防治并发症,终末期则只能有赖于肝移植。

二、护理评估

(一)一般评估

1.生命体征

伴感染时可有发热、有心脏功能不全时可有呼吸、脉搏和血压的改变,余无明显特殊变化。

2.患病及治疗经过

询问本病的有关病因,例如有无肝炎或输血史、心力衰竭、胆道疾病;有无长期接触化学毒物、使用损肝药物或嗜酒,其用量和持续时间。有无慢性肠道感染、消化不良、消瘦、黄疸、出血史。有关的检查、用药和其他治疗情况。

3.患者主诉及一般情况

饮食及消化情况,例如食欲、进食量及食物种类、饮食习惯及爱好。有无食欲减退甚至畏食,有无恶心、呕吐、腹胀、腹痛,呕吐物和粪便的性质及颜色。日常休息及活动量、活动耐力、尿量及颜色等。

4.相关记录

体重、饮食、皮肤、肝脏大小、出入量、出血情况、意识等记录结果。

(二)身体评估

1.头颈部

(1)面部颜色,有无肝病面容,脱发。

(2)患者的精神状态,对人物、时间、地点的定向力(表情淡漠、性格改变或行为异常多为肝脏病的前驱表现)。

2.胸部

呼吸的频率和节律,有无呼吸浅速、呼吸困难和发绀,有无因呼吸困难、心悸而不能平卧,有无胸腔积液形成。

3.腹部

(1)测量腹围有无腹壁紧张度增加、脐疝、腹式呼吸减弱等腹水征象。

(2)腹部有无移动性浊音,大量腹水可有液波震颤。

(3)有无腹壁静脉显露,腹壁静脉曲张时在剑突下,脐周腹壁静脉曲张处可听见静脉连续性潺潺声(结合病例综合考虑)。

(4)肝脾大小、质地、表面情况及有无压痛(结合 B 超检查结果综合考虑)。

4.其他

是否消瘦,皮下脂肪消失、肌肉萎缩;皮肤是否干枯、有无黄染、出血点、蜘蛛痣、肝掌等。

(三)心理-社会评估

评估时应注意患者的心理状态,有无个性、行为的改变,有无焦虑、抑郁、易怒、悲观等情绪。并发肝性脑病时,患者可出现嗜睡、兴奋、昼夜颠倒等神经精神症状,应注意鉴别。评估患者及家属对疾病的认识及态度、家庭经济情况和社会支持等。

(四)辅助检查结果评估

1.血常规检查

有无红细胞减少或全血细胞减少。

2.血生化检查

肝功能有无异常,有无电解质和酸碱平衡紊乱,血氨是否增高,有无氮质血症。

3.腹水检查

腹水的性质是漏出液或渗出液,有无找到病原菌或恶性肿瘤细胞。

4.其他检查

钡餐造影检查有无食管胃底静脉曲张,B 超检查有无静脉高压征象等。

(五)常用药物治疗效果的评估

1.准确记录患者出入量(尤其是 24 小时尿量)

大量利尿可引起血容量过度降低,心输血量下降,血尿素氮增高。患者皮肤弹性减低,出现直立性低血压和少尿。

2.血生化检查的结果

长期使用噻嗪类利尿剂有可能导致水、电解质紊乱,产生低钠、低氯和低钾血症。

三、主要护理诊断

(一)营养失调:低于机体需要量

低于机体需要量与肝功能减退、门静脉高压引起食欲减退、消化和吸收障碍有关。

(二)体液过多

体液过多与肝功能减退、门静脉高压引起水钠潴留有关。

(三)潜在并发症

(1)上消化道出血:与食管胃底静脉曲张破裂有关。

(2)肝性脑病:与肝功能障碍、代谢紊乱致神经系统功能失调有关。

四、护理措施

(一)休息与活动

睡眠应充足,生活起居有规律。代偿期患者无明显的精神、体力减退,可适当参加工作,避免过度疲劳;失代偿期患者以卧床休息为主,并视病情适量活动,活动量以不加重疲劳感和其他症状为度。腹水患者宜平卧位,可抬高下肢,以减轻水肿。阴囊水肿者可用拖带托起阴囊,大量腹水者卧床时可取半卧位,以减轻呼吸困难和心悸。

(二)合理饮食

既保证饮食营养又遵守必要的饮食限制是改善肝功能、延缓病情进展的基本措施。与患者共同制订符合治疗需要而又为其接受的饮食计划。饮食治疗原则:高热量、高蛋白质、高维生素、限制水钠、易消化饮食,并根据病情变化及时调整。

(三)用药护理

应严格按医嘱用药,并注意观察常用药的毒副作用,发现问题及时处理。如使用利尿药注意维持水电解质和酸碱平衡,利尿速度不宜过快,以每天体重减轻≤0.5 kg为宜。

(四)心理护理

多关心体贴患者,使患者保持愉快心情,树立治病的信心。

(五)健康教育

1.饮食指导

切实遵循饮食治疗原则和计划,禁酒。

2.用药原则

遵医嘱按时、正确服用相关药物,加用药物需征得医师同意,以免加重肝脏负担和肝功能损害。让患者了解常用药物不良反应及自我观察要点。

3.预防感染的措施

注意保暖和个人卫生保健。

4.适当活动计划

睡眠应充足,生活起居有规律。制订个体化的活动计划,避免过度疲劳。

5.皮肤的保护

沐浴时应注意避免水温过高,或使用有刺激性的皂类和沐浴液,沐浴后使用性质柔和的润肤品;皮肤瘙痒者给予止痒处理,嘱患者勿用手搔抓,以免皮肤破损。

6.及时就诊的指标

(1)患者出现性格、行为改变等可能为肝性脑病的前驱症状时。

(2)出现消化道出血等其他并发症时。

(张　敏)

第八章

心内科护理

第一节　原发性高血压

原发性高血压是以血压升高为主要临床表现但原因不明的综合征,通常简称为高血压。高血压是导致充血性心力衰竭、卒中、冠心病、肾衰竭、夹层动脉瘤的发病率和病死率升高的主要危险性因素之一,严重影响人们的健康和生活质量,是最常见的疾病,防治高血压非常必要。

一、血压分类和定义

目前,我国采用国际上统一的血压分类和标准,将 18 岁以上成人的血压按不同水平分类(表 8-1),高血压定义为收缩压≥18.7 kPa(140 mmHg)和(或)舒张压≥12.0 kPa(90 mmHg),根据血压升高水平,又进一步将高血压分为 1、2、3 级。

表 8-1　血压的定义和分类(WHO/ISH)

类别	收缩压(mmHg)		舒张压(mmHg)
理想血压	<120	和	<80
正常血压	<130	和	<85
正常高值	130~139	或	85~89
高血压			
1 级(轻度)	140~159	或	90~99
亚组:临界高血压	140~149	或	90~94
2 级(中毒)	160~179	或	100~109
3 级(重度)	≥180	或	≥110
单纯收缩期高血压	≥140	和	<90
亚组:临界收缩期高血压	140~149	和	<90

当患者的收缩压和舒张压分属不同分类时,应当用较高的分类。

二、病因

(一)遗传

高血压具有明显的家族性,父母均为高血压者其子女患高血压的概率明显高于父母均无高血压者的概率。约 60% 高血压患者可询问到有高血压家族史。

(二)饮食

膳食中钠盐摄入量与人群血压水平和高血压病患病率呈正相关。摄盐越多,血压水平和患病率越高,钾摄入量与血压呈负相关,限制钠补充钾可使高血压患者血压降低。钾的降压作用可能是通过促进排钠而减少细胞外液容量。有研究表明膳食中钙不足可使血压升高。大量研究显示高蛋白质摄入、饮食中饱和脂肪酸或饱和脂肪酸/不饱和脂肪酸比值较高、饮酒量过多都属于升压因素。

(三)精神

城市脑力劳动者高血压患病率超过体力劳动者,从事精神紧张度高的职业者发生高血压的可能性较大,长期生活在噪声环境中听力敏感性减退者患高血压也较多。高血压患者经休息后往往症状和血压可获得一定改善。

(四)肥胖

超重或肥胖是血压升高的重要危险因素。一般采用体重指数(BMI),即体重(kg)/身高(m)^2(以 20~24 为正常范围)。血压与 BMI 呈显著正相关。肥胖的类型与高血压发生关系密切,向心性肥胖者容易发生高血压,表现为腰围往往大于臀围。

(五)其他

服避孕药妇女容易出现血压升高。一般在终止服用避孕药后 3~6 个月血压常恢复正常。阻塞性睡眠呼吸暂停综合征(OSAS)是指睡眠期间反复发作性呼吸暂停。OSAS 常伴有重度打鼾,患此病的患者常有高血压。

三、发病机制

原发性高血压的发病机制至今还没有一个完整统一的认识。目前认为高血压的发病机制集中在以下几个方面。

(一)交感神经系统活性亢进

已知反复的精神刺激与过度紧张可以引起高血压。长期处于应激状态如从事驾驶员、飞行员、等职业者高血压患病率明显增高。当大脑皮质兴奋与抑制过程失调时,交感神经和副交感神经之间的平衡失调,交感神经兴奋性增加,其末梢释放去甲肾上腺素、肾上腺素、多巴胺、血管升压素等儿茶酚胺类物质增多,从而引起阻力小动脉收缩增强使血压升高。

(二)肾素-血管紧张素-醛固酮系统(RAAS)激活经典的 RAAS

肾小球旁细胞分泌的肾素,激活从肝脏产生的血管紧张素原转化为血管紧张素Ⅰ,然后再经肺循环中的血管紧张素转化酶的作用转化为血管紧张素Ⅱ。血管紧张素Ⅱ作用于血管紧张素Ⅱ受体,有如下作用:①直接使小动脉平滑肌收缩,外周阻力增加。②刺激肾上腺皮质球状带,使醛固酮分泌增加,致使肾小管远端集合管的钠重吸收加强,导致水、钠潴留。③交感神经冲动发放增加使去甲肾上腺素分泌增加。以上作用均可使血压升高。近年来发现血管壁、心脏、脑、肾脏及肾上腺中也有 RAAS 的各种组成成分。局部 RAAS 各成分对心脏、血管平滑肌的作用,可能在高血压发生和发展中有更大影响,占有十分重要的地位。

(三)其他

细胞膜离子转运异常可使血管收缩反应性增强和平滑肌细胞增生与肥大,血管阻力增高;肾脏潴留过量摄入的钠盐,使体液容量增大,机体为避免心排血量增高使组织过度灌注,全身阻力小动脉收缩增强,导致外周血管阻力增高;胰岛素抵抗所致的高胰岛素血症可使电解质代谢发生障碍,还使血管对体内升压物质反应性增强,血液中儿茶酚胺水平增加,血管张力增高,从而使血压升高。

四、病理生理和病理解剖

高血压病的早期表现为全身细小动脉的间歇性痉挛,仅有主动脉壁轻度增厚,全身细小动脉和脏器无明显的器质性改变,患者多无明显症状。如病变持续,可导致许多脏器受累,最重要的是心、脑、肾组织的病变。

(一)心脏

心脏主要表现为左心室肥厚和扩大,病变晚期可导致心力衰竭。这种由高血压引起的心脏病称为高血压性心脏病。长期高血压还可引起冠状动脉粥样硬化。

(二)脑

由于脑细小动脉的长期硬化和痉挛,使动脉壁缺血、缺氧而通透性增高,容易形成微小动脉瘤,当血压突然升高时,微小动脉瘤破裂,从而发生脑出血。高血压可促使脑动脉发生粥样硬化,导致脑血栓形成。

(三)肾脏

细小动脉硬化引起的缺血使肾小球缺血、变性、坏死,继而纤维化及玻璃样变,并累及相应的肾小管,使之萎缩、消失,间质出现纤维化。因残存的肾单位越来越少,最终导致肾衰竭。

五、临床表现

(一)症状

大多数患者早期症状不明显,常见症状有头痛、头晕、耳鸣、眼花、乏力、心悸,还有的表现为失眠、健忘、注意力不集中、情绪易波动或发怒等。经常在体检或其他疾病就医检查时发现血压升高。血压升高常与情绪激动、精神紧张、体力活动有关,休息或去除诱因血压可下降。

(二)体征

血压受昼夜、气候、情绪、环境等因素影响波动较大。一般清晨起床活动后血压迅速升高,夜间血压较低;冬季血压较高,夏季血压较低;情绪不稳定时血压高;在医院或诊所血压明显增高,在家或医院外的环境中血压低。体检时可听到主动脉瓣区第二心音亢进、收缩期杂音,长期高血压时有心尖冲动明显增强、搏动范围扩大及心尖冲动左移体征,提示左心室增大。

(三)恶性或急进性高血压

表现为患者发病急骤,舒张压多持续在 17.3～18.7 kPa(130～140 mmHg)或更高。常有头痛、视力模糊或失明,视网膜可发生出血、渗出及视盘水肿,肾脏损害突出,持续蛋白尿、血尿及管型尿,病情进展迅速,如不及时治疗,易出现严重的脑、心、肾损害,发生脑血管意外、心力衰竭和尿毒症,最后多因尿毒症而死亡,但也可死于脑血管意外或心力衰竭。

六、并发症

(一)高血压危象

在情绪激动、精神紧张、过度劳累、寒冷等诱因作用下,小动脉发生强烈痉挛,血压突然急剧升高,收缩压可达 34.7 kPa(260 mmHg)、舒张压可达 16.0 kPa(120 mmHg)以上,影响重要脏器血液供应而出现危急症状。在高血压的早、中、晚期均可发生。患者出现头痛、恶心、呕吐、烦躁、心悸、出汗、视力模糊等征象,伴有椎-基底动脉、视网膜动脉、冠状动脉等累及的缺血表现。

(二)高血压脑病

高血压脑病发生在重症高血压患者,是指血压突然或短期内明显升高,由于过高的血压干扰了脑血管的自身调节机制,脑组织血流灌注过多造成脑水肿。出现中枢神经功能障碍征象。临床表现为弥漫性严重头痛、呕吐、烦躁、意识模糊、精神错乱、局灶性或全身抽搐,甚至昏迷。

(三)主动脉夹层

主动脉夹层指主动脉腔内的血液通过内膜的破口进入主动脉壁中层而形成的血肿,夹层分离突然发生时多数患者突感胸部疼痛,向胸前及背部放射,随夹层涉及范围而可以延至腹部、下肢及颈部。疼痛剧烈难以忍受,起病后即达高峰,呈刀割或撕裂样。突发剧烈的胸痛常误诊为急性心肌梗死。高血压是导致本病的重要因素。患者因剧痛而有休克外貌,焦虑不安、大汗淋漓、面色苍白、心率加速,从而使血压增高。

(四)其他

其他并发症可并发急性左心衰竭、急性冠脉综合征、脑出血、脑血栓形成、腔隙性脑梗死、慢性肾衰竭等。

七、辅助检查

(一)测量血压

定期测量血压是早期诊断高血压和评估严重程度的主要方法,采用经验证合格的水银柱或电子血压计,测量安静休息坐位时上臂肱动脉处血压,必要时还应测量平卧位和站立位血压。但须在未服用降压药物情况下的不同时间测量 3 次血压,才能确诊。对偶有血压超出正常值者,需定期重复测量后确诊。通常在医疗单位或家中随机测血压的方式不能可靠地反映血压的波动和在休息、日常活动状态下的情况。近年来,24 小时动态血压监测已逐渐应用于临床及高血压的防治工作上。一般监测的时间为 24 小时,测压时间间隔为 15~30 分钟,可较为客观和敏感地反映患者的实际血压水平,可了解血压的昼夜变化节律性和变异性,估计靶器官损害与预后,比随机测血压更为准确。动态血压监测的参考标准正常值:24 小时低于 17.3/10.7 kPa(130/80 mmHg),白天低于 18.0/11.3 kPa(135/85 mmHg),夜间低于 16.7/10.0 kPa(125/75 mmHg)。正常血压波动夜间 2~3 时处于血压最低,清晨迅速上升,上午 6~10 时和下午 4~8 时出现两个高峰,尔后缓慢下降。高血压患者的动态血压曲线也类似,但波动幅度较正常血压时大。

(二)体格检查

除常规检查外还有身高,体重,双上肢血压,颈动脉及上下肢动脉搏动情况,颈、腹部血管有无杂音,腹主动脉搏动,肾增大,眼底等的情况。

(三)尿液检查

通过肉眼观察尿的颜色、透明度、有无血尿;测比重、pH、糖和蛋白含量,并做镜下检验。尿比重降低(<1.010)提示肾小管浓缩功能障碍。正常尿液 pH 为 5~7,原发性醛固酮增多症尿呈酸性。

(四)血生化检查

空腹血糖、血钾、肌酐、尿素氮、尿酸、胆固醇、三酰甘油、低密度脂蛋白、高密度脂蛋白等。

(五)超声心动图

超声心动图能更为可靠地诊断左心室肥厚,测定计算所得的左心室重量指数(LVMI),是一项反映左心室肥厚及其程度的较为准确的指标,与病理解剖的相关性和符合率好。超声心动图还可评价高血压患者的心功能,包括左心室射血分数、收缩功能、舒张功能。

(六)眼底检查

眼底检查可见血管迂曲,颜色苍白,反光增强,动脉变细,视网膜渗出、出血、视盘水肿等。眼底改变可反映高血压的严重程度,分为 4 级:Ⅰ级,动脉出现轻度硬化、狭窄、痉挛、变细;Ⅱ级,视网膜动脉中度硬化、狭窄,出现动脉交叉压迫,静脉阻塞;Ⅲ级,动脉中度以上狭窄伴局部收缩,视网膜有棉絮状渗出、出血和水肿;Ⅳ级,出血或渗出物伴视盘水肿。高血压眼底改变与病情的严重程度和预后密切相关。

(七)胸透或胸片、心电图

胸透或胸片、心电图对诊断高血压及评估预后都有帮助。

八、治疗

(一)目的

治疗目的是通过降压治疗使高血压患者的血压达标,以期最大限度地降低心脑血管发病和死亡的总危险。

(二)降压目标值

一般高血压人群降压目标值<18.7/12.0 kPa(140/90 mmHg);高血压高危患者(糖尿病及肾病)降压目标值<17.3/10.7 kPa(130/80 mmHg);老年收缩期性高血压的降压目标值:收缩压18.7~20.0 kPa(140~150 mmHg),舒张压<12.0 kPa(90 mmHg)但不低于 8.7~9.3 kPa(65~70 mmHg),舒张压降得过低可能抵消收缩压下降得到的好处。

(三)非药物治疗

非药物治疗主要是改善生活方式,改善生活方式对降低血压和心脑血管危险的作用已得到广泛认可,所有患者都应采用,这些措施包括以下几点。

1.戒烟

吸烟所致的危害是使高血压并发症如心肌梗死、脑卒中和猝死的危险性显著增加,加重脂质代谢紊乱,降低胰岛素敏感性,降低内皮细胞依赖性血管扩张效应,并降低或抵消降压治疗的疗效。戒烟对心脑血管的良好益处,任何年龄组均可显示。

2.减轻体重

超重 10%以上的高血压患者体重减少 5 kg,血压便有明显降低,体重减轻亦可增加降压药物疗效,对改善糖尿病、胰岛素抵抗、高脂血症和左心室肥厚等均有益。

3.减少过多的酒精摄入

戒酒和减少饮酒可使血压显著降低,适量饮酒仍有明显加压反应者应戒酒。

4.适当运动

适当运动有利于改善胰岛素抵抗和减轻体重,提高心血管调节能力,稳定血压水平。较好的运动方式是低或中等强度的运动,可根据年龄及身体状况选择,中老年高血压患者可选择步行、慢跑、上楼梯、骑车等,一般每周 3～5 次,每次 30～60 分钟。运动强度可采用心率监测法,运动时心率不应超过最大心率(180 或 170 次/分)的 60%～85%。

5.减少钠盐的摄入量,补充钙和钾盐

膳食中约大部分钠盐来自烹调用盐和各种腌制品,所以应减少烹调用盐及腌制品的食用,每人每天食盐量摄入应少于 2.4 g(相当于氯化钠 6 g)。通过食用含钾丰富的水果如香蕉、橘子和蔬菜如油菜、香菇、大枣等,增加钾的摄入。喝牛奶补充钙的摄入。

6.多食含维生素丰富的食物

多吃水果和蔬菜,减少食物中饱和脂肪酸的含量和脂肪总量。

7.减轻精神压力,保持心理平衡

长期精神压力和情绪忧郁是降压治疗效果欠佳的重要原因,亦可导致高血压。应对患者作耐心的劝导和心理疏导,鼓励其参加社交活动、户外活动等。

(四)降压药物治疗对象

高血压 2 级或以上患者≥21.3/13.3 kPa(160/100 mmHg);高血压合并糖尿病、心、脑、肾靶器官损害患者;血压持续升高 6 个月以上,改善生活方式后血压仍未获得有效控制者。从心血管危险分层的角度,高危和极高危患者应立即开始使用降压药物强化治疗。中危和低危患者则先继续监测血压和其他危险因素,之后再根据血压状况决定是否开始药物治疗。

(五)降压药物治疗

1.降压药物分类

现有的降压药种类很多,目前常用降压药物可归纳为以下几大类(表 8-2):利尿剂、β受体阻滞剂、钙通道阻滞剂、血管紧张素转化酶抑制剂和血管紧张素Ⅱ受体阻滞剂、α受体阻滞剂。

表 8-2　常用降压药物名称、剂量及用法

药物种类	药名	剂量	用法(每天)
利尿剂	氢氯噻嗪	12.5～25 mg	1～3 次
	呋塞米	20 mg	1～2 次
	螺内酯	20 mg	1～3 次
β受体阻滞剂	美托洛尔	12.5～50 mg	2 次
	阿替洛尔	12.5～25 mg	1～2 次
钙通道阻滞剂	硝苯地平控释片	30 mg	1 次
	地尔硫䓬缓释片	90～180 mg	1 次
血管紧张素转化酶抑制剂	卡托普利	25～50 mg	2～3 次
	依那普利	5～10 mg	1～2 次
血管紧张素Ⅱ受体阻滞剂	缬沙坦	80～160 mg	1 次

(续表)

药物种类	药名	剂量	用法(每天)
	伊贝沙坦	150 mg	1次
α受体阻滞剂	哌唑嗪	0.5～3 mg	2～3次
	特拉唑嗪	1～8 mg	1次

2.联合用药

临床实际使用降压药时,由于患者心血管危险因素状况、并发症、靶器官损害、降压疗效、药物费用及不良反应等,都可能影响降压药的具体选择。任何药物在长期治疗中均难以完全避免其不良反应,联合用药可使不同的药物互相取长补短,有可能减轻或抵消某些不良反应。联合用药可减少单一药物剂量,提高患者的耐受性和依从性。现在认为,2级高血压≥21.3/13.3 kPa(160/100 mmHg)患者在开始时就可以采用两种降压药物联合治疗,有利于血压在相对较短的时间内达到目标值。比较合理的两种降压药联合治疗方案:利尿剂与β受体阻滞剂;利尿剂与血管紧张素转化酶抑制剂或血管紧张素Ⅱ受体阻滞剂(ARB);二氢吡啶类钙通道阻滞剂与β受体阻滞剂;钙通道阻滞剂与血管紧张素转化酶抑制剂或ARB,α受体阻滞剂和β受体阻滞剂。必要时也可用其他组合,包括中枢作用药如α2受体激动剂、咪哒唑啉受体调节剂,以及血管紧张素转化酶抑制剂与ARB;国内研制了多种复方制剂,如复方降压片、降压0号等,以当时常用的利舍平、双肼屈嗪、氢氯噻嗪为主要成分,因其有一定降压效果,服药方便且价格低廉而广泛使用。

九、护理

(一)一般护理

1.休息

早期高血压患者可参加工作,但不要过度疲劳,坚持适当的锻炼,如骑自行车、跑步、做体操及打太极拳等。要有充足的睡眠,保持心情舒畅,避免精神紧张和情绪激动,消除恐惧、焦虑、悲观等不良情绪。晚期血压持续增高,伴有心、肾、脑病时应卧床休息。关心体贴患者,使其精神愉快,鼓励患者树立战胜疾病的信心。

2.饮食

饮食方面应给低盐、低脂肪、低热量饮食,以减轻体重。因为摄入总热量太大超过消耗量,多余的热量转化为脂肪,身体就会发胖,体重增加,提高血液循环的要求,必定提高血压。鼓励患者多食水果、蔬菜、戒烟、控制饮酒、咖啡、浓茶等刺激性饮料。少吃胆固醇含量多的食物,对服用排钾利尿剂的患者应注意补充含钾高的食物如蘑菇、香蕉、橘子等。肥胖者应限制热能摄入,控制体重在理想范围之内。

3.病房环境

病房环境应整洁、安静、舒适、安全。

(二)对症护理及病情观察护理

1.剧烈头痛

当出现剧烈头痛伴恶心、呕吐,常为血压突然升高、高血压脑病,应立即让患者卧床休息,并测量血压及脉搏、心率、心律,积极协助医师采取降压措施。

2.呼吸困难、发绀

呼吸困难、发绀是高血压引起的左心衰竭所致,应立即给予舒适的半卧位,以及时给予氧气吸入。按医嘱应用洋地黄治疗。

3.心悸

严密观察脉搏、心率、心律变化并做记录。安静休息,严禁下床,并安慰患者消除紧张情绪。

4.水肿

晚期高血压伴心肾衰竭时可出现水肿。护理中注意严格记录出入量,限制钠盐和水分摄入。严格卧床休息,注意皮肤护理,严防压疮发生。

5.昏迷、瘫痪

昏迷、瘫痪是晚期高血压引起脑血管意外所引起。应注意安全护理,防止患者坠床、窒息、肢体烫伤等。

6.病情观察护理

对血压持续增高的患者,应每天测量血压 2～3 次,并做好记录,必要时测立、坐、卧位血压,掌握血压变化规律。如血压波动过大,要警惕脑出血的发生。如在血压急剧增高的同时,出现头痛、视物模糊、恶心、呕吐、抽搐等症状,应考虑高血压脑病的发生。如出现端坐呼吸、喘憋、发绀、咳粉红色泡沫痰等,应考虑急性左心衰竭的发生。出现上述各种表现时均应立即送医院进行紧急救治。另外,在变换体位时也应动作缓慢,以免发生意外。有些降压药可引起水、钠潴留。因此,需每天测体重,准确记录出入量,观察水肿情况,注意保持出入量的平衡。

(三)用药观察与护理

1.用药原则

终身用药,缓慢降压,从小剂量开始逐步增加剂量,即使血压降至理想水平后,也应服用维持量,老年患者服药期间改变体位要缓慢,以免发生意外,合理联合用药。

2.药物不良反应观察

使用噻嗪类和襻利尿剂时应注意血钾、血钠的变化;用 β 受体阻滞剂应注意其抑制心肌收缩力、心动过缓、房室传导时间延长、支气管痉挛、低血糖、血脂升高的不良反应;钙通道阻滞剂硝苯地平的不良反应有头痛、面红、下肢水肿、心动过速;血管紧张素转化酶抑制剂可有头晕、乏力、咳嗽、肾功能损害等不良反应。

(四)心理护理

患者多表现有易激动、焦虑及抑郁等心理特点,而精神紧张、情绪激动、不良刺激等因素均与高血压密切相关。因此,对待患者应耐心、亲切、和蔼、周到。根据患者特点,有针对性地进行心理疏导。同时,让患者了解控制血压的重要性,帮助患者训练自我控制的能力,参与自身治疗护理方案的制定和实施,指导患者坚持长期的饮食、药物、运动治疗,将血压控制在接近正常的水平,以减少对靶器官的进一步损害,定期复查。

十、出院指导

(一)饮食调节指导

强调高血压患者要以低盐、低脂肪、低热量、低胆固醇饮食为宜;少吃或不吃含饱和脂肪的动物脂肪,多食含维生素的食物,多摄入富含钾、钙的食物,食盐量应控制在 3～5 g/d,严重高血压病患者的食盐量控制在 1～2 g/d。饮食要定量、均衡、不暴饮暴食;同时适当地减轻体重,有利于降压。戒烟和控制酒量。

(二)休息和锻炼指导

高血压患者的休息和活动应根据患者的体质、病情适当调节,病重体弱者,应以休息为主。随着病情好转,血压稳定,每天适当从事一些工作、学习、劳动将有益身心健康;还可以增加一些适宜的体能锻炼,如散步、慢跑、打太极拳、做体操等有氧活动。患者应在运动前了解自己的身体状况,以此来决定自己的运动种类、强度、频度和持续时间。注意规律生活,保证充足的休息和睡眠,对于睡眠差、易醒、早醒者,可在睡前饮热牛奶 200 mL,或用 40～50 ℃温水泡足 30 分钟,或选择自己喜爱的放松精神情绪的音乐协助入睡。总之,要注意劳逸结合,养成良好的生活习惯。

(三)心理健康指导

高血压病的发病机制是除躯体因素外,心理因素占主导地位,强烈的焦虑、紧张、愤怒及压抑常为高血压病的诱发因素,因此教会患者自我调节和自我控制能力是关键。护士要鼓励患者保持豁达、开朗愉快的心境和稳定的情绪,培养广泛的爱好和兴趣。同时指导家属为患者创造良好的生活氛围,避免引起患者情绪紧张、激动和悲哀等不良刺激。

(四)血压监测指导

建议患者自行购买血压计,随时监测血压。指导患者和家属正确测量血压的方法,监测血压、做好记录,复诊时对医师加减药物剂量会有很好的参考依据。

(五)用药指导

由于高血压是一种慢性病,需要长期的、终身的服药治疗,而这种治疗要患者自己或家属配合进行,所以患者及家属要了解服用的药物种类及用药剂量、用药方法、药物的不良反应、服用药物的最佳时间,以便发挥药物的最佳效果和减少不良反应。出现不良反应,要及时报告主诊医师,以便调整药物及采取必要的处理措施。切不可血压降下来就停药,血压上升又服药,血压反复波动,对健康极为不利。由于这类患者大多是年龄较大,容易遗忘服药,可建议患者在家中醒目之处做标记,以起到提示作用。对血压显著增高多年的患者,血压不宜下降过快,因为患者往往不能适应,并可导致心、脑、肾血液的供应不足而引起脑血管意外,如使用可引起明显直立性低血压药物时,应向患者说明平卧起立或坐位起立时,动作要缓慢,以免血压突然下降,出现晕厥而发生意外。

(六)按时就医

服完药出现血压升高或过低;血压波动大;出现眼花、头晕、恶心呕吐、视物不清、偏瘫、失语、意识障碍、呼吸困难、肢体乏力等情况时立即到医院就医。如病情危重,可求助"120"急救中心。

(姚桂英)

第二节 继发性高血压

继发性高血压是指继发于其他疾病或原因的高血压,也称为症状性高血压,只占人群高血压的 5%～10%。血压升高仅是这些疾病的一个临床表现。继发性高血压的临床表现、并发症和后果与原发性高血压相似。继发性高血压的原发病可以治愈,而原发病治愈之后高血压症状也随之消失,而延误诊治又可产生各种严重并发症,故需及时早期诊断,早期治疗继发性高血压是非常重要的。继发性高血压的主要病因有以下几点。①肾脏病变：如急慢性肾小球肾炎、慢性肾盂肾炎、肾动脉狭窄、糖尿病性肾小球肾炎、先天遗传性肾病、红斑狼疮、多囊肾及肾积水等。②大血管病变：如肾动脉粥样硬化、肾动脉痉挛、肾动脉先天性异常、动脉瘤等大血管畸形（先天性主动脉缩窄）、多发性大动脉炎等。③妊娠高血压综合征疾病：多发生于妊娠晚期，严重时要终止妊娠。④内分泌性病变：如嗜铬细胞瘤、原发性醛固酮增多症、皮质醇增多症等。⑤脑部疾病：如脑瘤、脑部创伤、颅内压升高等。⑥药源性因素：如长期口服避孕药、器官移植长期应用激素等。

下面叙述常见的继发性高血压。

一、肾实质性高血压

（一）病理生理

发生高血压主要和肾脏病变导致钠水排泄障碍、产生高血容量状态及肾脏病变可能促使肾性升压物质分泌增加有关。

（二）临床表现

1.急性肾小球肾炎

急性肾小球肾炎多见于青少年，有急性起病及链球菌感染史，有发热、血尿、水肿史。

2.慢性肾小球肾炎

慢性肾小球肾炎与原发性高血压伴肾功能损害者区别不明显，但有反复水肿史、贫血、血浆蛋白低、蛋白尿出现早而血压升高相对轻，眼底病变不明显。

3.糖尿病肾病

无论是 1 型糖尿病或是 2 型糖尿病，均可发生肾损害而有高血压，肾小球硬化。肾小球毛细血管增厚为主要的病理改变。早期肾功能正常，仅有微量清蛋白尿，血压也可能正常，伴随病情发展，出现明显蛋白尿及肾功能不全而诱发血压升高。

4.慢性肾盂肾炎

患者既往有急性尿路感染病史，出现尿急、尿痛、尿频症状，尿常规可见白细胞，尿细菌培养阳性，一般肾盂肾炎不引起血压升高，当肾功能损害程度重时，可以出现高血压症状，肾衰竭。

（三）治疗

同原发性高血压及相关疾病治疗。

二、肾动脉狭窄性高血压

（一）病理生理

发生高血压主要是肾动脉主干及分支狭窄，造成肾实质缺血，以及肾素-血管紧张素-醛固酮系统、激肽释放酶-激肽-前列腺素系统的升压、降压作用失衡，即可出现高血压症状。在我国由于肾动脉狭窄引起的高血压病患者中，大动脉炎占 70%，纤维肌性发育不良占 20%、动脉粥样硬化仅占 5%。可为单侧或双侧性。

（二）临床表现

患者多为中青年女性，多无高血压家族史；高血压的病程短，进展快，多呈恶性高血压表现；一般降压治疗反应差，本病多有舒张压中、重度升高，腹部及腰部可闻及血管性杂音，眼底呈缺血性改变。大剂量断层静脉肾盂造影，放射性核素肾图有助于诊断，肾动脉造影可明确诊断。

(三)治疗

治疗手段包括手术、经皮肾动脉成形术和药物治疗。手术治疗包括血流重建术、肾移植术、肾切除术。经皮穿刺肾动脉成形术是治疗肾动脉狭窄的主要方法,其成功率达 80％～90％;创伤小,疗效好,为首选治疗方法。使用降压药物时,选药原则同原发性高血压。但对一般降压药物反应不佳。血管紧张素转化酶抑制剂有降压效果,但可能使肾小球滤过率进一步降低,使肾功能不全恶化。钙通道阻滞剂有降压作用,并不明显影响肾功能。

三、嗜铬细胞瘤

(一)病理生理

嗜铬细胞瘤是肾上腺髓质或交感神经节等内皮组织嗜铬细胞的肿瘤的通称。最早发现的肿瘤在肾上腺,后来在交感神经元组织中也发现了具有相同生物特性的肿瘤。肾上腺部位的嗜铬细胞瘤产生肾上腺素和去甲肾上腺素,两者通过兴奋细胞膜的肾上腺素能 α 和 β 受体而发生效能,从而引起血压升高,以及其他心血管和代谢改变。

(二)临床表现

血压波动明显,阵发性血压增高伴心动过速、头痛、出汗、面色苍白等症状,严重时可有心律失常、心绞痛、急性心力衰竭、脑卒中等。发作时间一般为数分钟至数小时,多为诱发因素引起,如体位改变、情绪波动、触摸肿瘤部位等。对一般降压药物无效,或高血压伴血糖升高,代谢亢进等表现者应疑及本病。在血压增高期测定血与尿中儿茶酚胺及其代谢产物香草基杏仁酸(VMA)测定有助于诊断,酚苄明试验(10 mg,每天 3 次),3 天内血压降至正常,对诊断有价值。B 超、CT、MRT 检查可发现并确定肿瘤的部位及形态,大多数嗜铬细胞瘤为良性,可做手术切除,效果好,约 10％嗜铬细胞瘤为恶性,肿瘤切除后可有多处转移灶。

(三)治疗

手术治疗为首选的治疗方法。只有临床上确诊为恶性嗜铬细胞瘤已转移,或患者不能耐受手术时,才行内科治疗。

四、原发性醛固酮增多症

(一)病理生理

肾上腺皮质增生或肿瘤分泌过多醛固酮所致。过量分泌的醛固酮通过其水、钠潴留效应导致高血压。水、钠潴留使细胞外液容量明显增加,故心排血量增多引起血压升高。最初,高血压是容量依赖性的,血压升高与钾丢失同时存在。随着病程延长,长期细胞内钠浓度升高和细胞内低钾直接导致血管平滑肌收缩,使外周血管阻力升高,逐渐出现阻力性高血压。

(二)临床表现

临床上以长期高血压伴顽固的低钾血症为特征,可有肌无力、周期性瘫痪、烦渴、多尿、室性期前收缩及其他室性心律失常,心电图可有明显 U 波、Q-T 间期延长等表现。血压多为轻、中度增高。实验室检查有低钾血症、高钠血症、代谢性碱中毒,血浆肾素活性降低,尿醛固酮排泄增多等。螺内酯试验阳性,具有诊断价值。

(三)治疗

大多数原发性醛固酮增多症是由单一肾上腺皮质腺瘤所致,手术切除是最好的治疗方法,术前应控制血压,纠正低钾。药物治疗,尤其适用于肾上腺皮质增生引起的特发性醛固酮增多症,可做肾上腺大部切除术,但效果差、一般需用药物治疗。常用药物有螺内酯、钙通道阻滞剂、糖皮质激素等。

五、皮质醇增多症

(一)病理生理

肾上腺皮质肿瘤或增生分泌糖皮质激素过多所致,又称为库欣综合征,为促肾上腺皮质激素(ACTH)过多或肾上腺病变所致。此外,长期大量应用糖皮质激素治疗某种病可引起医源性类库欣综合征;患者本身垂体肾上腺皮质受到抑制、功能减退,一旦停药或遭受应激,可发生肾上腺功能低下。

(二)临床表现

除高血压外,尚有向心性肥胖,满月脸,多毛,皮肤细薄而有紫纹,血糖增高等特征性表现。实验室检查 24 小时尿中 17-羟皮质类固醇或 17-酮皮质类固醇增多、地塞米松抑制试验及促肾上腺皮质激素兴奋试验阳性有助于诊断。颅内蝶鞍 X 线检查,肾上腺 CT 放射性碘化胆固醇肾上腺扫描可用于病变定位诊断。

(三)治疗

皮质醇增多症病因复杂,治疗方法也各不相同。已知的病因有垂体性库欣病、肾上腺瘤、肾上腺癌、不依赖于 ACTH 双侧肾上腺增生、异位 ACTH 综合征等。治疗方法涉及手术、放疗及药物治疗。

六、主动脉缩窄

(一)病理生理

多数为先天性血管畸形,少数为多发性大动脉炎所引起高血压。

(二)临床表现

上肢血压增高,而下肢血压不高或降低,呈上肢血压高于下肢的反常现象,腹主动脉、股动脉及其他下肢动脉搏动减弱或不能触及,右肩胛间区、腋部可有侧支循环动脉的搏动和杂音或腹部听诊有血管杂音。检查胸部 X 线摄影可显示左心室扩大迹象,主动脉造影可明确诊断。

(三)治疗

对缓解期慢性期患者考虑外科手术治疗,急性期的可应用甲氨蝶呤和糖皮质激素,要密切监测血压,另外抗血栓应用阿司匹林对症治疗,应用扩血管及降压药。

七、妊娠高血压疾病

妊娠高血压疾病(旧称妊高征),平均发病率为 9.2%,是造成母婴围产期发病和死亡的重要原因之一。

(一)病理生理

妊娠高血压疾病基本病变为全身小动脉痉挛,导致全身脏器血流不畅,微循环供血不足,组织缺血缺氧,血管痉挛和血压升高导致血管内皮功能紊乱和损害,前列腺素合成减少,血栓素产生增多。结果血小板和纤维蛋白原等物质通过损伤处沉积在血管内皮下,进一步使管腔狭窄,加重组织缺血、缺氧,又刺激血管收缩,使周围循环阻力增大,血压进一步升高。

(二)临床表现

妊娠高血压疾病常于妊娠 20 周后开始发病,以血压升高、蛋白尿及水肿为特征。表现为体重增加过多,每周增加>0.5 kg,经休息水肿不消退,后出现高血压。病情继续发展出现先兆子痫、子痫。重度妊娠高血压疾病血管病变明显,可导致重要脏器损害,出现严重并发症。妊娠高血压疾病时血细胞比容<35%,血小板计数<100×10^9/L(10 万/mm^3),呈进行性下降,白/球比例倒置;重度妊娠高血压疾病可出现溶血。妊娠高血压疾病主要应与慢性高血压或肾脏病合并妊娠相鉴别。

(三)治疗

1.一般治疗

注意休息,轻症无须住院,中、重度患者应入院治疗。保证足够睡眠及思想放松。休息、睡眠时取左侧卧位,少食盐及刺激性食物,戒酒。保证能量供应及足够蛋白质;对于中、重度患者每 4 小时测 1 次血压,密切注意血压变化。

2.药物治疗

轻度患者适当服用镇静药物,如地西泮、苯巴比妥等,以保证休息。一般不用降压药物和解痉药。中度患者,硫酸镁是首选解痉药,硫酸镁血浓度治疗量为 $2\sim3$ mmol/L,>3.5 mmol/L 时膝腱反射消失,>7.5 mmol/L 时可出现心跳、呼吸停止。由于硫酸镁的中毒量和治疗量很接近,因此使用时应严防中毒。妊娠高血压疾病当血压>22.0/15.0 kPa(165/113 mmHg)时,可能引起孕产妇脑血管意外、视网膜剥脱、胎盘灌流减少和胎盘早剥等。因此,降压治疗是重要措施之一。应避免血压下降过快、过低而影响胎盘灌流导致胎儿缺血缺氧。对重度妊娠高血压疾病的心力衰竭伴水肿,可疑早期急性肾衰竭、子痫和脑水肿者,可应用快速利尿剂和 20%甘露醇脱水降颅内压。

3.扩容治疗

重度妊娠高血压疾病时因小动脉痉挛导致血容量相对不足,因此扩容应在解痉治疗的基础上进行。

八、护理措施及出院指导

参阅原发性高血压有关护理部分。

(姚桂英)

第三节　心　绞　痛

一、稳定型心绞痛

稳定型心绞痛是在冠状动脉狭窄的基础上,冠状动脉供血不足引起的心肌急剧的、暂时的缺血缺氧综合征。临床特点为阵发性胸骨后或心前区压榨性疼痛,常发生于劳力性心肌负荷增加时,持续数分钟,休息或用硝酸酯制剂后消失,其临床表现在 $1\sim3$ 个月内相对稳定。

(一)病因与发病机制

最常见的病因为冠状动脉粥样硬化。其他病因最常见为重度主动脉瓣狭窄或关闭不全,肥厚型心肌病、先天性冠状动脉畸形等亦可是本病病因。

心肌能量的产生依赖大量的氧气供应。心肌对氧的依赖性最强,耗氧量为 9 mL/(min·100 g),高居人体其他器官之首。生理条件下,心肌细胞从冠状动脉血中摄取氧的能力也最强,可摄取血氧含量的 65%～75%,接近于最大摄取量,因此,当心肌需氧量增加时,心肌细胞很难再从血液中摄取更多的氧,而只能依靠增加冠状动脉血流储备来满足心肌需氧量的增加。正常情况下,冠状循环储备能力很强,如剧烈体力活动时,冠状动脉扩张可通过使其血流量增加到静息时的 6～7 倍,即使在缺氧状态下,也能使血流量增加 4～5 倍。然而在病理条件下(如冠状动脉狭窄),冠状循环储备能力下降,冠状动脉供血与心肌需血之间就会发生矛盾,即冠状动脉血流量不能满足心肌的代谢需要,此时就会引起心肌缺血缺氧,诱发心绞痛。

动脉粥样硬化斑块导致冠状动脉狭窄,冠状动脉扩张性减弱,血流量减少。当冠状动脉管腔狭窄<50%时,心肌血供基本不受影响,即血液供应尚能满足心肌平时的需要,则无心肌缺血症状,各种心脏负荷试验也无阳性表现。然而当至少一支主要冠状动脉管腔狭窄>75%时,静息时尚可代偿,但当心脏负荷突然增加(如劳累、激动、左心衰竭等)时,则心肌耗氧量增加,而病变的冠状动脉不能充分扩张以供应足够的血液和氧气,即可引起心绞痛发作。此种心肌缺血为"需氧增加性心肌缺血",而且粥样硬化斑块稳定,冠状动脉对心肌的供血量相对比较恒定。这是大多数稳定型心绞痛的发病机制。

疼痛产生的原因:产生疼痛的直接原因可能是在缺血缺氧的情况下,心肌内积聚过多的代谢产物如乳酸、丙酮酸、磷酸等酸性物质或类激肽多肽类物质,刺激心脏内自主神经的传入纤维末梢,经胸 1～5 交感神经节和相应的脊髓段,传至大脑,即可产生疼痛感觉。这种痛觉可反映在与自主神经进入水平相同脊髓段的脊神经所分布的区域——胸骨后和两臂的前内侧与小指,尤其是在左侧,而多不在心脏部位。有人认为,在缺血区内富有神经分布的冠状血管的异常牵拉或收缩,也可直接产生疼痛冲动。

(二)病理生理和病理解剖

患者在心绞痛发作之前,常有血压增高、心率增快、肺动脉压和肺毛细血管压增高的变化,反映心脏和肺的顺应性减低。发作时可有左心室收缩力和收缩速度降低、射血速度减慢、左心室收缩压下降、每搏输出量和心排血量降低、左心室舒张末期压和血容量增加等左心室收缩和舒张功能障碍的病理生理变化。左心室壁可呈收缩不协调或部分心室壁有收缩减弱的现象。

粥样硬化可累及冠状动脉任何一支,其中以左前降支受累最为多见,病变也最为严重,其次是右冠状动脉、左回旋支和左主干。血管近端的病变较远端为重,主支病变较分支为重。粥样硬化斑块多分布在分支血管开口处,且常为偏心性,呈新月形。

冠状动脉造影显示,稳定型心绞痛患者中,有 1 支、2 支或 3 支冠状动脉腔径减少>70%者各占 25%左右,左主干狭窄占 5%～10%,无显著狭窄者约占 15%;而在不稳定型心绞痛患者中,单支血管病变约占 10%,2 支血管病变占 20%,3 支血管病变占 40%,左主干病变约占 20%,无明显血管梗阻者占 10%,而且病变常呈高度狭窄、偏心性狭窄、表面毛糙或充盈缺损等。冠状动脉造影未发现异常的心绞痛患者,可能是因为冠状动脉痉挛、冠状动脉内血栓自发性溶解、微循环灌注障碍或造影检查时未识别,也可能与血红蛋白与氧的离解异常、交感神经过度活动、儿茶酚胺分泌过多或心肌代谢异常等有关。

（三）临床表现

1.症状

心绞痛以发作性胸痛为主要临床表现,疼痛的特点为以下几点。

（1）部位:典型心绞痛的部位是在胸骨体上中段之后或左前胸,范围有手掌大小甚至横贯前胸,界限不很清楚;可以放射到颈部、咽部、颌部、上腹部、肩背部、左臂及左手指,也可以放射至其他部位。非典型者可以表现在胸部以外的其他部位如上腹部、咽部、颈部等。疼痛每次发作的部位往往是相似的。

（2）性质:常呈紧缩感、绞榨感、压迫感、烧灼感、胸闷或窒息感、沉重感,有的只表现为胸部不适、乏力或气短,主观感觉个体差异较大,但一般不会是针刺样疼痛。疼痛发作时,患者往往被迫停止原来的活动,直至症状缓解。

（3）持续时间:疼痛呈阵发性发作,持续数分钟,一般不会超过10分钟,也不会转瞬即逝或持续数小时。疼痛可数天或数周发作一次,亦可1天内发作多次。

（4）诱因:疼痛常由体力劳动(如快步行走、爬坡等)或情绪激动(如愤怒、焦急、过度兴奋等)所诱发,饱食、寒冷、吸烟、贫血、心动过速和休克等亦可诱发。疼痛多发生于劳力或激动当时而不在其之后。典型的心绞痛常在相似的条件下发生,但有时同样的劳力只在早晨而不在下午引起心绞痛,可能与晨间疼痛阈值较低有关。

（5）缓解方式:一般停止诱发活动后疼痛即可缓解,舌下含硝酸甘油也能在2～5分钟内(很少超过5分钟)使之缓解。

2.体征

体检常无明显异常。心绞痛发作时可有心率增快、血压升高、焦虑、出汗等;有时可闻及第四心音、第三心音或奔马律,心尖部收缩期杂音(是乳头肌缺血性功能失调引起二尖瓣关闭不全所致),第二心音逆分裂;偶闻双肺底湿啰音。

3.分级

参照加拿大心血管学会(CCS)分级标准,将稳定型心绞痛严重程度分为4级。

（1）Ⅰ级:一般体力活动如行走和上楼等不引起心绞痛,但紧张、剧烈或持续用力可引起心绞痛发作。

（2）Ⅱ级:日常体力活动稍受限制,快步行走或上楼、登高、饭后行走或上楼、寒冷或风中行走、情绪激动等可发作心绞痛,或仅在睡醒后数小时内发作,在正常情况下以一般速度平地步行200 m以上或登一层以上的楼梯受限。

（3）Ⅲ级:日常体力活动明显受限,在正常情况下以一般速度平地步行100～200 m或登一层楼梯时可发作心绞痛。

（4）Ⅳ级:轻微活动或休息时即可出现心绞痛症状。

（四）辅助检查

1.实验室检查

基本检查包括空腹血糖(必要时查糖耐量试验)、血脂和血红蛋白等;胸痛较明显者需查心肌坏死标志物;冠状动脉造影前还需查尿常规、肝肾功能、电解质、肝炎相关抗原、人类免疫缺陷病毒(HIV)及梅毒血清试验等;必要时检查甲状腺功能。

2.心电图检查

（1）静息心电图:约半数心绞痛患者的心电图在正常范围。可有陈旧性心肌梗死或非特异性

ST-T改变,有时出现房室或束支传导阻滞或室性、房性期前收缩等心律失常。不常见的隐匿性的心电图表现为U波倒置。与既往心电图做比较,可提高心电图的诊断准确率。

(2)心绞痛发作时心电图:95%的患者于心绞痛时出现暂时的缺血性ST段移位。因心内膜下心肌更容易发生缺血,故常见心内膜下心肌缺血的导联ST段压低>0.1 mV,发作缓解后恢复;有时出现T波倒置。平时有T波持续倒置者,心绞痛发作时可变为直立(称为"假性正常化")。T波改变反映心肌缺血的特异性不如ST段,但与平时心电图比较则有助于诊断。

(3)心电图负荷试验:运动负荷试验最为常用,运动可增加心脏负荷以激发心肌缺血。运动方式主要有分级踏板或蹬车。

(4)心电图连续监测:常用方法是让患者佩带慢速转动的记录装置,以两个双极胸导联(现可同步12导联)连续记录并自动分析24小时心电图(动态心电图),然后在显示屏上快速回放并进行人机对话选段记录,最后打印综合报告。动态心电图可发现ST-T改变和各种心律失常,出现时间可与患者的活动情况和症状相对照。胸痛发作时心电图显示缺血性ST-T改变有助于心绞痛的诊断。

3.超声心动图

超声心动图可以观察心腔大小、心脏结构、室壁厚度和心肌功能状态,根据室壁运动异常,可判断心肌缺血和陈旧性梗死区域。稳定型心绞痛患者的静息超声心动图大都无异常表现,负荷超声心动图有助于识别心肌缺血的范围和程度。

4.血管内超声和冠状动脉内多普勒血流描记

血管内超声是近年来应用于临床的一种高分辨率检查手段,可作为冠状动脉造影更进一步的确诊手段。

5.多层螺旋X线计算机断层显像

多层螺旋X线计算机断层显像可进行冠状动脉三维重建,能较好应用于冠心病的诊断。

(五)内科治疗

1.一般治疗

心绞痛发作时立刻休息,症状一般在停止活动后即可消除。平时应尽量避免各种诱发因素如过度体力活动、情绪激动、饱餐、便秘等。调节饮食,特别是进食不宜过饱,避免油腻饮食,忌烟酒。调整日常生活与工作量;减轻精神负担;治疗高血压、糖尿病、贫血、甲状腺功能亢进症等相关疾病。

2.硝酸酯类

该类药物可扩张冠状动脉、降低血流阻力、增加冠状循环血流量;同时能扩张周围血管,减少静脉回流,降低心室容量、心腔内压力、心排血量和血压,减低心脏前后负荷和心肌需氧量,从而缓解心绞痛。患有青光眼、颅内压增高、低血压者不宜应用本类药物。

硝酸甘油:心绞痛发作时应用,0.3~0.6 mg舌下含化,可迅速被唾液溶解而吸收,1~2分钟开始起效,作用持续约30分钟。对约92%的患者有效,其中76%在3分钟内见效。

3.β受体阻滞剂(美托洛尔)

阻断拟交感胺类的刺激作用,减慢心率、降低血压,减弱心肌收缩力和降低心肌耗氧量,从而缓解心绞痛发作。

4.钙通道阻滞剂[盐酸地尔硫草片(合心爽)、硝苯地平]

本类药物能抑制Ca^{2+}进入细胞和心肌细胞兴奋-收缩耦联中Ca^{2+}的作用,因而可抑制心肌收缩,减少心肌氧耗;扩张冠状动脉,解除冠状动脉痉挛,改善心肌供血。

5.抗血小板药物

若无特殊禁忌,所有患者均应服用阿司匹林。

6.调脂药物

调脂药物在治疗冠状动脉粥样硬化中起重要作用,他汀类制剂可使动脉粥样硬化斑块消退,并可改善血管内皮细胞功能。

7.代谢类药物

曲美他嗪通过调节心肌能源底物,抑制脂肪酸氧化,促进葡萄糖氧化,优化心肌能量代谢,能改善心肌缺血及左心室功能,缓解心绞痛,而不影响血流动力学。

8.中医中药治疗

目前以"活血化瘀"法(常用丹参、红花、川芎、蒲黄、郁金、丹参滴丸或脑心通等)、"芳香温通"法(常用苏合香丸、苏冰滴丸、宽胸丸或保心丸等)及"祛痰通络"法(如通心络)最为常用。此外,针刺或穴位按摩治疗也可能有一定疗效。

二、不稳定型心绞痛

不稳定型心绞痛是指稳定型劳力性心绞痛以外的缺血性胸痛,包括初发型劳力性心绞痛、恶化型劳力性心绞痛,以及各型自发性心绞痛。不稳定型心绞痛通常认为是介于稳定型心绞痛与急性心肌梗死之间的一种临床状态。

(一)病因与发病机制

与稳定型劳力性心绞痛的差别在于当冠状动脉粥样硬化斑块不稳定时,易发生斑块破裂或出血、血小板聚集或血栓形成或冠状动脉痉挛致冠状动脉内张力增加,均可使心肌的血氧供应突然减少,心肌代谢产物清除障碍,引起心绞痛发作。此种心肌缺血为"供氧减少性心肌缺血",是引起大多数不稳定型心绞痛的原因。虽然这种心绞痛也可因劳力负荷增加而诱发,但劳力终止后胸痛并不能缓解。

(二)临床表现

1.症状

不稳定型心绞痛的胸痛部位和性质与稳定型心绞痛相似,但通常程度更重,持续时间较长,患者偶尔从睡眠中痛醒。以下线索有助于不稳定型心绞痛的诊断。

(1)诱发心绞痛的体力活动阈值突然或持久地降低。

(2)心绞痛发生的频率、严重程度和持续时间增加或延长。

(3)出现静息性或夜间性心绞痛。

(4)胸痛放射至附近或新的部位。

(5)发作时伴有新的相关特征,如出汗、恶心、呕吐、心悸或呼吸困难等。

(6)原来能使疼痛缓解的方式只能暂时或不完全性地使疼痛缓解。

2.体征

体征可有一过性第三心音或第四心音,重症者可有肺部啰音或原有啰音增加、心动过缓或心动过速,或因二尖瓣反流引起的收缩期杂音。若疼痛发作期间发生急性充血性心力衰竭和低血压提示预后较差。

3.分级

依据心绞痛严重程度将不稳定型心绞痛分为3级。

(1)Ⅰ级:初发性、严重性或加剧性心绞痛,指心绞痛发生在就诊前2个月内,无静息时疼痛,每天发作3次或以上,或稳定型心绞痛的心绞痛发作更频繁或更严重,持续时间更长,或诱发体力活动的阈值降低。

(2)Ⅱ级:静息型亚急性心绞痛,指就诊前1个月内发生过1次或多次静息型心绞痛,但近48小时内无发作。

(3)Ⅲ级:静息型急性心绞痛,指在48小时内有1次或多次静息型心绞痛发作。

(三)内科治疗

不稳定型心绞痛是严重的、具有潜在危险性的疾病,随时可能发展为急性心肌梗死,因此应引起高度重视。对疼痛发作频繁或持续不缓解,以及高危患者应立即住院治疗。

1.一般治疗

(1)急性期宜卧床休息,消除心理负担,保持环境安静,必要时给予小剂量镇静药和抗焦虑药物。

(2)有呼吸困难、发绀者应给氧吸入,维持血氧饱和度达到90%以上。

(3)积极诊治可能引起心肌耗氧量增加的疾病,如感染、发热、急性胃肠道功能紊乱、甲状腺功能亢进症、贫血、心律失常和原有心力衰竭的加重等。

(4)必要时应重复检测心肌坏死标志物,以排除急性心肌梗死。

2.硝酸酯类制剂

在发病最初24小时的治疗中,静脉内应用硝酸甘油有利于较恒定地控制心肌缺血发作;对已用硝酸酯药物和β受体阻滞剂等作为标准治疗的患者,静脉应用硝酸甘油能减少心绞痛的发作次数。初始用量5～10 $\mu g/min$,持续滴注,每3～10分钟增加10 $\mu g/min$,直至症状缓解或出现明显不良反应如头痛或低血压[收缩压<12.0 kPa(90 mmHg)或比用药前下降4.0 kPa(30 mmHg)]。目前推荐静脉用药症状消失24小时后,改用口服制剂或皮肤贴剂。持续静脉应用硝酸甘油24～48小时即可出现药物耐受。

3.β受体阻滞剂

可用于所有无禁忌证的不稳定型心绞痛患者,并应及早开始应用,口服剂量要个体化,使患者安静时心率50～70次/分。

4.钙通道阻滞剂

钙通道阻滞剂能有效地减轻心绞痛症状,尤其用于治疗变异型心绞痛疗效最好。

5.抗凝制剂(肝素和低分子肝素)

静脉注射肝素治疗不稳定型心绞痛是有效的,推荐剂量为先给予肝素80 U/kg静脉注射,然后以18 U/(kg·h)的速度静脉滴注维持,治疗过程中需注意开始用药或调整剂量后6小时测定部分激活凝血酶时间(APTT),并调整用量,使APTT控制在45～70秒。低分子肝素与普通肝素相比,可以只根据体重调节皮下用量,而不需要实验室监测;疗效肯定,使用方便。

6.抗血小板制剂

(1)阿司匹林类制剂:阻断血小板聚集,防止血栓形成,抑制血管痉挛。阿司匹林可降低不稳定型心绞痛患者的死亡率和急性心肌梗死的发生率,除了短期效应外,长期服用也是有益的。用量每天75～325 mg。小剂量阿司匹林的胃肠道不良反应并不常见,对该药过敏、活动性消化性溃疡、局部出血和出血体质者则不宜应用。

（2）二磷酸腺苷（ADP）受体拮抗剂：氯吡格雷是新一代血小板 ADP 受体抑制剂，可抑制血小板内 Ca^{2+} 活性，抑制血小板之间纤维蛋白原桥的形成，防止血小板聚集，作用强于阿司匹林，即可单用于阿司匹林不能耐受者，也可与阿司匹林联合应用。常用剂量每天 75 mg，必要时先给予负荷量 300 mg，2 小时后达有效血药浓度。本药不良反应小，作用快，不需要复查血常规。

7.血管紧张素转化酶抑制剂

冠心病患者均能从血管紧张素转化酶抑制剂治疗中获益，合并糖尿病、心力衰竭或左心室收缩功能不全的高危患者应该使用血管紧张素转化酶抑制剂。临床常用制剂：卡托普利、依那普利。

8.调脂制剂

他汀类药物能有效降低胆固醇和低密度脂蛋白胆固醇（LDL-C），并因此降低心血管事件；同时他汀类还有延缓斑块进展、稳定斑块和抗炎等有益作用。常用他汀制剂：洛伐他汀、辛伐他汀。在应用他汀类药物时，应严密监测转氨酶及肌酸激酶等生化指标，以及时发现药物可能引起的肝脏损害和疾病。

三、心绞痛的护理

（一）一般护理

1.休息与活动

保持适当的体力活动，以不引起心绞痛为度，一般不需卧床休息。但心绞痛发作时立即停止活动，卧床休息，协助患者取舒适体位；不稳定型心绞痛者，应卧床休息。缓解期可逐渐增加活动量，应尽量避免各种诱发因素如过度体力活动、情绪激动、饱餐等，冬天注意保暖。

2.饮食

饮食原则为低盐、低脂低胆固醇、高维生素、易消化饮食。宣传饮食保健的重要性，进食不宜过饱，保持大便通畅，戒烟酒、肥胖者控制体重。

（二）对症护理及病情观察护理

1.缓解疼痛

心绞痛发作时指导患者停止活动，卧床休息；立即舌下含服硝酸甘油，必要时静脉滴注；吸氧；疼痛严重者给予哌替啶 50～100 mg 肌内注射；护士观察胸痛的部位、性质、程度、持续时间，严密监测血压、心率、心律、脉搏及心电图变化并嘱患者避免引起心绞痛的诱发因素。

2.防止发生急性心肌梗死

指导患者避免心肌梗死的诱发因素，观察心肌梗死的先兆，如心绞痛发作频繁且加重、休息及含服硝酸甘油不能缓解及有无心律失常等。

3.积极去除危险因素

治疗高血压、高血脂、糖尿病等与冠心病有关的疾病。定期复查心电图、血糖、血脂。

（三）用药观察与护理

注意药物疗效及不良反应。心绞痛发作给予硝酸甘油舌下含服后 1～2 分钟起作用，若服药后 3～5 分钟仍不缓解，可再服 1 片。不良反应有头晕、头胀痛、头部跳动感、面红、心悸等，偶有血压下降，因此第 1 次用药患者宜平卧片刻，必要时吸氧。对于心绞痛发作频繁或含服硝酸甘油效果差的患者应警惕心肌梗死的发生，遵医嘱静脉滴注硝酸甘油，监测血压及心率变化及心电图的变化。静脉滴注硝酸酯类掌握好用药浓度和输液速度,并嘱患者及家属切不可擅自行调节滴速,以免造成低血压。部分患者用药后可出现面部潮红、头部胀痛、头昏、心动过速、心悸等不适,应告诉患者是由于药物导致血管扩张造成的,以解除其顾虑。第一次用药时,患者宜平卧片刻。β受体阻滞剂有减慢心率的不良反应,二度或以上房室传导阻滞者不宜应用。

(四)心理护理

心绞痛发作时患者常感到焦虑,而焦虑能增强交感神经兴奋性,增加心肌需氧量,加重心绞痛,因此心绞痛发作时专人守护消除紧张、焦虑、恐惧情绪,避免各种诱发因素;指导患者正确使用心绞痛发作期及预防心绞痛的药物;若心绞痛发作较以往频繁、程度加重、用硝酸甘油无效,应立即来医院就诊,警惕急性心肌梗死发生。

(五)出院指导

(1)合理安排休息与活动,活动应循序渐进,以不引起心绞痛为原则。避免重体力劳动、精神过度紧张的工作或过度劳累。

(2)指导患者遵医嘱正确用药,学会观察药物的作用和不良反应。

(3)教会心绞痛时的自救护理:立即就地休息,含服随身携带的硝酸甘油,可重复应用;若心绞痛频繁发作或持续不缓解及时到医院就诊。

(4)防止心绞痛再发作应避免各种诱发因素如过度体力活动、情绪激动、饱餐、便秘等,并积极减少危险因素如戒烟,选择低盐、低脂低胆固醇、高维生素、易消化饮食,维持理想体重;治疗高血压、高血脂、糖尿病等与冠心病有关的疾病。

(姚桂英)

第四节　心律失常

一、疾病概述

(一)概念和特点

心律失常是指心脏冲动频率、节律、起源部位、传导速度或激动次序的异常。按其发生原理可分为冲动形成异常和冲动传导异常两大类。按照心律失常发生时心率的快慢,可分为快速性与缓慢性心律失常两大类。

心律失常可发生在没有明确心脏病或其他原因的患者。心律失常的后果取决于其对血流动力学的影响,可从心律失常对心、脑、肾灌注的影响来判断。轻者患者可无症状,一般表现为心悸,但也可出现心绞痛、气短、晕厥等症状。心律失常持续时间不一,有时仅持续数秒、数分,有时可持续数天以上,如慢性心房颤动。

(二)相关病理生理

正常生理状态下,促成心搏的冲动起源于窦房结,并以一定的顺序传导于心房与心室,使心脏在一定频率范围内发生有规律的搏动。如果心脏内冲动的形成异常和(或)传导异常,使整个心脏或其一部分的活动变为过快、过慢或不规则,或者各部分活动的程序发生紊乱,即形成心律失常。心律失常有多种不同的发生机制,如折返、自律性改变、触发活动和平行收缩等。然而,由于条件限制,目前能直接对人在体内心脏研究的仅限于折返机制,临床检查尚不能判断大多数心律失常的电生理机制。产生心律失常的电生理机制主要包括冲动发生异常、冲动传导异常及触发活动。

(三)主要病因与诱因

1.器质性心脏病

心律失常可见于各种器质性心脏病,其中以冠心病、心肌病、心肌炎和风湿性心脏病为多见,尤其在发生心力衰竭或急性心肌梗死时。

2.非心源性疾病

几乎其他系统疾病均可引发心律失常,常见的有内分泌失调、麻醉、低温、胸腔或心脏手术、中枢神经系统疾病及自主神经功能失调等。

3.酸碱失衡和电解质紊乱

各种酸碱代谢紊乱、钾代谢紊乱可使传导系统或心肌细胞的兴奋性、传导性异常而引起心律失常。

4.理化因素和中毒

电击可直接引起心律失常甚至死亡,中暑、低温也可导致心律失常。某些药物可引起心律失常,其机制各不相同,洋地黄、奎尼丁、氨茶碱等直接作用于心肌,洋地黄、夹竹桃、蟾蜍等通过兴奋迷走神经,拟肾上腺素药、三环类抗抑郁药等通过兴奋交感神经,可溶性钡盐、棉酚、排钾性利尿剂等引起低钾血症,窒息性毒物则引起缺氧诱发心律失常。

5.其他

发生在健康者的心律失常也不少见,部分病因不明。

(四)临床表现

心律失常的诊断大多数要靠心电图,但相当一部分患者可根据病史和体征作出初步诊断。详细询问发作时的心率快慢,节律是否规整,发作起止与持续时间,发作时是否伴有低血压、昏厥、心绞痛或心力衰竭等表现,以及既往发作的诱因、频率和治疗经过,有助于心律失常的诊断,同时要对患者全身情况、既往治疗情况等进行全面的了解。

(五)辅助检查

1.心电图检查

心电图检查是诊断心律失常最重要的一项无创性检查技术。应记录 12 导联心电图,并记录清楚显示 P 波导联的心电图长条以备分析,通常选择 V_1 导联或 II 导联。必要时采用动态心电图,连续记录患者24 小时的心电图。

2.运动试验

患者在运动时出现心悸,可做运动试验协助诊断。运动试验诊断心律失常的敏感性不如动态心电图。

3.食管心电图

解剖上左心房后壁毗邻食管,因此,插入食管电极导管并置于心房水平时,能记录到清晰的心房电位,并能进行心房快速起搏或程序电刺激。

4.心腔内电生理检查

心腔内电生理检查是将几根多电极导管经静脉和(或)动脉插入,放置在心腔内的不同部位辅以 8 通道以上多导生理仪,同步记录各部位电活动,包括右心房、右心室、希氏束、冠状静脉窦

(反映左心房、左心室电活动)。其适应证包括:①窦房结功能测定。②房室与室内传导阻滞。③心动过速。④不明原因晕厥。

5.三维心脏电生理标测及导航系统

三维心脏电生理标测及导航系统(三维标测系统)是近年来出现的新的标测技术,能够减少X线曝光时间,提高消融成功率,加深对心律失常机制的理解。

(六)窦性心律失常治疗原则

(1)若患者无心动过缓有关的症状,不必治疗,仅定期随诊观察。对于有症状的病窦综合征患者,应接受起搏器治疗。

(2)心动过缓-心动过速综合征患者发作心动过速,单独应用抗心律失常药物治疗可能加重心动过缓。应用起搏治疗后,患者仍有心动过速发作,可同时应用抗心律失常药物。

(七)房性心律失常治疗原则

1.房性期前收缩

无须治疗。当有明显症状或因房性期前收缩触发室上行心动过速时,应给予治疗。治疗药物包括普罗帕酮、莫雷西嗪或β受体阻滞剂。

2.房性心动过速

(1)积极寻找病因,针对病因治疗。

(2)抗凝治疗。

(3)控制心室率。

(4)转复窦性心律。

3.心房扑动

(1)药物治疗:减慢心室率的药物包括β受体阻滞剂、钙通道阻滞剂(维拉帕米、地尔硫䓬)或洋地黄制剂(地高辛、毛花苷C)。转复心房扑动的药物包括ⅠA(如奎尼丁)或ⅠC(如普罗帕酮)类抗心律失常药,如心房扑动患者合并冠心病、充血性心力衰竭等时,不用ⅠA或ⅠC类药物,应选用胺碘酮。

(2)非药物治疗:直流电复律是终止心房扑动最有效的方法。其次食管调搏也是转复心房扑动的有效方法。射频消融可根治心房扑动。

(3)抗凝治疗:持续性心房扑动的患者,发生血栓栓塞的风险明显增高,应给予抗凝治疗。

4.心房颤动

应积极寻找心房颤动的原发疾病和诱发因素,进行相应处理。

治疗:①抗凝治疗;②转复并维持窦性心律;③控制心室率。

(八)房室交界区性心律失常治疗原则

1.房室交界区性期前收缩

通常无须治疗。

2.房室交界区性逸搏与心律

一般无须治疗,必要时可起搏治疗。

3.非阵发性房室交界区性心动过速

主要针对病因治疗。洋地黄中毒引起者可停用洋地黄,可给予钾盐、利多卡因或β受体阻滞剂治疗。

4.与房室交界区相关的折返性心动过速

急性发作期应根据患者的基础心脏状况、既往发作的情况及对心动过速的耐受程度做出适当处理。

主要药物治疗如下述。

(1)腺苷与钙通道阻滞剂:为首选。起效迅速,不良反应为胸部压迫感、呼吸困难、面部潮红、窦性心动过缓、房室传导阻滞等。

(2)洋地黄与β受体阻滞剂:静脉注射洋地黄可终止发作。对伴有心功能不全患者仍作为首选。β受体阻滞剂也能有效终止心动过速,选用短效β受体阻滞剂较合适如艾司洛尔。

(3)普罗帕酮 $1 \sim 2$ mg/kg 静脉注射。

(4)其他:食管心房调搏术、直流电复率等。

预防复发:是否需要给予患者长期药物预防,取决于发作的频繁程度及发作的严重性。药物的选择可依据临床经验或心内电生理试验结果。

5.预激综合征

对于无心动过速发作或偶有发作但症状轻微的预激综合征患者的治疗,目前仍存有争议。如心动过速发作频繁伴有明显症状,应给予治疗。治疗方法包括药物和导管消融。

(九)室性心律失常治疗原则

1.室性期前收缩

首先应对患者室性期前收缩的类型、症状及其原有心脏病变做全面的了解;然后,根据不同的临床状况,决定是否给予治疗、采取何种方法治疗及确定治疗的终点。

2.室性心动过速

一般遵循的原则:有器质性心脏病或有明确诱因应首先给予针对性治疗;无器质性心脏病患者发生非持续性短暂室速,如无症状或无血流动力学影响,处理的原则与室性期前收缩相同;持续性室性发作,无论有无器质性心脏病,应给予治疗。

3.心室扑动与颤动

快速识别心搏骤停、高声呼救、进行心肺复苏,包括胸外按压、开放气道、人工呼吸、除颤、气管插管、吸氧、药物治疗等。

(十)心脏传导阻滞治疗原则

1.房室传导阻滞

应针对不同病因进行治疗。一度与二度Ⅰ型房室阻止心室率不太慢者,无须特殊治疗。二度Ⅱ型与三度房室阻滞如心室率显著缓慢,伴有明显症状或血流动力学障碍,甚至 Adams-Strokes 综合征发作者,应给予起搏治疗。

2.室内传导阻滞

慢性单侧束支阻滞的患者如无症状,无须接受治疗。双分支与不完全性三分支阻滞有可能进展为完全性房室传导阻滞,但是否一定发生及何时发生均难以预料,不必常规预防性起搏器治疗。急性前壁心肌梗死发生双分支、三分支阻滞、或慢性双分支、三分支阻滞,伴有晕厥或阿斯综合征发作者,则应及早考虑心脏起搏器治疗。

二、护理评估

(一)一般评估

心律失常患者的生命体征,发作间歇期无异常表现。发作期则出现心悸、气短、不敢活动,心电图显示心率过快、过慢、不规则或暂时消失而形成窦性停搏。

(二)身体评估

发作时体格检查应着重于判断心律失常的性质及心律失常对血流动力学状态的影响。听诊心音了解心室搏动率的快、慢和规则与否,结合颈静脉搏动所反映的心房活动情况,有助于作出心律失常的初步鉴别诊断。缓慢(<60 次/分)而规则的心率为窦性心动过缓,快速(>100 次/分)而规则的心率常为窦性心动过速。窦性心动过速较少超过 160 次/分,心房扑动伴 2:1 房室传导时心室率常固定在 150 次/分左右。不规则的心律中以期前收缩为最常见,快而不规则者以心房颤动或心房扑动、房速伴不规则房室传导阻滞为多。心律规则而第一心音强弱不等(大炮音),尤其是伴颈静脉搏动间断不规则增强(大炮波),提示房室分离,多见于完全性或室速。

(三)心理-社会评估

心律失常患者常有焦虑、恐惧等负性情绪,护理人员应做好以下几点:①帮助患者认识到自己的情绪反应,承认自己的感觉,指导患者使用放松术。②安慰患者,告诉患者较轻的心律失常通常不会威胁生命。有条件时安排单人房间,避免与其他焦虑患者接触。③经常巡视病房,了解患者的需要,帮助其解决问题,如主动给患者介绍环境,耐心解答有关疾病的问题等。

(四)辅助检查结果的评估

1.心电图(ECG)检查

心律失常发作时的心电图记录是确诊心律失常的重要依据。应记录 12 导联心电图,包括较长的 Ⅱ 或 V$_1$ 导联记录。注意 P 和 QRS 波形态、P-QRS 关系、P-P、P-R 与 R-R 间期,判断基本心律是窦性还是异位。通过逐个分析提早或延迟心搏的性质和来源,最后判断心律失常的性质。

2.动态心电图

对心律失常的检出率明显高于常规心电图,尤其是对易引起猝死的恶性心律失常的检出尤为有意义。对心律失常的诊断优于普通心电图。

3.运动试验

运动试验可增加心律失常的诊断率和敏感性,是对 ECG 很好的补充,但运动试验有一定的危险性,需严格掌握禁忌证。

4.食管心电图

食管心电图是食管心房调搏最佳起搏点判定的可靠依据,更能在心律失常的诊断与鉴别诊断方面起到特殊而独到的作用。食管心电图与心内电生理检查具有高度的一致性,为导管射频消融术根治阵发性室上性心动过速(PSVT)提供可靠的分型及定位诊断。亦有助于不典型的预激综合征患者确立诊断。

5.心腔内电生理检查

心腔内电生理检查为有创性电生理检查,除能确诊缓慢性和快速性心律失常的性质外,还能在心律失常发作间隙应用程序电刺激方法判断窦房结和房室传导系统功能,诱发室上性和室性快速性心律失常,确定心律失常起源部位,评价药物与非药物治疗效果,以及为手术、起搏或消融治疗提供必要的信息。

（五）常用药物治疗效果的评估

（1）治疗缓慢性心律失常：一般选用增强心肌自律性和（或）加速传导的药物，如拟交感神经药、迷走神经抑制药或碱化剂（摩尔乳酸钠或碳酸氢钠）。护理评估：①服药后心悸、乏力、头晕、胸闷等临床症状有无改善。②有无不良反应发生。

（2）治疗快速性心律失常：选用减慢传导和延长不应期的药物，如迷走神经兴奋剂，拟交感神经药间接兴奋迷走神经或抗心律失常药物。护理评估：①用药后的疗效，有无严重不良反应发生。②药物疗效不佳时，考虑电转复或射频消融术治疗，并做好术前准备。

（3）临床上抗心律失常药物繁多，药物的分类主要基于其对心肌的电生理学作用。治疗缓慢性心律失常的药物，主要提高心脏起搏和传导功能，如肾上腺素类药物（肾上腺素、异丙肾上腺素），拟交感神经药如阿托品、山莨菪碱，β受体兴奋剂如多巴胺类、沙丁胺醇等。

（4）及时就诊的指标：①心动过速发作频繁伴有明显症状如低血压、休克、心绞痛、心力衰竭或晕厥等。②出现洋地黄中毒症状。

三、主要护理诊断/问题

（一）活动无耐力

与心律失常导致心悸或心排血量减少有关。

（二）焦虑

与心律失常反复发作，对治疗缺乏信心有关。

（三）有受伤的危险

与心律失常引起的头晕、晕厥有关。

（四）潜在并发症

心力衰竭、脑栓塞、猝死。

四、护理措施

（一）体位与休息

当心律失常发作导致胸闷、心悸、头晕等不适时采取高枕卧位、半卧位或其他舒适体位，尽量避免左侧卧位，以防左侧卧位时感觉到心脏搏动而加重不适。有头晕、晕厥发作或曾有跌倒病史者应卧床休息。保证患者充分的休息与睡眠，必要时遵医嘱给予镇静药。

（二）给氧

伴呼吸困难、发绀等缺氧表现时，给予氧气吸入，2～4 L/min。

（三）饮食

控制膳食总热量，以维持正常体重为度，40岁以上者尤应预防发胖。一般以体重指数（BMI）20～24为正常体重。或以腰围为标准，一般以女性≥80 cm，男性≥85 cm为超标。超重或肥胖者应减少每天进食的总热量，以低脂（30%）、低胆固醇（200 mg/d）膳食，并限制酒及糖类食物的摄入。严禁暴饮暴食。以免诱发心绞痛或心肌梗死。合并高血压或心力衰竭者，应同时限制钠盐。避免摄入刺激性食物如咖啡、浓茶等，保持大便通畅。

（四）病情观察

严密进行心电监测，出现异常心律变化，如3～5次/分的室性期前收缩或阵发性室性心动过速,窦性停搏、二度Ⅱ型或三度房室传导阻滞等,立即通知医师。应将急救药物备好,需争分夺秒地迅速给药。有无心悸、胸闷、胸痛、头晕、晕厥等。检测电解质变化,尤其是血钾。

(五)用药指导

接受各种抗心律失常药物治疗的患者,应在心电监测下用药,以便掌握心律的变化情况和观察药物疗效。密切观察用药反应,严密观察穿刺局部情况,谨防药物外渗。皮下注射给予抗凝溶栓及抗血小板药时,注意更换注射部位,避免按摩,应持续按压2~3分钟。严格按医嘱给药,避免食用影响药物疗效的食物。用药前、中、后注意心率、心律、PR间期、QT间期等的变化,以判断疗效和有无不良反应。

(六)除颤的护理

持续性室性心动过速患者,应用药物效果不明显时,护士应密切配合医师将除颤器电源接好,检查仪器性能是否完好,备好电极板,以便及时顺利除颤。对于缓慢型心律失常患者,应用药物治疗后仍不能增加心率,且病情有所发展或反复发作阿斯综合征时,应随时做好安装人工心脏起搏器的准备。

(七)心理护理

向患者说明心律失常的治疗原则,介绍介入治疗如心导管射频消融术或心脏起搏器安置术的目的及方法,以消除患者的紧张心理,使患者主动配合治疗。

(八)健康教育

1.疾病知识指导

向患者及家属讲解心律失常的病因、诱因及防治知识。

2.生活指导

指导患者劳逸结合,生活规律,保证充足的休息与睡眠。无器质性心脏病者应积极参加体育锻炼。保持情绪稳定,避免精神紧张、激动。改变不良饮食习惯,戒烟、酒、避免浓茶、咖啡、可乐等刺激性食物。保持大便通畅,避免排便用力而加重心律失常。

3.用药指导

嘱患者严格按医嘱按时按量服药,说明所用药物的名称、剂量、用法、作用及不良反应,不可随意增减药物的剂量或种类。

4.制订活动计划

评估患者心律失常的类型及临床表现,与患者及家属共同制订活动计划。对无器质性心脏病的良性心律失常患者,鼓励其正常工作和生活,保持心情舒畅,避免过度劳累。窦性停搏、二度Ⅱ型或三度房室传导阻滞、持续性室速等严重心律失常患者或快速心室率引起血压下降者,应卧床休息,以减少心肌耗氧量。卧床期间加强生活护理。

5.自我监测指导

教会患者及家属测量脉搏的方法,心律失常发作时的应对措施及心肺复苏术,以便于自我检测病情和自救。对安置心脏起搏器的患者,讲解自我监测与家庭护理方法。

6.及时就诊的指标

(1)当出现头晕、气促、胸闷、胸痛等不适症状。

(2)复查心电图发现异常时。

五、护理效果评估

(1)患者及家属掌握自我监测脉搏的方法,能复述疾病发作时的应对措施及心肺复苏术。

（2）患者掌握发生疾病的诱因,能采取相应措施尽可能避免诱因的发生。

（3）患者心理状态稳定,养成正确的生活方式。

（4）患者未发生猝死或发生致命性心律失常时能得到及时发现和处理。

（姚桂英）

第五节　心力衰竭

心力衰竭是由于心脏收缩功能和（或）舒张功能障碍,不能将静脉回心血量充分排出心脏,造成静脉系统淤血及动脉系统血液灌注不足,而出现的综合征。

一、病因

（一）基本病因

1.心肌损伤

任何大面积（大于心室面积的40%）的心肌损伤都会导致心脏收缩和（或）舒张功能的障碍。

2.心脏负荷过重

压力负荷（后负荷）过重,心脏排血阻力增大,心排血量降低,心室收缩期负荷过度,引起心室肥厚性心力衰竭;容量负荷（前负荷）过重,心脏舒张期容量增大,心排血量减低,引起心室扩张性心力衰竭。

3.机械障碍

腱索或乳头肌断裂,心室间隔穿孔,心脏瓣膜严重狭窄或关闭不全等引起的心脏机械功能衰退,导致心力衰竭。

4.心脏负荷不足

如缩窄性心包炎,大量心包积液,限制性心肌病等,使静脉血液回心受限,因而心室心房充盈不足,腔静脉及门脉系统淤血,心排血量减低。

5.血液循环容量过多

如静脉过多过快输液,尤其在无尿少尿时超量输液,急性或慢性肾小球肾炎引起高度水钠潴留,高度水肿等均引起血液循环容量急剧膨胀而致心力衰竭。

（二）诱发因素

1.感染

感染可增加基础代谢,增加机体耗氧,增加心脏排血量而诱发心力衰竭,尤其呼吸道感染较多见。

2.体力过劳

正常心脏在体力活动时,随身体代谢增高心脏排血量也随之增加。而有器质性心脏病患者体力活动时,心率增快,心肌耗氧量增加,心排血量减少,冠状动脉血液灌注不足,导致心肌缺血,心慌气急,诱发心力衰竭。

3.情绪激动

情绪激动促使儿茶酚胺释放,心率增快,心肌耗氧增加,动脉与静脉血管痉挛,增加心脏前后负荷而诱发心力衰竭。

4.妊娠与分娩

风湿性心脏病或先天性心脏病患者,心功能低下,在妊娠32～34周,分娩期及产褥期最初3天内心脏负荷最重,易诱发心力衰竭。

5.动脉栓塞

心脏病患者长期卧床,静脉系统长期处于淤血状态,容易形成血栓,一旦血栓脱落导致肺栓塞,加重肺循环阻力诱发心力衰竭。

6.水、钠摄入量过多

心功能减退时,肾脏排水排钠功能减弱,如果水、钠摄入量过多可引起水钠潴留,血容量扩增。

7.心律失常

心动过速可使心脏无效收缩次数增加而加重心脏负荷;心脏舒张期缩短使心室充盈受限进而降低心排血量,同时心脏氧渗透期缩短不利于心肌代谢。

8.冠脉痉挛

冠状动脉粥样硬化,易发生冠脉痉挛,引起心肌缺血导致心脏收缩或舒张功能障碍。

9.药物反应

因用药或停药不当导致的心力衰竭或心力衰竭恶化不在少数。慢性心力衰竭不该停用强心剂而停用,服用过量洋地黄、利尿药或抗心律失常药,都可导致心力衰竭恶化。

二、病理生理

(一)心脏的代偿机制

正常心脏有比较充足的储备能力,以适应一般生活需要所增加的心脏负担。当心脏功能减退,心排血量降低不足以供应机体需要时,机体将同时通过神经、体液等机制进行调整,力争恢复心排血量。

(1)反射性交感神经兴奋,迷走神经抑制,代偿性心率加快及心肌收缩力加强,以维持心排血量。由于交感神经兴奋,周围血管和小动脉收缩可使血压维持正常而不随心排血量降低而下降;小静脉收缩可使静脉回心血量增加,从而使心搏血量增加。

(2)心肌肥厚:长期的负荷加重,使心肌肥厚和心室扩张,维持心排血量。然而,扩大和肥厚的心脏虽然完成较多的工作,但它耗氧量也随之增加,可是心肌内毛细血管数量并没有相应的增加,所以,扩大肥厚的心肌细胞相对的供血不足。

(3)心率增快:心率加快在一定范围内使心排血量增加,但如果心率太快则心脏舒张期显著缩短,使心室充盈不足,导致心排血量降低及静脉淤血加重。

(二)心脏的失代偿机制

当心脏储备力耗损至不能适应机体代谢的需要时,心功能便由代偿转为失代偿阶段,即心力衰竭。

心力衰竭时,心排血量相对或绝对的降低,一方面,供给各器官的血流不足,引起各器官组织的功能改变,血液重新分配,首先为保证心、脑、肾血液供应,皮肤、内脏、肌肉的供血相应有较大的减少。肾血流量减少时,可使肾小球滤过率降低和肾素分泌增加,进而促使肾上腺皮质的醛固酮分泌增加,引起水钠潴留,血容量增加,静脉和毛细血管充血和压力增加。另一方面,心脏收缩力减弱,不能完全排出静脉回流的血液,心室收缩末期残留血量增多,心室舒张末期压力升高,遂使静脉回流受阻,引起静脉淤血和静脉压力升高,从而引起外周毛细血管的漏出增加,水分渗入组织间隙引起各脏器淤血水肿,肝脏淤血时对醛固酮的灭活减少;抗利尿激素分泌增加,肾排水量进一步减少,水钠潴留进一步加重,这也是水肿发生和加重的原因。

根据心脏代偿功能发挥的情况及失代偿的程度,可将心力衰竭分为三度,或按心功能分为4级。

Ⅰ级:有心脏病的客观证据,而无呼吸困难,心悸,水肿等症状(心功能代偿期)。

Ⅱ级:日常劳动并无异常感觉,但稍重劳动即有心悸,气急等症状(心力衰竭Ⅰ度)。

Ⅲ级:普通劳动亦有症状,但休息时消失(心力衰竭Ⅱ度)。

Ⅳ级:休息时也有明显症状,甚至卧床仍有症状(心力衰竭Ⅲ度)。

三、临床表现

心力衰竭在早期可仅有一侧衰竭,临床上以左心衰竭为多见,但左心衰竭后,右心也相继发生功能损害,最后导致全心力衰竭。临床表现的轻重,常依病情发展的快慢和患者的耐受能力的不同而不同。

(一)左心衰竭

1.呼吸困难

轻症患者自觉呼吸困难,重者同时有呼吸困难和短促的征象。早期仅发生于劳动或运动时,休息后很快消失。这是由于劳动促使回心血量增加,肺淤血加重的缘故。随着病情加重,轻度劳动即感到呼吸困难,严重者休息时亦感呼吸困难,以致被迫采取半卧位或坐位,为端坐呼吸。

2.阵发性呼吸困难

多发生于夜间,故又称为阵发性夜间性呼吸困难。患者常在熟睡中惊醒,出现严重呼吸困难及窒息感,被迫坐起,咳嗽频繁,咯粉红色泡沫样痰液。轻者数分钟,重者经1~2小时逐渐停止。阵发性呼吸困难的发生原因,可能为:①睡眠时平卧位,回心血量增加,超过左心负荷的限度,加重了肺淤血。②睡眠时,膈肌上升,肺活量减少。③夜间迷走神经兴奋性增高,使冠状动脉和支气管收缩,影响了心肌的血液供应,发生支气管痉挛,降低心肌收缩性能和肺通气量,肺淤血加重。④熟睡时中枢神经敏感度降低,因此,肺淤血必须达到一定程度后方能使患者因气喘惊醒。

3.急性肺水肿

急性肺水肿是左心衰竭的重症表现,是阵发性呼吸困难的进一步发展。常突然发生,呈端坐呼吸,表情焦虑不安,频频咳嗽,咯大量泡沫状或血性泡沫性痰液,严重时可有大量泡沫样液体由鼻涌出,面色苍白,口唇发绀,皮肤湿冷,两肺布满湿啰音及哮鸣音,血压可下降,甚至休克。

4.咳嗽和咯血

咳嗽和咯血为肺泡和支气管黏膜淤血所致,多与呼吸困难并存,咳白色泡沫样黏痰或血性痰。

5.其他症状

可有疲乏无力、失眠、心悸、发绀等。严重患者脑缺氧缺血时可出现陈-施呼吸、嗜睡、眩晕、意识丧失、抽搐等。

6.体征

除原有心脏病体征外,可有舒张期奔马律、交替脉、肺动脉瓣区第2心音亢进。轻症肺底部可听到散在湿啰音,重症则湿啰音满布全肺。有时可伴哮鸣音。

7.X线及其他检查

X线检查,可见左心扩大及肺淤血,肺纹理增粗。急性肺水肿时可见由肺门伸向肺野呈蝶形的云雾状阴影。心电图检查可出现心率快及左心室肥厚图形。臂舌循环时间延长(正常10～15秒),臂肺时间正常(4～8秒)。

(二)右心衰竭

1.水肿

皮下水肿是右心衰竭的典型症状。在水肿出现前,由于体内已有水钠潴留,体液潴留达5 kg以上才出现水肿,故多只有体重增加。水肿多先见于下肢,卧床患者则在腰、背及骶部等低重部位明显,呈凹陷性水肿。重症则波及全身。水肿多于傍晚发生或加重,休息一夜后消失或减轻,伴有夜间尿量增加。这是由于夜间休息时,回心血量比白天活动时增多,心脏能将静脉回流血量排出,心室收缩末期残留血量减少,静脉和毛细血管压力有所减轻,因而水肿减轻或消退。

少数患者可出现胸腔积液和腹水。胸腔积液可同时见于左、右两侧胸腔,但以右侧较多,其原因不甚明了。由于壁层胸膜静脉回流体静脉,而脏层胸膜静脉血流入肺静脉,因而胸腔积液多见于左、右心力衰竭并存时。腹水多由心源性肝硬化引起。

2.颈静脉怒张和内脏淤血

坐位或半卧位时可见颈静脉怒张,其出现常较皮下水肿或肝大出现为早,同时可见舌下、手臂等浅表静脉异常充盈。肝大并压痛可先于皮下水肿出现。长期肝淤血、缺氧可引起肝细胞变性、坏死,并发展为心源性肝硬化,肝功能检查异常或出现黄疸。若有三尖瓣关闭不全并存,肝脏触诊呈扩张性搏动。胃肠道淤血常引起消化不良、食欲减退、腹胀、恶心和呕吐等症状。肾淤血致尿量减少,尿中可有少量蛋白和细胞。

3.发绀

右心衰竭患者多有不同程度发绀,首先见于指端,口唇和耳郭,较单纯左心功能不全者为显著,其原因除血红蛋白在肺部氧合不全外,与血流缓慢,组织自身毛细血管中吸取较多的氧而使还原血红蛋白增加有关。严重贫血者则不出现发绀。

4.神经系统症状

可有神经过敏、失眠、嗜睡等症状。重者可发生精神错乱,可能是脑出血、缺氧或电解质紊乱等原因引起。

5.心脏及其他检查

主要为原有心脏病体征,由于右心衰竭常继发于左心衰竭的基础上,因而左、右心均可扩大。右心扩大引起了三尖瓣关闭不全时,在三尖瓣音区可听到收缩期吹风样杂音。静脉压增高。臂肺循环时间延长,因而臂舌循环时间也延长。

(三)全心力衰竭

左、右心功能不全的临床表现同时存在,但患者或以左心衰竭的表现为主或以右心衰竭的表现为主,左心衰竭肺充血的临床表现可因右心衰竭的发生而减轻。

四、护理

(一)护理要点

(1)减轻心脏负担,预防心力衰竭的发生。

(2)合理使用强心,利尿,扩血管药物,改善心功能。

(3)密切观察病情变化,及时救治急性心力衰竭。

(4)健康教育。

(二)减轻心脏负担,预防心力衰竭

休息可减少全身肌肉活动,减少氧的消耗,也可减少静脉回心血量及减慢心率,从而减轻心脏负担。根据患者病情适当安排其生活和劳动,可以尽量减轻心脏负荷。对于轻度心力衰竭患者,可仅限制其体力活动,并规定充分的午睡时间或较正常人多一些的夜间睡眠时间。较重的心力衰竭患者均应卧床休息,并尽可能使卧床休息患者的体位舒适。当心力衰竭表现有明显改善时,应尽快允许和鼓励患者逐渐恢复体力活动,恢复体力活动的速度和程度视患者心力衰竭的严重程度和发作时间的长短及患者对治疗的反应等而定。如心脏功能已完全恢复正常或接近正常,则每天可做轻度的体力活动。

饮食应少食多餐,给予低热量、多维生素、易消化食物,避免过饱,加重心脏负担。目前由于利尿剂应用方便。对钠盐限制不必过于严格,一般轻度心力衰竭患者每天摄入食盐 5 g 左右(正常人每天摄入食盐 10 g 左右),中度心力衰竭患者给予低盐饮食(含钠 2～4 g),重度心力衰竭患者给予无钠饮食。如果经一般限盐、利尿,病情未能很好控制者,则应进一步严格限盐,摄入量不超过 1 g。饮水量一般不加限制,仅在并发稀释性低钠血症者,限制每天入水量 500 mL 左右。

(三)合理使用强心药物并观察毒性反应

洋地黄类强心苷是目前治疗心力衰竭的主要药物,能直接加强心肌收缩力,增加心排血量,从而使心脏收缩末期残余血量减少,舒张末期压力下降,有利于缓解各器官的淤血,增加尿量,减慢心率。常用的给药方法:负荷量加维持量,在短期内,1～3 天给予一定的负荷量,以后每天用维持量,适用于急性心力衰竭,较重的心力衰竭或需尽快控制病情的患者;单用维持量,近年来证实,洋地黄类药物治疗剂量的大小与其增强心肌收缩力作用呈线性关系,故对较轻的心力衰竭和易发生中毒的患者可用较小的剂量,而不采用惯用的洋地黄负荷量法,尤其对慢性心力衰竭更适用。

洋地黄用量的个体差异大,且治疗剂量与中毒剂量较接近,故用药期间需要密切观察洋地黄的毒性反应。洋地黄毒性反应如下。①消化道反应:食欲缺乏、恶心、呕吐、腹泻等。②神经系统反应:头痛、眩晕,视觉改变(黄视或绿视)。③心脏反应:可发生各种心律失常,常见的心律失常类型为室性期前收缩,尤其是呈二联、三联或呈多源性者。其他有房性心动过速伴有房室传导阻滞,交界性心动过速,各种不同程度的房室传导阻滞,室性心动过速,心房纤维颤动等。④血清洋地黄含量:放射性核素免疫法测定血清地高辛含量<2.0 ng/mL,或洋地黄毒苷<20 μg/mL 为安全剂量。中毒者多数大于以上浓度。

使用洋地黄类药物时注意事项:①服药前要先了解病史,如询问已用洋地黄情况,利尿剂的使用情况及电解质浓度如何,如果存在低钾、低镁易诱发洋地黄中毒。②心力衰竭反复发作,严重缺氧,心脏明显扩大的患者对洋地黄药物耐受性差,宜小剂量使用。③询问有无合并使用增加或降低洋地黄敏感性的药物,如普萘洛尔、利血平、利尿剂、抗甲状腺药物、维拉帕米、胺碘酮、肾上腺素等可增加洋地黄敏感性;而考来烯胺、抗酸药物、降胆固醇药及巴比妥类药则可降低洋地黄敏感性。④了解肝脏肾脏功能,地高辛主要自肾脏排泄,肾功能不全的,宜减少用量;洋地黄毒苷经肝脏代谢胆管排泄,部分转化为地高辛。⑤密切观察洋地黄毒性反应。⑥静脉给药时应用 5%～20%的 GS 溶液稀释,混匀后缓慢静脉推注,一般不少于 10 分钟,用药时注意听诊心率及节律的变化。

（四）观察应用利尿剂后的反应

慢性心力衰竭患者,首选噻嗪类药,采用间歇用药,即每周固定服药 2～3 天,停用 4～5 天。若无效可加服氨苯蝶啶或螺内酯。如果上两药联用效果仍不理想可以呋塞米代替噻嗪类药物。急性心力衰竭或肺水肿者,首选呋塞米或依他尼酸或汞撒利等快速利尿药。在应用利尿剂 1 小时后,静脉缓慢注射氨茶碱0.25 g,可增加利尿效果。应用利尿剂后要密切观察尿量,每天测体重,准确记录 24 小时液体出入量,大量利尿者应测血压,脉搏和抽血查电解质,观察有无利尿过度引起的脱水,低血容量和电解质紊乱的表现,尤其是应用排钾利尿剂后有无乏力、恶心、呕吐、腹胀等低钾表现。对于利尿反应差者,应找出利尿不佳的原因,如了解肾脏功能情况,是否存在低血压、低血钾、低血镁或稀释性低钠血症以及用药是否合理等。

（五）合理使用扩血管药物并观察用药反应

血管扩张剂可以扩张周围小动脉,减轻心脏排血时的阻力,而减轻心脏后负荷,又可以扩张周围静脉,减少回心血量,减轻心脏前负荷,进而改善心功能。常用的扩张静脉为主的药物有硝酸甘油、硝酸酯类及吗啡类药物;扩张动脉为主的药物有平胺唑啉、肼苯达嗪、硝苯地平;兼有扩张动脉和静脉的药物有硝普钠、哌唑嗪及卡托普利等。在开始使用血管扩张剂时,要密切观察病情和用药前后血压,心率的变化,慎防血管扩张过度,心脏充盈不足,血压下降,心率加快等不良反应。用血管扩张药注意应从小剂量开始,用药前后对比心率,血压变化情况或床边监测血流动力学。根据具体情况,每 5～10 分钟测量 1 次,若用药后血压较用药前降低 1.3～2.7 kPa,应谨慎调整药物浓度或停药。

（六）急性肺水肿的救治及护理

急性肺水肿为急性左心功能不全或急性左心衰竭的主要表现。多因突发严重的左心室排血不足或左心房排血受阻引起肺静脉及肺毛细血管压力急剧升高所致。当肺毛细血管压升高超过血浆胶体渗透压时,液体即从毛细血管漏到肺间质、肺泡甚至气道内,引起肺水肿。典型发作表现为突然严重气急,每分钟呼吸可达 30～40 次,端坐呼吸,阵阵咳嗽,面色苍白,大汗,常咳出泡沫样痰,严重者可从口腔和鼻腔内涌出大量粉红色泡沫液体。发作时心率、脉搏增快,血压在起始时可升高,以后降至正常或低于正常。两肺内可闻及广泛的水泡音和哮鸣音。心尖部可听到奔马律。

1.治疗原则

（1）减少肺循环血量和静脉回心血量。

（2）增加心搏量,包括增强心肌收缩力和降低周围血管阻力。

（3）减少血容量。

（4）减少肺泡内液体漏出,保证气体交换。

2.护理措施

（1）使患者取坐位或半卧位,两腿下垂,减少下肢静脉回流,减少回心血量。

（2）立即皮下注射吗啡 10 mg 或哌替啶 50～100 mg,使患者安静及减轻呼吸困难。但对昏迷、严重休克、有呼吸道疾病或痰液极多者忌用,年老,体衰,瘦小者应减量。

（3）改善通气-换气功能,轻度肺水肿早期高流量氧气吸入,开始是 2～3 L/min,以后逐渐增至 4～6 L/min,氧气湿化瓶内加 75％乙醇或选用有机硅消泡沫剂,以降低肺泡内泡沫的表面张力,使泡沫破裂,改善通气功能。肺水肿明显出现即应做气管插管进行加压辅助呼吸,改善通气与氧的弥散,减少肺内分流,提高血氧分压。肺水肿基本控制后,可采用呼吸机间歇正压呼吸,如果动脉血氧分压<9.31 kPa时,可改为持续正压呼吸。

(4)速给毛花苷 C 0.4 mg 或毒毛旋花子苷 K 0.25 mg,加入葡萄糖溶液中缓慢静脉推注。

(5)快速利尿,如呋塞米 20～40 mg 或依他尼酸 25 mg 静脉注射。

(6)静脉注射氨茶碱 0.25 g 用 50%葡萄糖溶液 20～40 mL 稀释后缓慢注入,减轻支气管痉挛,增加心肌收缩力和促进尿液排出。

(7)氢化可的松 100～200 mg 或地塞米松 10 mg 溶于葡萄糖溶液中静脉注射。

(七)健康教育

随着人们生活水平的不断提高,人们对生活质量的要求也越来越高。心力衰竭的转归及治愈程度将直接影响患者的生活质量,预防心力衰竭发生以保证患者的生活质量就显得更为重要。首先要避免诱发因素,如气候转换时要预防感冒,及时添加衣服;以乐观的态度对待生活,情绪平稳,不要大起大落过于激动;体力劳动不要过重;适当掌握有关的医学知识以便自我保健等。其次,对已明确心功能Ⅱ级、Ⅲ级的患者要按一般治疗标准,合理正确按医嘱服用强心、利尿、扩血管药物,注意休息和营养,并定期门诊随访。

(姚桂英)

第六节　急性心包炎

急性心包炎为心包脏层和壁层的急性炎症,可由细菌、病毒、自身免疫、物理、化学等因素引起。主要病因为风湿热、结核及细菌性感染。近年来,病毒感染、肿瘤、尿毒症及心肌梗死性心包炎发病率明显增多。分为纤维蛋白性和渗出性两种。

一、病因

(一)感染性心包炎

以细菌最为常见,尤其是结核菌和化脓菌感染,其他病菌有病毒、肺炎支原体、真菌和寄生虫等。

(二)非感染性心包炎

以风湿性为最常见,其他有心肌梗死、尿毒症性、结缔组织病性、变态反应性、肿瘤性、放射线性和乳糜性等。临床上以结核性、风湿性、化脓性和急性非特异性心包炎较为多见。

二、临床表现

(一)心前区疼痛

心前区疼痛为纤维蛋白性心包炎的主要症状。可放射到颈部、左肩、左臂及左肩胛骨。疼痛也可呈压榨样,位于胸骨后。

(二)呼吸困难

心包积液时最突出的症状。可有端坐呼吸、身体前倾、呼吸浅速、面色苍白、发绀。

(三)心包摩擦音

心包摩擦音是纤维蛋白性心包炎的特异性征象,以胸骨左缘第3、第4肋间听诊最为明显。渗出性心包炎心脏叩诊浊音界向两侧增大为绝对浊音区,心尖冲动弱,心音低而遥远,大量心包积液时可出现心包积液征。可出现奇脉、颈静脉怒张、肝大、腹水及下肢水肿等。

三、诊断要点

根据心前区疼痛、呼吸困难、全身中毒症状,以及心包摩擦音、心音遥远等临床征象,结合心电图、X线表现和超声心动图等检查,便可确诊。

四、治疗

如结核性心包炎应给予抗结核治疗,总疗程半年至1年;化脓性心包炎除使用足量、有效的抗生素外,应早期施行心包切开引流术;风湿性心包炎主要是抗风湿治疗;急性非特异性心包炎目前常采用抗生素及皮质激素合并治疗。心包渗液较多且心脏受压明显者,可行心包穿刺,以解除心脏压塞症状。

五、评估要点

(一)一般情况

观察生命体征有无异常,询问有无过敏史、家族史、有无发热、消瘦等,了解患者对疾病的认识。

(二)专科情况

(1)呼吸困难的程度、肺部啰音的变化。

(2)心前区疼痛的性质、部位及其变化,是否可闻及心包摩擦音。

(3)是否有颈静脉怒张、肝大、下肢水肿等心功能不全的表现。

(4)是否有心包积液征:左肩胛骨下出现浊音及左肺受压时引起的支气管呼吸音。

(三)实验室及其他检查

1.心电图

改变主要由心外膜下心肌受累而引起,多个导联出现弓背向下的ST段抬高;心包渗液时可有QRS波群低电压。

2.超声心动图

该检查是简而易行的可靠方法,可见液性暗区。

3.心包穿刺

证实心包积液的存在,并进一步确定积液的性质以及药物治疗。

六、护理诊断

(一)气体交换受损

与肺淤血、肺或支气管受压有关。

(二)疼痛

心前区痛与心包炎有关。

(三)体温过高

与细菌、病毒等因素导致急性炎症反应有关。

(四)活动无耐力

与心排血量减少有关。

七、护理措施

(1)给予氧气吸入,充分休息,保持情绪稳定,注意防寒保暖,防止呼吸道感染。

(2)给予高热量、高蛋白质、高维生素易消化饮食,限制钠盐摄入。

(3)帮助患者采取半卧位或前倾坐位,保持舒适。

(4)记录心包抽液的量、性质,按要求留标本送检。

(5)控制输液滴速,防止加重心脏负荷。

(6)加强巡视,及早发现心脏压塞的症状,如心动过速、血压下降等。

(7)遵医嘱给予抗菌、抗结核、抗肿瘤等药物治疗,密切观察药物不良反应。

(8)应用止痛药物时,观察止痛药物的疗效。

八、应急措施

出现心包压塞征象时,保持患者平卧位;迅速建立静脉通路,遵医嘱给予升压药;密切观察生命体征的变化,准备好抢救物品;配合医师做好紧急心包穿刺。

九、健康教育

(1)嘱患者应注意充分休息,加强营养。注意防寒保暖,防止呼吸道感染。

(2)告诉患者应坚持足够疗程的药物治疗,勿擅自停药。

(3)对缩窄性心包炎的患者应讲明行心包切除术的重要性,解除其顾虑,尽早接受手术治疗。

(姚桂英)

第七节 心 肌 炎

心肌炎常是全身性疾病在心肌上的炎症性表现,由于心肌病变范围大小及病变程度的不同,轻者可无临床症状,严重可致猝死,诊断及时并经适当治疗者,可完全治愈,迁延不愈者,可形成慢性心肌炎或导致心肌病。

一、病因与发病机制

(一)病因

细菌性白喉杆菌、溶血性链球菌、肺炎双球菌、伤寒杆菌等。病毒如柯萨奇病毒、艾柯病毒、肝炎病毒、流行性出血热病毒、流感病毒、腺病毒等,其他如真菌、原虫等均可致心肌炎。但目前以病毒性心肌炎较常见。

致病条件因素:①过度运动,运动可致病毒在心肌内繁殖复制加剧,加重心肌炎症和坏死。

②细菌感染:细菌和病毒混合感染时,可能起协同致病作用。③妊娠:妊娠可以增强病毒在心肌内的繁殖,所谓围产期心肌病则可能是病毒感染所致。④其他:营养不良、高热寒冷、缺氧、过度饮酒等,均可诱发病毒性心肌炎。

(二)发病机制

从动物实验、临床与病毒学、病理观察,发现有以下 2 种机制。

1.病毒直接作用

实验中将病毒注入血循环后可致心肌炎。以在急性期为例,主要在起病 9 天以内,患者或动物的心肌中可分离出病毒,病毒荧光抗体检查结果阳性,或在电镜检查时发现病毒颗粒。病毒感染心肌细胞后产生溶细胞物质,使细胞溶解心肌间质增生、水肿及充血。

2.免疫反应

病毒性心肌炎起病 9 天后心肌内已不能再找到病毒,但心肌炎病变仍继续;有些患者病毒感染的其他症状轻微而心肌炎表现颇为严重;还有些患者心肌炎的症状在病毒感染其他症状开始一段时间以后方出现;有些患者的心肌中可能发现抗原抗体复合体。以上都提示免疫机制的存在。

(三)病理改变

病变范围大小不一,可为弥散性或局限性。随病程发展可为急性或慢性。病变较重者肉眼见心肌非常松弛,呈灰色或黄色,心腔扩大。病变较轻者在大体检查时无发现,仅在显微镜下有所发现而赖以诊断,而病理学检查必须在多个部位切片,方使病变免于遗漏。在显微镜下,心肌纤维之间与血管四周的结缔组织中可发现细胞浸润,以单核细胞为主。心肌细胞可有变性、溶解或坏死。病变如在心包下区则可合并心包炎,成为病毒性心包心肌炎。病变可涉及心肌与间质,也可涉及心脏的起搏与传导系统,如窦房结、房室结、房室束和束支,成为心律失常的发病基础。病毒的毒力越强,病变范围越广。在实验性心肌炎中,可见到心肌坏死之后由纤维组织替代。

二、临床表现

取决于病变的广泛程度与部位。重者可致猝死,轻者几无症状。老幼均可发病,但以年轻人较易发病,男多于女。

(一)症状

心肌炎的症状可能出现于原发的症状期或恢复期。如在原发病的症状期出现,其表现可被原发病掩盖。多数患者在发病前有发热、全身酸痛、咽痛、腹泻等症状,反映全身性病毒感染,但也有部分患者原发病症状轻而不显著,须仔细追问方被注意到,而心肌炎症状则比较显著。心肌炎患者常诉胸闷、心前区隐痛、心悸、乏力、恶心、头晕。临床上诊断的心肌炎中,90％左右以心律失常为主诉或首见症状,其中少数患者可由此而发生昏厥或阿-斯综合征。极少数患者起病后发展迅速,出现心力衰竭或心源性休克。

(二)体征

1.心脏扩大

轻者心脏不扩大,一般有暂时性扩大,不久即恢复。心脏扩大显著反映心肌炎广泛而严重。

2.心率改变

心率增速与体温不相称,或心率异常缓慢,均为心肌炎的可疑征象。

3.心音改变

心尖区第一音可减低或分裂。心音可呈胎心样。心包摩擦音的出现反映有心包炎存在。

4.杂音

可见与发病程度不平行的心动过速,心尖区可能有收缩期吹风样杂音或舒张期杂音,前者为发热、贫血、心腔扩大所致,后者因左心室扩大造成的相对性左心房室瓣狭窄。杂音响度都不超过三级。心肌炎好转后即消失。

5.心律失常

极常见,各种心律失常都可出现,以房性与室性期前收缩最常见,其次为房室传导阻滞,此外,心房颤动、病态窦房结综合征均可出现。心律失常是造成猝死的原因之一。

6.心力衰竭

重症弥散性心肌炎患者可出现急性心力衰竭,属于心肌泵血功能衰竭,左、右心同时发生衰竭,引起心排血量过低,故除一般心力衰竭表现外,易合并心源性休克。

三、辅助检查

(一)心电图

心电图异常的阳性率高,且为诊断的重要依据,起病后心电图由正常可突然变为异常,随感染的消退而消失。主要表现有 ST 段下移,T 波低平或倒置,特别是室性心律失常和房室传导阻滞等。

(二)X 线检查

由于病变范围及病变严重程度不同,放射线检查亦有较大差别,1/3～1/2 心脏扩大,多为轻中度扩大,明显扩大者多伴有心包积液,心影呈球形或烧瓶状,心搏动减弱。局限性心肌炎或病变较轻者,心界可完全正常。

(三)血液检查

白细胞计数在病毒性心肌炎患者中可正常、偏高或降低,血沉大多正常,亦可稍增快,C 反应蛋白大多增高,AST、ALT、LDH、CPK 正常或升高,慢性心肌炎多在正常范围。有条件者可做病毒分离或抗体测定。

四、诊断

病毒性心肌炎的诊断必须建立在有心肌炎的证据和病毒感染的证据基础上。胸闷、心悸常可提示心脏波及,心脏扩大、心律失常或心力衰竭为心脏明显受损的表现,心电图上 ST-T 改变与异位心律或传导障碍反映心肌病变的存在。病毒感染的证据有以下各点:①有发热、腹泻或流感症状,发生后不久出现心脏症状或心电图变化。②血清病毒中和抗体测定阳性结果,由于柯萨奇 AB 病毒最为常见,通常检测此组病毒的中和抗体,即在起病早期和2～4周各取血标本1次,如2次抗体效价示4倍上升或其中1次≥1:640,可作为近期感染该病毒的依据。③咽、肛拭病毒分离,如阳性有辅助意义,有些正常人也可阳性,其意义须与阳性中和抗体测定结果相结合。④用聚合酶链反应法从粪便、血清或心肌组织中检出病毒 RNA。⑤心肌活检,从取得的活组织做病毒检测,病毒学检查对心肌炎的诊断有帮助。

五、治疗

应卧床休息,以减轻组织损伤,病变加速恢复。伴有心律失常,应卧床休息2～4周,然后逐渐增加活动量,严重心肌炎伴有心脏扩大者,应休息 6 个月至 1 年,直到临床症状完全消失,心脏大小恢复正常。应用免疫抑制剂,激素的应用尚有争论,但重症心肌炎伴有房室传导阻滞,心源性休克心功能不全者均可应用激素。常用可的松 40~60 mg/d,病情好转后逐渐减量,6 周为 1 个疗程。必要时亦可用氢化可的松或地塞米松,静脉给药。心肌炎对洋地黄耐受性差,慎用。心力衰竭者可用强心、利尿、血管扩张剂。心律失常者同一般心律失常的治疗。

六、病情观察

(1)定时测量体温、脉搏,其体温与脉率增速不成正比。

(2)密切观察患者呼吸频率、节律的变化,及早发现是否心功能不全。

(3)定时测量血压,观察记录尿量,以及早判断有无心源性休克的发生。

(4)急性期密切观察心率与心律,及早发现有无心律失常,如室性期前收缩、不同程度的房室传导阻滞等,严重者可出现急性心力衰竭、心律失常等。

七、对症护理

(一)心悸、胸闷

保证患者休息,急性期卧床。按医嘱及时使用改善心肌营养与代谢的药物。

(二)心律失常

当急性病毒性心肌炎患者引起四度房室传导阻滞或窦房结病变引起窦房传导阻滞,窦房停搏而致阿-斯综合征者,应就地进行心肺复苏,并积极配合医师进行药物治疗,或紧急做临时心脏起搏处理。

(三)心力衰竭

按心力衰竭护理常规。

八、护理措施

(1)遵医嘱给予氧气吸入,药物治疗。注意心肌炎时心肌细胞对洋地黄的耐受性较差,应用洋地黄时应特别注意其毒性反应。

(2)休息与活动:反复向患者解释急性期卧床休息可减轻心脏负荷,减少心肌耗氧量,有利于心功能的恢复,防止病情恶化或转为慢性病程。患者急性期常需卧床 2~3 个月,待症状、体征和实验室检查恢复后,方可逐渐增加活动量。

(3)心理护理:告诉患者体力恢复需要一段时间,不要急于求成。当活动耐力有所增加时,应及时给予鼓励。对不愿意活动或害怕活动的患者,应给予心理疏导,督促患者完成范围内的活动量,恢复期仍应限制活动 3~6 个月。

(4)病情观察:急性期严密监测患者的体温、心率、心律、血压的变化,发现心率突然变慢、血压偏低、频发期前收缩、房室传导阻滞及时报告。观察患者有无脉速、易疲劳、呼吸困难、烦躁及肺水肿的表现。

(5)活动中监测:病情稳定后,与患者及家属一起制订并实施每天活动计划,严密监测活动时心率、心律、血压变化,若活动后出现胸闷、心悸、呼吸困难、心律失常等,应停止活动,以此作为限制最大活动量的指征。

九、健康教育

(1)讲解充分休息的必要性及心肌营养药物的作用。指导患者进食高蛋白、高维生素、易消化饮食,尤其是补充富含维生素C的食物,如新鲜蔬菜、水果,以促进心肌代谢与修复,戒烟酒。

(2)告诉患者经积极治疗后多数可以痊愈,少数可留有心律失常后遗症,极少数患者在急性期因严重心律失常、急性心力衰竭和心源性休克而死亡,有部分患者演变成慢性心肌炎。

(3)积极预防感冒,避免受凉及接触传染源,恢复期每天有一定时间的户外活动但不宜过多,以适应环境,增强体质注意保暖。

(4)积极治疗和消除细菌感染灶,如慢性扁桃体炎、慢性鼻窦炎、中耳炎等。

(5)遵医嘱按时服药,定期复查。

(6)教会患者及家属测脉搏、节律,发现异常或有胸闷、心悸等不适症状及时复诊。

(张佳丽)

第八节　感染性心内膜炎

感染性心内膜炎是指病原微生物经血液直接侵犯心内膜、瓣膜或大动脉内膜而引起的感染性炎症,常伴有赘生物形成。根据病情和病程分为急性感染性心内膜炎和亚急性感染性心内膜炎,其中亚急性心内膜炎较多见。根据瓣膜类型可分为自体瓣膜心内膜炎、人工瓣膜心内膜炎和静脉药瘾者的心内膜炎。

一、护理评估

(一)致病因素

急性感染性心内膜炎发病机制尚不清楚,主要累及正常瓣膜,病原菌来自皮肤、肌肉、骨骼或肺等部位的活动感染灶;而亚急性病例占2/3以上,主要发生于器质性心脏病基础上,其中以风湿性心脏瓣膜病的二尖瓣关闭不全和主动脉瓣关闭不全最常见,其次是先天性心脏病的室间隔缺损、法洛四联症等。

1.病原体

亚急性感染性心内膜炎致病菌以草绿色链球菌最常见,而急性感染性心内膜炎则以金黄色葡萄球菌最常见;其他病原微生物有肠球菌、表皮葡萄球菌、溶血性链球菌、大肠埃希菌、真菌及立克次体等。

2.感染途径

可因上呼吸道感染、咽峡炎、扁桃体炎及扁桃体切除术、拔牙、流产、导尿、泌尿道器械检查及心脏手术等途径侵入血流。静脉药瘾者,通过静脉将皮肤致病微生物带入血流而感染心内膜。

3.发病机制

由于心脏瓣膜原有病变或先天性血管畸形的存在,异常的高速血流冲击心脏或大血管内膜,导致内膜损伤,有利于血小板、纤维蛋白及病原微生物在该部位聚集和沉积,形成赘生物和心内膜炎症。

(二)身体状况

1.症状和体征

(1)发热:是最常见的症状。亚急性者多<39 ℃,呈弛张热,可有乏力、食欲缺乏、体重减轻等非特异性症状,头痛、背痛和肌肉关节痛常见。急性者有高热寒战,突发心力衰竭者较为常见。

(2)心脏杂音:绝大多数患者可闻及心脏杂音,可由基础心脏病和(或)心内膜炎导致瓣膜损害所致。急性者比亚急性更易出现杂音强度和性质的变化,或出现新的杂音。

(3)周围血管体征:为细菌性微栓塞和免疫介导系统激活引起的微血管炎所致,多为非特异性。①瘀点:以锁骨以上皮肤、口腔黏膜和睑结膜最常见。②指(趾)甲下线状出血。③Osier 结节:为指和趾垫出现的豌豆大的红或紫色痛性结节。④Janeway 损害:是位于手掌或足底直径1~4 cm无压痛出血红斑。⑤Roth 斑:为视网膜的卵圆形出血斑,其中心呈白色。

(4)动脉栓塞:赘生物引起动脉栓塞占 20%~30%,栓塞可发生在机体的任何部位,如脑栓塞、脾栓塞、肾栓塞、肠系膜动脉栓塞、四肢动脉栓塞和肺栓塞等,并出现相应的临床表现。

(5)其他:出现轻、中度贫血,病程超过 6 周者有脾大。

2.并发症

可出现心力衰竭、细菌性动脉瘤、迁移性脓肿、神经系统受累及肾脏受累的表现。

3.急性与亚急性感染性心内膜炎的比较

急性与亚急性感染性心内膜炎的比较见表 8-3。

表 8-3　急性与亚急性感染性心内膜炎的比较

表现	急性	亚急性
病原体	金黄色葡萄球菌	草绿色链球菌
中毒症状	明显	轻
病程	进展迅速,数周或数月引起瓣膜破坏	进展缓慢,病程较长
感染迁移	多见	少见

(三)心理-社会状况

由于症状逐渐加重,患者烦躁、焦虑;当病情进展且疗效不佳时,往往出现精神紧张、悲观、绝望等心理反应。

(四)实验室及其他检查

1.血液检查

亚急性心内膜炎多呈进行性贫血;白细胞计数正常或升高、血沉增快;50%以上的患者血清类风湿因子阳性。

2.尿液检查

常有镜下血尿和轻度蛋白尿,肉眼血尿提示肾梗死。

3.血培养

血培养是诊断感染性心内膜炎的最重要方法,血培养阳性是诊断本病最直接的证据,药物敏感试验可为治疗提供依据。

4.超声心动图

可探测赘生物,观察瓣叶、瓣环、室间隔及心肌脓肿等。

二、护理诊断及医护合作性问题

(1)体温过高:与感染有关。

(2)营养失调,低于机体需要量,与食欲下降、长期发热导致机体消耗过多有关。

(3)焦虑:与发热、疗程长或病情反复有关。

(4)潜在并发症:栓塞、心力衰竭。

三、治疗及护理措施

(一)治疗要点

1.抗生素治疗

(1)治疗原则:①早期用药。②选用敏感的杀菌药。③剂量充足,疗程长。④联合用药。⑤以静脉给药为主。

(2)常用药物:首选青霉素。本病大多数致病菌对其敏感,且青霉素毒性小,常用剂量为2 000万～4 000万U/d,青霉素过敏者可用万古霉素;青霉素与氨基糖苷类抗生素,如链霉素、庆大霉素、阿米卡星等联合应用可以增加杀菌能力。也可根据细菌培养结果和药物敏感试验针对性选择抗生素。

(3)治愈标准:①自觉症状消失,体温恢复正常。②脾脏缩小。③未再发生出血点和栓塞。④抗生素治疗结束后的第1、2、6周分别做血培养阴性。

2.对症治疗

加强营养,纠正贫血,积极治疗各种并发症等。

3.手术治疗

如对抗生素治疗无效,有严重心内并发症者应考虑手术治疗。

(二)护理措施

1.病情观察

密切观察患者的体温变化情况,每4～6小时测量体温1次并记录;注意观察皮肤瘀点、甲床下出血、Osler结节、Janeway结节等皮肤黏膜病损及消退情况;观察有无脑、肾、脾、肺、冠状动脉、肠系膜动脉及肢体动脉栓塞,一旦发现立即报告医师并协助处理。

2.生活护理

根据患者病情适当调节活动,严重者避免剧烈运动和情绪激动;饮食宜高热量、高蛋白、高维生素、低胆固醇、清淡、易消化的半流食或软食,以补充发热引起的机体消耗;有心力衰竭者按心力衰竭患者饮食进行指导。

3.药物治疗护理

长期、大剂量静脉应用抗生素时,应严格遵医嘱用药,以确保维持有效的血液浓度。注意保护静脉,避免多次穿刺增加患者的痛苦,同时用药过程中,注意观察药物疗效及毒性反应。

4.发热的护理

高热患者给予物理降温,如冰袋、温水擦浴等,及时记录体温变化。患者出汗多要及时更换衣服,以增加舒适感,鼓励患者多饮水,同时做好口腔护理。

5.正确采集血培养标本

告知患者暂时停用抗生素和反复多次采集血培养的必要性,以取得患者的理解与配合。

（1）对未经治疗的亚急性患者，应在第 1 天间隔 1 小时采血 1 次，共 3 次；如次日未见细菌生长，重复采血 3 次后，开始抗生素治疗。

（2）已用抗生素者，停药 2～7 天后采血。

（3）急性患者应在入院后立即安排采血，在 3 小时内每隔 1 小时采血 1 次，共取 3 次血标本后，按医嘱开始治疗。

（4）本病的菌血症为持续性，无须在体温升高时采血。

（5）每次采血 10～20 mL，同时做需氧和厌氧菌培养。

6.心理护理

关心患者，耐心解释治疗目的与意义，避免精神紧张，积极配合治疗与护理。

7.健康指导

嘱患者平时注意保暖、避免感冒、增强机体抵抗力；避免挤压痤疮等感染病灶，减少病原体入侵的机会；教会患者自我监测病情变化，如有异常及时就医。

（张佳丽）

第九节　心脏瓣膜病

心脏瓣膜病是指心脏瓣膜存在结构和（或）功能异常，是一组重要的心血管疾病。瓣膜开放使血流向前流动，瓣膜关闭则可防止血液反流。瓣膜狭窄，使心腔压力负荷增加；瓣膜关闭不全，使心腔容量负荷增加。这些血流动力学改变可导致心房或心室结构改变或功能异常，最终表现出心力衰竭、心律失常等临床表现。病变可累及一个或多个瓣膜。临床上以二尖瓣最常受累，其次为主动脉瓣。

风湿炎症导致的瓣膜损害称为风湿性心脏病，简称风心病。随着生活及医疗条件的改善，风湿性心脏病的人群患病率正在下降，但我国瓣膜性心脏病仍以风湿性心脏病最为常见。另外，黏液性变性及老年瓣膜钙化退行性改变所致的心脏瓣膜病日益增多。不同病因易累及的瓣膜也不一样，风湿性病心脏病患者中二尖瓣最常受累，其次是主动脉瓣；而老年退行性变瓣膜病以主动脉瓣膜病最为常见，其次是二尖瓣。在我国，二尖瓣狭窄 90% 以上为风湿性，风心病二尖瓣狭窄多见于 20～40 岁的青中年人，2/3 为女性。本节主要介绍二尖瓣狭窄与二尖瓣关闭不全，主动脉瓣狭窄与主动脉关闭不全。

一、二尖瓣狭窄

（一）概念和特点

二尖瓣狭窄最常见的病因是风湿热，急性风湿热后至少需 2 年形成明显二尖瓣狭窄，通常需要 5 年以上的时间，故风湿性二尖瓣狭窄一般在 40～50 岁发病。女性患者居多约占 2/3。

（二）相关病理生理

正常二尖瓣口面积 4～6 cm²，瓣口面积减小至 1.5～2.0 cm² 属轻度狭窄；1.0～1.5 cm² 属中度狭窄；<1.0 cm² 属重度狭窄。

风湿性二尖瓣狭窄的基本病理变化为瓣叶和腱索的纤维化和挛缩，瓣叶交界面相互粘连，这些病变使瓣膜位置下移,严重者呈漏斗状,致瓣口狭窄,限制瓣膜活动和开放,瓣口面积缩小,血流受阻。

(三)主要病因及诱因

风湿热是二尖瓣狭窄的主要病因,是由 A 组 β 溶血性链球菌咽峡炎导致的一种反复发作的急性或慢性全身性结缔组织炎症。

(四)临床表现

1.症状

一般二尖瓣中度狭窄(瓣口面积<1.5 cm²)始有临床症状。

(1)呼吸困难:是最常见的早期症状,常因劳累、情绪激动、妊娠、感染或快速性心房颤动时最易被诱发。随狭窄加重,可出现静息时呼吸困难、夜间阵发性呼吸困难、和端坐呼吸。

(2)咳嗽:多为干咳无痰或泡沫痰,并发感染时咳黏液样或脓痰。

(3)咯血:可有痰中带血或血痰,突然大咯血常见于严重二尖瓣狭窄早期。伴有突发剧烈胸痛者要注意肺梗死。

(4)其他:少数患者可有声音嘶哑、吞咽困难、血栓栓塞等。

2.体征

重度狭窄者患者呈"二尖瓣面容"口唇及双颧发绀。心前区隆起;心尖部可触及舒张期震颤;典型体征是心尖部可闻及局限性、低调、隆隆样的舒张中晚期杂音。

3.并发症

常见的并发症有心房颤动、急性肺水肿、血栓栓塞、右心衰竭、感染性心内膜炎、肺部感染等。

(五)辅助检查

1.X 线检查

二尖瓣轻度狭窄时,X 线表现可正常。中、重度狭窄而致左心房显著增大时,心影呈梨形。

2.心电图

左心房增大,可出现"二尖瓣型 P 波",P 波宽度>0.12 秒伴切迹。QRS 波群示电轴右偏和右心室肥厚。

3.超声心动图

M 型超声示二尖瓣前叶活动曲线 EF 斜率降低,双峰消失,前后叶同向运动,呈"城墙样"改变。二维超声心动图可显示狭窄瓣膜的形态和活动度,测量瓣膜口面积。彩色多普勒血流显像可实时观察二尖瓣狭窄的射流。经食管超声心动图有利于左心房附壁血栓的检出。

(六)治疗原则

1.一般治疗

(1)有风湿活动者,应给予抗风湿治疗。长期甚至终身应用苄星青霉素 120 万 U,每 4 周肌内注射1 次,每次注射前常规皮试。

(2)呼吸困难者减少体力活动,限制钠盐摄入,口服利尿剂,避免和控制诱发急性肺水肿的因素。

(3)无症状者避免剧烈活动,每 6～12 个月门诊随访。

2.并发症治疗

(1)心房颤动:急性快速心房颤动时,要立即控制心室率;可先注射洋地黄类药物如去乙酰毛花苷注射液(毛花苷 C),效果不满意时,可静脉注射硫氮䓬酮和艾司洛尔。必要时电复律。慢性心房颤动患者应争取介入或者外科手术解决狭窄。对于心房颤动病史＜1年，左心房内径＜60 mm且窦房结或房室结功能障碍者，可考虑电复律或药物复律。

（2）急性肺水肿：处理原则与急性左心衰竭所致的肺水肿相似。

（3）预防栓塞：若无抗凝禁忌，可长期服用华法林。

二、二尖瓣关闭不全

（一）概念和特点

二尖瓣关闭不全常与二尖瓣狭窄同时存在，亦可单独存在。二尖瓣的组成包括四个部分：瓣叶、瓣环、腱索和乳头肌，其中任何一个发生结构异常或功能失调，均可导致二尖瓣关闭不全。

（二）相关病理生理

风湿性炎症引起的瓣叶僵硬、变性、瓣缘卷缩、连接处融合及腱索融合缩短，使心室收缩时两瓣叶不能紧密闭合。

（三）主要病因及诱因

风湿性瓣叶损害最常见，占二尖瓣关闭不全的1/3，女性为多。任何病因引起左心室增大、瓣环退行性变及钙化均可造成二尖瓣关闭不全。腱索先天性异常、自发性断裂。冠状动脉灌注不足可引起乳头肌缺血、损伤、坏死、纤维化和功能障碍。

二尖瓣关闭不全的主要病理生理变化，是左心室每搏喷出的血流一部分反流入左心房，使前向血流减少，同时使左心房负荷和左心室舒张期负荷增加，从而引起一系列血流动力学变化。

（四）临床表现

1.症状

轻度二尖瓣关闭不全可终身无症状，或仅有轻微劳力性呼吸困难，严重反流时有心排血量减少，突出症状是疲劳无力，肺淤血的症状如呼吸困难出现较晚。

2.体征

心尖冲动明显，向左下移位。心尖区可闻及全收缩期高调吹风样杂音，向左腋下和左肩胛下区传导。

3.并发症

与二尖瓣狭窄相似，相对而言，感染性心内膜炎较多见，而体循环栓塞较少见。

（五）辅助检查

1.X线检查

慢性重度狭窄常见左心房、左心室增大；心力衰竭时可见肺淤血和间质性肺水肿征。

2.心电图

慢性重度二尖瓣关闭不全，主要为左心房肥厚心电图表现，部分有左心室肥厚和非特异性ST-T改变，少数有右心室肥厚征，心房颤动常见。

3.超声心动图

M型超声和二维超声心动图不能确定二尖瓣关闭不全。脉冲多普勒超声和彩色多普勒血流显像可在二尖瓣左心房侧探及明显收缩期反流束，确诊率几乎达到100％，且可半定量反流程度。二维超声可显示二尖瓣结构的形态特征，有助于明确病因。

4.其他

放射性核素心室造影、左心室造影有助于评估反流程度。

（六）治疗原则

1.内科治疗

内科治疗包括预防风湿活动和感染性心内膜炎,针对并发症治疗,一般为术前过渡措施。

2.外科治疗

外科治疗为恢复瓣膜关闭完整性的根本措施,包括瓣膜修补术和人工瓣膜置换术。

三、主动脉瓣狭窄

（一）概念和特点

主动脉瓣狭窄指主动脉瓣病变引起主动脉瓣开放受限、狭窄,导致左心室到主动脉内的血流受阻。风湿性主动脉瓣狭窄大多伴有关闭不全或二尖瓣病变。

（二）相关病理生理

风湿性炎症导致瓣膜交界处粘连融合,瓣叶纤维化、僵硬、钙化和挛缩畸形,引起主动脉瓣狭窄。

正常成人主动脉瓣口面积≥ 3.0 cm^2,当瓣口面积减少一半时,收缩期仍无明显跨瓣压差;当瓣口面积≤ 1.0 cm^{2}时,左心室收缩压明显升高,跨瓣压差显著。主动脉瓣狭窄使左心室射血阻力增加,左心室向心性肥厚,室壁顺应性降低,引起左心室舒张末压进行性升高,左心房代偿性肥厚。最终因心肌缺血和纤维化等导致左心衰竭。

（三）主要病因及诱因

主动脉瓣狭窄的病因有 3 种,即先天性病变、退行性变和炎症性病变。单纯性主动脉瓣狭窄,多为先天性或退行性变,极少数为炎症性,且男性多见。

（四）临床表现

1.症状

早期可无症状,直至瓣口面积≤ 1.0 cm^{2}时才出现与每搏输出量减少及脉压增大有关的心悸、心前区不适、头部静脉强烈搏动感等。心绞痛、晕厥和心力衰竭是典型主动脉瓣狭窄的常见三联征。晚期并发左心衰竭时,可出现不同程度的心源性呼吸困难。

2.体征

心界向左下扩大,心尖区可触及收缩期抬举样搏动。第一心音正常,胸骨左缘第 3、4 肋间可闻及高调叹气样舒张期杂音。典型心脏杂音在胸骨右缘第 1~2 肋间可听到粗糙响亮的射流性杂音,向颈部传导。

3.并发症

心律失常、心力衰竭常见,感染性心内膜炎、体循环栓塞、心脏性猝死少见。

（五）辅助检查

1.X 线检查

左心房轻度增大,75%~85%的患者可呈现升主动脉扩张。

2.心电图

轻度狭窄者心电图正常,中度狭窄者可出现 QRS 波群电压增高伴轻度 ST-T 改变,重度狭窄者可出现左心室肥厚伴劳损和左心房增大。

3.超声心动图

二维超声心动图可见主动脉瓣瓣叶增厚、回声增强提示瓣叶钙化。瓣叶收缩期开放幅度减小(<15 mm)开放速度减慢。彩色多普勒超声心动图上可见血流于瓣口下方加速形成五彩镶嵌的射流,连续多普勒可测定心脏及血管内的血流速度。

(六)治疗原则

1.内科治疗

内科治疗是预防感染性心内膜炎,无症状者无须治疗,定期随访。

2.外科治疗

凡出现临床症状者均应考虑手术治疗。如经皮主动脉瓣成形、置换术;直视下主动脉瓣分离术、人工瓣膜置换术。

四、主动脉瓣关闭不全

(一)概念和特点

主动脉瓣关闭不全主要由主动脉瓣膜本身病变、主动脉根部疾病所致。根据发病情况又分急性、慢性两种。

(二)相关病理生理

约2/3的主动脉瓣关闭不全为风心病所致。由于风湿性炎性病变使瓣叶纤维化、增厚、缩短、变形,影响舒张期瓣叶边缘对合,可造成关闭不全。

主动脉瓣反流引起左心室舒张期末容量增加,使每搏容量增加和主动脉收缩压增加,而有效每搏血容量降低。左心室心肌重量增加使心肌氧耗增多,主动脉舒张压降低使冠状动脉血流减少,两者引起心肌缺血、缺氧,促使左心室心肌收缩功能降低,直至发生左心衰竭。

(三)主要病因及诱因

1.急性主动脉瓣关闭不全

(1)感染性心内膜炎。

(2)胸部创伤致升主动脉根部、瓣叶支持结构和瓣叶破损或瓣叶脱垂。

(3)主动脉夹层血肿使主动脉瓣环扩大,瓣叶或瓣环被夹层血肿撕裂。

(4)人工瓣膜撕裂等。

2.慢性主动脉瓣关闭不全

(1)主动脉瓣本身病变:①风湿性心脏病;②先天性畸形;③感染性心内膜炎;④主动脉瓣退行性变。

(2)主动脉根部扩张:①Marfan综合征;②梅毒性主动脉炎;③其他病因,如高血压性主动脉环扩张、特发性升主动脉扩张、主动脉夹层形成、强直性脊柱炎、银屑病性关节炎等。

(四)临床表现

1.症状

(1)急性主动脉瓣关闭不全:轻者可无症状,重者可出现呼吸困难、不能平卧、全身大汗、频繁咳嗽、咳白色或粉红色泡沫痰,更严重者出现烦躁不安、神志模糊,甚至昏迷。

(2)慢性主动脉瓣关闭不全:可在较长时间无症状。随反流量增大,出现与每搏输出量增大有关的症状,如心悸、心前区不适、头颈部强烈波动感等。

2.体征

(1)急性主动脉瓣关闭不全:可出现面色灰暗、唇甲发绀、脉搏细数、血压下降等休克表现。二尖瓣提前关闭致使第一心音减弱或消失;肺动脉高压时可闻及肺动脉瓣区第二心音亢进,常可闻及病理性第三心音和第四心音。由于左心室舒张压急剧增高,主动脉和左心室压力阶差急剧下降,因而舒张期杂音柔和、短促、低音调。肺部可闻及哮鸣音,或在肺底闻及细小水泡音,严重者满肺均有水泡音。

(2)慢性主动脉瓣关闭不全:①面色苍白,头随心搏摆动,心尖冲动向左下移位,心界向左下扩大。心底部、胸骨柄切迹、颈动脉可触及收缩期震颤。颈动脉搏动明显增强。②第一心音减弱,主动脉瓣区第二心音减弱或消失;心尖区可闻及第三心音。③主动脉瓣区可闻及高调递减型叹气样舒张早期杂音,坐位前倾位呼气末明显,向心尖区传导。④周围血管征,如点头征、水冲脉、股动脉枪击音和毛细血管波动征,听诊器压迫股动脉可闻及双期杂音。

3.并发症

感染性心内膜炎、室性心律失常、心力衰竭常见。

(五)辅助检查

1.X 线检查

急性主动脉瓣关闭不全者左心房稍增大,常有肺淤血和肺水肿表现。慢性者左心室明显增大,升主动脉结扩张,即靴形心。

2.心电图

急性主动脉瓣关闭不全者常见窦性心动过速和非特异性 ST-T 改变。慢性者常见左心室肥厚劳损伴电轴左偏,如有心肌损害,可出现心室内传导阻滞,房性和室性心律失常。

3.超声心动图

M 型超声显示舒张期二尖瓣前叶快速高频的振动,二维超声可显示主动脉关闭时不能合拢。多普勒超声显示主动脉瓣下方(左心室流出道)探及全舒张期反流。

(六)治疗原则

1.内科治疗

(1)急性者一般为术前准备过渡措施,包括吸氧、镇静、多巴胺、血管活性药物等,应及早考虑外科治疗。

(2)慢性者无症状且左心功能正常者,无须治疗,但需随访。随访内容包括临床症状、超声检查左心室大小和左心室射血分数。预防感染性心内膜炎及风湿活动。

2.外科治疗

(1)急性者在降低肺静脉压、增加新排血量、稳定血流动力学的基础上,实施人工瓣膜置换术或主动脉瓣膜修复术。

(2)慢性者应在不可逆的左心室功能不全发生之前进行,原发性主动脉关闭不全,主要采用主动脉瓣置换术;继发性主动脉瓣关闭不全,可采用主动脉瓣成形术;部分病例可行瓣膜修复术。

五、护理评估

(一)一般评估

(1)有无风湿活动,体温在正常范围。

(2)饮食及活动等日常生活是否受影响。

(3)能否平卧睡眠。

(二)身体评估

(1)是否呈现"二尖瓣面容"。

(2)呼吸困难及其程度。

(3)心尖区是否出现明显波动,是否出现颈静脉曲张、肝颈回流征阳性、肝大、双下肢水肿等右心衰竭表现。

(4)二尖瓣狭窄特征性的杂音,为心尖区舒张中晚期低调的隆隆样杂音,呈递增型、局限、左侧卧位明显,运动或用力呼气可使其增强,常伴舒张期震颤。

(5)栓塞的危险因素:定期做超声心动图,注意有无心房、心室扩大机附壁血栓。尤其是有无心房颤动,或长期卧床。

(三)心理-社会评估

患者能否保持良好心态,避免精神刺激、控制情绪激动,家属对患者的照顾与理解,能否协助患者定期复查,均有利于控制和延缓病情进展。

(四)辅助检查结果的评估

1.X 线检查

左心房增大不明显,无肺淤血和肺水肿表现。

2.心电图

有无窦性心动过速和非特异性 ST-T 改变及左心室肥厚劳损伴电轴左偏。

3.超声心动图

有无舒张期二尖瓣前叶快速高频的振动,主动脉瓣下方是否探及全舒张期反流。

(五)常用药物治疗效果的评估

(1)能否遵医嘱使用苄星青霉素(长效青霉素),预防感染性心内膜炎。

(2)能否坚持抗风湿药物治疗,不出现风湿活动表现,如皮肤环形红斑、皮下结节、关节红肿及疼痛不适等。

(3)餐后服用阿司匹林,不出现胃肠道反应、牙龈出血、血尿、柏油样便等。

六、主要护理诊断/问题

(一)体温过高

与风湿活动、并发感染有关。

(二)有感染的危险

与机体抵抗力下降有关。

(三)潜在并发症

感染性心内膜炎、心律失常、猝死。

七、护理措施

(一)体温过高的护理

(1)每 4 小时测体温一次,注意观察热型,以帮助诊断。

(2)休息与活动:卧床休息,限制活动量,以减少机体消耗。

(3)饮食:给予高热量、高蛋白质、高维生素的清淡易消化饮食。

(4)用药护理:遵医嘱给予抗生素及抗风湿治疗。

(二)并发症的护理

1.心力衰竭的护理

(1)避免诱因,如预防和控制感染、纠正心律失常、避免劳累和情绪激动等。

(2)监测生命体征,评估患者有无呼吸困难、乏力、食欲减退、少尿等症状,检查有无肺部啰音、肝大、下肢水肿等体征。

2.栓塞的护理

(1)评估栓塞的危险因素:查阅超声心动图、心电图报告,看有无异常。

(2)休息与活动:左心房内有巨大附壁血栓者,应绝对卧床休息。病情允许时鼓励并协助患者翻身、活动下肢、按摩及用温水泡脚,或下床活动。

(3)遵医嘱给予药物如抗心律失常、抗血小板聚集的药物。

(4)密切观察有无栓塞的征象,一旦发生,立即报告医师,给予抗凝或溶栓等处理。

(三)健康教育

1.疾病知识指导

告知患者及家属本病的病因及病程进展特点。避免居住环境潮湿、阴暗等不良条件,保持室内空气流通、温暖、干燥,阳光充足。适当活动,避免剧烈运动或情绪激动,加强营养、提高机体抵抗力,预防和控制风湿活动。注意防寒保暖,预防上呼吸道感染。

2.用药指导与病情检测

告知患者遵医嘱坚持用药的重要性,说明具体药物的使用方法。定期门诊复查。

3.心理指导

鼓励患者树立信心,做好长期与疾病做斗争的心理准备,育龄妇女应该避孕,征得配偶及家属的支持与配合。

4.及时就诊的指标

(1)出现明显乏力、胸闷、心悸等症状,休息后不好转。

(2)出现腹胀、食欲缺乏、下肢水肿等不适。

(3)长期服用地高辛者,出现脉搏增快(>120 次/分)或减慢(<60 次/分)、尿量减少、体重增加等异常时。

八、护理效果评估

(1)保持健康的生活方式,严格控制风湿活动,预防感冒。

(2)遵医嘱坚持长期用药,避免药物不良反应。

(3)患者无呼吸困难症状出现或急性左心衰竭致急性肺水肿时,可咳粉红色泡沫样痰。

(4)做到预防及早期治疗各种感染能按医嘱用药,定期门诊复查。

(张佳丽)

第九章

内分泌科护理

第一节 高 脂 血 症

高脂血症是指脂质代谢或运转异常而使血浆中一种或几种脂质高于正常的一类疾病。由于血脂在血液中是以脂蛋白的形式进行运转的,因此高脂血症实际上也可认为是高脂蛋白血症。老年人高脂血症的发病率明显高于年轻人。血浆低密度脂蛋白、血清总胆固醇、高密度脂蛋白与临床心血管病事件发生密切相关。

一、护理评估

(一)健康史

(1)询问患者病史,主要是引起高脂血症的相关疾病,如有无糖尿病、甲状腺功能减退、肾病综合征、透析、肾移植、胆道阻塞等。

(2)询问患者有无高脂饮食、嗜好油炸食物、酗酒、运动少等不良生活和饮食习惯。

(二)临床表现

患者血脂中一项或多项脂质检测指标超过正常值范围。此外,部分患者的临床特征是眼睑黄斑瘤、肌腱黄色瘤及皮下结节状黄色瘤(好发于肘、膝、臀部)。易伴发动脉粥样硬化、肥胖或糖尿病。少数患者有肝、脾大。此外,患者常有眩晕、心悸、胸闷、健忘、肢体麻木等自觉症状,但多数患者虽血脂高而无任何自觉症状。

(三)实验室及其他检查

1.血脂

常规检查血浆总胆固醇和三酰甘油的水平。我国血清三酰甘油的理想范围是低于 5.20 mmol/L,5.23～5.69 mmol/L 为边缘升高,高于 5.72 mmol/L 为升高。三酰甘油的合适范围是低于1.70 mmol/L,高于1.70 mmol/L 为升高。

2.脂蛋白

正常值低密度脂蛋白<3.12 mmol/L,3.15～3.61 mmol/L 为边缘升高,>3.64 mmol/L 为升高;正常高密度脂蛋白≥1.04 mmol/L,<0.91 mmol/L 为减低。

(四)心理-社会状况

了解老年患者对高脂血症的认识和患病的态度,治疗的需求。

二、主要护理诊断

(一)活动无耐力

与肥胖导致体力下降有关。

(二)知识缺乏

患者缺乏高脂血症的有关知识。

(三)个人应对无效

与不良饮食习惯有关。

三、护理目标

(1)患者体重接近或恢复正常。

(2)患者血脂指标恢复正常或趋于正常。

(3)患者自觉饮食习惯得到纠正。

四、主要护理措施

(一)建立良好的生活习惯,纠正不良的生活方式

1.饮食

由于降血脂药物的不良反应及考虑治疗费用,并且大部分人经过饮食控制可以使血脂水平有所下降,故提倡首先采用饮食治疗。饮食控制应长期坚持地进行。膳食宜清淡、低脂肪。烹调食用油用植物油,每天低于 25 g。少吃动物脂肪、内脏、甜食、油炸食品及含热量较高的食品,宜多吃新鲜蔬菜和水果,少饮酒、不吸烟。设计饮食治疗方案时应仔细斟酌膳食,尽可能与患者的生活习惯相吻合。以便使患者可接受而又不影响营养需要的最低程度。主食每天不要超过300 g可适当饮绿茶,以利降低血脂。

2.休息

生活要有规律,注意劳逸结合,保证充足睡眠。

3.运动

鼓励老年人进行适当的体育锻炼,如散步、慢跑、打太极拳、打门球等,不仅能增加脂肪的消耗、减轻体重,而且可减轻高脂血症。活动量应根据患者的心脑功能、生活习惯和身体状况而定,提倡循序渐进,不宜剧烈运动。运动后个人最大心率的 80%,若经过饮食和调节生活方式达半年以上,血脂仍未降至正常水平,则可考虑使用药物治疗。

(二)用药护理

对饮食治疗无效,或有冠心病、动脉粥样硬化等危险因素的患者应考虑药物治疗。治疗前应向患者进行药物治疗目的、药物的作用与不良反应等方面的详细指导,以利长期合作。向患者详述服药的剂量和时间,并定期随诊,监测血脂水平。常用的调节血脂药有以下几种。

1.羟甲基戊二酰辅酶 A

主要能抑制胆固醇的生物合成。

2.贝特类

此类药不良反应较轻微,主要有恶心、呕吐、腹泻等胃肠道症状。肝肾功能不全者忌用。

3.胆酸螯合树脂质

此类药阻止胆酸或胆固醇从肠道吸收,使其随粪便排出。不良反应有胀气、恶心、呕吐、便秘,并干扰叶酸、地高辛、甲状腺素及脂溶性维生素的吸收。

4.烟酸

有明显的调脂作用。主要不良反应有面部潮红、瘙痒、胃肠道症状。

(三)心理护理

主动关心患者,耐心解答其各种问题,使患者明了本病经过合理的药物和非药物治疗病情可控制,解除患者思想顾虑,使其保持乐观情绪,树立战胜疾病的信心,并长期坚持治疗,以利控制病情。

五、健康教育

(1)向患者及其家属讲解老年高脂血症的有关知识,使其明了糖尿病、肾病综合征和甲状腺功能减退等可引起高脂血症,积极治疗原发病。

(2)引导患者及其家属建立健康的生活方式,坚持低脂肪、低胆固醇、低糖、清淡的饮食原则,控制体重;生活规律,坚持运动,劳逸结合;戒烟、戒酒。

(3)嘱咐患者严格遵医嘱服药,定期监测血脂、肾功能等。

(梁瑞云)

第二节 肥 胖 症

肥胖症指体内脂肪堆积过多和(或)分布异常、体重增加,是包括遗传和环境因素在内的多种因素相互作用所引起的慢性代谢性疾病。肥胖症分单纯性肥胖症和继发性肥胖症两大类。临床上无明显内分泌及代谢性病因所致的肥胖症,称单纯性肥胖症。若作为某些疾病的临床表现之一,称为继发性肥胖症,约占肥胖症的1%。据估计,在西方国家成年人中,约有半数人超重和肥胖。我国肥胖症患病率也迅速上升,据《中国居民营养与健康现状(2004年)》中报道,我国成人超重率为22.8%,肥胖率为7.1%。肥胖症已成为重要的世界性健康问题之一。

一、病因与发病机制

病因未明,被认为是包括遗传和环境因素在内的多种因素相互作用的结果。总的来说,脂肪的积聚是由于摄入的能量超过消耗的能量。

(一)遗传因素

肥胖症有家族聚集倾向,但遗传基础未明,也不能排除共同饮食、活动习惯的影响。

(二)中枢神经系统

体重受神经系统和内分泌系统双重调节,最终影响能量摄取和消耗的效应器官而发挥作用。

(三)内分泌系统

肥胖症患者均存在血中胰岛素升高,高胰岛素血症可引起多食和肥胖。

(四)环境因素

通过饮食习惯和生活方式的改变,如坐位生活方式、体育运动少、体力活动不足使能量消耗减少、进食多、喜甜食或油腻食物,使摄入能量增多。

(五)其他因素

1.与棕色脂肪组织功能异常有关

可能由于棕色脂肪组织产热代谢功能低下,使能量消耗减少。

2.肥胖症与生长因素有关

幼年起病者多为增生型或增生肥大型,肥胖程度较重,且不易控制;成年起病者多为肥大型。

3.调定点说

肥胖者的调定点较高,具体机制仍未明了。

二、临床表现

肥胖症可见于任何年龄,女性较多见。多有进食过多和(或)运动不足,肥胖家族史。引起肥胖症的病因不同,其临床表现也不相同。

(一)体形变化

脂肪堆积是肥胖的基本表现。脂肪组织分布存在性别差异,通常男性型主要分布在腰部以上,以颈项部、躯干部为主,称为苹果型。女性型主要分布在腰部以下,以下腹部、臀部、大腿部为主,称为梨型。

(二)心血管疾病

肥胖患者血容量、心排血量均较非肥胖者增加而加重心脏负担,引起左心室肥厚、扩大;心肌脂肪沉积导致心肌劳损,易发生心力衰竭。由于静脉回流障碍,患者易发生下肢静脉曲张、栓塞性静脉炎和静脉血栓形成。

(三)内分泌与代谢紊乱

常有高胰岛素血症、动脉粥样硬化、冠心病等,且糖尿病发生率明显高于非肥胖者。

(四)消化系统疾病

胆石症、胆囊炎发病率高,慢性消化不良、脂肪肝、轻至中度肝功能异常较常见。

(五)呼吸系统疾病

由于胸壁肥厚,腹部脂肪堆积,使腹内压增高、横膈升高而降低肺活量,引起呼吸困难。严重者导致缺氧、发绀、高碳酸血症,可发生肺动脉高压和心力衰竭。还可引起睡眠呼吸暂停综合征及睡眠窒息。

(六)其他

恶性肿瘤发生率升高,如女性子宫内膜癌、乳腺癌;男性结肠癌、直肠癌、前列腺癌发生率均升高。因长期负重易发生腰背及关节疼痛。皮肤皱褶易发生皮炎、擦烂,并发化脓性或真菌感染。

三、医学检查

肥胖症的评估包括测量身体肥胖程度、体脂总量和脂肪分布,其中后者对预测心血管疾病危险性更为准确。常用测量方法如下。

（一）体重指数（BMI）

测量身体肥胖程度，BMI＝体重（kg）/身长（m）^{2}，是诊断肥胖症最重要的指标。我国成年人BMI值≥24为超重，≥28为肥胖。

（二）腰围（WC）

目前认为测定腰围更为简单可靠，是诊断腹部脂肪积聚最重要的临床指标。世界卫生组织建议男性WC＞94 cm、女性 WC＞80 cm 为肥胖。中国肥胖问题工作组建议，我国成年男性WC≥85 cm、女性WC≥80 cm为腹部脂肪积蓄的诊断界限。

（三）腰臀比（WHR）

反映脂肪分布。腰围测量髂前上棘和第12肋下缘连线的中点水平，臀围测量环绕臀部的骨盆最突出点的周径。正常成人 WHR 男性＜0.90，女性＜0.85，超过此值为中央性（又称腹内型或内脏型）肥胖。

（四）CT 或 MRI

计算皮下脂肪厚度或内脏脂肪量。

（五）其他

身体密度测量法、生物电阻抗测定法、双能 X 线吸收法测定体脂总量等。

四、诊断要点

目前国内外尚未统一。根据病史、临床表现和判断指标即可诊断。在确定肥胖后，应鉴别单纯性或继发性肥胖症，并注意肥胖症并非单纯体重增加。

五、治疗

治疗要点：减少热量摄取、增加热量消耗。

（一）行为治疗

教育患者采取健康的生活方式，改变饮食和运动习惯，并自觉地长期坚持。

（二）营养治疗

控制总进食量，采用低热量、低脂肪饮食。对肥胖患者应制定能为之接受、长期坚持下去的个体化饮食方案，使体重逐渐减轻到适当水平，再继续维持。

（三）体力活动和体育运动

体力活动和体育运动与医学营养治疗相结合，并长期坚持，尽量创造多活动的机会、减少静坐时间，鼓励多步行。运动方式和运动量应适合患者具体情况，注意循序渐进，有心血管并发症和肺功能不好的患者必须更加慎重。

（四）药物治疗

长期用药可能产生药物不良反应及耐药性，因而选择药物必须十分慎重，减重药物应根据患者个体情况在医师指导下应用。

（五）外科治疗

外科治疗仅用于重度肥胖、减重失败、又有能通过体重减轻而改善的严重并发症者。对伴有糖尿病、高血压和心肺功能疾病的患者应给予相应监测和处理。可选择使用吸脂术、切脂术和各种减少食物吸收的手术，如空肠回肠分流术、胃气囊术、小胃手术或垂直结扎胃成形术等。

(六)继发性肥胖

应针对病因进行治疗。

六、护理诊断/问题

(一)营养失调

高于机体需要量与热量摄入和消耗失衡有关。

(二)身体意识紊乱

身体意识紊乱与肥胖对身体外形的影响有关。

(三)有感染的危险

与机体抵抗力下降有关。

七、护理措施

(一)安全与舒适管理

肥胖症患者的体育锻炼应长期坚持,并提倡进行有氧运动,包括散步、慢跑、游泳、跳舞、打太极拳、进行球类活动等,运动方式根据年龄、性别、体力、病情及有无并发症等情况确定。

1.评估患者的运动能力和喜好

帮助患者制定每天活动计划并鼓励实施,避免运动过度和过猛。

2.指导患者固定每天运动的时间

每次运动30～60分钟,包括前后10分钟的热身及整理运动,持续运动20分钟左右。如出现头昏、眩晕、胸闷或胸痛、呼吸困难、恶心、丧失肌肉控制能力等应停止活动。

(二)饮食护理

1.评估

评估患者肥胖症的发病原因,仔细询问患者单位时间内体重增加的情况,饮食习惯,了解患者每天进餐量及次数,进食后感觉和消化吸收情况,排便习惯。有无气急、行动困难、腰痛、便秘、怕热、多汗、头晕、心悸等伴随症状及其程度。是否存在影响摄食行为的精神心理因素。

2.制定饮食计划和目标

与患者共同制定适宜的饮食计划和减轻体重的具体目标,饮食计划应为患者能接受并长期坚持的个体化方案,护士应监督和检查计划执行情况,使体重逐渐减轻(每周降低0.5～1 kg)直到理想水平并保持。

(1)热量的摄入:采用低热量、低脂肪饮食,控制每天总热量的摄入。

(2)采用混合的平衡饮食,合理分配营养比例,进食平衡饮食:饮食中蛋白质占总热量的15％～20％,碳水化合物占50％～55％,脂肪占30％以下。

(3)合理搭配饮食:饮食包含适量优质蛋白质、复合糖类(如谷类)、足量的新鲜蔬菜(400～500 g/d)和水果(100～200 g/d)、适量维生素及微量营养素。

(4)养成良好的饮食习惯:少食多餐、细嚼慢咽、蒸煮替代煎炸、粗细搭配、少脂肪多蔬菜、多饮水、停止夜食及饮酒、控制情绪化饮食。

(三)疾病监测

定期评估患者营养状况和体重的控制情况,观察生命体征、睡眠、皮肤状况,动态观察实验室有关检查的变化。注意热量摄入过低可引起衰弱、脱发、抑郁、甚至心律失常,应严密观察并及时按医嘱处理。对于焦虑的患者,应观察焦虑感减轻的程度,有无焦虑的行为和语言表现;对于活动无耐力的患者,应观察活动耐力是否逐渐增加,能否耐受日常活动和一般性运动。

(四)用药护理

对使用药物辅助减肥者,应指导患者正确服用,并观察和处理药物的不良反应。①服用西布曲明患者可出现头痛、口干、畏食、失眠、便秘、心率加快、血压轻度升高等不良反应,故禁用于冠心病、充血性心力衰竭、心律失常和脑卒中的患者。②奥利司他主要不良反应为胃肠胀气、大便次数增多和脂肪便。由于粪便中含有脂肪多而呈烂便、脂肪泻、恶臭,肛门常有脂滴溢出而容易污染内裤,应指导患者及时更换,并注意肛周皮肤护理。

(五)心理护理

鼓励患者表达自己的感受;与患者讨论疾病的治疗及预后,增加战胜疾病的信心;鼓励患者自身修饰;加强自身修养,提高自身的内在气质;及时发现患者情绪问题,及时疏导,严重者建议心理专科治疗。

八、健康指导

(一)预防疾病

加强患者的健康教育,特别是有肥胖家族史的儿童,妇女产后及绝经期,男性中年以上或病后恢复期尤应注意。说明肥胖对健康的危害,使其了解肥胖症与心血管疾病、高血压、糖尿病、血脂异常等密切相关。告知肥胖患者体重减轻5%～10%,就能明显改善以上与肥胖相关的心血管病危险因素及并发症。

(二)管理疾病

向患者宣讲饮食、运动对减轻体重及健康的重要性,指导患者坚持运动,并养成良好的进食习惯。

(三)康复指导

运动要循序渐进并持之以恒,避免运动过度或过猛,避免单独运动;患者运动期间,不要过于严格控制饮食;运动时注意安全,运动时有家属陪伴。

(梁瑞云)

第三节　皮质醇增多症

皮质醇增多症是由于多种原因使肾上腺皮质分泌过盛的糖皮质激素所引起的综合征。主要表现为向心性肥胖、血质貌、皮肤紫纹、高血压等。女性多于男性,成人多于儿童。

一、病因

肾上腺皮质通常是在促肾上腺皮质激素作用下分泌皮质醇,当皮质醇超过生理水平时,就反馈抑制促肾上腺皮质激素的释放。本病的发生表明皮质醇或促肾上腺皮质激素分泌调节失衡;或肾上腺无须促肾上腺皮质激素作用就能自行分泌皮质醇;或是皮质醇对促肾上腺皮质激素分泌不能发挥正常的抑制作用。

（一）原发性肾上腺皮质病变——原发于肾上腺的肿瘤

其中皮质腺瘤约占 20％,皮质腺癌约占 5％,其生长与分泌不受促肾上腺皮质激素控制。

（二）垂体瘤或下丘脑-垂体功能紊乱

继发于下丘脑-垂体病者可引起肾上腺皮质增生型皮质醇增多症或库欣综合征（约占 70％）。

（三）异源促肾上腺皮质激素综合征

由垂体以外的肿瘤产生类促肾上腺皮质激素活性物质,少数可能产生类促肾上腺皮质激素释放因子样物质,刺激肾上腺皮质增生,分泌过多的皮质类固醇。多见于肺燕麦细胞癌（约占 50％）,其次是胸腺癌与胰腺癌（约占 10％）。

（四）医源性糖皮质激素增多症

由于长期大量应用糖皮质激素治疗所致。

二、临床表现

（一）体形改变

因脂肪代谢障碍造成头、颈、躯干肥胖,即水牛背;尤其是面部,由于两侧颊部脂肪堆积,造成脸部轮廓呈圆形,即满月脸;嘴唇前突微开,前齿外露,多血质面容,四肢消瘦为临床诊断提供线索。

（二）蛋白质分解过多

蛋白质分解过多表现为皮肤变薄,真皮弹力纤维断裂出现紫纹、肌肉消瘦、乏力、骨质疏松,容易发生骨折。

（三）水钠潴留

患者表现为高血压、足踝部水肿。

（四）性腺功能障碍

性腺功能障碍表现为多毛、痤疮、女性月经减少或停经或出现胡须、喉结增大等,男性可出现性欲减退、阴茎缩小、睾丸变软等。

（五）抵抗力降低

患者易发生霉菌及细菌感染,甚至出现菌血症、败血症。

（六）精神障碍

患者常有不同程度的情绪变化,如烦躁、失眠、个别患者可发生偏狂。

三、检查

（一）生化检查

（1）尿 17-羟皮质类固醇＞20 mg/24 h。

（2）小剂量地塞米松抑制试验不能被抑制。

（3）尿游离皮质醇＞110 μg/24 h。

（4）血浆皮质醇增高,节律消失。

（5）低血钾性碱中毒。

（二）肾上腺病变部位检查

腹膜后充气造影、肾上腺同位素扫描、B 超或 CT 扫描等。

(三)蝶鞍部位检查

X线蝶鞍正侧位片或断层,CT扫描,如发现蝶鞍扩大,骨质破坏,说明垂体有占位性病变。

四、护理

(一)观察要点

(1)病情判断:皮质醇增多的临床表现如前所述,但由于病因不同,可有不同表现,应仔细观察,以提供临床诊断依据。肾上腺肿瘤所致的库欣综合征没有色素沉着,而垂体性库欣综合征和异源促肾上腺皮质激素综合征由于血浆促肾上腺皮质激素高,皮肤色素加深,且以异源促肾上腺皮质激素综合征更为明显。肾上腺恶性肿瘤多见于儿童,并且多有性征改变。异源促肾上腺皮质激素综合征由恶性肿瘤所致,消瘦、水肿明显,并且有严重低血钾性碱中毒。

(2)观察体形异常状态的改变。

(3)观察心率、有无高血压及心脑缺血表现。

(4)观察有无发热等各种感染症状。

(5)观察皮肤、肌肉、骨骼状态:皮肤干燥、皮下出血、痤疮、创伤化脓、四肢末梢发绀、水肿、多毛、肌力低下、乏力、疲劳感,骨质疏松与病理性骨折等。

(6)观察尿量、尿液性状改变:有无血尿、蛋白尿、尿糖。

(7)观察有无失眠、烦躁不安、抑郁、兴奋、精神异常等表现。

(8)有无电解质紊乱和糖尿病等症状。

(9)有无月经异常、性功能改变等。

(二)检查的护理

皮质醇增多症的确诊、病理分类及定位诊断依赖于实验室检查。有没有皮质醇增多症存在,是什么原因引起,在做治疗之前,都需要检查清楚。

1.筛选试验

检查有无肾上腺皮质分泌的异常。方法有:①24小时尿17-羟皮质类固醇、17-酮皮质类固醇、游离皮质醇测定。②血浆皮质醇测定。③皮质醇分泌节律检查:正常皮质醇分泌呈昼夜节律性改变。清晨高,午夜低。检查时可分别于8:00、16:00、24:00抽血测皮质醇。皮质醇增多症患者不但分泌量改变,而且节律消失,下午血皮质醇浓度等于或高于清晨血皮质醇浓度。皮质醇节律消失是该病的早期表现。④小剂量地塞米松抑制试验:(服地塞米松0.5 mg,6小时1次,共48小时)皮质醇增多症者不受小剂量地塞米松抑制。

2.定性试验

为了进一步鉴别肾上腺皮质为增生或肿瘤,可行大剂量地塞米松抑制试验。将地塞米松增加至2 mg,方法同小剂量法。对肾上腺皮质增生者至少可抑制50%以上,而肾上腺肿瘤或异源促肾上腺皮质激素综合征呈阴性结果。

3.其他

头颅、胸、肾的X线照片、CT、MRI检查、血生化指标等。

在这些检查中,除了保证方法和收集标本正确外,试验药物的服用时间、剂量的准确是试验成败的关键,护士一定要按量、按时投送药物并看患者服下全部药物,如有呕吐,要补足剂量。

(三)预防感染

(1)患者由于全身抵抗力下降,易引起细菌或真菌感染,但感染症状不明显。因此,对患者的日常生活要进行卫生指导。

（2）早期发现感染症状,如出现咽痛、发热及尿路感染等症状,及时报告医师,及时处理。

（四）观察精神症状、防止发生意外

（1）患者多表现为精神不安、抑郁状态、失眠或兴奋状态。失眠往往是精神症状的早期表现,应予以重视。护理人员需特别注意抑郁状态之后企图自杀者,患者身边不宜放置危险物品。

（2）患者情绪不稳定时,避免讲刺激性的言语,要耐心倾听其谈话。

（3）要理解患者由于肥胖等原因引起容貌、体态的变化而产生的苦闷,多给予解释、安慰。

（五）饮食护理

（1）给予高蛋白、高维生素、低钠、高钾饮食。

（2）患者每餐进食不宜过多或过少,宜均匀进餐,指导患者采用正确摄取营养平衡的饮食。

（3）并发糖尿病者,应按糖尿病饮食要求限制主食摄入量。

（六）防止外伤、骨折

（1）患者容易发生肋骨、脊柱自发性骨折,如有骨质疏松、肌力低下,容易挫伤、骨折,应关心患者日常生活活动的安全,防止受伤。

（2）本病患者皮肤菲薄,易发生皮下瘀斑,注射、抽血后按压针眼时间宜长,嘱患者要穿着柔软的睡衣,不要系紧腰带,勿用力搓澡,防止碰伤。

（3）嘱患者在疲劳、倦怠时,不要勉强参加劳动,活动范围与运动量也应有所限制。指导患者遵守日常生活制度。

（七）治疗护理

1.病因治疗

对已查明的垂体或肾上腺腺瘤或腺癌给予手术和(或)放射治疗,去除病因。异位分泌促肾上腺皮质激素的肿瘤亦争取定位,行手术和(或)放射治疗。

2.抑制糖皮质激素合成的药物

适用于:①存在严重代谢紊乱(低血钾、高血糖、骨质疏松)患者作术前准备。②对不能手术治疗的异位分泌促肾上腺皮质激素肿瘤患者行姑息性治疗。服药剂量宜由小至大,注意药物不良反应,多于饭后服用,以减少胃肠道反应。

3.并发症的预防与护理

皮质醇增多症如果不予治疗,患者可于数年内死于感染、高血压或自杀,所以对于本病应争取早期诊断、早期治疗,防止并发症、预防感染和外伤,控制高血压及糖尿病;更应注意精神护理,防止自杀。

（八）心理护理

（1）绝大多数患者呈向心性肥胖、满月脸、水牛背等特殊状态改变,心理上不愿承受这一现实,医护人员切勿当面议论其外表。

（2）手术是治疗本病的重要手段,患者往往对手术有顾虑而焦躁不安、情绪低落、不思饮食,有的患者因手术费用高,担心预后等也可引起情绪的改变,针对以上心理状态,医护人员应向其讲解手术治疗的效果、手术成功事例及术前注意事项,以消除其顾虑,树立战胜疾病的信心。

（梁瑞云）

第十章

普外科护理

第一节 肝 脓 肿

一、细菌性肝脓肿患者的护理

当全身性细菌感染,特别是腹腔内感染时,细菌侵入肝脏,如果患者抵抗力弱,可发生细菌性肝脓肿。细菌可以从下列途径进入肝脏。①胆道:细菌沿着胆管上行,是引起细菌性肝脓肿的主要原因。包括胆结石、胆囊炎、胆道蛔虫、其他原因所致胆管狭窄与阻塞等。②肝动脉:体内任何部位的化脓性病变,细菌可经肝动脉进入肝脏。如败血症、化脓性骨髓炎、痈、疖等。③门静脉:已较少见,如坏疽性阑尾炎、细菌性痢疾等,细菌可经门静脉入肝。④肝开放性损伤:细菌可直接经伤口进入肝,引起感染而形成脓肿。细菌性肝脓肿的致病菌多为大肠埃希菌、金黄色葡萄球菌、厌氧链球菌等。肝脓肿可以是单个脓肿,也可以是多个小脓肿,数个小脓肿可以融合成为一个大脓肿。

(一)护理评估

1.健康史

注意询问有无胆道感染和胆道疾病,有无全身其他部位的化脓性感染特别是肠道的化脓性感染,有无肝脏外伤病史,是否有肝脓肿病史,是否进行过系统治疗。

2.身体状况

本病通常继发于某种感染性先驱疾病,起病急,主要症状为骤起寒战、高热、肝区疼痛和肝大。体温可高达39~40 ℃,多表现为弛张热,伴有大汗、恶心、呕吐、食欲缺乏。肝区疼痛多为持续性钝痛或胀痛,有时可伴有右肩牵涉痛,右下胸及肝区叩击痛,增大的肝有压痛。肝前下缘比较表浅的脓肿,可有右上腹肌紧张和局部明显触痛。巨大的肝脓肿可使右季肋区呈饱满状态,甚至可见局限性隆起,局部皮肤可出现凹陷性水肿。严重时或并发胆道梗阻者,可出现黄疸。

3.心理-社会状况

细菌性肝脓肿起病急剧,症状重,如果治疗不彻底容易反复发作转为慢性,并且细菌性肝脓肿极易引起严重的全身性感染,导致感染性休克,患者产生焦虑。

4.辅助检查

(1)血液检查:化验检查白细胞计数及中性粒细胞增多,有时出现贫血。肝功能检查可出现不同程度的损害和低蛋白血症。

(2)X线胸腹部检查:右叶脓肿可见右膈肌升高,运动受限;肝影增大或局限性隆起;有时伴有反应性胸膜炎或胸腔积液。

(3)B超:在肝内可显示液平面,可明确其部位和大小,阳性诊断率在96%以上,为首选的检查方法。必要时可做CT检查。

(4)诊断性穿刺:抽出脓液即可证实本病。

(5)细菌培养:脓液细菌培养有助于明确致病菌,选择敏感的抗生素,并与阿米巴肝脓肿相鉴别。

5.治疗要点

(1)全身支持疗法:给予充分营养,纠正水和电解质及酸碱平衡失调,必要时少量多次输血和血浆以纠正低蛋白血症,增强机体抵抗力。

(2)抗生素治疗:应使用大剂量抗生素。由于肝脓肿的致病菌以大肠埃希菌、金黄色葡萄球菌和厌氧性细菌最为常见,在未确定病原菌之前,可首选对此类细菌有效的抗生素,然后根据细菌培养和抗生素敏感试验结果选用有效的抗生素。

(3)经皮肝穿刺脓肿置管引流术:适用于单个较大的脓肿。在B超引导下进行穿刺。

(4)手术治疗:对于较大的单个脓肿,估计有穿破可能,或已经穿破胸、腹腔;胆源性肝脓肿;位于肝左外叶脓肿,穿刺易污染腹腔;慢性肝脓肿,应施行经腹切开引流。病程长的慢性局限性厚壁脓肿,也可行肝叶切除或部分肝切除术。多发性小脓肿不宜行手术治疗,但对其中较大的脓肿,也可行切开引流。

(二)护理诊断及合作性问题

1.营养失调

低于机体需要量,与高代谢消耗或慢性消耗病程有关。

2.体温过高

其与感染有关。

3.急性疼痛

其与感染及脓肿内压力过高有关。

4.潜在并发症

急性腹膜炎、上消化道出血、感染性休克。

(三)护理目标

患者能维持适当营养,维持体温正常,疼痛减轻,无急性腹膜炎休克等并发症发生。

(四)护理措施

1.术前护理

(1)病情观察,配合抢救中毒性休克。

(2)高热护理:保持病室空气新鲜、通风、温湿度合适;物理降温;衣着适量,及时更换汗湿衣。

(3)维持适当营养:对于非手术治疗和术前的患者,给予高蛋白质、高热量饮食,纠正水、电解质平衡失调和低蛋白血症。

(4)遵医嘱正确应用抗生素。

2.术后护理

(1)经皮肝穿刺脓肿置管引流术术后护理:术前做术区皮肤准备,协助医师进行穿刺部位的准确定位。术后向医师询问术中情况及术后有无特殊观察和护理要求。患者返回病房后,观察引流管固定是否牢固,引流液性状,引流管道是否密闭。术后第二天或数天开始进行脓腔冲洗,冲洗液选用等渗盐水(或遵医嘱加用抗生素)。冲洗时速度缓慢,压力不宜过高,估算注入液与引出液的量。每次冲洗结束后,可遵医嘱向脓腔内注入抗生素。待到引流出或冲洗出的液体变清澈,B超检查脓腔直径<2 cm即可拔管。

(2)切开引流术术后护理:切开引流术术后护理遵循腹部手术术后护理的一般要求。除此之外,每天用生理盐水冲洗脓腔,记录引流液量<10 mL或脓腔容积<15 mL,即考虑拔除引流管,改凡士林纱布引流,致脓腔闭合。

3.健康指导

为了预防肝脓肿疾病的发生,应教育人们积极预防和治疗胆道疾病,及时处理身体其他部位的化脓性感染。告知患者应用抗生素和放置引流管的目的和注意事项,取得患者的信任和配合。术后患者应加强营养和提高抵抗力,定期复查。

(五)护理评价

患者是否能维持适当营养,体温是否正常,疼痛是否减轻,有无急性腹膜炎、上消化道出血、感染性休克等并发症发生。

二、阿米巴肝脓肿患者的护理

阿米巴肝脓肿是阿米巴肠病的并发症,阿米巴原虫从结肠溃疡处经门静脉血液或淋巴管侵入肝内并发脓肿,常见于肝右叶顶部,多数为单发性。原虫产生溶解酶,导致肝细胞坏死、液化组织和血液、渗液形成脓肿。

(一)护理评估

1.健康史

注意询问有无阿米巴肠病病史。

2.身体状况

阿米巴肝脓肿有着与细菌性肝脓肿相似的表现,两者的区别详见表10-1。

表 10-1　细菌性肝脓肿与阿米巴肝脓肿的鉴别

鉴别要点	细菌性肝脓肿	阿米巴肝脓肿
病史	继发于胆道感染或其他化脓性疾病	继发于阿米巴肠病后
症状	病情急骤严重,全身中毒症状明显,有寒战、高热	起病较缓慢,病程较长,可有高热,或不规则发热、盗汗
血液化验	白细胞计数及中性粒细胞可明显增加。血液细菌培养可阳性	白细胞计数可增加,如无继发细菌感染液细菌培养阴性。血清学阿米巴抗体检查阳性
粪便检查	无特殊表现	部分患者可找到阿米巴滋养体或结肠溃疡面(乙状结肠镜检)黏液或刮取涂片可找阿米巴滋养体或包囊
脓液	多为黄白色脓液,涂片和培养可发现细菌	大多为棕褐色脓液,无臭味,镜检有时可到阿米巴滋养体。若无混合感染,涂片和培养无细菌
诊断性治疗	抗阿米巴药物治疗无效	抗阿米巴药物治疗有好转
脓肿	较小,常为多发性	较大,多为单发,多见于肝右叶

3.心理-社会状况

由于病程长、忍受较重的痛苦、担忧预后或经济拮据等原因,患者常有焦虑、悲伤或恐惧反应。

4.辅助检查

基本同细菌性肝脓肿。

5.治疗要点

阿米巴肝脓肿以非手术治疗为主。应用抗阿米巴药物、加强支持疗法、纠正低蛋白和贫血等,无效者穿刺置管闭式引流或手术切开引流,多可获得良好的疗效。

(二)护理诊断及合作性问题

(1)营养失调:低于机体需要量,与高代谢消耗或慢性消耗病程有关。

(2)急性疼痛:与脓肿内压力过高有关。

(3)潜在并发症:合并细菌感染。

(三)护理措施

1.非手术疗法和术前护理

(1)加强支持疗法:给予高蛋白质、高热量和高维生素饮食,必要时少量多次输新鲜血、补充丙种球蛋白,增强抵抗力。

(2)正确使用抗阿米巴药物,注意观察药物的不良反应。

2.术后护理

除继续做好非手术治疗护理外,重点做好引流的护理。宜用无菌水封瓶闭式引流,每天更换消毒瓶,接口处保持无菌,防止继发细菌感染。如继发细菌感染,需使用抗生素。

（李科菀）

第二节 胆 道 感 染

胆道感染是指胆囊和(或)胆囊壁受到细菌的侵袭而发生炎症反应,胆汁中有细菌生长。胆道感染与胆石症互为因果关系。胆石症可引起胆道梗阻,梗阻可造成胆汁淤滞、细菌繁殖而致胆道感染;胆道反复感染又是胆石形成的致病因素和促发因素。胆道感染为常见疾病,按发病部位可分为胆囊炎和胆管炎。

一、胆囊炎

(一)疾病概述

1.概念

胆囊炎是指发生在胆囊的细菌性和(或)化学性炎症。根据发病的缓急和病程的长短分为急性胆囊炎、慢性胆囊炎和慢性胆囊炎急性发作3类。约95%的急性胆囊炎患者合并胆囊结石,称为急性胆石性胆囊炎;未合并胆囊结石者称为急性非结石性胆囊炎。胆囊炎的发病率很高,仅次于阑尾炎。年龄多见于35岁以后,以40～60岁为高峰。女性发病率约为男性的4倍,肥胖者多于其他体型者。

2.病因

(1)急性胆囊炎:是外科常见急腹症,其发病率居于炎性急腹症的第二位,仅次于急性阑尾炎,女性居多。急性胆囊炎的病因复杂,胆囊结石和细菌感染是引发急性胆囊炎的两大重要因素,主要包括以下几点。①胆道阻塞:由于结石阻塞或嵌顿于胆囊管或胆囊颈,导致胆汁排出受阻,胆汁潴留,其中水分吸收而胆汁浓缩,胆汁中的胆汁酸刺激胆囊黏膜而引起水肿、炎症,甚至坏死。90%～95%的急性胆囊炎与胆石有关,在少数情况下,胰液从胰管和胆总管共同的腔道中反流,也可进入胆囊产生化学性刺激。结石亦可直接损伤受压部位的胆囊黏膜引起炎症。此外,胆囊颈或胆囊管腔的狭窄,或受到管外肿块的压迫也可以导致阻塞。胆管和胆囊颈结石嵌塞是引起急性胆囊炎重要的诱因。②细菌入侵:急性胆囊炎时胆囊胆汁的细菌培养阳性率可高达80%～90%,包括需氧菌与厌氧菌感染,其中大肠埃希菌最为常见。细菌多来源于胃肠道,致病菌通过胆道逆行、直接蔓延或经血液循环和淋巴途径入侵胆囊。结石压迫局部囊壁的静脉,使静脉回流受阻而淤血、出血,以致坏死而引起炎症。③化学性刺激:胆汁酸、逆流的胰液和溶血卵磷脂对细胞膜有毒性作用和损伤作用。④病毒感染:乙肝病毒可以侵犯许多组织和器官,可以在胆管上皮中复制,对胆道系统有直接的侵害作用。⑤胆囊的血流灌注量不足:如休克和动脉硬化等,可引起胆囊黏膜的局灶性坏死。⑥其他:严重创伤、烧伤后、严重过敏、长期禁食或与胆囊无关的大手术等导致的内脏神经功能紊乱时发生急性胆囊炎。

(2)慢性胆囊炎:大多继发于急性胆囊炎,是急性胆囊炎反复发作的结果。有较多的病例直接由化学刺激引起。胆囊结石或有阻塞常伴有慢性胆囊炎,这些原因不去除,浓缩胆汁长期刺激可造成慢性炎症。结石和慢性胆囊炎的关系尤为密切,约95%的慢性胆囊炎有胆石存在和反复急性发作的病史。

3.病理生理

(1)急性胆囊炎:①急性结石性胆囊炎,当结石致胆囊管梗阻时,胆汁淤积,胆囊内压力升高,胆囊肿大,黏膜充血、水肿,渗出增多;镜下可见血管扩张和炎性细胞浸润,称为急性单纯性胆囊炎。若梗阻未解除或炎症未控制,病情继续发展,病变可累及胆囊壁的全层,胆囊壁充血、水肿加重,出现瘀斑或脓苔,部分黏膜坏死脱落,甚至浆膜液有纤维素和脓性渗出物;镜下可见组织中有广泛的中性粒细胞浸润,黏膜上皮脱落,即为急性化脓性胆囊炎;还可引起胆囊积脓。若梗阻仍未解除,胆囊内压力继续升高,胆囊壁张力增高,导致血液循环障碍时,胆囊组织除上述炎性改变外,整个胆囊呈片状缺血坏死;镜下见胆囊黏膜结构消失,血管内、外充满红细胞,即为急性坏疽性胆囊炎。若胆囊炎症继续加重,积脓增多,胆囊内压力增高,在胆囊壁的缺血、坏死或溃疡处极易造成穿孔,会引起胆汁性腹膜炎,穿孔部位常在颈部和底部,如胆囊坏疽穿孔发生过程较慢,周围粘连包裹,则形成胆囊周围脓肿。②急性非结石性胆囊炎:病理过程与急性结石性胆囊炎基本相同,但急性非结石性胆囊炎更容易发生胆囊坏疽和穿孔,约75%的患者发生胆囊坏疽,15%的患者出现胆囊穿孔。

(2)慢性胆囊炎:是胆囊炎症和结石的反复刺激,胆囊壁炎性细胞浸润和纤维组织增生,胆囊壁增厚,可与周围组织粘连,甚至出现胆囊萎缩,失去收缩和浓缩胆汁的功能。可分为慢性结石性胆囊炎和慢性非结石性胆囊炎两大类,前者占本病的70%～80%,后者占20%～30%。

4.临床表现

(1)急性胆囊炎的临床表现有以下几点。

症状:①腹痛,多数患者有上腹部疼痛史,表现为右上腹阵发性绞痛,常在饱餐、进食油腻食物后或夜间发作,疼痛可放射至右肩及右肩胛下。②消化道症状:患者腹痛发作时常伴恶心、呕吐、厌食等消化道症状。③发热或中毒症状:根据胆囊炎症反应程度的不同,患者可出现不同程度的体温升高和脉搏加速。

体征:①腹部压痛,早期可有右上腹压痛或叩痛。胆囊化脓坏疽时可扪及肿大的胆囊,可有不同程度和不同范围的右上腹压痛,或右季肋部叩痛,墨菲(Murphy)征常为阳性,伴有不同程度的肌紧张,如胆囊张力大时更加明显。腹式呼吸可因疼痛而减弱,常呈吸气性抑制。②黄疸:10%~25%的患者可出现轻度黄疸,多见于胆囊炎症反复发作合并 Mirizzi 综合征的患者。

(2)慢性胆囊炎:临床症状常不典型,主要表现为上腹部饱胀不适、厌食油腻和嗳气等消化不良的症状,以及右上腹和肩背部隐痛。多数患者曾有典型的胆绞痛病史。体检可发现右上腹胆囊区压痛或不适感,Murphy 征可呈弱阳性,如胆囊肿大,右上腹肋下可触及光滑圆形肿块。在并发胆道急性感染时,可有寒战、发热等。

5.辅助检查

(1)急性胆囊炎:①实验室检查,血常规检查可见血白细胞计数和中性粒细胞比例升高;部分患者可有血清胆红素、转氨酶、碱性磷酸酶和淀粉酶升高。②影像学检查:B超检查可显示胆囊肿大、胆囊壁增厚,大部分患者可见胆囊内有结石光团。

(2)慢性胆囊炎:B超检查是慢性胆囊炎首选的辅助检查方法,可显示胆囊增大、胆囊壁增厚、胆囊腔缩小或萎缩,排空功能减退或消失,并可探知有无结石。此外,CT、MRI、口服胆囊造影、腹部X线平片等也是重要的检查手段。

6.主要处理原则

主要为手术治疗,手术时机和手术方式取决于患者的病情。

(1)非手术治疗,如下所述。

适应证:诊断明确、病情较轻的急性胆囊炎患者;老年人或伴有严重心血管疾病不能耐受手术的患者。在非手术治疗的基础上积极治疗各种并发症,待患者一般情况好转后再考虑择期手术治疗。作为手术前准备的一部分。

常用的非手术治疗措施:主要包括禁饮食和(或)胃肠减压、纠正水电解质和酸碱平衡紊乱、控制感染、使用消炎利胆及解痉止痛药物、全身支持、对症处理,还可以使用中药、针刺疗法等。在非手术治疗期间,若病情加重或出现胆囊坏疽、穿孔等并发症,应及时进行手术治疗。

(2)手术治疗,如下所述。

急诊手术适应证:①发病在48~72小时以内者。②经非手术治疗无效且病情加重者。③合并胆囊穿孔、弥漫性腹膜炎、急性梗阻性化脓性胆管炎、急性坏死性胰腺炎等严重并发症者。④其余患者可根据具体情况择期手术。

手术方式:①胆囊切除术,根据病情选择开腹或腹腔镜行胆囊切除术。手术过程中遇到下列情况应同时做胆总管切开探查+T管引流术:患者有黄疸史;胆总管内扪及结石或术前B超提示肝总管、胆总管结石者;胆总管扩张,直径>1 cm者;胆总管内抽出脓性胆汁或有胆色素沉淀者;合并有慢性复发性胰腺炎者。②胆囊造口术:目的是减压和引流胆汁。主要用于年老体弱,合并严重心、肺、肾等内脏器官功能障碍不能耐受手术的患者,或局部炎症水肿、粘连严重导致局部解剖不清者。待病情稳定、局部炎症消退后再根据患者情况决定是否行择期手术治疗。

(二)护理评估

1.术前评估

(1)健康史及相关因素:①一般情况,患者的年龄、性别、职业、居住地及饮食习惯等。②发病的病因和诱因:腹痛的病因和诱因,腹痛发生的时间,是否与饱餐、进食油腻食物及夜间睡眠改变体位有关。③腹痛的性质:是否为突发性腹痛,疼痛的性质是绞痛、隐痛、阵发性或持续性疼痛,有无放射至右肩背部或右肩胛下等。④既往史:有无胆石症、胆囊炎、胆道蛔虫病史;有无胆道手术史;有无消化性溃疡及类似疼痛发作史;有无用药史、过敏史及腹部手术史。

(2)身体评估:①全身,患者有无寒战、发热、恶心、呕吐;有无面色苍白等贫血现象;有无黏膜和皮肤黄染等;有无体重减轻;有无意识及神经系统的其他改变等。②局部:腹痛的部位是位于右上腹还是剑突下,有无全腹疼痛;有无压痛、肌紧张及反跳痛;能否触及胆囊及胆囊肿大的程度,Murphy征是否阳性等。③辅助检查:血常规检查中白细胞计数及中性粒细胞比例是否升高;血清胆红素、转氨酶、碱性磷酸酶及淀粉酶有无升高;B超是否观察到胆囊增大或结石影;心、肺、肾等器官功能有无异常。

(3)心理-社会评估:了解患者及其家属在疾病治疗过程中的心理反应与需求、家庭及社会支持情况、心理承受程度及对治疗的期望等,引导患者正确配合疾病的治疗与护理。

2.术后评估

(1)手术中情况:了解手术的方式和手术范围,如是胆囊切除还是胆囊造口术,是开腹还是腹腔镜;术中有无行胆总管探查,术中出血量及输血、补液情况;有无留置引流管及其位置和目的。

(2)术后病情:术后生命体征及手术切口愈合情况;T管及其他引流管引流情况,包括引流液的量、颜色、性质等;对老年患者尤其要评估其呼吸及循环功能等状况。

(3)心理-社会评估:患者及其家属对术后和术后康复的认知和期望。

(三)主要护理诊断(问题)

(1)疼痛:与胆囊结石突然嵌顿、胆汁排空受阻致胆囊强烈收缩或继发胆囊感染、术后伤口疼痛有关。

(2)有体液不足的危险:与恶心、呕吐、不能进食和手术前后需要禁食有关。

(3)潜在并发症:胆囊穿孔、感染等。

(四)护理措施

1.减轻或控制疼痛

根据疼痛的程度,采取非药物或药物方法止痛。

(1)卧床休息:协助患者采取舒适体位,指导其有节律的深呼吸,达到放松和减轻疼痛的效果。

(2)合理饮食:病情较轻且决定采取非手术治疗的急性胆囊炎患者,指导其清淡饮食,忌食油腻食物;病情严重需急诊手术的患者予以禁食和胃肠减压,以减轻腹胀和腹痛。

(3)药物止痛:对诊断明确的剧烈疼痛者,可遵医嘱通过口服、注射等方式给予消炎利胆、解痉或止痛药,以缓解疼痛。

(4)控制感染:遵医嘱及时合理应用抗生素。通过控制胆囊炎症,减轻胆囊肿胀和胆囊压力,达到减轻疼痛的效果。

2.维持体液平衡

对于禁食患者,根据医嘱经静脉补充足够的热量、氨基酸、维生素、水、电解质等,以维持水、电解质及酸碱平衡。对能进食、进食量不足者,指导和鼓励其进食高蛋白、高碳水化合物、高维生素和低脂饮食,以保持良好的营养状态。

3.并发症的预防和护理

(1)加强观察:严密观察患者的生命体征变化,了解腹痛的程度、性质,发作的时间、诱因及缓解的相关因素,以及腹部体征的变化。若腹痛进行性加重,且范围扩大,出现压痛、反跳痛、肌紧张等,同时伴有寒战、高热的症状,提示胆囊穿孔或病情加重。

(2)减轻胆囊内压力:遵医嘱应用敏感抗菌药,以有效控制感染,减轻炎性渗出,达到减少胆囊内压力、预防胆囊穿孔的目的。

(3)及时处理胆囊穿孔:一旦发生胆囊穿孔,应及时报告医师,并配合做好紧急手术的准备。

(五)护理评价

(1)患者腹痛得到缓解,能叙述自我缓解疼痛的方法。

(2)患者在禁食期间得到相应的体液补充。

(3)患者没有发生胆囊穿孔或能及时发现和处理已发生的胆囊穿孔。

(4)疾病愈合良好,无并发症发生。

(5)患者对疾病的心理压力得到及时的调适与干预。依从性较好,并对疾病的治疗和预防有一定的了解。

二、急性梗阻性化脓性胆管炎

(一)疾病概述

1.概念

急性梗阻性化脓性胆管炎又称急性重症胆管炎,是在胆道梗阻基础上并发的急性化脓性细菌感染,急性胆管炎和急性梗阻性化脓性胆管炎是同一疾病的不同发展阶段。

2.病因

(1)胆道梗阻:最常见的原因为胆道结石性梗阻。此外,胆道蛔虫、胆管狭窄、吻合口狭窄、胆管及壶腹部肿瘤等亦可引起胆道梗阻而导致急性化脓性炎症。胆道发生梗阻时,胆盐不能进入肠道,易造成细菌移位。

(2)细菌感染:胆道内细菌多来源于胃肠道,其感染途径可经十二指肠逆行进入胆道,或小肠炎症时,细菌经门静脉系统入肝到达胆道引起感染。可以是单一菌种感染,也可是2种以上的菌种感染。以大肠埃希菌、变形杆菌、克雷伯杆菌、铜绿假单胞菌等革兰阴性杆菌多见。近年来,厌氧菌及革兰阳性杆菌在胆道感染中的比例有增高的趋势。

3.病理生理

急性梗阻性化脓性胆管炎的基本病理改变是胆管梗阻、肝实质和胆道系统胆汁淤滞及胆管内化脓性感染。胆管梗阻及随之而来的胆道感染造成梗阻以上胆管扩张、胆管壁黏膜肿胀,使梗阻进一步加重并趋向完全性;胆管内压力升高,胆管壁充血、水肿、炎性细胞浸润及溃疡形成,管腔内逐渐充满脓性胆汁或脓液,使胆管内压力继续升高,当胆管内压力超过3.9 kPa(40 cmH$_2$O)时,肝细胞停止分泌胆汁,胆管内脓性胆汁及细菌逆流,引起肝内胆管及肝细胞化脓性感染;若感染进一步加重,可使肝细胞发生大片坏死;胆小管破溃后形成胆小管与肝动脉或门静脉瘘,可在肝内形成多发性脓肿及胆道出血;大量细菌和毒素还可经肝静脉进入人体循环引起全身化脓性感染和多器官功能损害,甚至引起全身脓毒血症或感染性休克,严重者可导致多器官功能障碍综合征或多器官功能衰竭。

4.临床表现

多数患者有胆道疾病史,部分患者有胆道手术史。本病发病急骤,病情进展迅速,除了具有急性胆管炎的 Charcot 三联征(腹痛、寒战高热、黄疸)外,还有休克及中枢神经系统受抑制的表现,即 Reynolds 五联征。

(1)症状。①腹痛:患者常表现为突发的剑突下或右上腹持续性疼痛,可阵发性加重,并向右肩胛下及腰背部放射。腹痛及其程度可因梗阻的部位不同而有差异。肝内梗阻者疼痛较轻,肝外梗阻时症状明显。②寒战、高热:体温持续升高达 39~40 ℃ 或更高,呈弛张热。③胃肠道症状:多数患者伴恶心、呕吐、黄疸。

(2)体征。①腹部压痛或腹膜刺激征:剑突下或右上腹部可有不同程度和不同范围的压痛或腹膜刺激征,可有肝大及肝区叩痛,可扪及肿大的胆囊。②黄疸:多数患者可出现不同程度的黄疸,若仅为一侧胆管梗阻,可不出现黄疸。③神志改变:主要表现为神志淡漠、烦躁、谵妄或嗜睡、神志不清,甚至昏迷,病情严重者可在短期内出现感染性休克表现。④休克表现:呼吸急促、出冷汗、脉搏细速,可达 120 次/分以上,血压在短时间内迅速下降,可出现全身发绀或皮下瘀斑。

5.辅助检查

(1)实验室检查:血常规检查可见白细胞计数升高,可超过 $20×10^9/L$;中性粒细胞比例明显升高;细胞质内可出现中毒颗粒;凝血酶原时间延长;血生化检查可见肝功能损害、电解质紊乱和血尿素氮增高等;血气分析检查可提示血氧分压降低和代谢性酸中毒的表现。尿常规检查可发现蛋白及颗粒管型。寒战时做血培养,多有细菌生长。

(2)影像学检查:B超是主要的辅助检查方法。B超检查可显示肝和胆囊肿大,胆囊壁增厚。肝、内外胆管扩张及胆管内结石光团伴声影。必要时可行 CT、经内镜逆行胰胆管成像、磁共振胰胆管成像、经皮穿刺肝胆道成像等检查,以了解梗阻部位、程度、结石大小和数量等。

6.主要处理原则

紧急手术解除胆道梗阻并引流,尽早而有效降低胆管内压力,积极控制感染和抢救患者生命。

(1)非手术治疗:既是治疗手段又是手术前准备。在严密观察下进行,若非手术治疗期间症状不能缓解或病情进一步加重,则应紧急手术治疗。主要措施:①禁食、持续胃肠减压及解痉止痛。②抗休克治疗:建立通畅的静脉输液通道,加快补液扩容,恢复有效循环血量;及时应用肾上腺皮质激素,必要时使用血管活性药物;纠正水、电解质及酸碱平衡紊乱。③抗感染治疗:联合应用足量、有效、广谱并对肝、肾毒性小的抗菌药物。④其他:包括吸氧、降温、支持治疗等,以保护重要内脏器官功能。⑤引流:非手术方法进行胆管减压引流,如经皮肝穿刺胆道引流术、经内镜鼻胆管引流术等。

(2)手术治疗:主要目的是解除梗阻、胆道减压、挽救患者生命。手术力求简单而有效。多采用胆总管切开减压加 T 管引流术。术中注意肝内胆管是否引流通畅,以防形成多发性肝脓肿。若病情无改善,应及时手术治疗。

(二)护理评估

1.术前评估

(1)健康史及相关因素。①发病情况:是否为突然发病,有无表现为起病急、症状重、进展快的特点。②发病的病因和诱因:此次发病与饮食、活动的关系,有无肝内、外胆管结石或胆囊炎反复发作史,有无类似疼痛史等。③病情及其程度:是否表现为急性病容,有无神经精神症状,是否为短期内即出现感染性休克的表现。④既往史:有无胆道手术史;有无用药史、过敏史及腹部手术史。

(2)身体状况。①全身:患者是否在发病初期即出现畏寒发热,体温持续升高至39～40 ℃或更高;有无伴呼吸急促、出冷汗、脉搏细速及血压在短时间内迅速下降等;患者有无巩膜、皮肤黄染,以及黄染的程度;有无神志改变的表现,如神志淡漠、谵妄或嗜睡、神志不清甚至昏迷等;有无感染、中毒的表现,如全身皮肤湿冷、发绀和皮下瘀斑等。②局部:腹痛的部位、性质、程度及有无放射痛等;肝区有无压痛、叩击痛;腹膜刺激征是否为阳性;腹部有无不对称性肿大等。

(3)辅助检查:血常规检查白细胞计数升高及中性粒细胞比例是否明显升高;细胞质内是否出现中毒颗粒;尿常规检查有无异常;凝血酶原时间有无延长;血生化检查是否提示肝功能损害、电解质紊乱、代谢性酸中毒及血尿素氮增高等;血气分析检查是否提示血氧分压降低。B超及其他影像学检查是否提示肝和胆囊肿大,肝、内外胆管扩张和结石。心、肺、肾等器官功能有无异常。

(4)心理和社会支持状况:了解患者和家属对疾病的认知、家庭经济状况、心理承受程度及对治疗的期望。

2.术后评估

(1)手术中情况:了解术中胆总管探查及解除梗阻、胆道减压、胆汁引流情况;术中患者生命体征是否平稳;肝内、外胆管结石清除及引流情况;有无多发性肝脓肿及处理情况;各种引流管放置位置和目的等。

(2)术后病情:术后生命体征及手术切口愈合情况;T管及其他引流管引流情况等。

(3)心理-社会评估:患者及其家属对术后康复的认知和期望程度。

(三)主要护理诊断(问题)

(1)疼痛:与胆道梗阻、胆管扩张及手术后伤口疼痛有关。

(2)体液不足:与呕吐、禁食、胃肠减压及感染性休克有关。

(3)体温过高:与胆道梗阻并继发感染有关。

(4)低效性呼吸困难:与感染中毒有关。

(5)潜在并发症:胆道出血、胆瘘、多器官功能障碍或衰竭。

(四)护理措施

1.减轻或控制疼痛

根据疼痛的程度,采取非药物或药物方法止痛。

(1)卧床休息:协助患者采取舒适体位,指导其有节律的深呼吸,达到放松和减轻疼痛的效果。

(2)合理饮食:病情较轻且决定采取非手术治疗的急性胆囊炎患者,指导其清淡饮食,忌食油腻食物;病情严重需急诊手术的患者,予以禁食和胃肠减压,以减轻腹胀和腹痛。

(3)解痉镇痛:诊断明确的剧烈疼痛者,可遵医嘱通过口服、注射等方式给予消炎利胆、解痉或止痛药,以缓解疼痛。

(4)控制感染:遵医嘱及时合理应用抗生素。通过控制胆囊炎症,减轻胆囊肿胀和胆囊压力,达到减轻疼痛的效果。

2.维持体液平衡

(1)加强观察:严密观察患者的生命体征和循环功能,如脉搏、血压、中心静脉压和每小时尿量等,及时准确记录出入量,为补液提供可靠依据。

(2)补液扩容:休克患者应迅速建立静脉输液通路,补液扩容,尽快恢复血容量。遵医嘱及时给予肾上腺皮质激素,必要时应用血管活性药物,以改善和保证组织器官的血流灌注及供氧。

(3)纠正水、电解质、酸碱平衡紊乱:根据病情、中心静脉压、胃肠减压及每小时尿量等情况,确定补液的种类和输液量,合理安排输液的顺序和速度,维持水、电解质及酸碱平衡。

3.降低体温

(1)物理降温:温水擦浴、冰敷等物理方法。

(2)药物降温:在物理降温的基础上,根据病情遵医嘱通过口服、注射或其他途径给予药物降温。

(3)控制感染:遵医嘱联合应用足量有效的广谱抗生素,以有效控制感染,使体温恢复正常。

4.维持有效呼吸

(1)加强观察:密切观察患者的呼吸频率、节律和深浅度;动态监测血氧饱和度的变化,定期进行动脉血气分析检查,以了解患者的呼吸功能状况。若患者呼吸急促、血氧饱和度下降、氧分压降低,提示患者呼吸功能受损。

(2)采取合适体位:协助患者卧床休息,减少耗氧量。非休克患者取半卧位,使腹肌放松、膈肌下降,有助于改善呼吸和减轻疼痛。半卧位还可促使腹腔内炎性渗出物局限于盆腔,减轻中毒症状。休克患者应取头低足高位。

(3)禁食和胃肠减压:禁食可减少消化液的分泌,减轻腹部胀痛。通过胃肠减压,可吸出胃内容物,减少胃内积气和积液,从而达到减轻腹胀、避免膈肌抬高和改善呼吸功能的效果。

(4)解痉镇痛:对诊断明确的剧烈疼痛患者,可遵医嘱给予消炎利胆、解痉或止痛药,以缓解疼痛,利于平稳呼吸,尤其是腹式呼吸。

(5)吸入氧气:根据患者呼吸的频率、节律、深浅度及血气分析情况,选择给氧的方式和确定氧气流量和浓度,如可通过鼻导管、面罩、呼吸机辅助等方法给氧,以维持患者正常的血氧饱和度及动脉血氧分压,改善缺氧症状,保证组织器官的氧气供给。

5.营养支持

(1)术前:不能进食或禁食及胃肠减压的患者,可从静脉补充能量、氨基酸、维生素、水、电解质等,以维持和改善营养状况。凝血机制障碍的患者,遵医嘱给予维生素 K_1 肌内注射。

(2)术后:在患者恢复进食前或进食量不足时,仍需从胃肠外途径补充营养素;当患者恢复进食后,应鼓励患者从清淡饮食逐步转为进食高蛋白、高碳水化合物、高维生素和低脂饮食。

6.并发症的预防和护理

(1)加强观察:包括神志、生命体征、每小时尿量、腹部体征及引流液的量、颜色、性质,同时注意血常规、电解质、血气分析和心电图等检查结果的变化。若 T 管引流液呈血性,伴腹痛、发热等症状,应考虑胆道出血;若腹腔引流液呈黄绿色胆汁样,应警惕胆瘘的可能;若患者出现神志淡漠、黄疸加深、每小时尿量减少或无尿、肝和肾功能异常、血氧分压降低或代谢性酸中毒,以及凝血酶原时间延长等,提示多器官功能障碍或衰竭,应及时报告医师,并协助处理。

(2)加强腹壁切口、引流管和 T 管护理。

(3)加强支持治疗:患者发生胆瘘时,在观察并准确记录引流液的量、颜色的基础上,遵医嘱补充水、电解质及维生素,以维持水、电解质平衡;鼓励患者进食高蛋白质、高碳水化合物、高维生素和低脂易消化饮食,防止因胆汁丢失影响消化吸收而造成营养障碍。

(4)维护器官功能:一旦出现多器官功能障碍或衰竭的征象,应立即与医师联系,并配合医师采取相应的急救措施。

(五)护理评价

(1)患者补液及时,体液代谢维持平衡。

(2)患者感染得到有效控制,体温恢复正常。

(3)患者能维持有效呼吸,没有发生低氧血症或发生后得到及时发现和纠正。

(4)患者的营养状况得到改善或维持。

(5)患者没有发生胆道出血、胆瘘及多器官功能障碍或衰竭等并发症,或发生后得到及时发现和处理。

(李科菀)

第三节 肠 梗 阻

一、概述

肠梗阻指肠内容物在肠道中通过受阻,为常见急腹症,可因多种因素引起。起病初梗阻肠段先有解剖和功能性改变,继而发生体液和电解质的丢失、肠壁循环障碍坏死和继发感染,最后可致毒血症休克死亡。如能及时诊断、积极治疗,大多能逆转病情的发展致最终治愈。

二、病因

(一)机械性肠梗阻

1.肠外原因

(1)粘连与粘连带压迫:粘连可引起肠折叠扭转而造成梗阻。先天性粘连带较多见于小儿;腹部手术或腹内炎症产生的粘连是成人肠梗阻最常见的原因,但少数患者可无腹部手术及炎症史。

(2)嵌顿性外疝或内疝。

(3)肠扭转常由于粘连所致。

(4)肠外肿瘤或腹块压迫。

2.肠管本身的原因

(1)先天性狭窄和闭孔畸形。

(2)炎症肿瘤吻合手术及其他因素所致的狭窄。例如炎症性肠病、肠结核、放射性损伤、肠肿瘤(尤其是结肠瘤)等。

(3)肠套叠在成人中较少见,多因息肉或其他肠管病变引起。

3.肠腔内原因

由于成团蛔虫异物或粪块等引起肠梗阻已不常见。巨大胆石通过胆囊或胆总管-肠瘘管进入肠腔,产生胆石性肠梗阻的病例时有报道。

(二)动力性肠梗阻

1.麻痹性

腹部大手术后腹膜炎、腹部外伤、腹膜后出血、某些药物肺炎、脓胸、脓毒血症、低钾血症或其他全身性代谢紊乱均可并发麻痹性肠梗阻。

2.痉挛性

肠道炎症及神经系统功能紊乱均可引起肠管暂时性痉挛。

(三)血管性肠梗阻

肠系膜动脉栓塞或血栓形成和肠系膜静脉血栓形成为主要病因。各种病因引起肠梗阻的频率随年代、地区、民族医疗卫生条件等不同而有所不同。例如,20 世纪 50~60 年代,前嵌顿疝所致的机械性肠梗阻的发生率较高,随着医疗水平的提高、预防性疝修补术得到普及,现已明显减少。而粘连所致的肠梗阻的发生率明显上升。

三、病理改变

单纯性完全机械性肠梗阻发生后,梗阻部位以上的肠腔扩张,肠壁变薄,黏膜易有糜烂和溃疡发生,浆膜可被撕裂,整个肠壁可因血供障碍而坏死穿孔,梗阻以下部分肠管多呈空虚坍陷。

麻痹性肠梗阻时肠管扩张肠壁变薄。

在绞窄性肠梗阻的早期,由于静脉回流受阻,小静脉和毛细血管可发生淤血、通透性增加,甚至破裂而渗出血浆或血液,此时肠管内因充血和水肿而呈紫色,继而出现动脉血流受阻、血栓形成,肠壁因缺血而坏死,肠内细菌和毒素可通过损伤的肠壁进入腹腔,坏死的肠管呈紫黑色,最后可自行破裂。

四、病理生理

肠梗阻的主要病理生理改变为膨胀体液和电解质的丢失,以及感染和毒血症。这些改变的严重程度视梗阻部位的高低、梗阻时间的长短及肠壁有无血液供应障碍而不同。

(一)肠膨胀

机械性肠梗阻时,梗阻以上的肠腔因积液、积气而膨胀,肠段对梗阻的最先反应是增强蠕动,而强烈的蠕动引起肠绞痛。此时食管上端括约肌发生反射性松弛,患者在吸气时不自觉地将大量空气吞入胃肠,因此肠腔积气的 70% 是咽下的空气,其中大部分是氮气,不易被胃肠吸收,其余 30% 的积气是肠内酸碱中和与细菌发酵作用产生的,或自备注弥散至肠腔的 CO_2、H_2、CH_4 等气体。正常成人每天消化道分泌的唾液、胃液、胆液、胰液和肠液的总量约为 8 L,绝大部分被小肠黏膜吸收,以保持体液平衡。肠梗阻时大量液体和气体聚积在梗阻近端引起肠膨胀,而膨胀能抑制肠壁黏膜吸收水分,以后又刺激其增加分泌,如此肠腔内液体越积越多,使肠膨胀进行性加重。单纯性肠梗阻时,肠管内压力一般较低,常低于 0.78 kPa(8 cmH_2O)。但随着梗阻时间的延长,肠管内压力甚至可达到 1.76 kPa(18 cmH_2O)。结肠梗阻止肠腔内压力平均为 2.45 kPa(25 cmH_2O)。结肠梗阻时肠腔内压力平均在 2.45 kPa(25 cmH_2O)以上,甚至高达 5.10 kPa(52 cmH_2O)。肠管内压力的增高可使肠壁静脉回流障碍,引起肠壁充血水肿,通透性增加。肠管内压力继续增高可使肠壁血流阻断,使单纯性肠梗阻变为绞窄性肠梗阻。严重的肠膨胀甚至可使横膈抬高,影响患者的呼吸和循环功能。

（二）体液和电解质的丢失

肠梗阻时肠膨胀可引起反射性呕吐。高位小肠梗阻时呕吐频繁,大量水分和电解质被排出体外。如梗阻位于幽门或十二指肠上段,呕出过多胃酸,则易产生脱水和低氯低钾性碱中毒。如梗阻位于十二指肠下段或空肠上段,则碳酸氢盐的丢失严重。低位肠梗阻,呕吐虽远不如高位者少见,但因肠黏膜吸收功能降低而分泌液量增多,梗阻以上肠腔中积留大量液体,有时多达 5～10 L,内含大量碳酸氢钠。这些液体虽未被排出体外,但封闭在肠腔内不能进入血液,等于体液的丢失。此外,过度的肠膨胀影响静脉回流,导致肠壁水肿和血浆外渗、绞窄性肠梗阻时,血和血浆的丢失尤其严重。因此,患者多发生脱水伴少尿、氮质血症和酸中毒。如脱水持续,血液进一步浓缩,则导致低血压和失血性休克。失钾和不进饮食所致的血钾过低可引起肠麻痹,进而加重肠梗阻的发展。

（三）感染和毒血症

正常人的肠蠕动使肠内容物经常向前流动和更新,因此小肠内是无菌的,或只有极少数细菌。单纯性机械性小肠梗阻时,肠内纵有细菌和毒素,也不能通过正常的肠黏膜屏障,因而危害不大。若梗阻转变为绞窄性,开始时,静脉血流被阻断,受累的肠壁渗出大量血液和血浆,使血容量进一步减少,继而动脉血流被阻断而加速肠壁的缺血性坏死。绞窄段肠腔中的液体含大量细菌(如梭状芽孢杆菌、链球菌、大肠埃希菌等)、血液和坏死组织,细菌的毒素及血液、坏死组织的分解产物均具有极强的毒性。这种液体通过破损或穿孔的肠壁进入腹腔后,可引起强烈的腹膜刺激和感染,被腹膜吸收后,则引起脓毒血症。严重的腹膜炎和毒血症是导致肠梗阻患者死亡的主要原因。

除上述三项主要的病理生理改变之外,如发生绞窄性肠梗阻,往往还伴有肠壁、腹腔和肠腔内的渗血,绞窄的肠襻越长,失血量越大,亦是导致肠梗阻患者死亡的原因之一。

五、临床表现

症状和体征典型的肠梗阻是不难诊断的,但缺乏典型表现者诊断较困难。X 线腹部透视或摄片检查对证实临床诊断、确定肠梗阻的部位很有帮助。正常人腹部 X 线平片上只能在胃和结肠内见到少量气体。如小肠内有气体和液平面,表明肠内容物通过障碍,提示肠梗阻的存在。急性小肠梗阻通常要经过 6 小时肠内才会积聚足够的液体和气体,形成明显的液平面经过12 小时,肠扩张的程度肯定达到诊断水平。结肠梗阻发展到 X 线征象出现的时间就更长。充气的小肠特别是空肠可从横绕肠管的环状襞加以辨认,并可与具有结肠袋影的结肠相区别。此外,典型的小肠肠型多在腹中央部分,而结肠影在腹周围或在盆腔。根据患者体力情况可采用立式或卧式,从正位或侧位摄片,必要时进行系列摄片。

肠梗阻的诊断确定后,应进一步鉴别梗阻的类型。由于治疗及预后方面差异很大,如机械性肠梗阻多需手术解除,动力性肠梗阻则可用保守疗法治愈,绞窄性肠梗阻应尽早进行手术,而单纯性机械性肠梗阻可先试行保守治疗。因此,应进行以下鉴别诊断。

（一）鉴别机械性肠梗阻和动力性肠梗阻

首先要从病史上分析有无机械梗阻因素。动力性肠梗阻包括常见的麻痹性和少见的痉挛性肠梗阻。机械性肠梗阻的特征是阵发性肠绞痛、肠鸣音亢进和非对称性腹胀;而麻痹性肠梗阻的特征为无绞痛、肠鸣音消失和全腹均匀膨胀;痉挛性肠梗阻可有剧烈腹痛突然发作和消失,间歇期不规则,肠鸣音减弱而不消失,但无腹胀。X 线腹部平片有助于两者的鉴别;机械性梗阻的肠胀气局限于梗阻部位以上的肠段;麻痹性梗阻时,全部胃、小肠和结肠均有胀气,程度大致相同;痉挛性梗阻时,肠无明显胀气和扩张。每隔几分钟拍摄正、侧位腹部平片以观察小肠有无运动,常可鉴别机械性与麻痹性肠梗阻。

(二)鉴别单纯性肠梗阻和绞窄性肠梗阻

绞窄性肠梗阻可发生于单纯性机械性肠梗阻的基础上,单纯性肠梗阻因治疗不善而转变为绞窄性肠梗阻的占 15%～43%,一般认为出现下列征象应怀疑有绞窄性肠梗阻。

(1)急骤发生的剧烈腹痛持续不减,或由阵发性绞痛转变为持续性腹痛,疼痛的部位较为固定。若腹痛涉及背部,提示肠系膜受到牵拉,更提示为绞窄性肠梗阻。

(2)腹部有压痛、反跳痛和腹肌强直,腹胀与肠鸣音亢进则不明显。

(3)呕吐物、胃肠减压引流物、腹腔穿刺液含血液,亦可有便血。

(4)全身情况急剧恶化,毒血症表现明显,可出现休克。

(5)X 线平片检查可见梗阻部位以上肠段扩张并充满液体,状若肿瘤或呈"C"形面,被称为"咖啡豆征",在扩张的肠管间常可见有腹水。

(三)鉴别小肠梗阻和结肠梗阻

高位小肠梗阻呕吐频繁而腹胀较轻,低位小肠梗阻则反之。结肠梗阻的临床表现与低位小肠梗阻相似。但 X 线腹部平片检查则可区别。小肠梗阻是充气的肠襻遍及全腹,液平面较多见,而结肠则不显示。若为结肠梗阻,则在腹部周围可见扩张的结肠和袋形,小肠内积气则不明显。

(四)鉴别完全性肠梗阻和不完全性肠梗阻

完全性肠梗阻多为急性发作而且症状明显,不完全性肠梗阻则多为慢性梗阻,症状不明显,往往为间歇性发作。X 线平片检查完全性肠梗阻者肠襻充气扩张明显,不完全性肠梗阻则反之。

(五)肠梗阻病因的鉴别诊断

判断病因可从年龄、病史、体检、X 线检查等方面的分析着手。例如以往有过腹部手术、创伤、感染的病史,应考虑肠粘连或粘连带所致的梗阻;如患者有肺结核,应想到肠结核或腹膜结核引起肠梗阻的可能。遇风湿性心瓣膜病伴心房颤动、动脉粥样硬化或闭塞性动脉内膜炎的患者,应考虑肠系膜动脉栓塞;而门静脉高压和门静脉炎可致门静脉栓塞。这些动静脉血流受阻是血管性肠梗阻的常见原因。在儿童中,蛔虫引起肠堵塞偶可见到;3 岁以下婴幼儿中原发性肠套叠多见;青、中年患者的常见病因是肠粘连、嵌顿性外疝和肠扭转;老年人的常见病因是结肠癌、乙状结肠扭转和粪块堵塞,而结肠梗阻中 90% 为癌性梗阻。成人中肠套叠少见,多继发于 Meckel 憩室、肠息肉和肿瘤。在腹部检查时,要特别注意腹部手术切口瘢痕和隐蔽的外疝。

腹痛、呕吐、腹胀、便秘和停止排气是肠梗阻的典型症状,但在各类肠梗阻中轻重并不一致。

1.腹痛

肠梗阻的患者大多有腹痛。在急性完全性机械性小肠梗阻患者中,腹痛表现为阵发性绞痛。是由梗阻部位以上的肠管强烈蠕动所引起,多位于腹中部,常突然发作,逐步加剧至高峰,持续数分钟后缓解。间隙期可以完全无痛,但过段时间后可以再发,绞痛的程度和间隙期的长短则视梗阻部位的高低和病情的缓急而异。一般而言,十二指肠、上段空肠梗阻时呕吐可起减压作用,患者绞痛较轻。而低位回肠梗阻则可因肠胀气抑制肠蠕动,故绞痛亦轻。唯有急性空肠梗阻时绞痛较剧烈,一般每 2～5 分钟即发作 1 次。不完全性肠梗阻腹痛较轻,在一阵肠鸣或排气后可见缓解。慢性肠梗阻亦然,且间隙期较长。急性机械性结肠梗阻时腹痛多在下腹部。一般较小肠梗阻为轻。结肠梗阻时若回盲瓣功能正常,结肠内容物不能逆流到小肠,肠腔因而逐渐扩大,压力增高,除阵发性绞痛外可有持续性钝痛。此种情况的出现应注意有闭襻性肠梗阻的可能性。发作间隙期的持续性钝痛亦是绞窄性肠梗阻的早期表现。如若肠壁已发生缺血坏死,则呈持续性剧烈腹痛。至于麻痹性肠梗阻,由于肠肌已无蠕动能力,故无肠绞痛发作,可由高度肠管膨胀而引起腹部持续性胀痛。

2.呕吐

肠梗阻患者几乎都有呕吐,早期为反射性呕吐,吐出物多为胃内容物。后期则为反流性呕吐,因梗阻部位高低而不同,部位越高,呕吐越频越剧烈。低位小肠梗阻时呕吐较轻亦较疏。结肠梗阻时,由于回盲瓣可以阻止反流,故早期可无呕吐,但后期回盲瓣因肠腔过度充盈而关闭不全时亦有较剧烈的呕吐,吐出物可含粪汁。

3.腹胀

腹胀是较迟出现的症状,其程度与梗阻部位有关。高位小肠梗阻由于频繁呕吐多无明显腹胀;低位小肠梗阻或结肠梗阻的晚期常有显著的全腹膨胀。闭襻性梗阻的肠段膨胀很突出,常呈不对称的局部膨胀。麻痹性肠梗阻时,全部肠管均膨胀扩大,故腹胀显著。

4.便秘和停止排气

完全性肠梗阻时,患者排便和排气现象消失。但在高位小肠梗阻的最初2～3天,如梗阻以下肠腔内积存了粪便和气体,则仍有排便和排气现象,不能因此否定完全性梗阻的存在。同样,绞窄性肠梗阻如肠扭转、肠套叠及结肠癌所致的肠梗阻等都可有血便或脓血便排出。

5.全身症状

单纯性肠梗阻患者一般无明显的全身症状,但呕吐频繁和腹胀严重者必有脱水,血钾过低者有疲软、嗜睡、乏力和心律失常等症状。绞窄性肠梗阻患者的全身症状最显著,早期即有虚脱,很快进入休克状态。伴有腹腔感染者,腹痛持续并扩散至全腹,同时有畏寒、发热、白细胞计数增多等感染和毒血症表现。

六、治疗措施

肠梗阻的治疗方法取决于梗阻的原因、性质、部位、病情和患者的全身情况。但不论采取何种治疗方法,纠正肠梗阻所引起的水、电解质和酸碱平衡的失调,做胃肠减压以改善梗阻部位以上肠段的血液循环及控制感染等皆属必要。

(一)纠正脱水、电解质丢失和酸碱平衡失调

脱水、电解质的丢失与病情、病类有关。应根据临床经验与血化验结果予以估计。一般成人症状较轻的约需补液1 500 mL,有明显呕吐的则需补3 000 mL,而伴周围循环虚脱和低血压时则需补液4 000 mL以上。若病情一时不能缓解,则尚需补给从胃肠减压及尿中排泄的量,以及正常的每天需要量。当尿量排泄正常时,尚需补给钾盐。低位肠梗阻多因碱性肠液丢失易有酸中毒,而高位肠梗阻则因胃液和钾的丢失易发生碱中毒,皆应予以相应的纠正。在绞窄性肠梗阻和机械性肠梗阻的晚期,可有血浆和全血的丢失,产生血液浓缩或血容量的不足,故尚应补给全血或血浆、清蛋白等方能有效纠正循环障碍。

在制订或修改此项计划时,必须根据患者的呕吐情况、脱水体征,每小时尿量和尿比重,血钠离子、钾离子、氯离子、二氧化碳结合力、血肌酐,以及血细胞比容、中心静脉压的测定结果加以调整。由于酸中毒、血浓缩、钾离子从细胞内逸出,血钾测定有时不能真实地反映细胞缺钾情况,而

应进行心电图检查作为补充。补充体液和电解质、纠正酸碱平衡失调的目的在于维持机体内环境的相对稳定,保持机体的抗病能力,使患者在肠梗阻解除之前渡过难关,能在有利的条件下经受外科手术治疗。

(二)胃肠减压

通过胃肠插管减压可引出吞入的气体和滞留的液体,解除肠膨胀,避免吸入性肺炎,减轻呕吐,改善由于腹胀引起的循环和呼吸窘迫症状,在一定程度上能改善梗阻以上肠管的淤血、水肿和血液循环。少数轻型单纯性肠梗阻经有效的减压后肠腔可恢复通畅。胃肠减压可减少手术操作困难,增加手术的安全性。

减压管一般有两种:较短的一种(Levin 管)可放置在胃或十二指肠内,操作方便,对高位小肠梗阻减压有效;另一种减压管长数米(Miller-Abbott 管),适用于较低位小肠梗阻和麻痹性肠梗阻的减压,但操作费时,放置时需要 X 线透视以确定管端的位置。结肠梗阻发生肠膨胀时,插管减压无效,常需手术减压。

(三)控制感染和毒血症

肠梗阻时间过长或发生绞窄时,肠壁和腹膜常有多种细菌感染(如大肠埃希菌、梭形芽孢杆菌、链球菌等),积极地采用以抗革兰阴性杆菌为重点的广谱抗生素静脉滴注治疗十分重要,动物试验和临床实践都证实应用抗生素可以显著降低肠梗阻的死亡率。

(四)解除梗阻恢复肠道功能

对单纯性机械性肠梗阻,尤其是早期不完全性肠梗阻,如由蛔虫、粪块堵塞或炎症粘连所致的肠梗阻等可做非手术治疗。早期肠套叠、肠扭转引起的肠梗阻亦可在严密的观察下先行非手术治疗。动力性肠梗阻除非伴有外科情况,不需手术治疗。

非手术治疗除前述各项治疗外尚可加用下列措施。

(1)油类:可用液体石蜡、生豆油或菜油 200～300 mL 分次口服或由胃肠减压管注入。适用于病情较重、体质较弱者。

(2)麻痹性肠梗阻如无外科情况可用新斯的明注射、腹部芒硝热敷等治疗。

(3)针刺足三里、中脘、天枢、内关、合谷、内庭等穴位可作为辅助治疗。

绝大多数机械性肠梗阻需做外科手术治疗,缺血性肠梗阻和绞窄性肠梗阻更宜及时手术处理。

外科手术的主要内容:①松解粘连或嵌顿性疝,整复扭转或套叠的肠管等,以消除梗阻的局部原因。②切除坏死的或有肿瘤的肠段、引流脓肿等,以清除局部病变。③肠造瘘术可解除肠膨胀,以利于肠段切除,肠吻合术可绕过病变肠段,恢复肠道的通畅。

七、急救护理

急性肠梗阻护理要点是围绕矫正因肠梗阻引起的全身性生理紊乱和解除梗阻而采取的相应措施,即胃肠减压,纠正水、电解质紊乱和酸碱失衡,防治感染和中毒。采用非手术疗法过程中,需严密观察病情变化。如病情不见好转或继续恶化,应及时为医师提供信息,修改治疗方案。有适应证者积极完善术前准备,尽早手术解除梗阻,加强围术期护理。

(一)护理目标

(1)严密观察病情变化,使患者迅速进入诊断、治疗程序。

(2)维持有效的胃肠减压。

（3）减轻症状：如疼痛、腹胀、呼吸困难等。

（4）加强基础护理，增加患者的舒适感。

（5）做好水、电解质管理。

（6）预防各种并发症，提高救治成功率。

（7）加强心理护理，增强患者战胜疾病的信心。

（8）帮助患者及家属掌握自护知识，为患者回归正常生活做准备。

（二）护理措施

1.密切观察病情变化

（1）意识表情变化能够反映中枢神经系统血液灌注情况。意识由清醒变模糊或昏迷提示病情加重。

（2）监测患者血压、脉搏、呼吸、体温，每15～30分钟1次，记录尿量，观察腹痛、腹胀、呕吐、肛门排气排便情况。如果患者有口渴、尿量减少、脉率增快、脉压缩小、烦躁不安、面色苍白等表现，为早期休克征象，应加快输液速度，配合医师进行抢救。早期单纯性肠梗阻患者，全身情况无明显变化，后因呕吐和水、电解质紊乱，可出现脉搏细速、血压下降、面色苍白、眼球凹陷、皮肤弹性减退、四肢发凉等中毒性休克征象，尤以绞窄性肠梗阻更为严重。

（3）注意有无突发的剧烈腹痛、腹胀明显加重等异常情况。若出现持续剧烈的腹痛、频繁的呕吐、非手术治疗疗效不明显、有明显的腹膜炎表现，以及呕血、便血等症状，为绞窄性肠梗阻表现，应尽早配合医师行手术治疗。

（4）术后密切观察患者术后一般情况，应30～60分钟测血压、脉搏1次，平稳后可根据医嘱延长测定时间。对重症患者进行心电监护，预防中毒性休克。如发现异常情况，要及时通知医师，做好抢救工作。

（5）保持各引流管通畅，妥善固定，防止挤压扭曲，同时密切观察引流液的性状，如量、颜色、气味等。

2.胃肠减压的护理

（1）肠梗阻的急性期须禁食，并保持有效的胃肠减压。胃肠减压可吸出肠道内气体和液体，减轻腹胀，降低肠腔内压力，改善肠壁血液循环，有利于改善局部病变及全身情况。关心、安慰患者，讲解胃肠减压的作用及重要性，使患者重视胃肠减压的作用。

（2）妥善固定胃管，每2小时抽吸1次，避免折曲或脱出，保持引流通畅，若引流不畅时可用等渗盐水冲洗胃管，观察引出物的色、质、量并记录。

（3）避免胃内存留大量的液体和气体影响药物的保存和吸收。注药操作时，动作要轻柔，避免牵拉胃管引起患者不适，注射完毕，一定要夹紧胃管2～3小时，以利于药物吸收及进入肠道。

（4）动态观察胃肠吸出物的颜色及量。若吸出物减少及变清，肠鸣音恢复，表示梗阻正在缓解；若吸出物的量较多，有粪臭味或呈血性，表示肠梗阻未解除，促使细菌繁殖或者引起肠管血液循环障碍，应及早通知医师，采取合理手术治疗。

（5）术后应加强胃肠减压的护理。每天记录胃液量，便于医师参考补液治疗。注意胃液性质，发现有大量血性液体引出时，应及时报告医师处理。

3.体位和活动的护理

（1）非手术患者卧床休息。在血压稳定的情况下，可采取半卧位，以减轻腹痛、腹胀，并有利于呼吸。

（2）术后待生命体征平稳后采用半卧位,以利于腹腔内渗出液流向盆腔而利于吸收(盆腔内腹膜吸收能力较强),使感染局限化,减少膈下感染,减轻腹部张力,减轻切口疼痛,有利于切口愈合。有造瘘口者应向造瘘口侧侧卧,以防肠内大便或肠液流出污染腹部切口或从造瘘口基底部刀口流入肠腔而致感染。护理人员应经常协助患者维持好半卧位。

（3）指导和协助患者活动。术后 6 小时血压平稳后可在床上翻身,动作宜小且轻缓,术后第一天可协助坐起并拍背促进排痰。同时鼓励患者早期下床活动,有利于肠蠕动恢复,防止肠粘连,促进生理功能和体力的恢复,防止肺不张。

（4）被动、主动活动双下肢,防止下肢静脉血栓形成。瘦、弱、年老的患者同时要特别注意骶尾部的皮肤护理,防止因受压过久发生压疮。

4.腹痛的护理

（1）患者主诉疼痛时应立即采取相应的处理措施,如给予舒适的体位、同情安慰患者、让患者做深呼吸。但在明确诊断前禁用强镇痛药物。

（2）禁食,保持有效的胃肠减压。

（3）观察腹痛的部位、性质、程度、进展情况。单纯性机械性肠梗阻一般为阵发性剧烈绞痛;绞窄性肠梗阻腹痛往往为持续性腹痛伴有阵发性加重,疼痛也较剧烈;麻痹性肠梗阻腹痛往往不明显,阵发性绞痛尤为少见;结肠梗阻一般为胀痛。要观察生命体征变化,判断有无绞窄性肠梗阻及休克的发生,为治疗时机选择提供依据。

5.呕吐的观察及护理

（1）呕吐时协助患者坐起或使其头侧向一边,及时清理呕吐物,防止窒息和引起吸入性肺炎。

（2）呕吐后用温开水漱口,保持口腔清洁,清洁颜面部,并观察记录呕吐时间、次数、性质、量等。维持口腔清洁卫生,口腔护理每天 2 次,防止口腔感染。

（3）若留置胃肠减压后仍出现呕吐,应考虑是否存在引流不畅,检查胃管的深度是否移位或脱出,管道是否打折、扭曲,管腔是否堵塞,应及时给予相应的处理。

6.腹部体征的观察及护理

（1）评估、记录腹胀的程度,观察病情变化。观察腹部外形,每小时听诊肠鸣音 1 次,腹胀伴有阵发性腹绞痛,肠鸣音亢进,甚至有气过水声或金属音,应严密观察。麻痹性肠梗阻时全腹膨胀显著,但不伴有肠型;闭襻性肠梗阻可以出现局部膨胀;结肠梗阻因回盲瓣关闭可以显示腹部高度膨胀,而且往往不对称。

（2）动态观察是否有肛门排气、排便。

（3）减轻腹胀的措施有胃管引流,保持有效负压吸引。热敷或按摩腹部。如无绞窄性肠梗阻,可从胃管注入液体石蜡,每次 20～30 mL,促进排气、排便。

7.加强水、电解质管理

（1）准确记录 24 小时出入量、每小时尿量,作为调整输液量的参考指标。

（2）遵医嘱尽快补充水和电解质。护士应科学、合理地安排补液顺序。危及生命的电解质紊乱,如低钾,要优先补给。

（3）维持有效的静脉通道,必要时建立中心静脉通道。加强局部护理。

8.预防感染的护理

（1）为患者执行各项治疗、操作时严格遵守无菌技术原则。接触患者前后均用流水洗手,防止交叉感染。

（2）有引流管者,应每天更换引流袋,保持引流通畅。

（3）禁食和胃肠减压期间应用生理盐水或漱口液口腔护理,每天 3 次,防止口腔炎的发生。

（4）留置导尿管者应用 0.1% 苯扎溴铵消毒尿道口或抹洗外阴,每天 3 次。

（5）加强皮肤护理,及时擦干汗液、清理呕吐物、更换衣被。每 2 小时变换体位 1 次,按摩骨突部位,防止压疮的发生。

9.引流管的护理

（1）术后因病情需要放置腹腔引流管,护士应明确引流管的放置位置及作用,注意引流管是否固定牢固,有无扭曲、阻塞等。

（2）术后每 30 分钟挤压 1 次引流管,以避免管腔被血块堵塞,保持引流管通畅。

（3）注意观察引流液的量及性质,及时准确地向医师报告病情。

（4）在操作过程中注意无菌操作,防止逆行感染。

10.饮食护理

待胃肠功能恢复、肛门排气后给患者少量流质饮食。肠切除者,应在肛门排气后 1～2 天才能开始进食流质饮食。进食后如无不适,逐渐过渡至半流、软质、普通饮食。给予无刺激、易消化、营养丰富及富含纤维素的食物。有造瘘口者避免进食产气、产酸和刺激性食物,如蛋、洋葱、芹菜、蒜或含糖高的食物,以免产生臭气。随着病情恢复,造瘘口功能的健全,2 周左右可进食容易消化的少渣普食及含纤维素高的食物,不但可使粪便成形,便于护理,而且起到扩张造瘘口的作用。

11.心理护理

肠梗阻发病急,疼痛剧烈,患者一般有紧张、恐惧、焦虑等不良情绪,入院后急于想得到治疗,缓解疼痛。护士耐心安慰解释,与家属做好沟通工作,共同鼓励、关心患者。

（1）介绍环境及负责医师、护士,协助患者适应新环境。为患者提供安静、整洁、舒适的环境,避免不良刺激。

（2）治疗操作前简单解释,操作轻柔,尽量减少引起患者恐惧的医源性因素。

（3）用浅显的语言向患者解释疾病的原因、治疗措施、手术需要的配合。

（4）对患者的感受表示理解,耐心倾听,鼓励其说出自己心中的感受,给予帮助。

（5）避免在与医师、家属充分沟通前,直接同患者谈论病情的严重性。

（三）健康教育

（1）养成良好的生活习惯,如生活起居要有规律,每天定时排便,排便时精力集中,即使无便意也要做排便动作,保持大便通畅。

（2）饱餐后不宜剧烈运动和劳动,防止发生肠扭转。

（3）定期复诊。有腹胀、腹痛等不适时,及时到医院检查。及早发现引起肠梗阻的因素,早诊断、早治疗。

（李科菀）

第十一章

泌尿外科护理

第一节 肾 脏 损 伤

一、概述

肾脏隐藏于腹膜后,一般受损伤机会很少,但肾脏为一实质性器官,结构比较脆弱,外力强度稍大即可造成肾脏的创伤。肾损伤大多为闭合性损伤,占 60%～70%,可由直接暴力,如腰、腹部受硬物撞击或车辆撞击,肾受到沉重打击或被推向肋缘而发生损伤;肋骨和腰椎骨折时,骨折片可刺伤肾,间接暴力,如从高处落下、足跟或臀部着地时发生对冲力,可引起肾或肾蒂伤。开放性损伤多见于战时和意外事故,常伴有胸腹部创伤,在临床上按其损伤的严重程度可分为肾挫伤、肾部分裂伤、肾全层裂伤、肾蒂损伤、病理性肾破裂等类型。

二、诊断

(一)症状

1.血尿

损伤后血尿是肾损伤的重要表现,多为肉眼血尿,血尿的轻重程度与肾脏损伤严重程度不一定一致。

2.疼痛

局限于上腹部及腰部,若血块阻塞输尿管,则可引起绞痛。

3.肿块

因出血和尿外渗引起腰部不规则的弥散性胀大的肿块,常伴肌强直。

4.休克

面色苍白,心率加快,血压降低,烦躁不安等。

5.高热

由于血、尿外渗后引起肾周感染所致。

(二)体征

1.一般情况

患者可有腰痛或上腹部疼痛、发热。大出血时可有血流动力学不稳定的表现,如面色苍白、四肢发凉等。

2.专科体检

上腹部及腰部压痛,腹部包块。刀伤或穿透伤累及肾脏时,伤口可流出大量鲜血。出血量与肾脏损伤程度,以及是否伴有其他脏器或血管损伤有关。

(三)检查

1.实验室检查

尿中含多量红细胞。血红蛋白与血细胞比容持续降低提示有活动性出血。血白细胞数增多应注意是否存在感染灶。

2.特殊检查

早期积极的影像学检查可以发现肾损伤部位、程度、有无尿外渗或肾血管损伤,以及对侧肾情况。根据病情轻重,除需紧急手术外,有选择地应用以下检查。

(1)B超检查:能提示肾损害的程度,包膜下和肾周血肿及尿外渗情况。为无创检查,病情重时更有实用意义,并有助于了解对侧肾情况。

(2)CT扫描:可清晰显示肾皮质裂伤、尿外渗和血肿范围,显示无活力的肾组织,并可了解与周围组织和腹腔内其他脏器的关系,为首选检查。

(3)排泄性尿路造影:使用大剂量造影剂行静脉推注造影,可发现造影剂排泄减少,肾、腰大肌影消失,脊柱侧突及造影剂外渗等。可评价肾损伤的范围和程度。

(4)动脉造影:适宜于尿路造影未能提供肾损伤的部位和程度,尤其是伤侧肾未显影,选择性肾动脉造影可显示肾动脉和肾实质损伤情况。若伤侧肾动脉完全梗阻,表示为创伤性血栓形成,宜紧急施行手术。有持久性血尿者,动脉造影可以了解有无肾动静脉瘘或创伤性肾动脉瘤,但为有创检查,已少用。

(5)逆行肾盂造影:易招致感染,不宜应用。

(四)诊断要点

一般都有创伤史,可有腰痛、血尿、腰部肿块等症状体征,出血严重时出现休克。定时查血、尿常规,根据血尿增减、血红蛋白变化评估伤情。检查首选。肾脏超声,快速并且无创伤,对于评价肾脏损伤程度有意义,CT检查可以进一步显示肾实质损伤、肾脏出血及肾蒂损伤情况。条件允许时行静脉肾盂造影检查。

(五)鉴别诊断

1.腹腔脏器损伤

主要为肝、脾损伤,有时可与肾损伤同时发生。表现为出血、休克等危急症状,有明显的腹膜刺激症状。腹腔穿刺可抽出血性液体。尿液检查无红细胞;超声检查肾脏无异常发现;静脉尿路造影(IVU)示肾盂、肾盏形态正常,无造影剂外溢情况。

2.肾梗死

表现为突发性腰痛、血尿、血压升高;IVU示肾显影迟缓或不显影。逆行肾盂造影可发现肾被膜下血肿征象。肾梗死患者往往有心血管疾病或肾动脉硬化病史,血清乳酸脱氢酶及碱性磷酸酶升高。

3.自发性肾破裂

突然出现腰痛及血尿病状。体检示腰腹部有明显压痛及肌紧张,可触及边缘不清的囊性肿块。IVU 检查示肾盂、肾盏变形和造影剂外溢。B 超检查示肾集合系统紊乱,肾周围有液性暗区。一般无明显的创伤史,既往多有肾肿瘤、肾结核、肾积水等病史。

三、治疗

肾损伤的处理与损伤程度直接相关。轻微肾挫伤经短期休息可以康复,多数肾挫裂伤可用保守治疗,仅少数需手术治疗。

(一)紧急治疗

有大出血、休克的患者需迅速给予抢救措施,观察生命体征,进行输血、复苏,同时明确有无并发其他器官损伤,做好手术探查的准备。

(二)保守治疗

(1)绝对卧床休息 2~4 周,病情稳定,血尿消失后才可以允许患者离床活动。通常损伤后4~6 周肾挫裂伤才趋于愈合,过早过多离床活动,有可能再度出血。恢复后 2~3 个月内不宜参加体力劳动或竞技运动。

(2)密切观察,定时测量血压、脉搏、呼吸、体温,注意腰、腹部肿块范围有无增大。观察每次排出的尿液颜色深浅的变化。定期检测血红蛋白和血细胞比容。

(3)及时补充血容量和热量,维持水、电解质平衡,保持足够尿量。必要时输血。

(4)应用广谱抗生素以预防感染。

(5)使用止痛剂、镇静药和止血药物。

(三)手术治疗

1.开放性肾损伤

几乎所有这类损伤的患者都要施行手术探查,特别是从前面腹壁进入的锐器伤,需经腹部切口进行手术,清创、缝合及引流并探查腹部脏器有无损伤。

2.闭合性肾损伤

一旦确定为严重肾裂伤、肾碎裂及肾蒂损伤需尽早经腹入路施行手术。若肾损伤患者在保守治疗期间发生以下情况,需施行手术治疗:①经积极抗休克后生命体征仍未见改善,提示有内出血。②血尿逐渐加重,血红蛋白和血细胞比容继续降低。③腰、腹部肿块明显增大。④有腹腔脏器损伤可能。

手术方法:经腹部切口施行手术,先探查并处理腹腔损伤脏器,再切开后腹膜,显露肾静脉、肾动脉,并阻断之,而后切开肾周围筋膜和肾脂肪囊,探查患肾。先阻断肾蒂血管,并切开肾周围筋膜,快速清除血肿,依具体情况决定做肾修补、部分肾切除术或肾切除。必须注意,在未控制肾动脉之前切开肾周围筋膜,往往难以控制出血,而被迫施行肾切除。只有在肾严重碎裂或肾血管撕裂,无法修复,而对侧肾良好时,才施行肾切除。肾实质破损不大时,可在清创与止血后,用脂肪或网膜组织填入肾包膜缝合处,完成一期缝合,既消除了无效腔,又减少了血肿引起继发性感染的机会。肾动脉损伤性血栓形成一旦被确诊即应手术取栓,并可行血管置换术,以挽救肾功能。

(四)并发症及其处理

常由血或尿外渗,以及继发性感染等引起。腹膜后囊肿或肾周脓肿可切开引流。输尿管狭窄、肾积水需施行成形术或肾切除术。恶性高血压要做血管修复或肾切除术。动静脉瘘和假性肾动脉瘤应予以修补,如在肾实质内则可行部分肾切除术。持久性血尿可施行选择性肾动脉造影及栓塞术。

四、病情观察

(1)观察生命体征,如体温、血压、脉搏、呼吸,神智反应。

(2)专科变化,腹部或腰腹部有无肿块及大小变化,血尿程度。

(3)重要生命脏器,心、肺、肝、脾等脏器及骨骼系统有无合并伤。

五、注意事项

(一)医患沟通

(1)如拟保守治疗,应告知患者及家属仍有做手术的可能性及肾损伤后的远期并发症。

(2)做开放手术,应告知可能切肾的方案,如做保肾手术,则有继续出血、尿外渗的可能。

(3)手术探查决定做肾切除时,应再一次告知家属,并告知术后肾功能失代偿或需做肾代替治疗的可能。如合并腹腔或其他部位脏器损伤,手术时要一期处理,亦应告知家属并签字。

(4)交代病情时要立足于当前患者病情,对于病情变化不做肯定与否定的预测。

(二)经验指导

(1)对于肾损伤的患者应留院观察或住院1天,必须每半小时至1小时监测1次血压、心率、呼吸,记录每小时尿量。并做好血型分析及备血。

(2)对于肾损伤病情明确者,生命体征不稳时,可重复做腹腔穿刺及CT、B超影像学检查。

(3)手术后要观察腹部情况,伤口有无渗血,敷料有无潮湿,为防止切口裂开,可使用腹带保护。

(4)肾切除患者要计算每天出入量,了解肾功能变化。

(5)确保引流管无扭曲,密切观察引流量、颜色的变化。

(6)腹部创伤合并。肾损伤的比例不是很高,临床工作中易忽视。血尿是肾创伤的重要表现,但与病情严重程度不成比例;输尿管有血块堵塞、肾蒂损伤或低血压休克时可无血尿出现。

六、护理

(一)护理评估

1.健康史

详细了解受伤的原因、部位、受伤的经过,以往的健康状况等。

2.身体状况

(1)血尿:是肾损伤的主要症状。肾挫伤时血尿轻微,肾部分裂伤或肾全层裂伤时,可出现大量肉眼血尿。当血块堵塞输尿管、肾盂或输尿管断裂、肾蒂血管断裂时,血尿可不明显,甚至无血尿。

(2)疼痛:肾包膜张力增加、肾周围软组织损伤,可引起患侧腰、腹部疼痛;血液、尿液渗入腹腔或伴有腹部器官损伤时,可出现全腹痛和腹膜刺激征;血块通过输尿管时,可发生肾绞痛。

(3)腰、腹部包块:血液、尿液渗入肾周围组织,可使局部肿胀形成包块,可有触痛。

(4)休克:严重的肾损伤,尤其是合并其他器官损伤时,易引起休克。

(5)发热:肾损伤后,由于创伤性炎症反应,伤区血液、渗出液及其他组织的分解产物吸收引起发热,多为低热;由于血肿、尿外渗继发感染引起的发热多为高热。

3.心理状况

由于突发的暴力致伤,或因损伤出现大量肉眼血尿、疼痛、腰腹部包块等表现时,患者常有恐惧、焦虑等心理状态的改变。

4.辅助检查

(1)尿常规检查:了解尿中有无大量红细胞。

(2)B超检查:能提示肾损害的程度,包膜下和肾周血肿及尿外渗情况。

(3)X线平片检查:肾区阴影增大,提示有肾周围血肿的可能。

(4)CT检查:可清晰显示肾皮质裂伤、尿外渗和血肿范围。

(5)排泄性尿路造影:可评价肾损伤的范围和程度。

(6)肾动脉造影:可显示肾动脉和肾实质损伤的情况。

(二)护理诊断及相关合作性问题

1.不舒适

与疼痛等有关。

2.恐惧/焦虑

与损伤后出现血尿等有关。

3.有感染的危险

与损伤后免疫力降低有关。

4.体温过高

与损伤后的组织产物吸收和血肿、尿外渗继发感染等有关。

(三)护理目标

(1)疼痛不适感减轻或消失。

(2)情绪稳定,能安静休息。

(3)患者发生感染和休克的危险性降低,未发生感染和休克。

(4)体温正常。

(四)护理措施

1.非手术治疗及手术前患者的护理

(1)嘱患者绝对卧床休息2~4周,待伤情稳定、血尿消失1周后方可离床活动,以防再出血。

(2)迅速建立静脉输液通路,及时输血、输液,维持水、电解质及酸碱平衡,防治休克。

(3)急救护理:有大出血、休克的患者需配合医师迅速进行抢救及护理。

(4)心理护理:对恐惧不安的患者,给予心理疏导、安慰、体贴和关怀。

(5)伤情观察:患者的生命体征;血尿的变化;腰、腹部包块大小的变化;腹膜刺激征的变化。

(6)配合医师做好影像学检查前的准备工作。

(7)做好必要的术前常规准备,以便随时中转手术。

2.手术后患者的护理

(1)卧床休息:肾切除术后需卧床休息2~3天,肾修补术、肾部分切除术或肾周引流术后需卧床休息2~4周。

(2)饮食:禁食24小时,适当补液,肠功能恢复后进流质饮食,并逐渐过渡到普通饮食,但要注意少食易胀气的食物,以减轻腹胀。鼓励患者适当多饮水。

(3)伤口护理:保持伤口清洁干燥,注意无菌操作,注意观察有无渗血、渗尿,应用抗菌药物,预防感染。

3.健康指导

(1)向患者介绍康复的基本知识、卧床的意义,以及观察血尿、腰腹部包块的意义。

(2)告诉患者恢复后3个月内不宜参加重体力劳动或竞技运动;肾切除术后患者,应注意保护对侧肾,尽量不要应用对肾有损害的药物。

(3)定期到医院复诊。

(李科菀)

第二节　输尿管损伤

一、概述

输尿管位于腹膜后间隙,位置隐蔽,一般由外伤直接引起输尿管损伤不常见,多见于医源性损伤,如手术损伤或器械损伤及放射性损伤。凡腹腔、盆腔手术后患者发生无尿、漏尿,腹腔或盆腔有刺激症状时均应想到输尿管损伤的可能。对怀疑输尿管损伤的患者,应进行系统的泌尿系统检查。妇科手术特别是宫外孕破裂、剖宫产等急诊手术或妇科肿瘤根治术中,输尿管被钳夹或误扎等医源性损伤最为常见。

二、护理评估

采集患者外伤史,盆腔、腹腔、腹膜后手术史,妇科手术史及泌尿系统手术史,如出现相应的症状应警惕输尿管损伤的可能。

(一)临床表现

手术损伤输尿管引起临床表现需根据输尿管损伤程度而定,术中发现输尿管损伤,立即处理可不留后遗症。若未被发现,多在3~5天起病。尿液起初渗在组织间隙里,临床上表现为高热、寒战、恶心、呕吐、损伤侧腰痛、肾肿大、下腹或盆腔内肿物、压痛及肌紧张等。

1.腹痛及感染症状

表现为腰部胀痛、寒战、局部触痛、叩击痛。若输尿管被误扎,多数病例数天内患侧腰部出现胀痛,并可出现寒战、发热,局部触痛、叩击痛并可扪及肿大的肾脏。若采用输尿管镜套石或碎石操作,不慎造成输尿管穿孔破损者,由于漏尿或尿液外渗可引起患侧腰痛及腹胀,继发感染后则出现寒战、发热,肾区压痛并可触及尿液积聚而形成的肿块。

2.尿瘘

分急性尿瘘与慢性尿瘘2种。前者在输尿管损伤后当日或数天内出现伤口漏尿,腹腔积尿或阴道漏尿。后者以盆腔手术所致输尿管阴道瘘最常见。尿瘘形成前,多有尿外渗引起感染症状,常见伤后2~3周内形成尿瘘。

3.无尿

双侧输尿管发生断裂或误扎,伤后即可无尿,应注意与创伤性休克所致急性肾衰竭的无尿鉴别。

4.血尿

输尿管损伤后可以出现肉眼或镜下血尿,但也可以尿液检查正常,一旦出现血尿,应高度怀疑有输尿管损伤。

(二)辅助检查

1.静脉肾盂造影

可显示患肾积水,损伤以上输尿管扩张、扭曲、成角、狭窄及对比剂外溢。

2.膀胱镜及逆行造影

可观察瘘口部位并与膀胱损伤鉴别,逆行造影对明确损伤部位、损伤程度有价值。

3.B超

可显示患肾积水和输尿管扩张。

4.CT

对输尿管外伤性损伤部位、尿外渗及合并肾损伤或其他脏器损伤有一定的诊断意义。

5.阴道检查

有时可直接观察到瘘口的部位。

6.体格检查

膀胱腹膜外破裂后尿外渗,下腹耻骨上区有明显触痛,有时可触及包块。膀胱腹膜内破裂后,若有大量尿液进入腹腔,检查有腹壁紧张、压痛、反跳痛及移动性浊音。

(三)护理问题

首先对患者进行心理评估,了解患者的身体和心理状态,患者主要存在以下护理问题:

1.疼痛

与尿外渗及手术有关。

2.舒适的改变

与术后放置支架管、造瘘管有关。

3.恐惧、焦虑

与尿瘘、担心预后不良有关。

4.有感染的危险

有感染的危险与尿外渗及各种管路有关。

三、护理措施

(一)心理护理

输尿管损伤因为手术的损伤发生率较高,因此,心理护理显得尤为重要。要做到详细评估患者的心理状况及接受治疗的心理准备,与患者建立良好的护患关系,掌握患者的心理变化并给予相应的健康指导,减少医疗纠纷的发生。输尿管损伤后患者情绪紧张、恐惧,尤其是发生漏尿或无尿时,护士在密切观察病情的同时要向患者宣讲损伤后应注意的问题,鼓励患者树立信心,保持平和的心态,积极配合治疗,减轻患者的焦虑。

(二)生活护理

(1)主动巡视患者,帮助患者完成生活护理,保持"七洁":皮肤、头发、指甲、会阴、口腔、手足、床单的干净整洁,使患者感到舒适。

(2)观察并保持各种管路的清洁通畅,正确记录引流液的颜色及量,尿袋、引流袋定期更换。

(3)关心患者,讲解健康保健知识。

(4)观察尿外渗的腹部体征,腹痛的程度;观察体温的变化,每天测量体温 4 次,并记录在护理病例中,发热时及时通知医师。

(5)观察 24 小时尿量,注意血尿情况,少尿、无尿要立即通知医师处理。

(6)饮食要均衡,富于营养,易消化。不吃易引起腹胀的食物,如牛奶、大豆等。保持排便通畅,必要时服润肠药。

(三)治疗及护理配合

输尿管损伤后治疗采取修复输尿管、保持通畅、保护肾功能的原则。及时采用双 J 管引流,有利于损伤的修复和狭窄的改善。

1.治疗方法

(1)外伤所致输尿管损伤,应首先注意处理其全身情况及有无合并其他脏器的损伤,断裂的输尿管应根据具体情况给予修补或吻合。除不得已时不宜摘除肾脏。

(2)器械所致的输尿管损伤往往为裂伤,保守治疗多可痊愈。如尿外渗症状不断加重,应及早施行引流术。

(3)手术时误伤输尿管应根据具体情况及时予以修补或吻合,如输尿管被结扎,应尽早松解结扎线,并在输尿管内安置导管保留数天。输尿管切开,可进行缝合修补,然后置管引流。输尿管被切断,则进行端端吻合,置管引流两周左右。输尿管在低位被切断可行输尿管膀胱吻合术。输尿管被钳夹,损伤轻微时按结扎处理;较重时,为防止组织坏死形成尿瘘,可切除损伤部分,进行端端吻合。若输尿管缺损太多,根据具体情况可以选择输尿管外置造瘘,肾造瘘,利用膀胱组织或小肠做输尿管成形手术。

2.保守治疗的护理配合

(1)密切监测生命体征的变化,记录及时准确。

(2)观察腹痛情况,不能盲目给予止痛剂。

(3)保持各种管路的清洁通畅,正确记录引流液的颜色及量,尿袋定期更换。

(4)备皮、备血、皮试,做好必要时手术探查的准备。

(5)正确记录 24 小时尿量,注意血尿情况,少尿、无尿要立即通知医师处理。

(6)嘱患者卧床休息,做好生活护理,保持排便通畅,必要时服润肠药。

3.手术治疗的护理

(1)输尿管断端吻合术后留置双 J 管,在此期间嘱患者多饮水,保证引流尿液通畅,防止感染,促进输尿管损伤的愈合。

(2)预防感染,术后留置导尿管,注意各引流管的护理,定期更换引流袋。更换引流袋应无菌操作,防止感染,尿道口护理每天 1~2 次。女性患者每天会阴冲洗。

(3)严密观察尿量,间接地了解有无肾衰竭的发生。

(4)高热的护理,给予物理降温,鼓励患者多饮水,及时更换干净衣服,必要时遵医嘱给予药物降温。

4.留置双J管的护理

（1）留置双J管可引起患侧腰部不适，术后早期多有腰痛，主要是插管引起输尿管黏膜充血、水肿及放置双J管后输尿管反流有关（图11-1）。

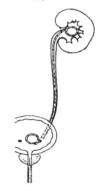

图11-1 双J管置入

（2）患者出现膀胱刺激症状，主要由于双J管放置与不当或双J管下移，刺激膀胱三角区和后尿道所致。

（3）术后输尿管内放置双J管做内支架以利内引流，勿打折，保持通畅，同时防止血块聚集造成输尿管阻塞。

（4）要调整体位保持导尿管通畅，防止膀胱内尿液反流。

（5）观察尿液及引流状况。由于双J管置管时间长，且上下端盘曲刺激肾盂、膀胱黏膜易引起血尿。因此，术后要注意尿液颜色及尿量的变化。观察血尿颜色的方法是每天清晨留取标本，用无色透明玻璃试管，观察比较尿色。若患者突然出现鲜红尿液或肾区胀痛及腹部不适等症状，应及时报告医师。

（6）双J管于手术后1～3个月在膀胱镜下拔除。

四、健康教育

（1）输尿管损伤严重易引起输尿管狭窄，因此告之患者双J管需要定期更换直至狭窄改善为止。

（2）定期复查了解损伤愈合的情况及双J管的位置。若出现尿路刺激征、发热、腹痛、无尿等症状时，及时就诊。

（3）拔除留置导尿管后，指导患者增加饮水量，增加排尿次数，不宜憋尿。不宜做剧烈运动。有膀胱刺激征患者应遵医嘱给予解痉药物治疗。

（李科菀）

第三节 膀 胱 损 伤

一、概述

膀胱深藏在骨盆内，排空后肌肉层厚，一般不易受伤。膀胱充盈时伸展至下腹部高出耻骨联合,若下腹部遭到暴力打击,易发生膀胱损伤。骨盆骨折的骨折断端可以刺破膀胱;难产时,胎头长时间压迫可造成膀胱壁缺血性坏死。一般分为闭合性损伤、开放性损伤和医源性损伤。

二、病因及临床表现

(一)闭合性损伤

膀胱空虚时位于骨盆深处受到周围组织保护,不易受外界暴力损伤。当膀胱膨胀时,因膀胱扩张且高出耻骨联合,下腹部受到暴力时,如踢伤、击伤和跌伤等可造成膀胱损伤,骨盆骨折的骨折断端可以刺破膀胱;难产时,胎头长时间压迫可造成膀胱壁缺血性坏死。

(二)开放性损伤

其多见于火器伤,常合并骨盆内其他组织器官的损伤。

(三)手术损伤

膀胱镜检查、尿道扩张等器械检查可造成膀胱损伤。盆腔和下腹部手术,如疝修补、妇科恶性肿瘤切除等易致膀胱损伤。

(四)挫伤

挫伤是指膀胱壁保持完整,仅黏膜或部分肌层损伤,膀胱腔内有少量出血,无尿外渗,不引起严重后果。

(五)破裂

膀胱破裂可分两种类型。

1.腹膜外破裂

破裂多发生在膀胱前壁的下方,尿液渗至耻骨后间隙,沿筋膜浸润腹壁或蔓延到腹后壁,如不及时引流,可发生组织坏死、感染,引起严重的蜂窝织炎。

2.腹膜内破裂

多发生于膀胱顶部。大量尿液进入腹腔可引起尿性腹膜炎。大量尿液积存于腹腔有时要与腹水鉴别。

(六)尿瘘

膀胱与附近脏器相通可形成膀胱阴道瘘或膀胱直肠瘘等。发生瘘后,泌尿系统容易继发感染。

(七)出血与休克

骨盆骨折合并大出血,膀胱破裂致尿外渗及腹膜炎,伤势严重,常有休克。

(八)排尿困难和血尿

膀胱破裂后,尿液流入腹腔或膀胱周围,有尿意,但不能排尿或仅排出少量血尿。

三、护理评估

评估患者受伤的时间、地点、暴力性质、部位,临床表现、合并伤、尿外渗、感染,特殊检查结果。

(一)临床表现

膀胱挫伤因范围仅限于黏膜或肌层,故患者仅有下腹不适、小量终末血尿等。一般在短期内症状可逐渐消失。膀胱破裂则有严重表现,临床症状依裂口大小、位置及其他器官有无损伤而不同。腹膜内破裂会引起弥漫性腹膜刺激症状,如腹部膨胀、压痛、肌紧张、肠蠕动音降低和移动性浊音等。膀胱与附近器官相通形成尿瘘时,尿液可从直肠、阴道或腹部伤口流出,往往同时合并泌尿系统感染。

1.腹痛

尿外渗及血肿引起下腹部剧痛,尿液流入腹腔则引起急性腹膜炎症状。伴有骨盆骨折时,耻骨处有明显压痛。尿外渗和感染引起盆腔蜂窝织炎时,患者可有全身中毒表现。

2.尿瘘

贯穿性损伤可有体表伤口、直肠或阴道漏尿。闭合性损伤在尿外渗感染后破溃,也可形成尿瘘。膀胱与附近脏器相通可形成膀胱阴道瘘或膀胱直肠瘘等。发生瘘后,泌尿系统容易继发感染。

(二)辅助检查

根据外伤史及临床体征诊断并不困难。凡是下腹部受伤或骨盆骨折后,下腹出现疼痛、压痛、肌紧张等征象,除考虑腹腔内脏器损伤外,也要考虑到膀胱损伤的可能性。当出现尿外渗、尿性腹膜炎或尿瘘时,诊断更加明确。怀疑膀胱损伤时,应做进一步检查。

1.导尿术

如无尿道损伤,导尿管可顺利放入膀胱,若患者不能排尿液,而导出尿液为血尿,应进一步了解是否有膀胱破裂。可保留导尿管进行注水试验,抽出量比注入量明显减少,表示有膀胱破裂。

2.膀胱造影

经导尿管注入碘化钠或空气,摄取前后位及斜位 X 线片,可以确定膀胱有无破裂,破裂部位及外渗情况。

3.膀胱镜检查

对于膀胱瘘的诊断很有帮助,但当膀胱内有活跃出血或当膀胱不能容纳液体时,不能采用此项检查。

4.排泄性尿路造影

如疑有上尿道损伤,可考虑采用,以了解肾脏及输尿管情况。

(三)护理问题

1.疼痛

与损伤后血肿和尿外渗及手术切口有关。

2.潜在并发症

出血,与损伤后出血有关。

3.有感染的危险

与损伤后血肿、尿外渗及免疫力低有关。

4.恐惧、焦虑

与外伤打击、担心预后不良有关。

(四)护理目标

(1)患者主诉疼痛减轻或能耐受。

(2)严密观察患者出血情况,如有异常出血及时通知医师。

(3)在患者住院期间不发生因护理不当造成的感染。

(4)患者主诉恐惧、焦虑心理减轻。

四、护理措施

(一)生活护理

(1)满足患者的基本生活需要,做到"七洁"。

(2)做好引流管护理:①妥善固定、保持通畅。②准确记录引流液量、性质。③保持尿道口清洁,定期更换尿袋。

(3)多饮水,多食易消化食物,保持排便通畅。

(二)心理护理

(1)损伤后患者恐惧、焦虑,担心预后情况。护士主动向患者介绍康复知识,介绍相似病例,鼓励患者树立信心,配合治疗,减少焦虑。

(2)从生活上关心、照顾患者,满足基本生活护理,使其感到舒适。

(3)加强病房管理,创造整洁安静的休养环境。

(三)治疗及护理配合

膀胱挫伤无须手术,通过支持疗法、适当休息、充分饮水、给予抗菌药物和镇静药在短期内即可痊愈。

1.紧急处理

膀胱破裂是一种较严重的损伤,常伴有出血和尿外渗,病情严重,应尽早施行手术。护士需协助做好手术前的各项相关检查和护理,积极采取抗休克治疗,如输液、输血、镇静及止痛等各项措施(图 11-2)。

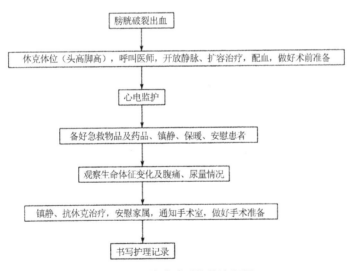

图 11-2　膀胱破裂抢救流程图

2.保守治疗的护理

患者的症状较轻,膀胱造影显示少量尿外渗,可从尿道插入导尿管持续引流尿液,可以采取保守治疗,保持尿液引流通畅,预防感染。

(1)密切观察生命体征,及时发现有无持续出血,观察有无休克发生。

(2)保持尿液引流通畅,及时清除血块防止阻塞膀胱,观察并记录 24 小时尿的色、质、量。妥善固定尿管。

（3）适当休息、充分饮水，保证每天尿量 3 000 mL 以上，以起到内冲洗的作用。

（4）注意观察体温的变化，警惕有无盆腔血肿、感染。观察腹膜刺激症状。

3.手术治疗的护理

膀胱破裂伴有出血和尿外渗，病情严重，须尽早施行手术。

（1）按外科术前准备进行备皮、备血、术前检查。

（2）开放静脉通道，观察生命体征。

（3）准确填写手术护理记录单，与手术室护士认真交接。

（4）术后监测生命体征，并详细记录。

（5）按医嘱正确输入药物，掌握液体输入的速度，保持均匀的摄入。

（6）保持各种管路通畅，并妥善固定，防止脱落。定期更换引流袋。

（7）观察伤口渗出情况，及时更换敷料，遵守无菌操作原则。

（8）保持排便通畅，避免增加腹压，有利于伤口愈合。术后采取综合疗法，使患者获得充分休息、足够营养、适当水分，纠正贫血，控制感染。

五、健康教育

（1）讲解引流管护理的要点，如防止扭曲、打折、保持引流袋位置低于伤口及尿管，防止尿液反流。

（2）拔除尿管前要训练膀胱功能，先夹管训练 1～2 天，拔管后多饮水，达到冲洗尿路预防感染的目的。

（3）卧床期间防止压疮、防止肌肉萎缩，进行功能锻炼。

（李科菀）

第四节　尿　道　损　伤

较为常见，多发生在男性。男性尿道较长，以尿生殖膈为界，分为前、后两部分，前尿道包括球部和阴茎部，后尿道包括前列腺部和膜部。前尿道损伤多发生在球部，后尿道损伤多在膜部。

一、病因及病理

（一）根据损伤病因分类

分 2 类。

1.开放性损伤

因子弹、弹片、锐器伤所致，常伴有阴茎、阴囊、会阴部贯通伤。

2.闭合性损伤

会阴部骑跨伤，将尿道挤向耻骨联合下方，引起尿道球部损伤。骨盆骨折可引起尿生殖膈移位，产生剪力，使膜部尿道撕裂或撕断。经尿道器械操作不当可引起球部膜部交界处尿道损伤。

（二）根据损伤程度病理分类

可分为下列 3 种类型。

1.尿道挫伤

尿道内层损伤,阴茎筋膜完整,仅有水肿和出血,可以自愈。

2.尿道裂伤

尿道壁部分断裂,引起尿道周围血肿和尿外渗,愈合后可引起尿道狭窄。

3.尿道断裂

尿道完全断裂时,断部退缩、分离,血肿和尿外渗明显,可发生尿潴留。

尿外渗的范围以生殖膈为分界,前尿道损伤时,尿外渗范围在阴茎、会阴、下腹壁和阴囊的皮下;后尿道前列腺部损伤时,尿外渗主要在前列腺和膀胱周围,外阴部不明显(图 11-3)。

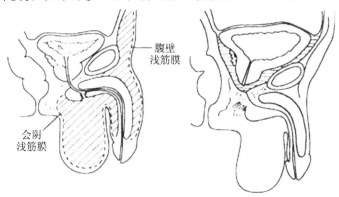

图 11-3　前、后尿道损伤尿外渗范围

左:前尿道损伤尿外渗范围;右:后尿道损伤尿外渗范围

二、临床表现

(一)休克

骨盆骨折所致尿道损伤,一般较严重,常因合并大出血,引起创伤性、失血性休克。

(二)疼痛

尿道球部损伤时会阴部肿胀、疼痛,排尿时加重。后尿道损伤时,下腹部疼痛、局部压痛、肌紧张,伴骨盆骨折者,移动时加剧。

(三)排尿困难

尿道挫伤时因局部水肿或疼痛性括约肌痉挛,出现排尿困难。尿道断裂时,不能排尿,发生急性尿潴留。

(四)尿道出血

前尿道损伤即使不排尿时尿道外口也可见血液滴出;后尿道损伤尿道口无流血或仅少量血液流出。

(五)尿外渗及血肿

尿生殖膈撕裂时,会阴、阴囊部出现血肿及尿外渗,并发感染时则出现全身中毒症状。

三、诊断

(一)病史及体格检查

有明显外伤史及上述典型的临床表现。

(二)导尿

轻缓插入导尿管,如顺利进入膀胱,说明尿道是连续而完整的。若一次插入困难,不应勉强反复试插,以免加重损伤及感染,尿道损伤合并骨盆骨折时一般不易插入导尿管。

(三)X 线检查

可显示骨盆骨折情况,必要时从尿道注入造影剂 20 mL,确定尿道损伤部位、程度及造影剂有无外渗,了解尿液外渗情况。

四、治疗

(一)紧急处理

损伤严重伴失血性休克者,及时采取输血、输液等抗休克措施。骨盆骨折患者须平卧,勿随意搬动,以免加重损伤。尿潴留不宜导尿或未能立即手术者,可行耻骨上膀胱穿刺,吸出膀胱内尿液。

(二)保守治疗

尿道挫伤及轻度损伤,症状较轻、尿道连续性存在而无排尿困难者;排尿困难或不能排尿、插入导尿管成功者,留置尿管 1～2 周。使用抗生素预防感染,一般无须特殊处理。

(三)手术治疗

1.前尿道裂伤导尿失败或尿道断裂

行经会阴尿道修补或断端吻合术,并留置导尿管 2～3 周。病情严重、会阴或阴囊形成大血肿及尿外渗者,施行耻骨上膀胱穿刺造瘘术,3 个月后再修补尿道,并在尿外渗区做多个皮肤切口,深达浅筋膜下,以引流外渗尿液。

2.骨盆骨折致后尿道损伤

病情稳定后,做耻骨上高位膀胱造瘘术。一般在 3 周内能恢复排尿;如不能恢复排尿,则留置造瘘管 3 个月,二期施行解除尿道狭窄的手术。

3.并发症处理

为预防尿道狭窄,待患者拔除导尿管后,需定期做尿道扩张术。对于晚期发生的尿道狭窄可用腔内技术行经尿道切开或切除狭窄部的瘢痕组织,或于伤后 3 个月经会阴部切口切除瘢痕组织,做尿道端端吻合术。后尿道合并肠损伤应立即修补,并做暂时性结肠造瘘。如并发尿道直肠瘘,应待 3～6 个月后再施行修补手术。

五、护理

(一)护理评估

1.健康史

搜集病史资料时,要注意询问受伤的原因、受伤时的姿势,是否有骑跨伤、骨盆骨折或经尿道的器械检查治疗史。

2.身体状况

(1)尿道出血:前尿道损伤后,即使在不排尿时也可见尿道外口滴血或流血;后尿道损伤后,尿道外口不流血或仅流出少量血液;排尿时,可出现血尿。

(2)疼痛:前尿道损伤时,受伤处疼痛,有时可放射到尿道外口,排尿时疼痛加重;后尿道损伤时,疼痛位于下腹部,在移动时出现或加重。

(3)排尿困难与尿潴留:尿道挫裂伤时,因损伤和疼痛导致尿道括约肌痉挛,发生排尿困难;尿道断裂时,可引起尿潴留。

(4)局部血肿和瘀斑:骑跨伤或骨盆骨折造成尿生殖膈撕裂时,可发生会阴及阴囊部肿胀、瘀斑和血肿。

(5)尿液外渗:前尿道损伤时,尿液外渗至会阴、阴囊、阴茎部位,有时向上扩展至腹壁,造成这些部位肿胀;后尿道损伤时,尿液外渗至耻骨后间隙和膀胱周围。

(6)直肠指检:尿道膜部完全断裂后,可触及前列腺尖端浮动;若指套上染有血迹,提示可能合并直肠损伤。

(7)休克:骨盆骨折合并后尿道损伤,常有休克表现。

3.心理状况

可因尿道出血、疼痛、排尿困难等而出现焦虑,有的患者担心发生性功能障碍而加重焦虑,甚至出现恐惧。

4.辅助检查

(1)尿常规检查:了解有无血尿和脓尿。

(2)试插导尿管:若导尿管插入顺利,说明尿道连续,提示可能为尿道部分挫裂伤;一旦插入导尿管,即应留置导尿管1周,以引流尿液并支撑尿道;若插入困难,多提示尿道严重断裂伤,不能反复试插,以免加重损伤和导致感染。

(3)X线检查:平片可了解骨盆骨折情况;尿道造影可显示尿道损伤的部位和程度。

(4)B超检查:可了解尿液外渗情况。

(二)护理诊断及相关合作性问题

1.疼痛

与损伤、尿液外渗等有关。

2.焦虑

与尿道出血、排尿障碍及担心预后等有关。

3.排尿异常

与创伤、疼痛、尿道损伤等有关。

4.有感染的危险

与尿道损伤、尿外渗等有关。

(三)护理目标

(1)疼痛减轻或缓解。

(2)解除焦虑,情绪稳定。

(3)解除尿潴留,恢复正常排尿。

(4)降低感染发生率或不发生感染。

(四)护理措施

1.轻症患者的护理

主要是多饮水及预防感染。

2.急重症患者的护理

(1)抗休克:安置患者于平卧位,尽快建立静脉输液通路,及时输液,严密观察生命体征。

(2)解除尿潴留:配合医师试插导尿管,若能插入,即应留置导尿管;若导尿管插入困难,应配合医师于耻骨上行膀胱穿刺排尿或做膀胱造口术。

3.饮食护理

能经口进食的患者,鼓励其适当多饮水,进高热量、高蛋白质、高维生素的饮食。

4.心理护理

对有心理问题的患者,进行心理疏导,帮助其树立战胜疾病的信心。

5.留置导尿管的护理

同膀胱损伤的护理。

6.耻骨上膀胱造口管的护理

同膀胱损伤的护理。

7.尿液外渗切开引流的护理

同膀胱损伤的护理。

8.健康指导

(1)向患者及其亲属介绍康复的有关知识。

(2)嘱患者适当多饮水,以增加尿量,稀释尿液,预防泌尿系统感染和结石的形成。

(3)嘱尿道狭窄患者,出院后仍应坚持定期到医院行尿道扩张术。

(李科菀)

第十二章

产 科 护 理

第一节 正常分娩

一、第一产程的临床经过及护理

(一)临床经过

1.规律宫缩

分娩开始时,子宫收缩力较弱,持续时间较短(约 30 秒),间歇时间较长(5~6 分钟)。随着产程进展,宫缩持续时间逐渐延长,间歇时间逐渐缩短。子宫口接近开全时,持续时间可达 60 秒及以上,间歇时间1~2 分钟,且强度不断增加。

2.宫颈口扩张

临产后宫缩规律并逐渐增强,使宫颈口逐渐扩张,胎先露逐渐下降。宫颈口扩张规律是先慢后快,分为潜伏期和活跃期。

(1)潜伏期:从规律宫缩开始至宫颈口扩张 3 cm,此期宫颈口扩张速度较为缓慢,约需 8 小时,最大时限为 16 小时。

(2)活跃期:从宫颈口扩张 3 cm 至宫颈口开全。此期宫颈口扩张速度较快,约需 4 小时,最大时限为 8 小时。

3.胎先露下降

胎先露下降程度作为判断分娩难易的指标之一。潜伏期胎头下降不明显,进入活跃期胎头下降速度加快。判断胎头下降程度是以坐骨棘平面为标志,胎头颅骨最低点达坐骨棘时,记为"0",在坐骨棘平面上 1 cm 时记为"－1",在坐骨棘平面下 1 cm 时记为"＋1",依此类推。图 12-1 所示为胎头高低判断示意图。根据每次检查的结果绘制成产程图。产程图是连续描记子宫口扩张和胎先露下降情况的坐标图。它以临产时间(h)为横坐标,以子宫口扩张程度(cm)和胎先露下降程度(cm)为纵坐标,画出子宫口扩张曲线和胎先露下降曲线,便于直观地了解产程进展情况(图 12-2)。

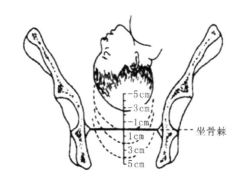

图 12-1　胎头高低判断示意图

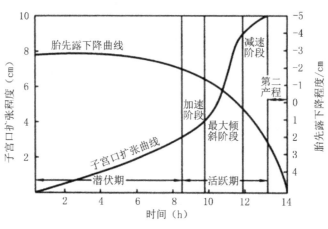

图 12-2　产程图

4.胎膜破裂

胎膜破裂简称破膜。随着子宫口逐渐开大,胎先露逐渐下降将羊水阻隔为前、后两部分,形成前羊膜囊。胎先露进一步下降使前羊膜囊压力逐渐升高,当压力增高至一定程度时,胎膜自然破裂,多发生在第一产程末期子宫口接近开全或开全时。

(二)护理评估

1.健康史

根据产前检查记录了解待产妇的一般情况,包括年龄、体重、身高、营养情况、既往史、过敏史、月经史、婚育史、分娩史等。了解本次妊娠的经过,孕期有无阴道流血、流液及有无内外科合并症等。了解宫缩出现的时间、强度及频率,了解胎位、胎先露、骨盆测量值及胎心情况。

2.身体状况

观察生命体征,了解胎心情况、宫缩、子宫口扩张和胎头下降情况,以及是否破膜,羊水颜色、性状及流出量。

3.心理-社会状况

由于第一产程时间较长,对分娩的认知及对疼痛的耐受性因人而异,且担心胎儿及自身的健康状况,产妇和家属容易产生紧张、焦虑和急躁情绪。

（三）护理问题

1.知识缺乏

缺乏分娩相关知识。

2.焦虑

与疼痛及担心分娩结局有关。

3.急性疼痛

与宫缩、子宫口扩张有关。

（四）护理措施

1.心理护理

讲解相关知识,减轻焦虑:主动热情接待产妇,耐心回答产妇提出的有关问题,适当讲解分娩相关知识,鼓励产妇积极配合分娩,减轻产妇及家属的焦虑情绪。

2.观察产程进展

（1）监测胎心:用胎心听诊器、多普勒仪于宫缩间歇时听胎心。潜伏期每1～2小时听1次,进入活跃期每15～30分钟听1次,并注意心率、心律、心音强弱。若胎心率超过160次/分或低于120次/分或不规律,提示胎儿宫内窘迫,应立即给产妇吸氧并报告医师。

（2）观察宫缩:医护人员将一手掌放于产妇腹壁子宫体近子宫底处,宫缩时子宫体部隆起变硬,宫缩间歇时松弛变软,一般需连续观察3次,每隔1～2小时观察1次。观察并记录宫缩间歇时间、持续时间及强度。

（3）观察破膜及羊水情况:一旦破膜,应立即监测胎心,记录破膜时间和羊水性状、颜色及量。若破膜后胎头未入盆或胎位异常应嘱产妇卧床并抬高臀部,并注意观察有无脐带脱垂征象。破膜超过12小时尚未分娩者,遵医嘱给予抗生素预防感染。

（4）观察生命体征:每隔4～6小时测量生命体征1次,发现异常应酌情增加测量次数,并予相应处理。

3.生活护理

（1）补充热量和水分:鼓励产妇进食易消化、高热量的清淡食物,摄入足量水分,维持水、电解质平衡,保证充足的体力。

（2）活动与休息:临产后胎膜未破且宫缩不强时,鼓励产妇在室内适当进行活动,以促进宫缩,利于子宫口扩张和胎先露下降。初产妇子宫口近开全或经产妇子宫口扩张4 cm时应取左侧卧位休息。

（3）清洁卫生:协助产妇擦汗、更衣,保持外阴部清洁、干燥。

（4）排便、排尿:鼓励产妇2～4小时排尿1次,并及时排便,以免影响宫缩及产程进展。

（五）护理评价

（1）产妇是否了解分娩过程的相关知识。

（2）在产程中焦虑是否缓解,并主动配合医护人员。

（3）疼痛不适感是否减轻。

二、第二产程的临床经过及护理

（一）临床经过

1.宫缩增强

此期宫缩强度进一步增强,频率进一步加快,宫缩持续时间可达1分钟甚至更长,间歇时间仅1～2分钟。

2.胎儿下降及娩出

子宫口开全后,胎头下降至骨盆出口压迫盆底组织时,产妇出现排便感,不自主向下屏气用力。会阴部逐渐膨隆变薄,阴唇张开,肛门松弛。宫缩时胎头显露于阴道口,间歇时又缩回,称胎头拨露(图12-3)。经过几次胎头拨露以后,胎头双顶径已超过骨盆出口,宫缩间歇不再回缩,称胎头着冠(图12-4)。此时,会阴极度扩张,胎头继续下降,当胎头枕骨抵达耻骨弓下方后,以此为支点进行仰伸、复位及外旋转,胎儿前肩、后肩、胎体相继娩出,羊水随即涌出。经产妇的第二产程较短,有时仅仅几次宫缩即可完成上述过程。

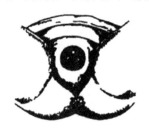

图12-3　胎头拨露

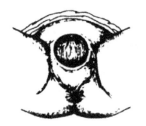

图12-4　胎头着冠

(二)护理评估

1.健康史

详细了解第一产程经过及处理情况,并注意了解产妇及胎儿情况。

2.身体状况

了解宫缩及胎心情况、产妇用力方法,观察胎头拨露及胎头着冠情况,评估有无会阴切开指征。

3.心理-社会状况

因剧烈疼痛及对分娩缺乏信心,同时担心胎儿安危而焦虑不安。

4.辅助检查

用胎儿监护仪监测胎心率基线与宫缩的变化。

(三)护理问题

1.焦虑

与担心分娩是否顺利及胎儿健康有关。

2.疼痛

与宫缩及会阴伤口有关。

3.有受伤的危险

与可能的会阴裂伤、新生儿产伤有关。

(四)护理措施

1.观察产程

严密观察宫缩强度和频率;了解胎先露下降情况;每5～10分钟听胎心1次,仔细观察胎儿有无急性缺氧,发现异常及时通知医师并给予相应处理。

2.缓解焦虑

医护人员应给予产妇安慰和鼓励,并及时告之产程进展情况,同时协助产妇擦汗、饮水等,缓解产妇紧张、焦虑情绪。

3.正确指导产妇使用腹压

子宫口开全后指导产妇双足蹬在产床上,双手握住产床把手,宫缩时深吸气屏住,随后如排大便样向下屏气用力,宫缩间歇时放松休息,宫缩再现时重复上述动作。至胎头着冠后,指导产妇宫缩时张口哈气,宫缩间歇时稍向下用力使胎儿缓慢娩出。

4.接生准备

初产妇子宫口开全或经产妇子宫口扩张至3~4 cm时,将产妇送至产房做好消毒接生准备。产妇取膀胱截石位,双腿屈曲分开,臀下置便盆或橡胶单,分3步进行外阴擦洗及消毒(图12-5):①先用消毒肥皂水棉球擦洗外阴,顺序为阴阜、大腿内上1/3、大小阴唇、会阴和肛门周围;擦洗顺序为由上向下、由外向内;②然后将消毒干棉球盖于阴道外口(防止擦洗液进入阴道),再用温开水冲去肥皂水;③最后用0.5%聚维酮碘棉球消毒,顺序为大小阴唇、阴阜、大腿内上1/3、会阴和肛门周围。消毒完后移去阴道口棉球及臀下的便盆或橡胶单,铺消毒巾于臀下。检查好接生及新生儿抢救所需的所有用品后,接生者按无菌操作规程行外科洗手、穿手术衣、戴无菌手套、打开产包、铺消毒巾,准备接生。

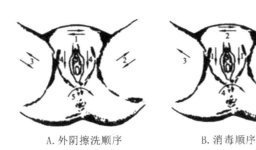

A.外阴擦洗顺序　　　　　　　B.消毒顺序

图 12-5　外阴擦洗及消毒

5.接生前评估

行阴道检查了解胎位是否异常,并了解会阴条件及胎头大小,必要时行会阴切开。

6.接生步骤

接生者站在产妇右侧,当胎头拨露使阴唇后联合紧张时开始保护会阴。会阴部盖消毒巾,接生者右肘支在产床上,右手拇指与其余四指分开,利用手掌大鱼际肌压住会阴部,当宫缩时应向上内方托压,左手适度下压胎头枕部,协助胎头俯屈和缓慢下降,宫缩间歇时右手放松但不离开会阴部,以免压迫过久致会阴水肿。当胎头枕骨在耻骨弓下露出时,嘱产妇宫缩时张口哈气,在宫缩间歇时用力,待胎头双顶径娩出时,左手协助胎头仰伸,使胎头缓慢娩出。胎头完全娩出后,右手继续保护会阴,左手拇指自胎儿鼻根向下颏挤压,其余四指自喉部向下颌挤压,挤出口鼻内的黏液和羊水,然后协助胎头复位及外旋转,左手将胎儿颈部向下轻压,使前肩自耻骨弓下完全娩出,再轻托胎颈向上,协助娩出后肩(图12-6)。双肩娩出后松开右手,然后双手协助胎体及下肢以侧位娩出。

7.脐带绕颈的处理

胎头娩出后若有脐带绕颈1周且较松时,应将脐带顺肩上推或从胎头滑下;若缠绕过紧或绕颈2周以上,则用两把止血钳夹住后从中间剪断,注意勿使胎儿受伤。

(五)护理评价

(1)产妇情绪是否稳定。

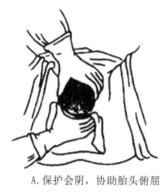
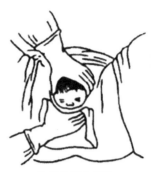

A.保护会阴,协助胎头俯屈   B.协助胎头仰伸

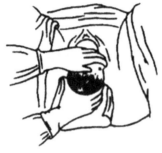
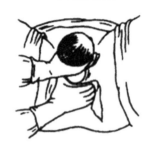

C.协助前肩娩出   D.协助后肩娩出

图 12-6　接生步骤

（2）疼痛是否缓解。

（3）产妇是否有严重会阴裂伤,新生儿是否发生产伤。

三、第三产程的临床经过及护理

（一）临床经过

1.宫缩胎儿娩出后

子宫底下降至平脐部,宫缩暂停,产妇顿感轻松,几分钟后宫缩再现。

2.胎盘娩出

由于宫缩,附着于子宫壁的胎盘不能相应缩小而与子宫壁发生错位剥离,剥离面出血形成胎盘后血肿。子宫继续收缩,胎盘剥离面越来越大,最终完全剥离而排出。

（二）护理评估

1.健康史

内容同第一、二产程,并了解第二产程的临床经过及处理。

2.新生儿身体状况

（1）Apgar 评分:用于判断新生儿有无窒息及窒息的严重程度。以出生后 1 分钟的心率、呼吸、肌张力、喉反射及皮肤颜色五项体征为依据,每项为 0～2 分(表 12-1)。

（2）一般情况评估:测量身长、体重及头径,判断是否与孕周相符,有无胎头水肿及头颅血肿,体表有无畸形如唇裂、多指(趾)、脊柱裂等。

表 12-1　新生儿 Apgar 评分法

体征	0分	1分	2分
每分钟心率	0	＜100 次	≥100 次
呼吸	0	浅、慢而不规则	佳
肌张力	松弛	四肢稍屈曲	四肢活动好
喉反射	无反射	有少量动作	咳嗽、恶心
皮肤颜色	全身苍白	躯干红,四肢发绀	全身红润

3.母亲身体状况

(1)胎盘娩出评估。

胎盘剥离征象包括以下几种:①子宫底上升至脐上,子宫体变硬呈球形(图 12-7)。②阴道少量流血。③阴道口外露的脐带自行下移延长。④用手掌尺侧按压产妇耻骨联合上方,子宫体上升而外露的脐带不回缩。

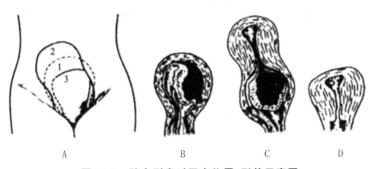

图 12-7　胎盘剥离时子宫位置、形状示意图

胎盘娩出的方式有以下 2 种。①胎儿面娩出式:胎盘从中央开始剥离,而后向周边剥离,其特点是先胎盘娩出,后有少量阴道流血,较多见。②母体面娩出式:胎盘从边缘开始剥离,血液沿剥离面流出,其特点是先有较多阴道流血,后胎盘娩出,较少见。

(2)宫缩及阴道流血量评估:正常情况下,胎儿娩出后宫缩迅速,经短暂间歇后,再次收缩致胎盘剥离。胎盘排出后,若宫缩良好,子宫底下降至脐下两横指,子宫壁坚硬,轮廓清楚,呈球形。若子宫轮廓不清、子宫底位置高为宫缩乏力的表现。阴道出血量多者,多由宫缩乏力、软产道损伤或胎盘残留等因素引起。

(3)软产道检查:胎盘娩出后,应仔细检查会阴、小阴唇内侧、尿道口周围、阴道和宫颈有无裂伤。

(三)护理问题

1.潜在并发症

如新生儿窒息、产后出血等。

2.有母儿依恋关系改变的危险

与产后疲惫及对新生儿性别不满意有关。

(四)护理措施

1.新生儿处理

(1)清理呼吸道:新生儿娩出后应立即置于辐射台保暖,用吸痰管清除口鼻腔内黏液和羊水,保持呼吸道通畅。若新生儿仍不啼哭,可轻抚背部或轻弹足底使其啼哭。

(2)进行 Apgar 评分:出生后 1 分钟进行评分,8～10 分为正常;4～7 分为轻度窒息,缺氧较严重,除一般处理外需采用人工呼吸、吸氧、用药等措施;0～3 分为重度窒息,又称苍白窒息,为严重缺氧,需紧急抢救。缺氧新生儿 5 分钟、10 分钟后应再次评分并进行相应处理,直至连续2 次≥8 分为止。

(3)脐带处理:用 75%乙醇或 0.5%聚维酮碘消毒脐根及其周围直径约 5 cm 的皮肤,在距脐根 0.5 cm 处用粗棉线结扎第一道,距脐根 1 cm 处结扎第二道(注意必须扎紧脐带以防出血,但要避免过度用力致脐带断裂),距脐根 1.5 cm 处剪断脐带,挤出残余血,用饱和高锰酸钾溶液消毒断面(药液切勿触及新生儿皮肤,以免灼伤),待干后以无菌纱布覆盖,再用脐带卷包裹。目前还有用气门芯、脐带夹、血管钳等方法结扎脐带。处理脐带时注意新生儿保暖。

(4)一般护理:评估新生儿一般情况后,擦净足底胎脂,盖新生儿的足印及产妇拇指印于新生儿记录单上,系上标明母亲姓名、住院号、床号、新生儿性别及体重和出生时间的手圈。用抗生素眼药水滴眼以预防结膜炎。如无禁忌证,产后半小时内进行母婴皮肤早接触、早吸吮,注意新生儿保暖及安全。

2.协助胎盘娩出

胎盘未完全剥离前,切忌牵拉脐带或按摩子宫。当出现胎盘剥离征象时,接生者左手轻压子宫底,右手轻拉脐带使其向外牵引,当胎盘下降至阴道口时,双手捧住胎盘向一个方向旋转并缓慢向外牵拉,协助胎盘、胎膜完整娩出(图 12-8)。若这期间发现胎膜部分断裂,用血管钳夹住断裂上端的胎膜,继续沿原方向旋转直至胎膜完全娩出。

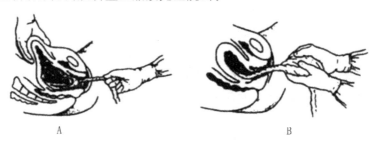

A　　　　　　　　　　　　　　　　　B

图 12-8　协助胎盘、胎膜完整娩出

3.检查胎盘、胎膜

胎盘娩出后应立即检查胎盘小叶有无缺损、胎膜是否完整。若疑有副胎盘、胎盘小叶或大部分胎膜残留,应及时行子宫腔探查并取出。

4.检查软产道

胎盘娩出后,应仔细检查软产道,如有裂伤立即予以缝合。

5.预防产后出血

胎儿前肩娩出后立即静脉注射缩宫素 10～20 U,加强宫缩促进胎盘迅速娩出。胎盘娩出后,按摩子宫刺激宫缩,必要时遵医嘱予缩宫素或麦角新碱肌内注射。

6.心理护理

及时告知产妇分娩情况及新生儿情况,给予心理安慰和鼓励,协助母婴接触,建立母子感情。

7.产后 2 小时护理

胎盘娩出后产妇继续留在产房内观察 2 小时。严密观察血压、脉搏、宫缩、子宫底高度、膀胱充盈及会阴切口情况。如发现宫缩乏力、阴道流血量多、会阴血肿等立即报告医师并给予相应处理。观察 2 小时无异常后,方可送产妇回休养室休息。

(五)护理评价

(1)是否发生了产后出血或新生儿窒息等并发症。

(2)产妇是否接受新生儿并进行皮肤接触和早吸吮。

(毛红梅)

第二节　异 常 分 娩

异常分娩又称难产。影响产妇分娩能否顺利进行的 4 个主要因素是产力、产道、胎儿及产妇的精神心理因素。在分娩过程中这些因素相互影响,其中任何一个或一个以上的因素发生异常,或这些因素之间不能相互适应而使分娩过程受阻,称为异常分娩。

一、产力异常的护理

产力是分娩的动力,以子宫收缩力为主,在分娩过程中,子宫收缩的节律性、对称性及极性不正常或强度、频率有改变,称为子宫收缩力异常。子宫收缩力异常临床上分为子宫收缩乏力和子宫收缩过强两类。每类又分为协调性子宫收缩和不协调性子宫收缩。

子宫收缩乏力的护理

(一)原因

1.头盆不称或胎位异常

由于胎儿先露部下降受阻,先露部不能紧贴子宫下段及宫颈内口,影响内源性缩宫素的释放及反射性子宫收缩,是导致继发性子宫收缩乏力的最常见原因。

2.子宫肌源性因素

子宫发育不良、子宫畸形(如双角子宫等)、子宫肌纤维过度伸展(如多胎妊娠、巨大胎儿、羊水过多等)、经产妇子宫肌纤维变性及结缔组织增生或子宫肌瘤等,均可影响子宫收缩的对称性及极性,引起子宫收缩乏力。

3.精神源性因素

产妇对分娩有恐惧心理,精神过度紧张,或对分娩知识不甚了解,缺乏产前系统培训,过早兴奋或疲劳及对胎儿安危等的过分担忧,均可导致原发性子宫收缩乏力。

4.内分泌失调

临产后,产妇体内雌激素、缩宫素不足及前列腺素少而影响肌细胞收缩,导致宫缩乏力。

5.药物影响

临产后不适当地使用大剂量镇静药、镇痛剂及麻醉剂,如吗啡、哌替啶等可以使子宫收缩受到抑制。行硬膜外麻醉无痛分娩或产妇衰竭时,也影响子宫收缩力使产程延长。

(二)临床表现

子宫收缩乏力临床分为协调性子宫收缩乏力与不协调性子宫收缩乏力两种类型。

1.协调性子宫收缩乏力(又称低张性子宫收缩乏力)

其特点为子宫收缩具有正常的节律性、对称性和极性,但收缩力弱。在宫缩的高峰期用手指压宫底部肌壁仍可出现凹陷,致使宫颈不能如期扩张、胎先露部不能如期下降,使产程延长,甚至停滞。根据宫缩乏力发生时期分为:①原发性宫缩乏力,指产程一开始就出现宫缩乏力。因发生在潜伏期,应首先明确是否真正临产,需排除假临产。②继发性宫缩乏力:指产程开始子宫收缩力正常,在产程进行到某一阶段(多在活跃期或第二产程),宫缩强度转弱,使产程延长或停滞,多伴有胎位或骨盆等异常。

2.不协调性子宫收缩乏力(又称高张性子宫收缩乏力)

其特点是子宫两角的起搏点不同步或起搏信号来自多处,致使宫缩失去正常的对称性、节律性,尤其是极性,甚至宫缩时宫底部不强,而是中段或下段强,这种宫缩不能使宫口如期扩张和胎先露部如期下降,属无效宫缩。由于宫缩间歇期子宫壁不完全放松,产妇可出现持续性腹痛及静息宫内压升高。

3.产程时间延长

常见以下 7 种情况,可以单独存在,也可以并存。

(1)潜伏期延长:指潜伏期超过 16 小时。

(2)活跃期延长:指活跃期超过 8 小时。

(3)活跃期停滞:指活跃期宫口停止扩张达 2 小时以上。

(4)第二产程延长:指初产妇第二产程超过 2 小时,经产妇第二产程超过 1 小时。

(5)胎头下降延缓:指活跃期晚期及第二产程胎头下降速度每小时小于 1 cm。

(6)胎头下降停滞:活跃期晚期后胎头停留在原处不下降达 1 小时以上。

(7)滞产:指总产程超过 24 小时。

(三)对产程及母儿的影响

1.对产程及产妇的影响

产程延长直接影响产妇休息和进食,加上体力消耗和过度换气,可致产妇精神疲惫、全身乏力,严重者引起产妇脱水、酸中毒或低钾血症的发生,手术产率增加。第二产程延长可因产道受压过久而致产后排尿困难、尿潴留甚至发生尿瘘或粪瘘。同时,亦可导致产后出血,并使产褥感染率增加。

2.对胎儿、新生儿的影响

不协调性宫缩乏力不能使子宫壁完全放松,对子宫胎盘血液循环影响大,胎儿在宫内缺氧容易发生胎儿窘迫。产程延长使胎头及脐带等受压机会增加,手术助产机会增加,易发生新生儿产伤使新生儿窒息、颅内出血及吸入性肺炎等发生率增加。

(四)处理原则

1.协调性子宫收缩乏力

首先应寻找原因,检查有无头盆不称与胎位异常,经阴道检查了解宫颈扩张和胎先露部下降情况。如为头盆不称或胎位异常估计不能经阴道分娩者,应及时行剖宫产术;若判断无头盆不称和胎位异常,估计能经阴道分娩者,应采取加强宫缩的措施。

2.不协调性子宫收缩乏力

原则是调节子宫收缩,恢复正常节律性及其极性。给予强镇静药哌替啶 100 mg 或吗啡 10 mg 肌内注射或地西泮 10 mg 静脉推注,使产妇充分休息,不协调性宫缩多能恢复为协调性宫缩。在宫缩恢复为协调性之前,严禁应用缩宫素。若经上述处理,不协调性宫缩未能得到纠正,或伴有胎儿窘迫征象,或伴有头盆不称,均应行剖宫产术。

(五)护理措施

1.协调性子宫收缩乏力者

明显头盆不称不能从阴道分娩者,应积极做剖宫产的术前准备。估计可经阴道分娩者做好以下护理。

(1)第一产程的护理:①改善全身情况。关心和安慰产妇、消除精神紧张与恐惧心理,可按医嘱给予适当的镇静药,确保产妇充分休息;鼓励产妇多进食易消化、高热量的饮食,补充营养、水分,不能进食者,按医嘱静脉输液;协助产妇及时排便和排尿,防止影响胎先露的下降,自然排尿有困难者可先行诱导法,无效时应予导尿。②加强子宫收缩。经上述护理措施后子宫收缩乏力无改善,经阴道检查估计能经阴道分娩者,则按医嘱加强子宫收缩。常用的方法有:缩宫素静脉滴注,将缩宫素 2.5 U 加入 5% 葡萄糖溶液 500 mL 静脉滴注,调节为 8 滴/分,在用缩宫素静脉滴注时,必须专人监护,观察子宫收缩、胎心,并予记录,如子宫收缩不强,可逐渐加快滴速,一般不宜超过 40 滴/分,以子宫收缩达到有效宫缩为好;人工破膜,对宫颈扩张 3 cm 或 3 cm 以上,无头盆不称,胎头已衔接者,可行人工破膜,破膜后先露下降紧贴子宫下段和宫颈内口,引起反射性宫缩加强,加速产程进展;针刺穴位,通常针刺合谷、三阴交、太冲等穴位,有增强宫缩的效果;刺激乳头可加强宫缩。③剖宫产术的准备。如经第一产程各种处理后产程仍无进展,或出现胎儿宫内窘迫应立即行剖宫产的术前准备。

(2)第二产程的护理:经上述各种方法处理后,宫缩转为正常,进入第二产程。应做好阴道助产和抢救新生儿的准备,密切观察胎心、产程进展情况。

(3)第三产程的护理:胎儿、胎盘娩出后加大缩宫素用量,预防产后出血。对产程长、胎膜早破、手术产者,给予抗生素预防感染。

2.不协调性宫缩乏力者

(1)心理护理和生活护理:医护人员要关心体贴患者,对于精神过度紧张者,应耐心细致地解答产妇的疑虑,指导产妇宫缩时做深呼吸、腹部按摩缓解其不适,确保产妇充分休息。一般产妇经过充分休息后,异常宫缩可恢复为协调性子宫收缩。

(2)用药:可按医嘱给予适当的镇静药,在子宫收缩恢复为协调性之前,严禁应用缩宫药物,以免加重病情。

(3)手术的准备:若宫缩仍不协调或伴胎儿窘迫、头盆不称等,应及时通知医师,并做好剖宫产术和抢救新生儿的准备。

二、产道异常的护理

产道异常包括骨产道异常及软产道异常,以骨产道异常多见,产道异常可使胎儿娩出受阻。

(一)骨产道异常临床分类

1.骨盆入口平面狭窄

骨盆入口平面呈横扁圆形,分 3 级:Ⅰ级为临界性狭窄,骶耻外径 18 cm,对角径 11.5 cm,入口前后径 10 cm,绝大多数可以经阴道自然分娩;Ⅱ级为相对性狭窄,骶耻外径 16.5～17.5 cm,对角径 10～11 cm,骨盆入口前后径 8.5～9.5 cm,需经试产后才能决定是否可以经阴道分娩;Ⅲ级为绝对性狭窄,骶耻外径≤16.0 cm,对角径≤9.5 cm,骨盆入口前后径≤8.0 cm,必须以剖宫产结束分娩。我国妇女常见有单纯扁平型骨盆和佝偻病性扁平型骨盆两种。

2.中骨盆平面狭窄

分 3 级:Ⅰ级为临界性狭窄,坐骨棘间径 10 cm,坐骨棘间径加后矢状径 13.5 cm;Ⅱ级为相对性狭窄,坐骨棘间径 8.5～9.5 cm,坐骨棘间径加后矢状径 12～13 cm;Ⅲ级为绝对性狭窄,坐骨棘间径≤8.0 cm,坐骨棘间径加后矢状径≤11.5 cm。

3.骨盆出口平面狭窄

分 3 级:Ⅰ级为临界性狭窄,坐骨结节间径 7.5 cm;坐骨结节间径加出口后矢状径 15 cm;Ⅱ级为相对性狭窄,坐骨结节间径 6.0～7.0 cm,坐骨结节间径加出口后矢状径 12.0～14.0 cm;Ⅲ级为绝对性狭窄,坐骨结节间径≤5.5 cm,坐骨结节间径加出口后矢状径≤11.0 cm。

4.骨盆 3 个平面狭窄

骨盆外型属女性骨盆,但骨盆入口、中骨盆及骨盆出口每个平面的径线均小于正常值 2 cm或更多,称为均小骨盆。多见于身材矮小、体形匀称的妇女。

5.畸形骨盆

骨盆失去正常形态称畸形骨盆,包括跛行及脊柱侧突所致的偏斜骨盆及骨盆骨折所致的畸形骨盆。

(二)临床表现

1.骨产道异常

(1)骨盆入口平面狭窄。①胎头衔接受阻:临产后胎头仍未入盆、跨耻征阳性。②产程延长或停滞:骨盆临界性狭窄可表现为潜伏期及活跃期早期延长,活跃期后期产程进展顺利。胎膜早破的发生率为正常骨盆的 5～6 倍。骨盆绝对性狭窄常发生梗阻性难产。下降受阻造成继发性子宫收缩乏力,产程延长或停滞;或因子宫收缩过强,出现病理性子宫缩复环,进一步发展可导致子宫破裂,危及产妇生命。

(2)中骨盆平面狭窄。①产程延长或停滞:胎头能正常衔接,潜伏期及活跃期早期进展顺利。由于胎头内旋转受阻,出现持续性枕横位或枕后位、继发性宫缩乏力,活跃期后期及第二产程延长甚至停滞。胎头长时间嵌顿于产道内,压迫软组织致其水肿、坏死,可致生殖道瘘;由于容易发生胎膜早破,产程延长、阴道检查与手术机会增多,感染发生率高;也容易发生子宫收缩乏力而导致产后出血。②胎头下降受阻:胎头受阻于中骨盆,胎头变形,颅骨重叠,产瘤较大,严重时可发生脑组织损伤,颅内出血及胎儿窘迫。

(3)骨盆出口平面狭窄:胎头达盆底受阻,第二产程停滞,继发宫缩乏力,胎头双顶径不能通过骨盆出口,强行助产可造成母儿严重损伤。

2.软产道异常

软产道包括子宫下段、宫颈、阴道及外阴。软产道异常所致的难产少见,容易被忽视。

(1)外阴异常。①会阴坚韧:多见于 35 岁以上高龄初产妇,可致会阴严重裂伤。②外阴水肿:分娩时妨碍胎先露的下降,易造成软组织损伤、感染、愈合不良等情况。③外阴瘢痕:致阴道口狭小,影响胎先露的下降。

(2)阴道异常:各种阴道异常可不同程度影响胎头下降。如阴道横隔、阴道纵隔、阴道尖锐湿疣、阴道瘢痕性狭窄、阴道囊肿和肿瘤。阴道尖锐湿疣可因阴道分娩感染新生儿患喉乳头状瘤，若为女婴亦可患生殖道湿疣。阴道分娩易导致软产道损伤和感染，以行剖宫产为宜。

（3）宫颈异常。①宫颈外口黏合：多在分娩受阻时发现。宫颈管已消失而宫口不扩张。②宫颈水肿：多见于持续性枕后位或滞产。宫口未开全而过早地使用腹压，致使宫颈前唇被长时间压于胎头与耻骨联合之间，血液回流受阻引起水肿，影响宫颈扩张。③宫颈坚韧及宫颈瘢痕：影响宫颈扩张。④宫颈肌瘤：生长在子宫下段及宫颈部位的较大肌瘤可影响先露部入盆。若肌瘤在骨盆入口的平面上，胎头已入盆，则不阻塞产道，可经阴道分娩。⑤宫颈癌：经阴道分娩可导致大出血、裂伤、感染及癌扩散的危险。

（三）处理原则

根据狭窄骨盆的类型及程度，参考产力、胎儿大小、胎方位、胎先露高低、胎心率等综合因素，决定分娩方式。

1.骨盆入口平面狭窄

相对性狭窄的产妇一般状况良好、胎儿体重＜3 000 g，胎位、胎心正常时，可以在严密监护下试产2～4小时；产程无明显进展，或出现胎儿窘迫，则应及时剖宫产。

2.中骨盆平面狭窄

若宫口开全，先露达坐骨棘水平以下，可以经阴道分娩。若宫口开全1小时以上，产力好而胎头仍在坐骨棘水平以上，或伴胎儿窘迫，则应行剖宫产。

3.骨盆出口平面狭窄

原则上不能经阴道试产，多需剖宫产。

（四）护理措施

1.产程处理过程的护理

协助医师，执行医嘱。

（1）剖宫产术：有明显头盆不称、不能从阴道分娩者，按医嘱做好剖宫产术的术前准备与护理。

（2）试产：轻度头盆不称者，足月活胎，估计胎儿体重＜3 000 g，尊重产妇及家属意愿，在严密监护下试产。试产过程必须保证有效的宫缩，一般不用镇静、镇痛药，少肛查，禁灌肠。试产2～4小时，胎头仍未入盆，并伴胎儿窘迫者，则应停止试产。

（3）中骨盆狭窄：主要影响胎头俯屈，使内旋转受阻，易发生持续性枕横位或枕后位。若胎头未达坐骨棘水平，或出现胎儿窘迫征象，应做好剖宫产术前准备；若宫口已开全，胎头双顶径达坐骨棘水平或更低，可用胎头吸引、产钳等阴道助产术，并做好抢救新生儿的准备。

（4）骨盆出口狭窄：应在临产前对胎儿大小、头盆关系做充分估计，决定分娩方式，出口平面狭窄者不宜试产。

2.提供心理支持

随时向产妇讲解目前的状况和产程进展情况，使其建立对医护人员的信任感，增加分娩信心，安全度过分娩期。

3.预防产后出血及感染

胎儿娩出后，及时遵医嘱使用抗生素，注射宫缩剂，保持外阴清洁，预防产后出血和感染。胎先露长时间压迫阴道或出现血尿时，易发生生殖道瘘，应及时留置导尿管，保证留置尿管通畅，并预防尿路感染。

4.新生儿护理

由于胎头在产道中压迫时间过长或经手术助产的新生儿,应严密观察有无颅内出血或其他损伤的征象。

三、胎位及胎儿发育异常的护理

分娩时除枕前位(约占90%)为正常胎位外,其余均为异常胎位,是造成难产的原因之一。

(一)临床表现

1.胎位异常

(1)持续性枕后位、枕横位:在分娩过程中,胎头以枕后位或枕横位衔接。在下降过程中,胎头枕部因强有力宫缩多能向前转成枕前位自然分娩。少数胎头枕骨持续不能转向前方,直至分娩后期仍位于母体骨盆后方或侧方,致使分娩发生困难者,称为持续性枕后位或持续性枕横位。临床表现为临产后胎头衔接较晚及俯屈不良,导致协调性宫缩乏力及宫口扩张缓慢。若枕后位,因枕骨持续位于骨盆后方压迫直肠,产妇自觉肛门坠胀及排便感,致使过早使用腹压,导致宫颈前唇水肿,影响产程进展。持续性枕后位、枕横位常致活跃期晚期及第二产程延长。

(2)臀先露:是最常见的异常胎位。臀先露是以骶骨为指示点,胎儿以臀、足或膝为先露,在骨盆的前、侧、后构成6种胎位。临床表现为孕妇常感觉肋下或上腹部有圆而硬的胎头,由于胎臀不能紧贴子宫下段及子宫颈,常导致子宫收缩乏力,产程延长,手术产机会增多。由于臀小于头,后出头困难,易发生胎膜早破、脐带脱垂、胎儿窘迫、新生儿产伤等并发症。

(3)肩先露(横位):胎儿纵轴与母体纵轴垂直,称横位,胎体横卧于骨盆入口之上,先露为肩称肩先露,是对母儿最不利的胎位。临产后由于先露部不能紧贴子宫下段,常出现宫缩乏力和胎膜早破。破膜后可伴有脐带和上肢脱垂等情况,足月活胎若不及时处理,容易造成子宫破裂,威胁母儿生命。

(4)面先露(颜面位):多于临产后发现,因胎头极度仰伸,使胎儿枕部与胎背接触。面先露以颏骨为指示点,构成6种胎位(颏左前、颏左横、颏左后;颏右前、颏右横、颏右后)以颏左前、颏右前最为多见,临床表现为颏前位时,胎儿颜面部不能紧贴子宫下段及宫颈,引起子宫收缩乏力,产程延长。由于颜面部骨质不易变形,容易发生会阴裂伤。颏后位可发生梗阻性难产,处理不及时,可致子宫破裂。

(5)其他:①额先露,以前额为先露部位的指示点,常表现为产程延长,一般需剖宫产;②复合先露,是胎头或胎臀伴有肢体(上肢或下肢)同时进入骨盆入口,以头与手的复合先露多见。常表现为产程延长,一般需剖宫产。

2.胎儿发育异常

胎儿发育异常包括胎儿体质量超常(胎儿出生体重达到或超过4 000 g者,称巨大儿)和胎儿畸形(脑积水、无脑儿、连体双胎等)均易引起难产。

(二)对母儿的影响

1.对产妇的影响

(1)异常胎位:胎臀形状不规则,不能紧贴子宫下段及宫颈内口,容易发生胎膜早破、继发性宫缩乏力及产程延长,使产后出血与产褥感染的机会增多,产伤和手术产率增加,若宫口未开全强行牵拉,容易造成宫颈撕裂甚至延及子宫下段。

(2)胎儿发育异常:胎儿巨大或重度脑积水可导致头盆不称,胎头衔接困难,易发生胎膜早波、产程阻滞;如果宫缩强,发生梗阻性难产,处理不当,可发生子宫破裂。因胎儿大,子宫过度膨胀,易发生宫缩乏力,导致产后出血;分娩困难手术产概率增加,易发生产道损伤或感染。

2.对胎儿及新生儿的影响

胎臀高低不平,对前羊膜囊压力不均匀,常致胎膜早破,发生脐带脱垂是头先露的10倍,脐带受压可致胎儿窘迫甚至死亡;胎膜早破,使早产儿及低体重儿增多。后出胎头牵出困难,常发生脊柱损伤、脑幕撕裂、新生儿窒息、臂丛神经损伤、胸锁乳突肌损伤导致的斜颈及颅内出血,颅内出血的发生率是头先露的10倍,臀先露导致围产儿的发病率与死亡率均增加。

(三)处理原则

1.胎位异常

定期产前检查,妊娠30周以前臀先露多能自行转为头先露;妊娠30周以后胎位仍不正常者,则根据不同情况给予矫治,常用的矫正方法有:胸膝卧位、激光照射或艾灸至阴穴,若矫治失败,提前1周住院待产,以决定分娩方式。

2.胎儿发育异常

定期产前检查,一旦发现为巨大胎儿,应及时查明原因,如系糖尿病孕妇则需积极治疗,分娩期估计为巨大儿时,为避免母儿产时损伤应行剖宫产结束妊娠。如可经阴道分娩,应做好处理肩难产的准备,并预防产后出血。

(四)护理措施

1.剖宫产术

有明显头盆不称,胎位异常的产妇,按医嘱做好剖宫产术的术前准备。

2.选择阴道分娩的孕妇应做好如下护理

(1)一般护理:鼓励待产妇进食,保持产妇良好的状况,必要时按医嘱给予补液,维持电解质平衡。

(2)产程护理:指导产妇合理用力,枕后位者,嘱其不要过早屏气用力,以防宫颈水肿及疲乏。避免孕妇体力消耗,在待产过程中应少活动,尽量少做肛查,禁灌肠。如胎膜早破,立即观察胎心,抬高床尾,并立即行肛查或阴道检查,以及早发现脐带脱垂情况,如有异常及时报告医师。

(3)防止并发症:协助医师做好阴道助产及新生儿抢救的准备,新生儿出生后应仔细检查有无产伤,并仔细检查胎盘、胎膜的完整性及母体产道的损伤情况。预防产后出血与感染。

3.心理护理

护士应耐心细致的解答产妇及家属的疑问,消除产妇与家属的精神紧张状态,鼓励产妇与医护配合,在分娩过程中为待产妇提供增加舒适感的措施,以增强其对分娩的自信心,安全度过分娩。

(毛红梅)

327

第十三章

儿 科 护 理

第一节 惊　厥

惊厥的病理生理基础是脑神经元的异常放电和过度兴奋,是由多种原因所致的大脑神经元暂时性功能紊乱的一种表现。发作时全身或局部肌群突然发生阵挛或强直性收缩,多伴有不同程度的意识障碍。惊厥是小儿最常见的急症,有5%~6%的小儿曾发生过高热惊厥。

一、病因

小儿惊厥可由众多因素引起,凡能造成脑神经元兴奋性功能紊乱的因素,如脑缺氧、缺血、低血糖、脑炎症、水肿、中毒变性、坏死等,均可导致惊厥的发生。将其病因归纳为以下几类。

(一)感染性疾病

1.颅内感染性疾病

(1)细菌性脑膜炎、脑血管炎、颅内静脉窦炎。

(2)病毒性脑炎、脑膜脑炎。

(3)脑寄生虫病,如脑型肺吸虫病、脑型血吸虫病、脑囊虫病、脑棘球蚴病、脑型疟疾等。

(4)各种真菌性脑膜炎。

2.颅外感染性疾病

(1)呼吸系统感染性疾病。

(2)消化系统感染性疾病。

(3)泌尿系统感染性疾病。

(4)全身性感染性疾病及某些传染病。

(5)感染性病毒性脑病,脑病合并内脏脂肪变性综合征。

(二)非感染性疾病

1.颅内非感染性疾病

(1)癫痫。

(2)颅内创伤,出血。

（3）颅内占位性病变。

（4）中枢神经系统畸形。

（5）脑血管病。

（6）神经皮肤综合征。

（7）中枢神经系统脱髓鞘病和变性疾病。

2.颅外非感染性疾病

（1）中毒：如有毒动植物，氰化钠、铅、汞中毒，急性酒精中毒及各种药物中毒等。

（2）缺氧：如新生儿窒息、溺水、麻醉意外、一氧化碳中毒、心源性脑缺血综合征等。

（3）先天性代谢异常疾病：如苯酮尿症、黏多糖病、半乳糖血症、肝豆状核变性、尼曼-匹克病等。

（4）水电解质紊乱及酸碱失衡：如低血钙、低血钠、高血钠及严重代谢性酸中毒等。

（5）全身及其他系统疾病并发症：如系统性红斑狼疮、风湿病、肾性高血压脑病、尿毒症、肝昏迷、糖尿病、低血糖、胆红素脑病等。

（6）维生素缺乏症：如维生素 B_6 缺乏症、维生素 B_6 依赖症、维生素 B_1 缺乏性脑型脚气病等。

二、临床表现

（一）惊厥发作形式

1.强直-阵挛发作

其发作时突然意识丧失，摔倒，全身强直，呼吸暂停，角弓反张，牙关紧闭，面色发绀，持续 $10\sim20$ 秒，转入阵挛期；不同肌群交替收缩，致肢体及躯干有节律地抽动，口吐白沫（若咬破舌头可吐血沫）；呼吸恢复，但不规则，数分钟后肌肉松弛而缓解，可有尿失禁，然后入睡。醒后可有头痛、疲乏，对发作不能回忆。

2.肌阵挛发作

这是由肢体或躯干的某些肌群突然收缩（或称电击样抽动），表现为头、颈、躯干或某个肢体快速抽搐。

3.强直发作

强直发作表现为肌肉突然强直性收缩，肢体可固定在某种不自然的位置持续数秒钟，躯干四肢姿势可不对称，面部强直表情，眼及头偏向一侧，睁眼或闭眼，瞳孔散大，可伴呼吸暂停，意识丧失，发作后意识较快恢复，不出现发作后嗜睡。

4.阵挛性发作

其发作时全身性肌肉抽动，左右可不对称，肌张力可增高或减低，有短暂意识丧失。

5.局限性运动性发作

此发作时无意识丧失，常表现为下列形式。

（1）某个肢体或面部抽搐：由于口、眼、手指在脑皮质运动区所代表的面积最大，因而这些部位最易受累。

（2）杰克逊癫痫发作：发作时大脑皮质运动区异常放电灶逐渐扩展到相邻的皮质区。抽搐也按皮质运动区对躯干支配的顺序扩展，如从面部抽搐开始→手→前臂→上肢→躯干→下肢；若进一步发展，可成为全身性抽搐，此时可有意识丧失；常提示颅内有器质性病变。

（3）旋转性发作：发作时头和眼转向一侧，躯干也随之强直性旋转，或一侧上肢上举，另一侧上肢伸直、躯干扭转等。

6.新生儿轻微惊厥

这是新生儿期常见的一种惊厥形式,发作时呼吸暂停,两眼斜视,眼睑抽搐,频频的眨眼动作,伴流涎,吸吮或咀嚼样动作,有时还出现上下肢类似游泳或蹬自行车样的动作。

(二)惊厥的伴随症状及体征

1.发热

发热为小儿惊厥最常见的伴随症状,如为单纯性或复杂性高热惊厥患儿,于惊厥发作前均有38.5 ℃,甚至 40 ℃以上高热。由上呼吸道感染引起者,还可有咳嗽、流涕、咽痛、咽部出血、扁桃体肿大等表现。如为其他器官或系统感染所致惊厥,绝大多数均有发热及其相关的症状和体征。

2.头痛及呕吐

此为小儿惊厥常见的伴随症状之一,年长儿能正确叙述头痛的部位、性质和程度,婴儿常表现为烦躁、哭闹、摇头、抓耳或拍打头部。多伴有频繁喷射状呕吐,常见于颅内疾病及全身性疾病,如各种脑膜炎、脑炎、中毒性脑病、瑞氏综合征、颅内占位性病变等。同时还可出现程度不等的意识障碍,颈项抵抗,前囟饱满,颅神经麻痹,肌张力增高或减弱,克氏征、布鲁津斯基征及巴宾斯基征阳性等体征。

3.腹泻

如遇重度腹泻病,可致水电解质紊乱及酸碱失衡,出现严重低钠或高钠血症,低钙、低镁血症,以及由于补液不当,造成水中毒也可出现惊厥。

4.黄疸

新生儿溶血症,当出现胆红素脑病时,不仅皮肤巩膜高度黄染,还可有频繁性惊厥;重症肝炎患儿,当肝衰竭,出现惊厥前即可见到明显黄疸;在瑞氏综合征、肝豆状核变性等病程中,均可出现不等的黄疸,此类疾病初期或中末期均能出现惊厥。

5.水肿、少尿

水肿、少尿是各类肾炎或肾病为儿童时期常见多发病,水肿、少尿为该类疾病的首起表现,当其中部分患儿出现急、慢性肾衰竭,或肾性高血压脑病时,均可有惊厥。

6.智力低下

智力低下常见于新生儿窒息所致缺氧、缺血性脑病,颅内出血患儿,病初即有频繁惊厥,其后有不同程度的智力低下。智力低下亦见于先天性代谢异常疾病,如苯酮尿症、糖尿症等氨基酸代谢异常病。

三、诊断依据

(一)病史

了解惊厥的发作形式,持续时间,有无意识丧失,伴随症状,诱发因素及有关的家族史。

(二)体检

全面的体格检查,尤其神经系统的检查,如神志、头颅、头围、囟门、颅缝、脑神经、瞳孔、眼底、颈抵抗、病理反射、肌力、肌张力、四肢活动等。

(三)实验室及其他检查

1.血尿粪常规

血白细胞显著增高,通常提示细菌感染。红细胞血色素很低,网织红细胞增高,提示急性溶血。尿蛋白及细胞数增高,提示肾炎或肾盂肾炎。大便镜检,除外痢疾。

2.血生化等检验

除常规查肝肾功能、电解质外,应根据病情选择有关检验。

3.脑脊液检查

凡疑有颅内病变惊厥患儿,尤其是颅内感染时,均应做脑脊液常规、生化、培养或有关的特殊化验。

4.脑电图

脑电图阳性率可达 80%～90%,小儿惊厥,尤其无热惊厥,其中不少为小儿癫痫。脑电图上可表现为阵发性棘波、尖波、棘慢波、多棘慢波等多种波形。

5.CT 检查

疑有颅内器质性病变惊厥患儿,应做脑 CT 扫描,高密度影见于钙化、出血、血肿及某些肿瘤;低密度影常见于水肿、脑软化、脑脓肿、脱髓鞘病变及某些肿瘤。

6.MRI 检查

MRI 对脑、脊髓结构异常反应较 CT 更敏捷,能更准确反映脑内病灶。

7.单光子反射计算机体层成像(SPECT)

其可显示脑内不同断面的核素分布图像,对癫痫病灶、肿瘤定位及脑血管疾病提供诊断依据。

四、治疗

(一)止痉治疗

1.地西泮

每次 0.25～0.50 mg/kg,最大剂量≤10 mg,缓慢静脉注射,1 分钟≤1 mg。必要时可在 15～30 分钟后重复静脉注射 1 次,以后可口服维持。

2.苯巴比妥钠

新生儿首次剂量 15～20 mg 静脉注射,维持量 3～5 mg/(kg·d),婴儿、儿童首次剂量为 5～10 mg/kg,静脉注射或肌内注射,维持量 5～8 mg/(kg·d)。

3.水合氯醛

每次 50 mg/kg,加水稀释成 5%～10%溶液,保留灌肠。惊厥停止后改用其他镇静剂止痉药维持。

4.氯丙嗪

剂量为每次 1～2 mg/kg,静脉注射或肌内注射,2～3 小时后可重复 1 次。

5.苯妥英钠

每次 5～10 mg/kg,肌内注射或静脉注射。遇有"癫痫持续状态"时可给予 15～20 mg/kg,速度不超过 1 mg/(kg·min)。

6.硫苯妥钠

催眠,大剂量有麻醉作用。每次 10～20 mg/kg,稀释成 2.5%溶液肌内注射;也可缓慢静脉注射,边注射边观察,痉止即停止注射。

(二)降温处理

1.物理降温

物理降温可用30%～50%乙醇擦浴,头部、颈、腋下、腹股沟等处可放置冰袋,亦可用冷盐水灌肠,或用低于体温3～4 ℃的温水擦浴。

2.药物降温

一般用安乃近1次5～10 mg/kg,肌内注射;亦可用其滴鼻,>3岁患儿,每次2～4滴。

(三)降低颅内压

惊厥持续发作时,引起脑缺氧、缺血,易致脑水肿;如惊厥由颅内感染炎症引起,疾病本身即有脑组织充血水肿,颅内压增高,因而及时应用脱水降颅内压治疗。常用20%甘露醇溶液每次5～10 mL/kg,静脉注射或快速静脉滴注(10 mL/min),6～8小时重复使用。

(四)纠正酸中毒

惊厥频繁,或持续发作过久,可致代谢性酸中毒,如血气分析发现血 pH＜7.2,BE 为15 mmol/L时,可用5%碳酸氢钠3～5 mL/kg,稀释成1.4%的等张液静脉滴注。

(五)病因治疗

对惊厥患儿应通过病史了解,全面体检及必要的化验检查,争取尽快地明确病因,给予相应治疗。对可能反复发作的病例,还应制订预防复发的防治措施。

五、护理

(一)护理诊断

(1)有窒息的危险。

(2)有受伤的危险。

(3)潜在并发症:脑水肿。

(4)潜在并发症:酸中毒。

(5)潜在并发症:呼吸、循环衰竭。

(6)知识缺乏。

(二)护理目标

(1)不发生误吸或窒息,适当加以保护防止受伤。

(2)保护呼吸功能,预防并发症。

(3)患儿家长情绪稳定,能掌握止痉、降温等应急措施。

(三)护理措施

1.一般护理

(1)将患儿平放于床上,取头侧位。保持安静,治疗操作应尽量集中进行,动作轻柔敏捷,禁止一切不必要的刺激。

(2)保持呼吸道通畅:头侧向一边,及时清除呼吸道分泌物。有发绀者供给氧气,窒息时施行人工呼吸。

(3)控制高热:物理降温可用温水或冷水毛巾湿敷额头部,5～10分钟更换1次,必要时用冰袋放在额部或枕部。

(4)注意安全,预防损伤,清理好周围物品,防止坠床和碰伤。

(5)协助做好各项检查,及时明确病因。根据病情需要,于惊厥停止后,配合医师做血糖、血钙或腰椎穿刺、血气分析及血电解质等针对性检查。

(6)加强皮肤护理:保持皮肤清洁干燥,衣、被、床单清洁、干燥、平整,以防皮肤感染及压疮的发生。

(7)心理护理:关心体贴患儿,处置操作熟练、准确,以取得患儿信任,消除其恐惧心理。说服患儿及家长主动配合各项检查及治疗,使诊疗工作顺利进行。

2.临床观察内容

(1)惊厥发作时,观察惊厥患儿抽搐的时间和部位,有无其他伴随症状。

(2)观察病情变化,尤其随时观察呼吸、面色、脉搏、血压、心音、心率、瞳孔大小、对光反射等重要的生命体征,发现异常及时通报医师,以便采取紧急抢救措施。

(3)观察体温变化,如有高热,及时做好物理降温及药物降温;如体温正常,应注意保暖。

3.药物观察内容

(1)观察止痉药物的疗效。

(2)使用地西泮、苯巴比妥钠等止痉药物时,注意观察患儿呼吸及血压的变化。

4.预见性观察

若惊厥持续时间长、频繁发作,应警惕有无脑水肿、颅内压增高的表现,如收缩压升高、脉率减慢、呼吸节律慢而不规则,则提示颅内压增高。如未及时处理,可进一步发生脑疝,表现为瞳孔不等大、对光反射消失、昏迷加重、呼吸节律不整甚至骤停。

六、康复与健康指导

(1)做好患儿的病情观察准备好急救物品,教会家属正确的退热方法,提高家长的急救知识和技能。

(2)加强患儿营养与体育锻炼,做好基础护理等。

(3)向家长详细交代患儿的病情、惊厥的病因和诱因,指导家长掌握预防惊厥的措施。

(李晶晶)

第二节　急性支气管炎

急性支气管炎是小儿常见的一种呼吸道疾病。本病常继发于上呼吸道感染之后,也常为肺炎的早期表现。也有的是小儿急性传染病如麻疹、百日咳、伤寒、猩红热等疾病的早期症状或并发症。

急性支气管炎,由各种病毒和细菌或二者混合感染所引起。另外,小儿年龄小、体格弱、气温变化冷热不均、公共场所或居室空气污浊,都可诱发本病。

疾病开始时表现为上呼吸道感染症状,发热、流鼻涕、咳嗽,咳嗽逐渐加重并且有痰,起初是白色黏痰,几天后变为黄色脓痰。有的小儿嗓子呼噜呼噜作响,早晚咳嗽较重,经常因咳嗽将食物吐出。还常伴有头痛、食欲缺乏、疲乏无力、睡眠不安、腹泻等症状。

另外,有一种特殊型的支气管炎,称为急性毛细支气管炎也叫哮喘性支气管炎。主要表现为下呼吸道梗阻症状,似支气管哮喘样发作,患儿鼻翼扇动,呈喘憋状呼吸,很快出现呼吸困难,缺氧发绀。这种类型多见于2岁以内虚胖小儿,往往有湿疹或其他过敏史。

一、护理要点

(1)发热时要注意卧床休息,选用物理降温或药物降温。

(2)室内保持空气新鲜,适当通风换气,但避免对流风,以免患儿再次受凉。

(3)须经常协助患儿变换体位,轻轻拍打背部,使痰液易于排出。

二、注意事项

(1)急性支气管炎一般1周左右可治愈。有部分患儿咳嗽的时间要长些,逐渐会减轻、消失,适当地服用止咳剂即可。不过在患病的早期,对于痰多的患儿,不主张用止咳剂,以免影响排痰。痰稠咳重者可服用祛痰药。

(2)也有部分患儿发展为肺炎,就按护理肺炎患儿的方法精心护理。如果急性支气管炎发作时缺氧、发绀,必须住院治疗,若缺氧得不到及时纠正,会发生脑缺氧等并发症。其他最常见的并发症就是心力衰竭。

(3)对于哮喘重的患儿,在使用氨茶碱等缓解支气管痉挛的药物时,应在医师指导下用药,家长不可乱用。中药麻杏石甘汤或小青龙汤加减治疗急性支气管炎有一定效果,也可采取中西医结合治疗。

(李晶晶)

第三节 腹 泻 病

腹泻病是一种多病原多因素引起的消化道疾病,以大便次数增多、大便性状改变为特点,是小儿时期的常见病。多见于<2岁的婴幼儿。严重腹泻者除有较重的胃肠道症状外,还伴有水、电解质、酸碱平衡紊乱和全身中毒症状。

一、临床特点

(一)一般症状

1.轻型腹泻

大便次数5~10次/天,呈黄色或绿色稀水样,食欲减退,伴有轻度的恶心、呕吐、溢乳、腹痛等症状,临床上无明显脱水症状或仅有轻度脱水,体液丢失<50 mL/kg。

2.重型腹泻

大便次数>10次/天,甚至达数十次。大便水样、量多、少量黏液、腥臭,伴有不规则的发热,并伴呕吐,严重的可吐咖啡样物,体液丢失>120 mL/kg,有明显的水和电解质紊乱症状。

(二)水和电解质紊乱症状

1.脱水

根据腹泻的轻重,失水量多少可分为轻、中、重度脱水。腹泻时水和电解质两者丧失的比例不同,从而会引起体液渗透压的变化,临床上以等渗性脱水最常见。

2.代谢性酸中毒

中、重度脱水多有不同程度的酸中毒，主要表现为精神萎靡、嗜睡、呼吸深快、口唇樱桃红色，严重者可意识不清，呼气有酮味。<6月龄婴儿呼吸代偿功能差，呼吸节律改变不明显，应加以注意，尤其当pH下降至<7.0时，患儿往往有生命危险。

3.低钾血症

当血钾<3.5 mmol/L时，患儿表现为精神萎靡，四肢无力，腱反射减弱，腹胀，肠鸣音减弱，心音低钝，重者可出现肠麻痹、呼吸肌麻痹、腱反射消失、心脏扩大、心律不齐，而危及生命。

4.低钙血症、低镁血症

当脱水、酸中毒被纠正时，原有佝偻病的患儿，大多出现低钙血症，甚至出现手足搐搦等低钙症状。

（三）几种常见不同病原体所致腹泻的临床特点

1.轮状病毒性肠炎

又称秋季腹泻，多发生于6～24个月婴幼儿。起病急，常伴发热和上呼吸道感染症状，病初即有呕吐，常先于腹泻。大便次数多、量多、水分多，为黄色水样或蛋花汤样，无腥臭味。常并发脱水和酸中毒。本病为自限性疾病，病程3～8天。

2.肠致病性大肠埃希菌结肠炎

大便每天5～15次，为稀水样带有黏液，无脓血，但有腥味。可伴发热、恶心、呕吐或腹痛。病程1周左右，体弱者病程迁延。

3.鼠伤寒沙门菌肠炎

近年来有上升趋势，可占沙门菌感染中的40%～80%。全年均有发生，夏季发病率高，绝大多数患儿为小于2岁的婴幼儿，新生儿和婴儿尤易感染。临床表现多种多样，轻重不一，胃肠型表现为呕吐、腹泻、腹痛、腹胀、发热等，大便稀糊状，带有黏液，甚至脓血，性状多变，有特殊臭味，易并发脱水、酸中毒。重症可呈菌血症或败血症，可出现局部感染灶，病程常迁延。

4.空肠弯曲菌肠炎

全年均可发病，以7～9月份多见，可散发或暴发流行，常伴发热，继而腹泻、腹痛、呕吐，大便为水样、黏液或典型菌痢样脓血便。

（四）辅助检查

1.大便常规

病毒性腹泻、非细菌性腹泻及非感染性腹泻大便无或偶见少量白细胞；细菌性腹泻、感染性腹泻大便有较多白细胞或脓细胞、红细胞。

2.大便pH和还原糖测定

乳糖酶缺乏大便pH<5.5，还原糖>++。

3.血生化检查

可有电解质紊乱。

二、护理评估

（一）健康史

询问喂养史和有无饮食不当及肠道内、外感染表现，询问患儿腹泻开始时间、大便次数、颜色、性状、量，以及有无发热、呕吐、腹胀、腹痛、里急后重等不适。

（二）症状、体征

评估患儿生命体征、脱水程度，以及有无电解质紊乱，检查肛周皮肤有无发红、破损。

（三）社会、心理

评估家长对疾病的了解程度和紧张、恐惧心理。

（四）辅助检查

了解大便常规、大便致病菌培养、血气分析等化验结果。

三、护理问题

（一）体液量不足

与排泄过多及摄入减少有关。

（二）腹泻

与肠道内、外感染及饮食不当导致肠道功能紊乱有关。

（三）有皮肤完整性受损的危险

与大便次数增多刺激臀部皮肤有关。

（四）营养失调：低于机体需要量

与摄入减少及腹泻呕吐丢失营养物质过多有关。

（五）知识缺乏

家长缺乏饮食卫生及腹泻患儿护理知识。

四、护理措施

（一）补充体液，纠正脱水

1.口服补液

适用于轻度脱水及无呕吐、能口服的患儿。世界卫生组织推荐用口服补液盐溶液。①补液量：累积损失量 50 mL/kg（轻度脱水）；继续损失量一般可按估计大便量的 1/2 补给。②补液方法：2 岁以下患儿每 1～2 分钟喂 5 mL，稍大患儿可用杯子少量多次喂，也可随意口服，若出现呕吐，停 10 分钟后再喂，每 2～5 分钟喂 5 mL。累积损失量于 8～12 小时补完。

2.静脉补液

适用于中度以上脱水和呕吐较重的患儿。迅速建立静脉通道，保证液体按计划输入，对重度脱水伴有周围循环衰竭的患儿必须尽快（30～60 分钟）补充血容量，补液时按"先盐后糖、先浓后淡、先快后慢、见尿补钾"的原则补液，严禁直接静脉推注含钾溶液。密切观察输液速度，准确记录输液量，根据病情调整输液速度，并了解补液后第一次排尿的时间。

（二）合理喂养，调整饮食

腹泻患儿存在消化功能紊乱，应根据病情合理安排饮食，以达到减轻消化道负担的目的。原则上腹泻患儿不主张禁食，母乳喂养者可继续母乳喂养，暂停辅食；人工喂养者应将牛奶稀释或喂以豆制代乳品或发酵奶、去乳糖奶；已断奶者喂以稠粥、面条加一些熟植物油、蔬菜末、精肉末等，少量多餐。腹泻停止后，继续给予营养丰富的食物，并每天加餐一次，共 2 周，以赶上其正常生长发育。

(三)严密观察病情

1.监测体温变化

体温过高者应采取适当的降温措施,做好口腔及皮肤护理。鼓励患儿增加口服液体的摄入,提供患儿喜爱的饮料,尤其是含钾、钠高的饮料。

2.判断脱水程度

通过观察患儿的神志、精神、皮肤弹性、前囟及眼眶有无凹陷、尿量等临床表现,估计患儿脱水程度。同时观察经过补液后脱水症状是否得到改善。

3.观察代谢性酸中毒

当患儿呼吸深快、精神萎靡、口唇樱红、血 pH 下降时积极准备碱性液体,配合医师抢救。

4.观察低钾血症表现

低血钾常发生在输液脱水纠正时,当患儿出现精神萎靡、吃奶乏力、腹胀、肌张力低、呼吸频率不规则等临床表现,及时报告医师,做血生化测定及心电图检查。

5.注意大便的变化

观察记录大便的次数、颜色、性状,若出现脓血便,伴有里急后重的症状,考虑是否有细菌性痢疾的可能,立即送检大便化验,为输液和治疗方案提供可靠的依据。

(四)注意口腔清洁、加强皮肤护理

(1)口腔黏膜干燥的患儿,每天至少进行 2 次口腔护理,以保持口腔黏膜的湿润和清洁。如口腔黏膜有白色分泌物附着,考虑为鹅口疮,可涂制霉菌素甘油。

(2)保持床单位清洁、干燥、平整,及时更换衣裤。每次便后及时更换尿布,用温水冲洗臀部并擦干,保持肛周皮肤清洁、干燥,臀部涂呋锌油或婴宝药膏。

(3)严重的尿布皮炎应给予红外线照射臀部,每天 2 次,或 1∶5 000 高锰酸钾溶液坐浴,每天2 次,也可用 5% 聚维酮碘(PVP-I)溶液外涂,每天 1～2 次。

(五)做好消毒隔离,防止交叉感染

做好床边隔离,护理患儿前后要彻底洗手,食具、衣物、尿布应专用。对传染性较强的感染患儿用后的尿布要焚烧。

(六)健康教育

(1)评估患儿家长文化程度、对知识的接受能力,选择适当的教育方案,教给家长腹泻的病因及预防方法,讲述调整饮食的目的、方法及步骤,示范配置和服用补液盐溶液的方法,示范食具的清洁消毒方法,讲述观察及处理呕吐物和大便的方法。

(2)合理喂养,宣传母乳喂养的优点,合理调整饮食。双糖酶缺乏者不宜用蔗糖,并暂时停喂含双糖的乳类。

(3)急性腹泻患儿出院时无须再服药,迁延性或慢性腹泻患儿可遵医嘱继续服药,如微生态制剂、蒙脱石散、多种维生素、消化酶等,以改善消化功能。告知家长微生态制剂应温水冲服,水温小于 37℃,以免杀伤有关的活菌。蒙脱石散最好在空腹时服用(尤其是小婴儿),以免服用该药呕吐误吸入气道,每次至少用 30～50 mL 温开水冲服,有利于药物更好地覆盖肠黏膜。具体剂量:1岁以下,每天 1 袋;1～2岁,每天 1～2 袋;2岁以上,每天 2～3 袋,每天 3 次口服。

五、出院指导

（一）指导合理喂养

宣传母乳喂养的优点，避免在夏季断奶，按时逐步添加辅食，切忌几种辅食同时添加，防止过食、偏食及饮食结构突然变动。

（二）注意饮食卫生

培养良好的卫生习惯。注意食物新鲜、清洁及食具消毒，避免肠道内感染，教育儿童饭前便后洗手，勤剪指甲。

（三）增强体质

适当户外运动，及早治疗营养不良、佝偻病。

（四）注意气候变化

防止受凉或过热，冬天注意保暖，夏季多喂水。

（五）防止脱水

可选用以下效果较好的口服补液方法。

1.米汤加盐溶液

米汤 500 mL 加细盐 1.75 g，或炒米粉 25 g 加细盐 1.75 g 加水 500 mL，煮 2～3 分钟。此液体为 1/3 张，且不含糖，口感好。用法为 20～40 mL/kg，4 小时内服完，以后随意口服。

2.糖盐水

饮用水 500 mL 加白糖 10 g 加细盐 1.75 g，煮沸后备用，用法用量同上。

3.口服补液盐

此液体为 2/3 张，用于预防脱水时张力过高，可用白开水稀释降低张力。用法为每次腹泻后，2 岁以下服 50～100 mL；2～10 岁服 100～200 mL；大于 10 岁的能喂多少就给多少，也可按 40～60 mL/kg 预防脱水，腹泻开始即服用。

（李晶晶）

第四节　急性阑尾炎

急性阑尾炎是儿童常见的急腹症，可发生于任何年龄，新生儿及婴幼儿阑尾炎也有报道。临床表现多变易被误诊，若能正确处理，绝大多数患儿可以治愈，但如延误诊断治疗，可引起严重并发症，甚至造成死亡。

一、临床特点

（一）腹痛

多起于脐周或上腹部，呈阵发性加剧，数小时后腹痛转移至右下腹，右下腹压痛是急性阑尾炎最重要的体征，压痛点常在脐与右髂前上棘连线中、外 1/3 交界处，也称麦克伯尼点（麦氏点），需反复 3 次测得阳性体征才能确诊。盆腔阑尾炎、腹膜后阑尾炎及肥胖小儿压痛不明显。穿孔时腹痛突然加剧。

(二)呕吐

早期常伴有呕吐,吐出胃内容物。

(三)发热

早期体温正常,数小时后渐发热,一般在 38 ℃左右,阑尾穿孔后呈弛张型高热。

(四)局部肌紧张及反跳痛

肌紧张和反跳痛是壁腹膜受到炎性刺激的一种防御反应,提示阑尾炎已到化脓、坏疽阶段。右下腹甚至全腹肌紧张及反跳痛,提示伴有腹膜炎。阑尾坏疽或穿孔引起腹膜炎时,患儿行走时喜弯腰,卧床时喜欢双腿卷曲。阑尾脓肿时除高热外,炎症刺激直肠可引起里急后重、腹泻等直肠刺激症状。并发弥漫性腹膜炎时可出现腹胀。

(五)腹部肿块

腹壁薄的消瘦患儿可在右下腹触及索条状的炎性肥厚的阑尾。阑尾脓肿时可在右下腹触及一包块。

(六)直肠指检

阑尾脓肿时直肠前壁触及一痛性肿块,右侧尤为明显。

(七)辅助检查

(1)血常规:多数有白细胞总数及中性粒细胞比例升高。

(2)末梢血 C 反应蛋白测定＞8 mg/L。

(3)腹部 B 超:有时可见水肿的阑尾、腹腔渗出液、阑尾脓肿包块。

二、护理评估

(一)健康史

了解患儿有无慢性阑尾炎史及胃肠道疾病史,询问腹痛出现的时间、部位,有无呕吐、发热等。

(二)症状、体征

评估腹部疼痛的部位、性质、程度及伴随症状,了解有无反跳痛及阵发性加剧,麦氏点有无压痛,有无恶心、呕吐及发热。

(三)社会、心理

评估患儿及其家长对突然患病并需立即进行急诊手术的认知程度及心理反应。

(四)辅助检查

根据血常规、C 反应蛋白、腹部 B 超结果评估疾病的严重程度。

三、常见护理问题

(一)疼痛

与阑尾的炎性刺激及手术创伤有关。

(二)体温过高

与阑尾的急性炎症有关。

(三)体液不足

与禁食、呕吐、高热及术中失血、失液有关。

（四）合作性问题

感染、粘连性肠梗阻。

四、护理措施

（一）术前

（1）监测体温、心率、血压，评估疼痛的部位、程度、性质、持续时间及伴随症状。

（2）患儿取半卧位，在诊断未明前禁用止痛剂，以免掩盖病情。

（3）开放静脉通路，遵医嘱及时补液、应用抗生素，并做好各项术前准备。

（4）与患儿及其家长进行交谈，消除或减轻对疾病和手术恐惧、紧张、焦虑的心情。

（二）术后

（1）术后麻醉清醒、血压稳定后取半卧位，以促进腹部肌肉放松，有助于减轻疼痛，同时使腹膜炎性渗出物流至盆腔，使炎症局限。

（2）咳嗽、深呼吸时用手轻按压伤口。遵医嘱准确使用止痛剂后需观察止痛药物的效果。

（3）指导家长多安抚患儿，讲故事、唱儿歌，以分散患儿注意力。

（4）监测体温，体温＞39 ℃时给物理降温或药物降温，并观察降温的效果。

（5）监测血压、心率、尿量，评估黏膜和皮肤弹性，观察有无口渴。

（6）肠蠕动恢复后，开始进少量水，若无呕吐再进流质饮食、软食，并逐渐过渡到普通饮食。

（7）保持伤口敷料清洁、干燥，观察伤口有无红肿、渗出，疼痛有无加重。

（8）观察肠蠕动恢复情况及腹部体征有无变化，鼓励并协助患儿床上活动，术后 24 小时后视病情鼓励早期下床活动，以防止肠粘连。若患儿术后体温升高或体温一度下降后又趋上升，并伴有腹痛、里急后重、大便伴脓液或黏液，应考虑为盆腔脓肿的可能。

（三）健康教育

（1）患儿及其家长对手术易产生恐惧、忧虑，并担心手术预后，护理人员应热情接待患儿，耐心讲解疾病的发生、发展过程及主要治疗手段等，以减轻患儿及其家长的顾虑，使其积极配合医护人员。

（2）在术前准备阶段，认真向患儿及其家长讲解术前各项准备的内容如备皮、皮试、禁食、禁水、术前用药的目的、注意事项，以取得患儿及其家长配合。

（3）术后康复过程中，护理人员应始终将各项术后护理的目的、方法向患儿及其家长说明，共同实施护理措施，以取得良好的康复效果。

五、出院指导

（1）饮食适当增加营养，指导家长注意饮食卫生，给易消化的食物，如稀饭、面条、肉末、鱼、蛋、新鲜蔬菜和水果等，饮食要定时定量，避免过饱。

（2）伤口护理：保持伤口的清洁干燥，勤换内衣，伤口发痒时忌用手抓，以防破损、发炎。

（3）鼓励适度的活动，以促进伤口愈合，预防肠粘连，但应避免剧烈活动，防止伤口裂开。

（4）注意个人卫生，保持室内通风、清洁，防止感冒、腹泻等疾病的发生。

（5）如患儿出现腹痛、腹胀、发热、呕吐或伤口红、肿、痛等情况，需及时去医院就诊。

（李晶晶）

第五节 尿 路 感 染

尿路感染是常见的泌尿系统疾病。感染可累及尿道、膀胱、肾盂及肾实质。患儿常有反复发作倾向,可伴有泌尿系统畸形,女性婴幼儿多见。

一、临床特点

(一)急性感染

1.新生儿

多由血行感染所致,以全身症状为主,如发热、吃奶差、体重不增、呕吐、腹泻等。

2.婴幼儿

全身症状重,局部症状轻微或缺如,主要表现为发热、呕吐、腹痛、腹泻,部分患儿有排尿中断、排尿时哭闹、夜间遗尿等。

3.儿童

与成人相似。上尿路感染以发热、腰痛等全身症状为主;下尿路感染以膀胱刺激征如尿频、尿急、尿痛为主。

(二)慢性感染

病程迁延,大于 6 个月。表现为反复感染、间歇性发热、精神不振、乏力、贫血等。

(三)辅助检查

1.尿常规

有血尿、脓尿、白细胞尿、蛋白尿。

2.尿培养

可获致病细菌。

3.血常规

中性粒细胞升高,慢性感染者可有贫血。

4.影像学检查

反复感染或迁延不愈者有可能存在泌尿系统畸形和膀胱输尿管反流。

二、护理评估

(一)健康史

询问患儿及家长的健康状况,了解患儿家庭的卫生习惯及既往是否有类似疾病的发生。了解女孩是否有蛲虫病、男孩是否有包茎或包皮过长,以及有无留置导尿管、泌尿系统结石或畸形、尿路损伤的病史。了解患儿近期是否经常有夜间遗尿现象和近期是否有感冒或去公共游泳池等诱因。

(二)症状、体征

询问有无尿频、尿急、尿痛或排尿哭闹等膀胱刺激征。测量生命体征,注意体温变化,评估有无恶心、呕吐、腰酸、腰痛等症状。对慢性感染患儿同时应询问有无间歇性发热、贫血、乏力等表现。

(三)社会、心理

了解患儿及家长的心态、对住院的反应及对患儿健康的需求。

(四)辅助检查

了解尿常规、尿培养结果以评估病情、判断药物的疗效。了解 X 线检查以评估有无泌尿道先天畸形。

三、常见护理问题

(一)体温过高

与细菌感染有关。

(二)排尿异常

与膀胱、尿道炎症有关。

(三)焦虑

与疾病反复发作有关。

四、护理措施

(一)休息

急性期卧床休息,症状消失后可适当活动。

(二)饮食

高热者给予易消化的半流质饮食,婴幼儿要勤喂水,年长儿要鼓励多饮水,以促使细菌毒素由尿中排出。

(三)对症护理

有高热时,可采取物理降温或药物降温措施。

(四)皮肤护理

保持会阴部清洁干燥,每天用1：5 000 高锰酸钾液(或1：5 000 呋喃西林液)坐浴1~2次。婴儿要勤换尿布,尿布及内裤需单独用开水烫洗后晒干。

(五)观察病情变化

注意观察全身症状的变化,尤其是婴幼儿,除观察体温变化外,还应观察有无消化系统等症状,观察尿量、尿色等变化。

(六)观察药物不良反应

口服抗生素可出现恶心、呕吐、食欲减退等现象,饭后服用可减轻胃肠道不良反应。磺胺类药物服用时要多喝水,并注意有无血尿、尿少、尿闭等。应用阿莫西林钠舒巴坦钠时,注意有无皮疹出现;应用头孢霉素时,应注意有无肾脏损害。

(七)正确留取尿常规标本

尿液培养结果的可靠性主要取决于尿常规标本的收集方法,因此在收集尿常规标本时,除常规用1：5 000高锰酸钾溶液清洁消毒外阴部外,还应注意以下四点:①在抗生素应用前留尿送检;②用无菌试管留中段尿,避免任何可能发生的污染;③婴儿用无菌接尿袋收集尿常规标本;④标本留取后应立即送检。

(八)健康教育

(1)加强卫生意识,婴儿应勤换尿布,幼儿不穿开裆裤,勤换内裤。尿布、内裤应用开水烫后晒干。

(2)教会家长给男孩清洗尿道口时应轻轻地将包皮向上翻起。给女孩清洗外阴部时,应由前向后擦洗,防止肠道细菌污染尿道,引起逆行感染。清洗时用专用的洁具。

(3)耐心向家长解释,按医嘱坚持服药。加强个人卫生,增加小儿抵抗力是预防疾病反复的关键。

(4)对男孩的包茎及包皮过长要及时处理。

五、出院指导

(1)合理安排小儿生活,避免劳累。

(2)加强个人卫生,勤洗澡,但不用盆浴,清洗外阴时用专用的洁具。少去公共游泳池游泳。

(3)小儿尿布、内裤要单独清洗,用开水烫后晒干。

(4)经常参加户外活动,增加小儿营养,增强抵抗力。

(5)遵医嘱坚持服药,不可擅自停药。

(6)定期门诊复查。

(李晶晶)

第六节　急性肾小球肾炎

急性肾小球肾炎是一组不同病因所致的感染后免疫反应引起的急性弥漫性肾小球炎性病变,以急性链球菌感染后肾小球肾炎最为常见。肾小球以毛细血管内皮细胞增生为主,病程多在1年内。本病一般预后良好,发展为慢性肾小球肾炎者罕见。少数严重患者起病2周内可出现高血压脑病、严重循环充血、急性肾功能不全的严重表现。

一、临床特点

(一)典型症状

1.前驱症状

急性起病,多数患者病前1~2周有呼吸道或皮肤感染史。

2.水肿、少尿

早期常有水肿,先见于眼睑,严重时迅速延及全身。水肿时尿量减少。

3.血尿

常为起病的首发症状,多为镜下血尿,其中30%~50%患儿有肉眼血尿。

(二)体征

1.水肿

程度不等,呈非凹陷性,严重患者可有少量胸腔积液或腹水。

2.高血压

约 1/2 患儿有高血压,学龄儿童>17.3/12.1 kPa(130/90 mmHg),学龄前儿童>16.0/10.7 kPa (120/80 mmHg)。

(三)严重表现

1.高血压脑病

多发生于急性肾小球肾炎病程早期,起病一般较急,表现为剧烈头痛、频繁恶心呕吐,继之出现视力障碍、眼花、复视、暂时性黑矇,并有嗜睡或烦躁,如不及时治疗则发生惊厥、昏迷,少数暂时偏瘫、失语,严重时发生脑疝。

2.严重循环充血

临床表现为气急、不能平卧,胸闷、咳嗽,口吐粉红色血性泡沫,听诊肺底湿啰音、心跳呈奔马律,有肝大压痛等左右心衰竭症状。危重者可因肺水肿于数小时内死亡。

3.急性肾功能不全

临床表现为少尿或无尿,血尿素氮、血肌酐升高,高血钾,代谢性酸中毒。

(四)辅助检查

1.尿常规

以红细胞为主,可伴有蛋白尿、白细胞尿、管型尿。

2.红细胞沉降率

早期一般增快,提示病情处于活动阶段。

3.抗链球菌溶血素 O 试验

大部分患儿升高,可持续 6 个月。

4.补体 C_3

血补体 C_3 于 6～8 周一过性低下,是急性链球菌感染后肾小球肾炎的首要确诊条件。

5.肾功能

常有一过性氮质血症,血肌酐及尿素氮轻度升高,经利尿数天后,氮质血症即可恢复正常。

6.腹部 B 超

多数患儿肾脏有肿胀,结构模糊,呈弥漫性病变。

二、护理评估

(一)健康史

询问发病前有无上呼吸道感染或皮肤感染史、水肿及其发生发展过程,以及以往有无类似疾病发生。

(二)症状、体征

评估患儿有无水肿及水肿的部位、性质和程度;尿量是否减少及尿色是否呈茶色、烟灰水样、鲜红色或洗肉水样;血压有否升高;有无心悸、气短、不能平卧等循环充血表现。

(三)社会、心理

了解患儿的心态、家长对本病的了解程度及对患儿健康的需求。

(四)辅助检查

了解患儿尿常规、肾功能、补体 C_3 等检查结果。

三、常见护理问题

(一)体液过多

与肾小球滤过率下降有关。

(二)活动无耐力

与水钠潴留、血压升高有关。

(三)合作性问题

高血压脑病、严重循环充血、急性肾功能不全。

(四)有感染的危险

与机体抵抗力下降有关。

四、护理措施

(一)病室环境

要求病室阳光充足,空气新鲜,室温保持在 $18\sim20$ ℃。

减少病室的探访人数及次数,以防交叉感染。

(二)休息

起病 2 周内患儿应卧床休息,待水肿消退、血压降至正常、肉眼血尿消失,可下床轻微活动。

(三)饮食

有水肿及高血压的患儿应限制钠盐摄入,每天钠盐量 $1\sim2$ g;有氮质血症时应限制蛋白质的入量,每天 0.5 g/kg;供给高糖饮食以满足患儿热量需要;除非严重少尿或循环充血,一般不必严格限水。在尿量增加、水肿消退、血压正常后可恢复正常饮食,以保证患儿生长发育的需要。

(四)皮肤护理

加强全身皮肤黏膜清洁工作,注意保护水肿部位的皮肤,以免损伤而引起感染。注意腰部保暖,可促进血液循环,增加肾血流量,增加尿量,减轻水肿。

(五)观察病情变化

(1)观察尿量、尿色,准确记录 24 小时出入液量,每天晨测体重 1 次。患儿尿量增加,肉眼血尿消失,提示病情好转。如尿量持续减少,出现头痛、恶心、呕吐等,要警惕急性肾功能不全的发生,此时应嘱患儿绝对卧床休息,精确记录出入液量,严格控制液体量,给无盐、低优质蛋白、高碳水化合物饮食,并做好透析前的准备工作。

(2)每 8 小时监测 1 次血压,血压显著增高者,酌情增加测量次数。若出现血压突然升高、剧烈头痛、眼花、呕吐等,提示高血压脑病可能,立即绝对卧床休息,抬高头肩 $15°\sim30°$,吸氧,并遵医嘱予镇静、降压、利尿处理。

(3)密切观察患儿有无烦躁不安、不能平卧、胸闷、心率增快、尿少、肝大,发现上述症状立即予以吸氧、半卧位,严格控制液体摄入,并通知主管医师。

(六)观察药物治疗的效果和不良反应

应用降压药后应定时测量血压,评价降压效果,并观察有无不良反应。例如:应用利血平后可有鼻塞、面红、嗜睡等不良反应;应用硝苯地平降压的患儿应避免突然起立,以防直立性低血压的发生;应用利尿剂,尤其静脉注射呋塞米后,要注意有无利尿过度导致脱水、电解质紊乱等。

（七）健康教育

（1）告知患儿及其家长本病是一种自限性疾病，无特异治疗，主要是休息，对症处理，加强护理。本病预后良好，发展为慢性肾小球肾炎者少见。

（2）认真向患儿及其家长讲解休息的重要性，以及疾病不同阶段对饮食的特殊要求，取得患儿及其家长的配合。

（3）指导家长正确留取尿常规标本。

五、出院指导

（一）休息

出院后可在室内适当活动，至第 2 个月，如病情恢复顺利，红细胞沉降率正常，可以上学，但要免体育课，避免剧烈运动。一般在病情稳定 3 个月后，可逐渐恢复体力活动。

（二）饮食

宜清淡、少刺激、易消化的食物。多吃新鲜蔬菜和去皮水果，忌吃罐头食品。如血压正常，水肿消退，可给予普通饮食，不必忌口，以免影响小儿的生长发育。

（三）预防感染

向患儿及其家长说明预防呼吸道及皮肤感染的重要性。患儿居室内要保持空气新鲜，不要紧闭门窗。应尽量谢绝亲友探视，特别是患感冒的人，以预防呼吸道感染。同时应经常洗澡，保持皮肤清洁，夏秋季节要预防蚊虫叮咬。衣服要常洗晒，以预防皮肤感染。

（四）尿常规检查

每周化验尿常规检查 1 次，待尿蛋白阴性、尿中红细胞偶见或消失，就可以每 2～4 周化验 1 次。送化验盛尿的容器要清洁，容器内如有其他物质，会影响化验结果。尿常规标本以留取晨起第一次尿较好。

（李晶晶）

第七节　急进性肾小球肾炎

急进性肾小球肾炎是一种多病因引起的临床综合征，临床过程进展迅速，很快发展为肾衰竭。肾脏病理以广泛新月体形成为特点，如不能早期诊断和有效治疗，预后差，3～6 个月大多数患儿出现终末期肾病。

一、临床特点

（一）前驱症状

急性起病，病前 2～3 周内可有疲乏、无力、发热、关节痛等症状。1/3～1/2 患儿可有上呼吸道前驱感染。

（二）水肿、少尿

水肿呈全身性，非凹陷性，程度不等，严重患者可有胸腔积液或腹水。尿量减少，体重呈进行性增加。

(三)血尿

多数患儿有血尿,约1/3患儿表现为肉眼血尿。

(四)高血压

多数呈持续性。

(五)辅助检查

1.尿常规检查

以血尿为主,伴有蛋白尿、管型尿。

2.血常规

表现为血红蛋白下降,逐渐加重,甚至出现重度贫血。

3.肾功能

病初可正常,以后呈进行性恶化状态。

4.腹部B超

双肾有弥漫性病变,体积多数明显增大。

5.肾活检

疑为本病者,应尽早行经皮肾穿刺活检术。可发现肾组织有广泛新月体形成这一特征性改变。

二、护理评估

(一)健康史

询问发病前有无疲乏、无力、发热、关节痛等症状,有无上呼吸道感染史,有无水肿及其发生、发展过程,以往有无类似疾病发生。

(二)症状、体征

评估患儿有无水肿及水肿的部位、性质、程度;尿量是否减少,是否持续性少尿,甚至无尿;体重有否进行性增加;尿色是否呈茶色、烟灰水样、红色或洗肉水样;血压有无升高。

(三)社会、心理

了解患儿的心态及家长对本病的认识程度,了解患儿家庭的经济状况及对护理的要求。

(四)辅助检查

了解患儿血常规、尿常规、肝肾功能的检查结果,尿中有无红细胞及蛋白质,血红蛋白是否降低。若血浆尿素氮、肌酐升高则提示肾功能不全。肾组织有广泛新月体形成是本病特征性改变。

三、常见护理问题

(一)体液过多

与肾小球滤过率下降有关。

(二)营养失调,低于机体需要量

与摄入不足、丢失过多和氮质血症有关。

(三)活动无耐力

与水、钠潴留、血压升高、贫血有关。

(四)恐惧(患儿及其家长)

与病情危重及预后差有关。

（五）有感染的危险

与机体抵抗力下降有关。

（六）合作性问题

电解质紊乱、高血压脑病、严重循环充血、急性肾功能不全。

四、护理措施

（1）按危重患儿护理，安排于抢救病房，准备好氧气、吸引器及监护设备，及时采取对症护理，遵医嘱及时纠正及防止肾衰竭引起的水、电解质紊乱。

（2）密切观察病情变化。①密切观察患儿的生命体征及精神状态，特别要注意有无水、电解质和酸碱平衡的失调；有无头痛、眼花、呕吐等高血压脑病的表现；有无烦躁不安、胸闷、心悸、肝脏肿大等循环充血症状；有无恶心、呕吐、厌食等，警惕急性肾功能不全的发生。②准确记录24小时出入液量，每天晨定时测空腹体重以检查水肿进展情况，每8小时监测1次血压，血压显著增高者，酌情增加测量次数并及时报告医师及时处理。③密切观察药物疗效和不良反应。例如：应用利尿剂后要注意尿量，有无脱水；应用降压药后要定时测量血压，评估降压效果；应用肝素后要注意有无发生出血倾向；甲泼尼龙冲击治疗期间应警惕血压升高而发生高血压脑病、消化道应激性溃疡或出血；环磷酰胺冲击治疗时要进行水化，鼓励患儿多饮水，以防发生出血性膀胱炎。

（3）一般护理患儿应绝对卧床休息至病情好转，保证营养，供给足够的热能，限制水、盐、蛋白质的摄入，积极预防感染，每天认真做好生活护理，如口腔护理、皮肤清洁卫生，经常擦身，勤换内衣，保持病室空气新鲜，减少探访。

（4）心理护理：急进性肾小球肾炎因病情重、发展快、预后差、死亡率高，易引起患儿及其家长恐惧和绝望情绪。医护人员应以高度的同情心，热情帮助、关心患儿，多与患儿及其家长交流，给予解释、安慰和鼓励，让患儿及其家长认识珍惜生命的重要意义，建立起战胜疾病的信心。

（5）行腹膜透析治疗的患儿按腹膜透析护理。

（6）健康教育：①详细向患儿及其家长讲解本病的有关知识、护理、治疗计划，以及对休息、饮食的要求，使家长密切配合医护措施。②指导家长协助护理人员做好各项生活护理，记录出入液量。③免疫抑制剂冲击治疗期间应详细告知家长药物的毒副作用，让家长有心理准备。

五、出院指导

（一）休息

出院后血压仍高、尿常规改变明显者应卧床休息，待尿常规检查好转、血压降至正常后可在室内适当活动。6个月至1年后，如病情稳定，可逐渐恢复体力活动及上学。

（二）饮食

给予足够的热量以满足机体恢复的需要，多吃新鲜蔬菜、水果，进食蛋、奶等优质蛋白质，但应适当限制每天的摄入量，同时适当限制肉类、鱼类、海产品等含磷高食物的摄入，如无水肿、高血压，可不必忌食盐。

（三）预防感染

保持患儿卧室空气流通、阳光充足，限制亲友探视，加强生活护理，注意饮食卫生，防止各种感染。

(四)服药指导

严格按照医嘱,准确、及时服用药物,不得自行减量或停药;不使用肾毒性药物,以保护残肾功能。

(五)尿常规检查

每周化验尿常规检查 1 次,尿常规检查正常后每 2～4 周化验 1 次。定时监测血压,定期复查血常规、肾功能、肾脏 B 超。

(李晶晶)

第八节 先天性肾盂积水

由于先天性肾盂、输尿管连接部梗阻,尿液从肾盂排出受阻,肾内压增高,肾盂、肾盏逐渐扩张,肾实质受压萎缩,肾分泌功能减退,称为先天性肾盂积水。常见原因:肾盂输尿管连接部狭窄;先天性输尿管瓣膜;异位血管压迫。

一、临床特点

(一)腹部包块

大多在患侧能触及肿块,位于一侧腰腹部,呈囊性,界限清楚,表面光滑且有压痛。

(二)腰腹部疼痛

见于较大儿童,多以钝痛为主。由于肾脏扩大,肾包膜被牵拉,出现钝痛。

(三)消化道功能紊乱

厌食、体重不增、发育迟缓。腹痛发作时可出现恶心、呕吐等。

(四)尿路感染

脓尿或发热,婴幼儿多见。

(五)血尿

一般为镜下血尿,见于 20％～30％患儿。

(六)辅助检查

(1)B 超检查:可见肾盂扩大,肾皮质变薄。

(2)静脉肾盂造影(IVP):大多数能显示出肾盂及肾盏扩张影像。

(3)磁共振成像:显示肾盂、肾盏积水扩张,肾盂与输尿管移行部变细,肾皮质变薄。

(4)放射性核素肾图:可显示肾功能不同程度受损。

(5)尿常规检查:可有尿路感染征象。

二、护理评估

(一)健康史

了解住院前患儿的健康状况,以及有无反复发作的腹痛、剧烈的绞痛、恶心、呕吐、尿量减少。

（二）症状、体征

评估患儿有无腰痛、腹痛、腹部包块大小及全身状况，有无尿路感染和消化道功能紊乱的表现。

（三）社会、心理

了解患儿及其家长对手术治疗的承受能力、对手术方式是否理解，特别是对暂时性尿流改道和排尿方式改变的心理准备。了解患儿及其家长是否得到肾盂积水疾病的健康指导。

（四）辅助检查

了解各种辅助检查，尤其是肾功能检查的结果及尿常规检查的白细胞数，以明确肾盂积水的原因和分型。

三、常见护理问题

（一）焦虑

与陌生的环境、手术的危险性、预后未知有关。

（二）疼痛

与手术切口、引流管牵拉有关。

（三）有感染的危险

与术前排尿不畅、术后手术切口及引流管留置有关。

（四）引流管脱出的危险

与多根引流管留置、患儿年幼好动、家长知识缺乏有关。

（五）合作性问题

急性尿闭、吻合口狭窄、吻合口瘘、出血。

四、护理措施

（一）术前

(1)预防泌尿系统感染，适量饮水，勤换内裤，保持外阴清洁。

(2)注意休息，活动适度，避免肾区受碰撞，导致肾损伤。

(3)术前常规进行备皮、普鲁卡因皮试，禁食，术晨更换手术衣服。

（二）术后

1.休息

术后麻醉清醒前取去枕平卧位，防止呕吐物窒息。约束四肢，限制活动量，防止翻身时引流管过度牵拉。

2.监测生命体征

观察切口敷料有无渗血、渗液情况，术后监测血压 3 天。

3.饮食护理

给高热量、高蛋白、高维生素的食物，肾功能正常者鼓励多饮水，每天饮水 500～1 000 mL，限制各种碳酸饮料摄入，防止尿酸结晶堵塞引流管。

4.皮肤护理

勤擦洗，定时更换体位，臀部可垫质软毛巾。

5.引流管的护理

确保引流管通畅,妥善固定。观察引流液的性质、颜色,记录管内引流量及尿量,定期监测血生化、肾功能。管理好三根引流管,使之不滑脱、不堵塞、不被过度牵拉。

(1)肾盂引流管:在肾盂中起引流尿液、减轻肾盂压力、促进肾修复作用。开始为血性液体,3～5天后颜色转清,有大量尿液排出,术后10～12天拔管。

(2)输尿管支撑管:在肾盂、输尿管吻合处,使吻合口通畅,利于吻合口生长,防止狭窄,一般无尿液或少量血性尿液排出,术后7～10天拔管。

(3)肾周引流管:利于少量渗血、渗液排出,一般不超过100 mL,术后2～3天拔管。

(4)引流液如混浊,协助做尿液培养及药物敏感试验。

(5)肾盂引流管拔管前先夹管,观察患儿有无发热、呕吐、腰腹胀痛等反应。经肾盂引流管注入亚甲蓝者,鼓励多饮水以促进亚甲蓝排出,并注意观察小便是否为蓝色,记录排出时间。

(三)健康教育

1.术前

(1)告诉家长因引起肾盂积水的原因较多,术前需进行多项检查,完善这些检查对明确诊断很重要,需要耐心等待。

(2)告诉患儿及其家长不要一次大量饮水,以免引起腹痛,甚至肾绞痛。消化道症状明显者可暂禁食。

2.术后

(1)饮食护理:应强调让患儿多饮水对疾病康复的意义,鼓励多饮水,可多食西瓜、梨等水分多的水果,限制各种碳酸饮料摄入,如雪碧、可乐等,防止尿酸结晶堵塞引流管。因卧床大便容易干结,可食用新鲜的水果、蔬菜保持大便通畅。

(2)耐心解释3根引流管的重要性,为防止孩子误拔引流管和活动过多可能引起的出血,约束四肢是必要的。可以让患儿多喝水,强调多饮水对疾病康复的意义,要求患儿及其家长密切配合。

五、出院指导

(1)按医嘱继续口服抗生素,指导家长及时服药。

(2)注意休息,保持会阴部清洁,勤换内裤,防止逆行性尿路感染。

(3)出院后注意尿常规监测,一般出院后每3天化验尿常规1次,常需监测4周,正常后经医师同意停止监测。

(4)出院后分别于术后1个月、3个月、半年、1年复查B超,了解患侧肾脏情况,中、重度肾盂积水术后肾盂很难恢复正常大小和形态,以后每年复查1次B超了解肾脏发育情况,早期发现并发症。

(5)双肾积水患儿需要定期肾功能检查。

(6)注意血压监测,特别是成年后的血压。

(李晶晶)

351

第九节 糖 尿 病

一、疾病概述

糖尿病是一种以高血糖为主要生化特征的全身慢性代谢性疾病,儿童时期的糖尿病主要是指在 15 岁以前发生的糖尿病。

(一)病因及危险因素

目前,被广泛接受的观点认为,1 型糖尿病(IDDM)是在遗传易感性的基础上,胰岛 β 细胞被损伤和破坏,最终致胰岛 β 细胞功能衰竭而起病。但是,在以上各因素中还有许多未能完全解释的问题。根据目前的研究成果概述如下。

1.遗传因素

1 型和 2 型糖尿病的遗传性不同。根据同卵双胎的研究,证明 2 型糖尿病的患病一致性为100%,而 1 型糖尿的仅为 50%,说明 1 型糖尿病是除遗传因素外还有环境因素作用的多基因遗传病。

2.环境因素

多年来不断有报告称 1 型糖尿病的发病与多种病毒的感染有关,如风疹病毒、流行性腮腺炎病毒、柯萨奇病毒等。动物试验表明有遗传易感性的动物仅用喂养方法即可使其发生糖尿病。总之,环境因素可能包括病毒感染、环境中化学毒物、营养中的某些成分等,都可能对带有易感性基因者产生胰岛 β 细胞毒性作用,激发体内免疫功能的变化,最后导致 1 型糖尿病的发生。严重的精神和身体压力、应激也能使 1 型糖尿病的发病率增加。

3.免疫因素

最早发现新起病 1 型糖尿病患者死后尸检见胰岛有急性淋巴细胞和慢性淋巴细胞浸润性胰小岛炎改变,继之发现 1 型糖尿病患者血中有胰岛细胞抗体(ICA),胰岛细胞膜抗体(ICSA)、抗胰岛素抗体等多种自身抗体,现在倾向于认为 ICA 等是胰岛细胞破坏的结果。还发现患者的淋巴细胞可抑制胰岛 β 细胞释放胰岛素、辅助性 T 细胞/抑制性 T 细胞的比值增大、自然杀伤细胞增多等。另外还证明了患者体内 T 细胞表面有一系列的有功能性的受体,以及有免疫相关抗原的 T 细胞增多等免疫功能的改变。对免疫功能变化的机制也提出不同的学说。总之,1 型糖尿病患者免疫功能的改变在发病中是一个重要的环节。

(二)病理生理和分类

1.病理生理

1 型糖尿病主要为胰岛 β 细胞被破坏,分泌胰岛素减少引起代谢紊乱。胰岛素对热量代谢有广泛的作用,可以激活靶细胞表面受体,促进细胞内葡萄糖的转运,使葡萄糖直接供给能量,转变为糖原,促进脂肪合成,抑制脂肪的动员。胰岛素还可以加强蛋白质的合成,促进细胞的增长和分化,促进糖酵解,抑制糖异生。1 型糖尿病患者胰岛素缺乏,进餐后缺少胰岛素分泌,餐后血糖增高后不能下降,高血糖超过肾糖阈而出现尿糖,体内能量丢失,动员脂肪分解代谢增加,酮体产生增多。

另外,糖尿病时反调节激素如胰高血糖素、肾上腺素、生长激素的增多,加重了代谢的紊乱,使糖尿病发展为失代偿状态。反调节激素促进糖原分解、糖异生增加,脂肪分解旺盛,产生各种脂肪中间代谢的产物和酮体。高血糖、高脂血和酮血症引起渗透性利尿,进而发生多尿、脱水、酸中毒。血浆渗透压增高时,会产生口渴多饮,体重也会明显减低(图 13-1)。

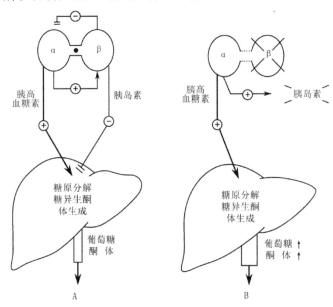

图 13-1　胰岛素和胰高血糖素与热量代谢的关系

　　糖尿病酮症酸中毒时大脑功能受损伤,氧利用减低,逐渐出现嗜睡、意识障碍而渐进入昏迷。酸中毒严重时 CO_2 潴留,为了排出较多的 CO_2,呼吸中枢兴奋而出现不规则的呼吸深快(酸中毒大呼吸)。呼吸中的丙酮产生特异的气味(腐烂水果味)。

　　2.分类

　　具体见表 13-1、表 13-2。

表 13-1　儿童糖尿病的分类

1 型糖尿病	ⅠA 型是指遗传基因、免疫因素和环境因素共同参与起病的,是 1 型糖尿病的代表
	ⅠB 型是指家族性自身免疫病中的 1 型糖尿病,是自身免疫病的一部分
2 型糖尿病	有肥胖型和大肥胖型之分,过去 2 型糖尿病发生儿童期时称为儿童(青少年)开始的成人糖尿病(maturity onset diabetes mellitus of youny, MODY),MODY 一词未完全舍弃。这是属于常染色体显性遗传。但儿童期 2 型糖尿病也有散发患者
营养不良有关的糖尿病	可见有胰腺钙化并有蛋白质缺乏的病史
其他型	包括胰腺疾病、内分泌病、药物或化学物直接引起的糖尿病,以及某些遗传综合征、胰岛素受体异常等引起的糖尿病
糖耐量减低(impaired glucose tolerance,IGT)	儿童时期所患糖尿病绝大多数(90%以上)是 1 型糖尿病ⅠA 型(ⅠA型),ⅠA 依赖是指患者必须用注射胰岛素治疗才能防止发生糖尿病酮症酸中毒昏迷和死亡

表 13-2　1 型糖尿病与 2 型糖尿病的区别

	1 型	2 型
发病原因	免疫与遗传	遗传与生活方式
发病年龄	青少年	中老年
发病方式	急	缓慢或无症状
体重情况	多偏瘦	多偏胖
胰岛素分泌	绝对缺乏	相对缺乏或胰岛素抵抗
糖尿病酮症酸中毒	容易发生	不易发生
一般治疗	注射胰岛素	口服降糖药
胰岛素释放试验	空腹血胰岛素及 C 肽低于正常,且进食后不增高者	空腹血胰岛素及 C 肽正常、增高或稍低,进食后有增高,但高峰值延迟

(三)临床症状和体征

1 型糖尿病常为比较急性起病,多数患者可由感染、情绪激惹或饮食不当等诱因起病,出现多饮、多尿、多食和体重减轻的症状,全称为 1 型糖尿病的"三多一少"症状。但是,婴儿多尿多饮不易被发觉,很快会发生脱水和糖尿病酮症酸中毒症状。幼年儿童因夜尿增多可发生遗尿。多食并非患者必然出现的症状,部分儿童食欲正常或减低,体重减轻或消瘦很快,疲乏无力、精神萎靡亦常见。如果有多饮、多尿又出现呕吐、恶心、厌食或腹痛、腹泻和腿痛等症状,则应考虑并发糖尿病酮症酸中毒。糖尿病酮症酸中毒重者表现为严重脱水、昏迷、皮肤弹性差、口干舌燥、口唇樱红、眼眶深陷、呼吸深快、呼出气有烂水果味。病情严重时出现休克,表现为脉快而弱、肢凉、血压下降。发热、咳嗽等呼吸道感染或皮肤感染、阴道瘙痒和结核病可与糖尿病并存。病程较久,对糖尿病控制不好时可发生生长落后、身矮、智能发育迟缓、肝大,称为糖尿病侏儒(Mauhiac 综合征)。晚期可出现白内障、视力障碍、视网膜病变,甚至双目失明。还可有蛋白尿、高血压等糖尿病肾病,最后致肾衰竭。

(四)常见并发症

1.急性并发症

(1)糖尿病酮症酸中毒(DKA):1 型糖尿病患者在发生急性感染、延误诊断、过食或中断胰岛素治疗时均可发生糖尿病酮症酸中毒,临床表现如前述。年龄越小,DKA 的发生率越高。新的 1 型糖尿病患者以 DKA 起病时可被误诊为肺炎、哮喘、败血症、急腹症和脑膜炎等,应予以鉴别。DKA 血糖可>28.0 mmol/L(500 mg/dL),血酮体可>10 mmol/L(200 mg/dL),血酮体中不仅有乙酰乙酸、β 羟丁酸和丙酮,还有多种脂肪酸代谢的中间产物的许多酮体,如 α-戊酮、3-戊烯-2-酮等大分子酮体及脂肪酸如己二酸、癸二酸等均明显增高。糖尿病患者出现 DKA 时的脂肪代谢紊乱较为复杂。DKA 时血 pH 下降,HCO_3^- 减低,血钠、钾、氯亦低于正常,有的治疗前血钾不低,用胰岛素治疗后血钾迅速降低。尿酮体定性试验阳性反应可较弱或(一),经初步治疗后乙酰乙酸产生增多,尿酮体反应反而增强。

(2)低血糖:糖尿病用胰岛素治疗后发生低血糖是由于胰岛素用量过多或注射胰岛素后未能按时进餐,出现心悸、出汗、饥饿感、头晕和震颤等,严重时可发生低血糖昏迷,甚至惊厥,抢救不及时可引起死亡。反复低血糖发作可产生脑高级功能障碍或发生癫痫。

(3)感染:1 型糖尿病为终身疾病,随时可发生各种感染,包括呼吸道、泌尿系统及皮肤等急、慢性感染。每当有轻度感冒时亦可使病情加重,严重感染时可发生中毒性休克,如果只注重感染的治疗,忽视对糖尿病的诊断和治疗,可造成严重后果,应予以警惕。

(4)糖尿病非酮症高渗性昏迷:儿童1型糖尿病时少见,患者多数先有神经系统的疾病。诊断为糖尿病非酮症高渗性昏迷时必须是发生在原患有糖尿病的患者,应与医源性或注射高张葡萄糖盐水等引起的高血糖性昏迷相鉴别。糖尿病非酮症高渗性昏迷时血糖常>54 mmol/L(500~1 000 mg/dL),血 Na^+ >145 mmol/L,血浆渗透压>310 mmol/L,有时可>370 mmol/L,有脱水及昏迷,但血、尿酮体不明显增高,无酸中毒。治疗需用等渗液或低于血浆渗透压40 mmol/L(20 mOsm/L)的高渗溶液,如血浆渗透压>370 mmol/L(370 mOsm/ng)时用>330 mmol/L的高渗溶液。胰岛素用量应小,血糖降低速度应慢,防止血糖迅速下降使血浆渗透压降低太快引起脑水肿。本症病死率较高。

2.慢性并发症

糖尿病的慢性并发症有:牙周脓肿、肺结核、肾病、麻木、神经痛、脑梗死、脑出血、白内障、视网膜病变出血、心肌梗死、心绞痛、高血压;便秘、腹泻、感染、坏疽、截肢等。

二、治疗概述

1型糖尿病是终身的内分泌代谢性疾病,治疗的目标是使患者达到最佳的"健康"状态。1型糖尿病的治疗是综合性的,包括胰岛素、饮食管理和身体的适应能力,还应加强精神心理的治疗。

在1型糖尿病的治疗过程中应定期(出院后1~2周1次,稳定后2~3个月1次)复诊,复诊前检查当天餐后2小时血糖,前一天留尿测24小时尿糖定量,有条件的每次应测糖化血红蛋白(HbA1c 或 HbA1)使 HbA1<10.5%,平均血糖<11.1 mmol/L(200 mg/dL)。患者备有自动血糖仪时每天应测血糖4次,至少测2次,无血糖仪者每次餐前及睡前测尿糖共4次。每次复诊应测血压。每年检查眼底1次。

(一)胰岛素的治疗

胰岛素是治疗1型糖尿病的关键。胰岛素的种类、剂量、注射方法都影响疗效,胰岛素的制剂近年来有许多新产品,注射方法也有多样。

1.胰岛素制剂和作用

世界各国胰岛素的产品共有数十种,从作用时间上分为短效、中效和长效3类。从制剂成分上分为由猪或牛胰岛提取的胰岛素、基因工程重组 DNA 合成的纯人胰岛素和半人工合成的,以及改造猪胰岛素为人胰岛素(置换胰岛素结构中的一个氨基酸)4类。中国目前只有短效的正规胰岛素(regular insulin,RI)和长效的鱼精蛋白锌胰岛素(protamine zinc insulin,PZI),近年来常有进口的中效胰岛素和其他纯品人胰岛素。

2.胰岛素开始治疗时的用量和调整

1型糖尿病患儿每天胰岛素的需要量一般为 0.4~1.0 U/(kg·d),治疗开始的第1天以0.5~0.6 U/kg计算较安全。将全天量平均分为4次于每餐前及睡前加餐前30分钟注射。每天的胰岛素总量分配为早餐前30%~40%,中餐前20%~30%,晚餐前30%,临睡前10%。糖尿病初患者一开始也用 NPH 60%和 RI 40%的量分2次注射,早餐前用全天量的2/3,晚餐前用1/3量。早餐前注射的胰岛素提供早餐和午餐后的胰岛素,晚餐前注射的胰岛素提供晚餐后及睡前点心直至次日晨的胰岛素。根据用药日的血糖或尿糖结果调整次日的胰岛素。RI 分3~4次注射时应根据前1天上午第1段尿糖及午餐前尿糖或血糖调节次日早餐前 RI 量或调整早餐,根据前 1 天晚餐后 1 段尿糖及睡前尿糖或血糖调节晚餐前 RI 剂量或调整晚餐。病情稳定后有波动时应从饮食、感染、气候和情绪的变化先找原因,再调整胰岛素和病因治疗。常用注射胰岛素剂型及作用时间见表 13-3。

表 13-3　常用注射胰岛素剂型及作用时间

剂型	作用类别	注射途径	作用时间		
			开始	最强	持续
正规胰岛素(RI)	速效	皮下	0.5	3～6	6～8
		静脉	即刻	0.5	1～2
中效胰岛素(NPH)	中效	皮下	2	8～12	18～24
鱼精蛋白锌胰岛素(PZI)	长效	皮下	4～6	14～20	24～36
混合(RI+PZI)		皮下	0.5～1	2～8	24～36
混合(RI+NPH)		皮下	0.5～1	2～8	18～24

3.胰岛素注射笔或注射泵强化胰岛素的治疗

胰岛素注射笔是普通注射器的改良,用喷嘴压力和极细针头推进胰岛素注入皮下,可减少皮肤损伤和注射的精神压力,此法方便无痛,所用胰岛素为 RI 和长效胰岛素(与注射笔相适用的包装),以普通注射器改用胰岛素笔时应减少原胰岛素用量的 15%～20%,仔细监测血糖和尿糖进行调整。持续皮下胰岛素输注(continuous subcutaneous insulin infusion,CSII)是用胰岛素泵持续输入基础量的胰岛素,用 RI 和 NPH 较稳定,于每餐前加注 RI。CSII 可使血糖维持在正常水平,开始应住院观察,调整剂量,用量一般为平常量的 80%,基础输入量为总量的 40%,早餐前加量 20%,午餐和晚餐前各加 15%,睡前加餐时为 10%。餐前加量应在进餐前 20～30 分钟输入,应特别注意晨 3 时和 7 时的血糖,及时发现索莫吉反应现象及黎明现象。

(二)饮食治疗

1 型糖尿病的饮食治疗目的也是使血糖能稳定控制在接近正常水平,以减少并发症的发生。糖尿病儿童的饮食应是有一定限度的计划饮食,并与胰岛素治疗同步。

每天总热量以糖类占 55%～60%、蛋白质 10%～20%、脂肪 30%～35% 的比例计算出所需的糖、蛋白质和脂肪的量(克)。脂肪应是植物油(不饱和脂肪酸),避免肥肉和动物油。全天热量分为三餐和 3 次点心,早餐为每天总热量的 25%,午餐 25%,晚餐 30%,三餐间 2 次点心各 5%,睡前点心(加餐)10%。每餐中糖类的量是决定血糖和胰岛素需要量的关键。

(三)运动治疗

运动是儿童正常生长和发育所需的生活内容的一部分,运动对糖尿病患儿更有重要意义。运动可使热量平衡并能控制体重,运动能促进心血管功能,改进血浆中脂蛋白的成分,有利于对抗冠心病的发生。运动时肌肉消耗能量比安静时增加 7～40 倍。能量的来源主要是脂肪代谢和肌糖原的分解,运动使肌肉对胰岛素的敏感性增高,从而增强葡萄糖的利用,有利于血糖的控制。运动的种类和剧烈的程度应根据年龄和运动能力进行安排,有人主张 1 型糖尿病的学龄儿童每天都应参加 1 小时以上的适当运动。运动时必须做好胰岛素用量和饮食的调节,运动前减少胰岛素用量或加餐。糖尿病患者应每天固定时间运动,易于掌握食入热量、胰岛素的用量和运动量之间的关系。

三、护理评估、诊断和措施

(一)家庭基本资料

1.家族史

遗传因素。

2.家庭经济状况

对糖尿病长期治疗过程有参考价值。

3.体重的变化情况

糖尿病对体重有严重的影响,尤其是 1 型糖尿病患儿发病前体重多为正常或偏低,发病后体重明显下降,合理治疗后体重可恢复正常。

4.用药史

了解求医过程,用药情况,做好药物管理。

(1)指导患儿正确服药,并尽量避免或纠正药物的不良反应。

(2)正确抽吸胰岛素,采用 1 mL OT 针筒,以保证剂量绝对准确。长、短效胰岛素混合使用时,应先抽吸短效胰岛素,再抽吸长效胰岛素,然后混匀。切不可逆行操作,以免将长效胰岛素混入短效内,影响其速效性。

(3)掌握胰岛素的注射时间:普通胰岛素于饭前半小时皮下注射,鱼精蛋白锌胰岛素在早餐前 1 小时皮下注射。根据病情变化,及时调整胰岛素的用量。

5.不典型症状

(1)日渐消瘦:由于胰岛素缺乏,葡萄糖氧化生能减少,组织分解代谢加强,动用体内脂肪及蛋白质,因此患儿日见消瘦,经胰岛素治疗后,能很快恢复正常。

(2)不易纠正的酸中毒:小婴儿发病常被误诊为消化不良、脱水及酸中毒,输入大量碳酸氢钠、葡萄糖及盐水等,不但酸中毒未能纠正,还可能出现高钠、高血糖性昏迷。有的酸中毒患儿出现呼吸深长,会被误诊为肺炎而输入抗生素及葡萄糖,延误诊治。

(3)酷似急腹症:急性感染诱发 DKA 性时可伴有呕吐、腹痛、发热、白细胞增多,易被误诊为急性阑尾炎等急腹症。文献上曾记载有误诊而行手术者。

(二)健康管理

1.有感染的危险

避免接触有感染性疾病的患儿,包括呼吸道、泌尿系统、皮肤感染等,避免不同病种交叉感染,定期查血常规,以免感染导致 DKA 等并发症的发生。

(1)相关因素:与抵抗力下降有关。

(2)护理诊断:有感染的危险。

(3)护理目的与措施:预防感染,患儿在住院期间无感染的症状和体征。①定期为患儿洗头、洗澡、勤剪指甲,注重患儿的日常清洁;②保持患儿的口腔清洁,指导患儿做到睡前、早起要刷牙,必要时可给予口腔护理;③每天为患儿清洗外阴部,并根据瘙痒的程度,酌情增加清洗次数。做好会阴部护理,预防尿路感染;④告知患儿不可赤脚走路,不可穿拖鞋外出。要求患儿尽量不使用热水袋,以防烫伤。做好瘙痒部位的护理,以防抓伤;⑤做好保暖工作,预防上呼吸道感染。对已发生感染的患儿,应积极治疗。而对未发生感染的患儿,可预防性地使用抗生素,预防感染。

2.潜在并发症:DKA

患儿发生急性感染、延误诊断、过食或中断胰岛素治疗时均可发生 DKA。

(1)相关因素:DKA 与过食导致酸性代谢产物在体内堆积有关。

(2)护理诊断:潜在并发症——DKA。

(3)护理目的与措施:患儿在住院期间未发生 DKA;患儿发生 DKA 后及时发现并处理。①密切观察患儿血糖、尿糖、尿量和体重的变化。必要时通知医师,予以处理。监测并记录患儿的生命体征、24 小时液体出入量、血糖、尿糖、血酮、尿酮及动脉血气分析和电解质变化,防止DKA 发生。②确诊 DKA 后,绝对卧床休息,应立即配合抢救治疗。③快速建立 2 条静脉通路,一条为纠正水、电解质及酸碱平衡失调,纠正 DKA 症状,常用生理盐水20 mL/kg,在 30 分钟到1 小时内输入,随后根据患儿的脱水程度继续输液。另一条静脉通路遵医嘱输入小剂量胰岛素降血糖,应用时抽吸剂量要正确,最好采用微泵调节滴速,保证胰岛素均匀输入。在输液过程中随酸中毒的纠正、胰岛素的输入,钾从细胞外进入细胞内,此时可出现致死性的低钾血症,因此在补液排尿后应立即补钾。对严重酸中毒患儿(pH<7.1)可给予等渗碳酸氢钠溶液静脉滴注。静脉输液量及速度应根据患儿年龄及需要调节并详细记录出入水量,防止输液不当引起的低血糖、低钾血症、脑水肿的发生。④协助处理诱发病和并发症,严密观察生命体征、神志、瞳孔(见昏迷护理常规),协助做好血糖的测定和记录。每次排尿均应检查尿糖和尿酮。⑤禁食,待昏迷缓解后改糖尿病半流质饮食或糖尿病饮食。⑥必须做好口腔及皮肤护理,保持皮肤清洁,预防压疮和继发感染,女性患者应保持外阴部的清洁。

3.潜在并发症:低血糖

患儿主诉头晕、面色苍白、心悸、出冷汗等低血糖反应,为胰岛素注射过量或注射胰岛素后未按时进食所导致。

(1)相关因素:低血糖或低血糖性昏迷与胰岛素过量或注射后进食过少有关。胰岛素注射剂量应准确,注射后需按时进食。

(2)护理诊断:潜在并发症——低血糖。

(3)护理目的与措施:患儿在住院期间未发生低血糖;患儿发生低血糖后及时发现并处理,教会患儿及家属处理低血糖的急救方法。

病情监测:低血糖发生时患儿常有饥饿感,伴软弱无力、出汗、恶心、心悸、面色苍白,重者可昏迷。睡眠中发生低血糖时,患儿可突然觉醒,皮肤潮湿多汗,部分患儿有饥饿感。

预防:应按时按剂量口服降糖药或注射胰岛素,生活规律化,定时定量进餐,延迟进餐时,餐前应少量进食饼干或水果。运动保持恒定,运动前适量进食或适当减少降糖药物的用量。经常测试血糖,尤其注射胰岛素者及常发生夜间低血糖者。

低血糖的紧急护理措施如下。①进食含糖食物:大多数低血糖患儿进食含糖食物15 分钟内可很快缓解,含糖食物可为 2~4 块糖果或方糖、5~6 块饼干、1 匙蜂蜜、半杯果汁或含糖饮料等。②补充葡萄糖:静脉推注 50% 葡萄糖溶液 40~60 mL 是紧急处理低血糖最常用和有效的方法。胰高血糖素 1 mg 肌内注射,适用于一时难以建立静脉通道的院外急救或自救。

(4)健康教育:教育患儿及家长知道发生低血糖的常见诱因,其一是胰岛素应用不当,其中胰岛素用量过大是最常见的原因。低血糖多发生在胰岛素最大作用时间内,如短效胰岛素所致低血糖常发生在餐后 3 小时左右,晚餐前应用中、长效胰岛素者易发生夜间低血糖。此外还见于注射胰岛素同时合用口服降糖药,或运动使血循环加速致注射部位胰岛素吸收加快,或胰岛素种类调换,如从动物胰岛素转为人胰岛素,或胰岛素注射方法不当,如中、长效胰岛素注射前未充分混匀、剂量错误等。其二是磺脲类口服降糖药剂量过大。其三是饮食不当,包括忘记或延迟进餐、进食量不足或食物中碳水化合物过低、运动量增大的同时未相应增加食物量、减少胰岛素或口服降糖药物的剂量及空腹时饮酒过量等。

4.有体液不足的危险

患儿多尿,且消耗较高,易有体液不足。

(1)相关因素:与血糖升高致渗透性利尿有关。

(2)护理诊断:有体液不足的危险。

(3)护理目的与措施:患儿在住院期间体液平衡。①检测血糖和血电解质。②关心患儿主诉。③尤其是运动过后,必须及时补充水分,以防意外。

(三)营养代谢:营养不良

食物偏好、食欲的变化。

(1)相关因素:与胰岛素缺乏致体内代谢紊乱有关。

(2)护理诊断:低于机体需要量。

(3)护理目的与措施:患儿饮食均衡,尽早治疗使获得适当的生长与发育。①用计划饮食来代替控制饮食。以能保持正常体重、减少血糖波动、维持血脂正常为原则,指导患儿合理饮食。②多食富含蛋白质和纤维素的食物,限制纯糖和饱和脂肪酸。鼓励患儿多食用粗制米、面和杂粮。饮食需定时定量。③为患儿计算每天所需的总热量,儿童糖尿病患者热量用下列公式进行计算:全天热量＝1 000＋年龄×(80～100),热量略低于正常儿童,不要限制太严,避免影响儿童生长发育,并予以合理分配。全天量分三餐,1/5、2/5、2/5,每餐留少量食物作为餐间点心。详细记录患儿饮食情况,游戏、运动多时给少量加餐(加 20 g 碳水化合物)或减少胰岛素用量。

(四)排泄:排尿异常

患儿夜尿多,有的尿床,有些家长发现尿甜、尿黏度增高。女孩可出现外阴瘙痒。皮肤疖、痈等感染亦可能为首发症状。

(1)相关因素:与渗透性利尿有关。

(2)护理诊断:排尿异常与渗透性利尿有关。

(3)护理目的与措施:未发生排尿异常。①观察有无多尿、晚间有无遗尿。②了解尿液的色、质、量及尿常规的变化并做相应记录。

(五)感知和认知:焦虑

糖尿病是需要长期坚持治疗,易产生心理负担。

(1)相关因素:执行治疗方案无效,担心预后。

(2)护理诊断:①焦虑,与担心预后有关。②执行治疗方案无效,与知识缺乏及患儿的自控能力差有关。

(3)护理目的:能接受和适应此疾病,积极配合检查和治疗。

(4)护理措施:具体方法如下。

心理护理:关心患儿,耐心讲解疾病相关知识,认真解答患儿提出的问题,帮助患儿树立起生活的信心。教会患儿随身携带糖块及卡片,写上姓名、住址、病名、膳食治疗量、胰岛素注射量,以便救治。

做好健康教育:①告知患儿父母糖尿病是一终身疾病,目前尚不能根治。但若血糖控制良好,则可减少或延迟并发症的发生和发展,生长发育也多可不受影响。②正确饮食是控制血糖的关键,与疾病的发展有密切的关系。要教会父母为患儿计算每天饮食总量并合理安排。每餐中糖类是决定血糖和胰岛素需要量的关键。不同食物的血糖指数分为低、中、高 3 类。注意食物的色、香、味及合理搭配,督促患儿饮食定时定量。当患儿运动多时,应给予少量加餐或减少胰岛素用量。③注意防寒保暖,及时为孩子添加衣服。注重孩子的日常清洁,勤洗澡,勤洗头,勤换衣,勤剪指甲,预防外伤,避免孩子赤脚走路,以免刺伤;避免孩子穿拖鞋外出,以免踢伤。使用电热毯或热水袋时,应避免孩子烫伤。若孩子已有感染,则应积极治疗。④监督并指导孩子正确使用药物。抽吸胰岛素时应采用 1 mL 注射器以保证剂量绝对准确。根据不同病期调整胰岛素的用量,并有计划地选择注射部位进行注射。注射时防止注入皮内致组织坏死。每次注射需更换部位,注射点至少相隔 1～2 cm,以免局部皮下脂肪萎缩硬化。注射后应及时进食,防止低血糖。⑤若备有自动血糖仪,则应每天测血糖 4 次,至少测 2 次,无血糖仪者每次餐前及睡前测尿糖共4 次。尿糖理想应＜5 g/24 h,最多不应超过 20 g/24 h,每年检测血脂 1 次包括胆固醇、甘油三酯,血脂增高时改进治疗。每次复诊应测血压。每年检查眼底 1 次。⑥应定期(出院后 1～2 周1 次,稳定后 2～3 个月 1 次)带孩子去医院复诊,复诊前检查当天餐后 2 小时血糖,前一天留尿测 24 小时尿糖定量,有条件的每次应测糖基化血红蛋白(HbA1c 或 HbA1)使 HbA1＜10.5％,平均血糖＜11.2 mmol/L(200 mg/dL)。⑦学会用本尼迪克特试剂或试纸法做尿糖检测。每周为孩子测一次重量,若体重改变＞2 kg,应及时去医院就诊。⑧指导孩子健康生活,让孩子进行适量的运动,如步行,以利于降低血糖,增加胰岛素分泌,降低血脂。⑨教会观察低血糖和 DKA的表现,以便及时发现孩子的异常,同时掌握自救的方法,并给予积极的处理。⑩为孩子制作一张身份识别卡,并随时提醒孩子携带糖块和卡片外出。给予孩子足够的关心,帮助孩子树立生活的信心,使孩子能正确面对疾病,并积极配合治疗。

(李晶晶)

第十节 手足口病

一、疾病概述

(一)概念和特点

手足口病是肠道病毒引起的常见传染病之一,以婴幼儿发病为主。多数患儿表现为手、足、口腔等部位的皮疹、疱疹,大多预后良好。但少数患儿可表现为严重的中枢神经系统损害,引起神经源性肺水肿、无菌性脑膜炎、急性松弛性瘫痪等,病情进展迅速,病死率高。

(二)发病机制与相关病理生理

手足口病是肠道病毒包括柯萨奇病毒 A16 和肠道病毒 71 型引起的小儿急性传染病,发病人群主要为婴幼儿、学龄前儿童,多发生于夏秋季。口腔溃疡性损伤和皮肤斑丘疹为手足口病的特征性病变。光镜下斑丘疹可见表皮内水疱,水疱内有中性粒细胞、嗜酸性粒细胞碎片,水疱周围上皮有细胞间和细胞内水肿,水疱下真皮有多种白细胞的混合型浸润。电镜下可见上皮细胞内有嗜酸性包涵体。脑膜脑炎表现为淋巴细胞性脑膜炎,脑灰质和白质血管周围淋巴细胞、浆细胞浸润,局灶性出血和局灶性神经细胞坏死以及胶质反应性增生。心肌炎表现为局灶性心肌细胞坏死,偶见间质淋巴细胞和浆细胞浸润。肺炎表现为弥漫性间质淋巴细胞浸润、肺泡损伤、肺泡内出血和透明膜形成,可见肺细胞脱落和增生,有片状肺不张。

(三)临床特点

手足口病的潜伏期多为 2～10 天,平均 3～5 天。

1.一般症状

急性起病,发热,口腔黏膜、手、足和臀部出现斑丘疹、疱疹,疱疹周围可有炎性红晕,疱内液体较少。可伴有咳嗽、流涕、食欲缺乏等症状。部分患者仅表现为皮疹或疱疹性咽峡炎。多在 1 周内痊愈,预后良好。

2.重症患者表现

少数患者(尤其是小于 3 岁者)皮疹出现不典型,病情进展迅速,在发病 1～5 天出现脑膜炎、脑炎(以脑干脑炎最为凶险)、脑脊髓炎、肺水肿、循环障碍等,可留有后遗症。极少数患者病情危重,可致死亡。

(1)神经系统表现:精神差、嗜睡、易惊、头痛、呕吐、谵妄,甚至昏迷;肢体抖动,肌阵挛、眼球震颤、共济失调、眼球运动障碍;无力或急性松弛性瘫痪;惊厥。查体可见脑膜刺激征,腱反射减弱或消失,巴宾斯基征等病理征阳性。

(2)呼吸系统表现:呼吸浅促、呼吸困难或节律改变,口唇发绀,咳嗽,咳白色、粉红色或血性泡沫样痰液,肺部可闻及湿啰音或痰鸣音。

(3)循环系统表现:面色苍灰、皮肤花纹、四肢发凉,指(趾)发绀;出冷汗;毛细血管充盈时间延长。心率增快或减慢,脉搏浅速或减弱,甚至消失。

(四)辅助检查

1.血常规

白细胞计数正常或降低,病情危重者白细胞计数可明显升高。重症患者白细胞计数可明显升高($>15\times10^9/L$)或显著降低($<2\times10^9/L$),恢复期逐渐恢复正常。

2.血生化检查

部分患者可有轻度谷丙转氨酶(ALT)、谷草转氨酶(AST)、肌酸激酶同工酶(CK-MB)升高,病情危重者可有肌钙蛋白(cTnI)、血糖升高。C 反应蛋白(CRP)一般不升高。乳酸水平升高。

3.血气分析

轻症患者血气分析在正常范围。重症患者呼吸系统受累时可有动脉血氧分压降低、血氧饱和度下降,二氧化碳分压升高,代谢性酸中毒。

4.脑脊液检查

脑脊液外观清亮,压力增高,白细胞计数增多,多以单核细胞为主,蛋白正常或轻度增多,糖和氯化物正常。脑脊液病毒中和抗体滴度增高有助于明确诊断。

5.病原学检查

用组织培养分离肠道病毒是目前诊断的标准,但柯萨奇病毒 A16、肠道病毒 71 型等肠道病毒特异性核酸是手足口病病原确认的主要方法。咽拭子标本、气道分泌物、疱疹液、粪便阳性率较高。

6.血清学检查

恢复期与急性期血清手足口病肠道病毒中和抗体 IgG 滴度 4 倍或 4 倍以上升高,证明手足口病病毒感染。

7.胸部放射学检查

胸部放射学检查可表现为双肺纹理增多,网格状、斑片状阴影,部分患者以单侧为著。

8.磁共振成像

神经系统受累者可有异常改变,以脑干、脊髓灰质损害为主。

9.脑电图检查

脑电图可表现为弥漫性慢波,少数可出现棘(尖)慢波。

10.心电图检查

心电图无特异性改变。少数患者可见窦性心动过速或过缓,Q-T 间期延长,ST-T 改变。

(五)治疗原则

1.普通患者

一般治疗:注意隔离,避免交叉感染。适当休息,清淡饮食,做好口腔和皮肤护理。

2.重症患者

(1)控制颅内高压限制入量,积极给予甘露醇降颅内压治疗,每次 0.5～1.0 g/kg,每 4～8 小时1 次,20～30 分钟快速静脉注射。根据病情调整给药间隔时间及剂量。必要时加用呋塞米。

(2)保持呼吸道通畅,吸氧。呼吸衰竭者,尽早给予气管插管、机械通气。

(3)早期抗休克处理:扩充血容量,应用生理盐水 10～20 mL/kg 快速静脉滴入,之后根据脑水肿、肺水肿的具体情况边补边脱,决定再次快速静脉滴入和 24 小时的需要量,及时纠正休克和改善循环。

(4)及时使用肾上腺糖皮质激素:可选用甲泼尼龙、氢化可的松、地塞米松。病情稳定后,尽早停用。

(5)掌握静脉注射免疫球蛋白的适应证,建议应用适应证为:精神萎靡、抽搐、安静状态下呼吸频率超过30～40 次/分;出冷汗、四肢发凉、皮肤花纹、心率增快＞150 次/分(按年龄)。

(6)合理应用血管活性药物,常用米力农注射液,维持量 0.25～0.75 $\mu g/(kg \cdot min)$,一般使用不超过 72 小时。血压高者,控制血压,可用酚妥拉明 2～5 $\mu g/(kg \cdot min)$,或硝普钠 0.5～8 $\mu g/(kg \cdot min)$,一般由小剂量开始逐渐增加剂量,逐渐调整至合适剂量。如血压下降,低于同年龄正常下限,停用血管扩张药,可使用正性肌力及升压药物,如多巴胺、多巴酚丁胺、肾上腺素、去甲肾上腺素等。

(7)注重对症支持治疗:①降温;②镇静、止惊;③保护各器官功能,特别注意神经源性肺水肿、休克和脑疝的处理;④纠正水、电解质失衡。

(8)确保 2 条以上静脉通道通畅,监测呼吸、心率、血压和血氧饱和度,有条件进行有创血压监测。

二、护理评估

(一)流行病学史评估

注意当地流行情况,评估患者病前 1 周内有无接触史。

(二)一般评估

注意患者有无发热、拒食、流涎、口腔疼痛、呕吐、腹泻等症状,注意皮疹出现部位和演变,以及有无脑膜炎、脑炎及心肌炎症状。

(三)身体评估

注意手、足、臀及其他体表部位有无斑丘疹及疱疹、周围有无红晕及化脓感染。注意唇、口腔黏膜有无红斑、疱疹及溃疡,以及有无局部淋巴结肿大。

(四)心理-社会评估

此病的患者多为小儿,评估小儿的状况、家长的关心和支持程度及家庭经济状况。

(五)辅助检查结果评估

白细胞计数及分类、咽拭子培养。疱疹如有继发感染,必要时取其内容物送涂片检查及细菌培养。咽拭子病毒分离;疱疹液以标记抗体染色检测病毒特异抗原,或 PCR 技术检测病毒RNA。如有神经系统症状应做脑脊液常规、生化及病毒 RNA。必要时取血清检测病毒抗体。疑有心肌炎者检查心电图。

三、护理诊断/问题

(一)潜在并发症

潜在并发症如神经源性肺水肿、心力衰竭。

(二)体温升高

与病毒感染有关。

(三)皮肤完整性受损

与手、足、口腔黏膜、臀部存在疱疹有关。

(四)营养失调低于机体需要量

与口腔存在疱疹不易进食有关。

(五)有传播感染的可能

与病原体排出有关。

四、护理措施

(一)隔离要求

及时安置在负压隔离病房内进行单间隔离。严格执行消毒隔离措施应,操作前后应严格洗手,做好手卫生。病房内每天以 600 mg/L 的含氯消毒剂对床及地面进行彻底消毒,医疗垃圾放入双层黄色垃圾袋中,外贴特殊标签,直接送至垃圾处理中心,不在其他地方中转。出院或转科后严格执行终末消毒。一旦诊断,医师应立即上报医院感染管理科,并留取大便标本备检。

(二)饮食护理

发热 1 周内应卧床休息,多饮开水。饮食宜给予营养丰富易消化的清淡、温凉的流质或半流质食物,如牛奶、米粥、面条等,禁食冰冷、辛辣等刺激性食物。意识障碍者暂禁食,逐渐改鼻饲流质,最后过渡到半流质饮食。

(三)病情观察

密切观察患儿的病情变化,24 小时监测心率、血氧饱和度、呼吸及面色,常规监测体温并观察热型和变化趋势,同时注意观察发热与皮疹出现的顺序。评估患儿的意识,大多数患儿神经系统受损发生在病程早期。持续热不退、早期仅出现皮疹、但 1~2 天后继发高热者需引起重视。

（四）对症护理

1.高热的护理

（1）体温超过 39 ℃且持续不退的患儿除给布洛芬混悬液等退热药物外,还需以温水擦浴、冰袋或变温毯降温。使用降温毯时严密监测生命体征,观察末梢循环,出现异常及时汇报医师。

（2）注意肢体保暖,防止冻伤,勤翻身,检查皮肤有无发红、发紫及衣被有无潮湿,防止压疮。

（3）遵医嘱给予抗病毒的药物。

2.口腔的护理

（1）每天 4 次口腔护理,常规的口腔护理用 0.05％醋酸氯己定清洗口腔,然后喷活性银喷雾剂(银尔通),经口气管插管的患儿,采用口腔冲洗。

（2）患儿原有口腔疱疹,极易出现口腔溃疡,若出现溃疡,可给予复方维生素 B_{12} 溶液(贯新克)喷溃疡处,促进伤口的愈合。

3.皮肤黏膜的护理

（1）保持皮肤及床单位干燥清洁,剪短患儿指(趾)甲,必要时包裹患儿双手,避免抓破皮疹,防止感染。

（2）臀部有皮疹时要保持臀部干燥清洁,避免皮疹感染。皮疹或疱疹已破裂者,局部皮肤可涂抹抗生素药膏或炉甘石洗剂。

（五）并发症的护理

1.神经系统

肠道病毒 71 型具有嗜神经性,病毒在早期即可侵犯枢神经系统,密切观察患儿入院后第 1～3 天的病情变化,重点观察患儿意识、瞳孔、生命体征、前囟张力、有无惊跳、肢体活动情况等,注意有无精神差、嗜睡、烦躁、易呕吐等神经系统病变的早期症状和体征。患儿呕吐时应将其头偏向一侧,保持呼吸的通畅,及时清除口腔内的分泌物,防止误吸。观察呕吐物的性质,记录呕吐的次数、呕吐物的颜色及量。

2.循环系统

持续心电监护,注意有无心率增快或减慢、血压升高或下降、中心静脉压过高或过低、尿量减少;观察有无面色苍白、四肢发凉、指(趾)甲发绀、毛细血管充盈时间延长(＞2 秒)、冷汗、皮肤花纹;注意听诊有无心音低钝、奔马律及心包摩擦音等。立即报告医师,遵医嘱给予适当镇静,并遵医嘱给予强心、升压等处理,维持循环系统的稳定。

3.呼吸系统

严密观察呼吸形态、频率、节律,注意有无呼吸浅快、节律不规则、血氧饱和度下降、三凹征、鼻翼翕动等呼吸困难表现。神经源性肺水肿是手足口病常见的死亡原因,临床上以急性呼吸困难和进行性低氧血症为特征,早期仅出现心率增快、血压升高、呼吸急促等非特异性表现,一旦出现面色苍白、发绀、出冷汗、双肺湿啰音、咳粉红色泡沫痰、严重低氧血症时应及时通知医师,备好各类急救用品,紧急气管内插管辅助呼吸。使用呼吸机可减轻心肺功能,缓解呼吸困难症状,早期的心肺功能支持可改善肠道病毒 71 型感染患儿的预后。

（六）心理护理

患儿患病突然,尤其确诊后家长担心患儿的生命危险和后遗症的发生,且患儿住隔离病室,限制探视,因此,病情变化时应及时跟家长沟通,评估患儿家长的心理承受能力,帮助家长树立信心,同时帮助家长接受现实,以取得家长的支持与配合。

五、护理效果评估

(1)患者的疱疹、斑丘疹消退,自感舒适。

(2)患者未发生并发症或发生但被及时发现和处理。

(3)患者的家属学会了如何进行皮肤的护理,并对疾病的预防知识有了一定的了解。

（李晶晶）

第十一节　麻　疹

麻疹是由麻疹病毒引起的一种急性出疹性呼吸道传染病,临床以发热、咳嗽、流涕、结膜炎、口腔科式斑及全身斑丘疹为主要表现。

一、病原学及流行病学

几种常见传染病病原学及流行病学特点比较见表 13-4。

表 13-4　几种常见传染病病原学及流行病学特点比较

	麻疹	水痘	猩红热	流行性腮腺炎	中毒型细菌性痢疾
好发季节	冬春季	冬春季	冬春季	冬春季	夏秋季
病原体	麻疹病毒	水痘-带状疱疹病毒	A 组 β 溶血性链球菌	流行性腮腺炎病毒	志贺菌属杆菌(我国以福氏志贺菌多见)
传染源	患者	患者	患者及带菌者	患者及隐形感染者	患者及带菌者
传染期及隔离期	潜伏期末至出疹后 5 天。并发肺炎者至出疹后 10 天	出疹前 1～2 天至疱疹结痂	隔离至症状消失后 1 周,咽拭子培养 3 次阴性	腮腺肿大前 1 天至消肿后 3 天	隔离至症状消失后 1 周或大便培养 3 次阴性
传播途径(主要)	呼吸道	呼吸道及接触传播	呼吸道	呼吸道	消化道
易感人群	6 个月至 5 岁小儿	婴幼儿、学龄前儿童	3～7 岁小儿	5～14 岁小儿	3～5 岁体格健壮儿童
病后免疫力	持久免疫	持久免疫	获得同一菌型抗菌免疫和同一外毒素抗毒素免疫	持久免疫	病后免疫力短暂,不同菌群与血清型间无交叉免疫

二、临床表现

(一)典型麻疹

1.潜伏期

一般为 6～18 天,可有低热及全身不适。

2.前驱期

一般为 3～4 天,主要表现为:①中度以上发热。②上呼吸道炎,咳嗽、流涕、喷嚏、咽部充血。③眼结膜炎:结膜充血、畏光流泪、眼睑水肿。④科氏斑,为本期的特异性体征,有诊断价值。为下磨牙相对应的颊黏膜上出现的直径为 0.5～1.0 mm 大小的白色斑点,周围有红晕,出疹前 1～2 天出现,出疹后 1～2 天迅速消失。

3.出疹期

一般为 3～5 天。皮疹先出现于耳后发际,渐延及额面部和颈部,再自上而下至躯干、四肢,乃至手掌足底。皮疹初为淡红色斑丘疹,直径为 2～4 mm,略高出皮面,压之褪色,疹间皮肤正常,继之转为暗红色,可融合成片。发热、呼吸道症状达高峰,肺部可闻及湿啰音,伴有全身表浅淋巴结及肝脾大。

4.恢复期

一般为 3～5 天。皮疹按出疹顺序消退,疹退处有米糠样脱屑及褐色色素沉着。体温下降,全身症状明显好转。

(二)非典型麻疹

少数患者呈非典型经过。有一定免疫力者呈轻型麻疹,症状轻,无科氏斑,皮疹稀且色淡,疹退后无脱屑和色素沉着。体弱、有严重继发感染者呈重型麻疹,持续高热,中毒症状重,皮疹密集融合,有并发症或皮疹骤退、四肢冰冷、血压下降等循环衰竭表现。注射过麻疹减毒活疫苗的患儿可出现皮疹不典型的异性麻疹。

(三)并发症

肺炎为最常见并发症,其次为喉炎、心肌炎、脑炎等。

三、辅助检查

(一)血常规

白细胞总数减少,淋巴细胞相对增多。若白细胞总数及中性粒细胞增多,提示继发细菌感染。

(二)病原学检查

从呼吸道分泌物中分离或检测到麻疹病毒可作出特异性诊断。

(三)血清学检查

用酶联免疫吸附试验检测血清中特异性 IgM 抗体,有早期诊断价值。

四、治疗原则

(一)一般治疗

卧床休息,保持眼、鼻及口腔清洁,避光,补充维生素 A 和维生素 D。

(二)对症治疗

降温,止咳祛痰,镇静止惊,维持水、电解质及酸碱平衡。

(三)并发症治疗

有并发症者给予相应治疗。

五、护理诊断及合作性问题

(一)体温过高
与病毒血症及继发感染有关。

(二)有皮肤完整性受损的危险
与皮疹有关。

(三)营养失调,低于机体需要量
与消化吸收功能下降、高热消耗增多有关。

(四)潜在并发症
肺炎、喉炎、心肌炎、脑炎等。

(五)有传播感染的危险
与患儿排出有传染性的病毒有关。

六、护理措施

(一)维持正常体温
(1)卧床休息至皮疹消退、体温正常。出汗后及时更换衣被,保持干燥。

(2)监测体温,观察热型。处理高热时要兼顾透疹,不宜用药物或物理方法强行降温,忌用冷敷及酒精擦浴,以免影响透疹。体温>40 ℃时可用小剂量退热剂或温水擦浴,以免发生惊厥。

(二)保持皮肤黏膜的完整性
1.加强皮肤护理

保持床单整洁干燥和皮肤清洁,每天温水擦浴更衣 1 次。勤剪指甲,避免抓伤皮肤继发感染。如出疹不畅,可用中药或鲜芫荽煎水服用并抹身,帮助透疹。

2.加强五官护理

用生理盐水清洗双眼,滴抗生素眼药水或涂眼膏,并加服鱼肝油预防眼干燥症;防止眼泪及呕吐物流入外耳道,引起中耳炎。及时清除鼻痂,保持鼻腔通畅。多喂开水,用生理盐水或2%硼酸溶液含漱,保持口腔清洁。

(三)保证营养供给
给予清淡易消化的流质、半流质饮食,少量多餐。多喂开水及热汤,利于排毒、退热、透疹。恢复期应添加高蛋白、高热量、高维生素食物。

(四)密切观察病情,及早发现并发症
出疹期如出现持续高热不退、咳嗽加剧、发绀、呼吸困难、肺部湿啰音增多等为肺炎的表现;出现声嘶、气促、吸气性呼吸困难、三凹征等为喉炎的表现;出现嗜睡、昏迷、惊厥、前囟饱满等为脑炎表现。出现上述表现应给予相应处理。

(五)预防感染的传播
1.控制传染源

隔离患儿至出疹后 5 天,并发肺炎者延至出疹后 10 天。密切接触的易感儿隔离观察 3 周。

2.切断传播途径

病室通风换气并用紫外线照射,患儿衣被及玩具暴晒 2 小时,减少不必要的探视,预防继发感染。

3.保护易感人群

流行期间不带易感儿童去公共场所。8个月以上未患过麻疹者应接种麻疹减毒活疫苗,7岁时复种。对未接种过疫苗的体弱儿及婴幼儿接触麻疹后,应尽早注射人血丙种球蛋白,可预防发病或减轻症状。

(六)健康教育

向家长宣传控制传染源的知识,说明患儿隔离的时间,指导切断传播途径的方法,如通风换气、定期消毒、用物暴晒等。指导家长对患儿进行皮肤护理、饮食护理及病情观察。

(李晶晶)

第十二节 水 痘

水痘是由水痘-带状疱疹病毒引起的急性出疹性传染病,临床以皮肤黏膜相继出现和同时存在斑疹、丘疹、疱疹及结痂为特征。

一、临床表现

(一)潜伏期
一般为2周左右。

(二)前驱期
一般为1~2天。婴幼儿多无明显前驱症状,年长儿可有低热、头痛、不适、食欲缺乏等。

(三)出疹期
皮疹先出现于躯干和头部,后波及面部和四肢。其特点有以下三点。

(1)皮疹分批出现,可见斑疹、丘疹、疱疹及结痂同时存在,为水痘皮疹的重要特征。开始为红色斑疹,数小时变为丘疹,再数小时发展成椭圆形水疱疹,疱液先清亮后浑浊,周围有红晕。疱疹易破溃,1~2天后开始干枯、结痂,脱痂后一般不留瘢痕,常伴瘙痒使患儿烦躁不安。

(2)皮疹呈向心性分布,主要位于躯干,其次是头面部,四肢较少,为水痘皮疹的另一特征。

(3)黏膜疱疹可出现在口腔、咽、结膜、生殖器等处,易破溃形成溃疡。

(四)并发症
以皮肤继发细菌感染常见,少数为并发血小板计数减少、肺炎、脑炎、心肌炎等。

水痘多为自限性疾病,10天左右自愈。除上述典型水痘外,可有疱疹内出血的出血性水痘,多发生于免疫功能低下者,常因并发血小板减少或弥散性血管内凝血而危及生命,病死率高。此外,孕母患水痘可感染胎儿,导致先天性水痘综合征。

二、辅助检查

(一)血常规
白细胞总数正常或稍低,继发细菌感染时可增高。

（二）疱疹刮片

可发现多核巨细胞和核内包涵体。

（三）血清学检查

补体结合抗体高滴度或双份血清抗体滴度 4 倍以上升高可明确病原。

三、治疗原则

（一）抗病毒治疗

首选阿昔洛韦,但需在水痘发病后 24 小时内应用效果更佳。此外,也可用更昔洛韦及干扰素。

（二）对症治疗

高热时用退热剂,皮疹瘙痒时可局部用炉甘石洗剂清洗或口服抗组胺药,疱疹溃破后可涂 1‰甲紫或抗生素软膏,有并发症时进行相应的对症治疗。水痘患儿忌用肾上腺皮质激素。

四、护理诊断及合作性问题

（一）体温过高

与病毒血症及继发细菌感染有关。

（二）皮肤完整性受损

与水痘病毒引起的皮疹及继发细菌感染有关。

（三）潜在并发症

皮肤继发细菌感染、脑炎、肺炎等。

（四）有传播感染的危险

与患儿排出有传染性的病毒有关。

五、护理措施

（一）维持正常体温

（1）卧床休息至热退、症状减轻。出汗后及时更换衣服,保持干燥。

（2）监测体温,观察热型。高热时可用物理降温或退热剂,但忌用酒精擦浴、口服阿司匹林(以免增加瑞氏综合征的危险)。鼓励患儿多饮水。

（二）促进皮肤完整性恢复

（1）室温适宜,衣被不宜过厚,以免增加痒感。

（2）勤换内衣,保持皮肤清洁,防止继发感染。

（3）剪短指甲,婴幼儿可戴并指手套,以免抓伤皮肤。

（4）皮肤瘙痒时,可温水洗浴,口服抗组胺药物;疱疹无溃破者,涂炉甘石洗剂或 5％碳酸氢钠溶液;疱疹溃破者涂 1‰甲紫或抗生素软膏防止继发感染,必要时给予抗生素。

（三）病情观察

注意观察疱疹溃破处皮肤、精神、体温、食欲,以及有无咳嗽、气促、头痛、呕吐等,及早发现并发症,予以相应的治疗及护理。

（四）预防感染的传播

1.控制传染源

患儿应隔离至疱疹全部结痂或出疹后 7 天,密切接触的易感儿隔离观察 3 周。

2.切断传播途径

保持室内空气新鲜,托幼机构应做好晨间检查和空气消毒。

3.保护易感人群

避免易感者接触,对体弱、免疫功能低下及应用大剂量激素者尤应加强保护,应在接触水痘后 72 小时内肌内注射水痘-带状疱疹免疫球蛋白,可起到预防或减轻症状的作用。

（五）健康教育

向家长宣传控制传染源的知识,说明患儿隔离的时间,指导切断传播途径的方法,如通风换气、定期消毒、用物暴晒。指导家长对患儿进行皮肤护理,防止继发感染。加强预防知识教育,流行期间避免易感儿去公共场所。

（李晶晶）

第十四章

急诊科护理

第一节　常用的急救技术

危重患者的急救技术是急救成功的关键,它直接影响到患者的生命安全和生命质量。护理人员必须熟练掌握常用的急救技术,保证急救工作及时、准确、有效地进行。

一、吸氧法

氧气疗法是指通过给氧,增加吸入空气中氧的浓度,提高肺泡内的氧浓度,进而提高动脉血氧分压(PaO_2)和动脉血氧饱和度(SaO_2),增加动脉血氧含量(CaO_2),纠正各种原因造成的缺氧状态,促进组织的新陈代谢,维持机体生命活动的一种治疗方法。其是临床常用的急救技术之一。

(一)缺氧的分类

根据发病原因不同,缺氧可分为 4 种类型。不同类型的缺氧具有不同的血氧变化特征,氧疗的效果也不尽相同。

1.低张性缺氧

低张性缺氧是指由于吸入气体中氧分压过低、肺泡通气不足、气体弥散障碍、静脉血分流入动脉而引起的缺氧。主要特点是 CaO_2 降低,SaO_2 降低,组织供氧不足。常见于慢性阻塞性肺部疾病、呼吸中枢抑制、先天性心脏病等。

2.血液性缺氧

血液性缺氧是指由于血红蛋白数量减少或性质改变使血红蛋白携氧能力降低而引起的缺氧。主要特点是 CaO_2 降低,PaO_2 一般正常。常见于严重贫血、一氧化碳中毒、高铁血红蛋白症、输入大量库存血等。

3.循环性缺氧

循环性缺氧是指由于动脉血灌注不足、静脉血回流障碍引起的缺氧。主要特点是 PaO_2、SaO_2、CaO_2 均正常,而动-静脉氧压差增加。常见于休克、心力衰竭、大动脉栓塞等。

4.组织性缺氧

组织性缺氧是指由于组织细胞生物氧化过程障碍,利用氧能力降低而引起的缺氧。主要特点是 PaO_2、SaO_2、CaO_2 均正常,而静脉血氧含量和氧分压较高,动-静脉氧压差小于正常。常见于氰化物中毒、组织损伤、大量放射线照射等。

以上四种类型的缺氧中,氧疗对低张性缺氧的疗效最好,吸氧能提高 PaO_2、SaO_2、CaO_2,使组织供氧增加。氧疗对心功能不全、严重贫血、一氧化碳中毒、休克等患者也有一定的疗效。

(二)缺氧的症状和程度判断及给氧的标准

1.判断缺氧程度

对缺氧程度的判断,除患者的临床表现外,主要根据血气分析检查结果来判断(表 14-1)。

表 14-1　缺氧的症状和程度判断

程度	发绀	呼吸困难	神志	血气分析			
				氧分压(PaO_2)		二氧化碳分压($PaCO_2$)	
				kPa	mmHg	kPa	mmHg
轻度	轻	不明显	清楚	6.6～9.3	50～70	>6.6	>50
中度	明显	明显	正常或烦躁不安	4.6～6.6	35～50	>9.3	>70
重度	显著	严重,三凹征明显	昏迷或半昏迷	4.6 以下	35 以下	>12.0	>90

注:动脉血气分析正常值:PaO_2 10.7～13.3 kPa(80～100 mmHg),$PaCO_2$ 4.7～6.0 kPa(35～45 mmHg),SaO_2 95%。

2.给氧指征

(1)轻度缺氧:一般不需要给氧,如果患者有呼吸困难可给予低流量的氧气(1～2 L/min)。

(2)中度缺氧:须给氧。当患者 PaO_2<6.7 kPa(50 mmHg),均应给氧。对于慢性阻塞性肺疾病并发冠心病患者,其 PaO_2<8.0 kPa(60 mmHg)时即需要给氧。

(3)重度缺氧:是给氧的绝对适应证。

(三)氧气疗法的种类及适用范围

动脉血二氧化碳分压($PaCO_2$)是评价通气状态的指标,是决定以何种方式给氧的重要依据。

1.低浓度氧疗

低浓度氧疗又称控制性氧疗,吸氧浓度低于 40%,用于低氧血症伴二氧化碳潴留的患者。例如,慢性阻塞性肺部疾病和慢性呼吸衰竭的患者,呼吸中枢对二氧化碳增高的反应很弱,呼吸的维持主要依靠缺氧刺激外周化学感受器;如果给予高浓度的氧气吸入,低氧血症迅速解除,同时也解除了缺氧兴奋呼吸中枢的作用,因此可导致呼吸进一步抑制,加重二氧化碳的潴留,甚至发生二氧化碳麻醉。

2.中等浓度氧疗

中等浓度氧疗吸氧浓度为 40%～60%,主要用于有明显通气/灌注比例失调或显著弥散障碍的患者,特别是血红蛋白浓度很低或心排血量不足者,如肺水肿、心肌梗死、休克等。

3.高浓度氧疗

高浓度氧疗吸氧浓度在 60% 以上,应用于单纯缺氧而无二氧化碳潴留的患者,如心肺复苏后的生命支持阶段、成人型呼吸窘迫综合征等。

(四)供氧装置

供氧装置有氧气筒、氧气压力表和管道氧气装置(中心供氧装置)。

1.氧气筒装置

(1)氧气筒为柱形无缝钢筒,筒内可耐高压达 14.7 MPa,容纳氧气约6 000 L。

(2)总开关:在筒的顶部,可控制氧气的放出。使用时,将总开关向逆时针方向旋转 1/4 周,即可放出足够的氧气,不用时可按顺时针方向将总开关旋紧。

(3)氧气筒装置气门:在氧气筒颈部的侧面,有一气门与氧气表相连,是氧气自筒中输出的途径。

2.氧气表装置

(1)组成:由以下几部分组成。①压力表:从表上的指针能测知筒内氧气的压力,以 MPa 或 kgf/cm^2(非法定计量单位,1 ksf/cm^2≈0.1 MPa)表示。压力越大,则说明氧气储存量越多。②减压器:是一种弹簧自动减压装置,可将来自氧气气筒内的压力降至 0.2～0.3 MPa,使流量平衡,保证安全,便于使用。③流量表:可以测知每分钟氧气的流出量,用 L/min 表示,以浮标上端平面所指刻度读数为标准。④湿化瓶:用于湿润氧气,以免呼吸道黏膜被干燥的气体所刺激。瓶内装入 1/3～1/2 的冷开水,通气管浸入水中,出气管和鼻导管相连。湿化瓶应每天换水 1 次。⑤安全阀:由于氧气表的种类不同,安全阀有的在湿化瓶上端,有的在流量表下端。当氧气流量过大、压力过高时,安全阀的内部活塞即自行上推,使过多的氧气由四周小孔流出,以保证安全。

(2)装表法:①吹尘:将氧气筒置于架上,取下氧气筒帽,用手将总开关按逆时针方向打开,使少量氧气从气门处流出,随即迅速关好总开关,以达清洁该处的目的,避免灰尘吹入氧气表内。②接氧气表:是将氧气表的旋紧螺帽口与氧气筒气门处的螺丝接头衔接,将表稍向后倾,用手按顺时针方向初步旋紧,然后再用扳手旋紧,使氧气表直立于氧气筒旁。③接湿化瓶:连接通气管和湿化瓶。④接管与检查:连接出气橡胶管于氧气表上,检查流量调节阀关好后,打开氧气筒总开关,再打开流量调节阀,检查氧气流出是否通畅、有无漏气及全套装置是否适用。最后关上流量调节阀,推至病房待用。

(3)卸表法:①放余气:旋紧氧气筒总开关,打开氧气流量调节阀,放出余气,再关好流量调节阀,卸下湿化瓶和通气管;②卸氧气表:一手持表,一手用扳手将氧气表上的螺帽旋松,然后再用手旋开,将表卸下。

3.管道氧气装置

管道氧气装置即中心供氧装置。氧气通过中心供氧站提供,中心供氧站通过管道将氧气输送至各病区床单位、门诊、急诊科。中心供氧站通过总开关进行管理,各用氧单位有分开关,并配有氧气表,患者需要时,打开床头流量表开关,调整好氧流量即可使用。

(五)氧气成分、浓度及关于用氧的计算

1.氧气成分

根据条件和患者的需要,一般常用 99％氧气,也可用 5％二氧化碳和纯氧混合的气体。

2.氧气吸入浓度

氧气在空气中占 20.93％,二氧化碳为 0.03％,其余 79.04％为氮气、氢气和微量的惰性气体。掌握吸氧浓度对纠正缺氧起着重要的作用,低于 25％的氧浓度则和空气中氧含量相似,无治疗价值;高于 70％的浓度,持续时间超过 1 天,则可能发生氧中毒,表现为恶心、烦躁不安、面色苍白、进行性呼吸困难。故掌握吸氧浓度至关重要。

3.氧浓度和氧流量的换算方法

吸氧浓度(％)＝21＋4×氧流量(L/min)。

4.氧气筒内的氧气量的计算

氧气筒内的氧气量(L)＝氧气筒容积(L)×压力表指示的压力(kgf/cm²)÷1 kgf/cm²。

5.氧气筒内氧气的可供应时间的计算

氧气筒内的氧气可供应的时间(h)＝(压力表压力－5)(kgf/cm²)×氧气筒容积(L)÷1 kgf/cm²÷氧流量(L/min)÷60 分钟。

公式中5是指氧气筒内应保留压力值。

(六)鼻导管给氧法

鼻导管给氧法有单侧鼻导管给氧法和双侧鼻导管给氧法两种。①单侧鼻导管给氧法:是将一细鼻导管插入一侧鼻孔,经鼻腔到达鼻咽部,末端连接氧气的供氧方法。此法节省氧气,但可刺激鼻腔黏膜,长时间应用,患者感觉不适。因此目前不常用。②双侧鼻导管给氧法:是将特制双侧鼻导管插入双鼻孔内,末端连接氧气的供氧方法。插入深约 1 cm,导管环稳妥固定即可。此法操作简单,对患者刺激性小,适用于长期用氧的患者。其是目前临床上常用的给氧方法之一。

1.目的

(1)改善各种原因导致的缺氧状况。

(2)提高 PaO_2 和 SaO_2。

(3)促进组织代谢,维持机体生命活动。

2.评估

(1)患者:了解患者病情,缺氧原因、缺氧程度及缺氧类型,患者呼吸道是否通畅、鼻腔黏膜情况、有无鼻中隔偏曲等。

(2)操作者双手不可接触油剂。

(3)用物氧气筒是否悬挂有"有氧"及"四防"标志。

(4)环境病房有无烟火及易燃品。

3.计划

(1)用物准备。①治疗盘内备:治疗碗(内放鼻导管、纱布数块)、小药杯(内盛冷开水)、通气管、棉签、乙醇、弯盘、胶布、玻璃接管、湿化瓶(内装 1/3～1/2 湿化液)、安全别针、扳手。②治疗盘外备:氧气筒及氧气压力表装置、吸氧记录单、笔。

(2)患者准备:体位舒适,情绪稳定,理解目的,愿意配合。

(3)环境准备:清洁,安静,光线充足,室温适宜,1 m 之内无热源,5 m 之内无明火,远离易燃易爆品。

4.评价

(1)患者缺氧症状得到改善,无鼻黏膜损伤,无氧疗不良反应发生。

(2)氧气装置无漏气,护士操作规范,用氧安全。

(3)患者知晓用氧安全注意事项,能主动配合操作。

5.健康教育

(1)指导患者及其家属认识氧疗的重要性和配合氧疗的方法。

(2)指导患者及探视者用氧时禁止吸烟,保证用氧安全。

(3)告知患者及其家属不要自行摘除鼻导管或者调节氧流量。

(4)告知患者如感到鼻咽部干燥不适或者胸闷憋气,应及时通知医务人员。

6.其他注意事项

(1)注意用氧安全,切实做好"四防",即防震、防火、防热、防油。氧气筒内压力很高,在搬运时避免倾倒撞击,防止爆炸;氧气助燃,氧气筒应放阴凉处,在筒的周围严禁烟火和易燃品,至少距明火5 m,暖气1 m;氧气表及螺旋口上勿涂油,也不可用带油的手拧螺旋,避免引起燃烧。

(2)氧气筒的氧气不可全部用尽,当压力表上指针降至 0.5 MPa(5 kgf/cm²)时,即不可再用,以防灰尘进入筒内,再次充气时发生爆炸的危险。

(3)对未用和已用完的氧气筒应分别注明"满"或"空"的字样,便于及时储备,以应急需。

(4)保护鼻黏膜防止交叉感染:①用鼻导管持续吸氧者,每天更换鼻导管两次以上,双侧鼻孔交替使用,以减少对鼻黏膜的刺激。②及时清洁鼻腔,防止导管阻塞。③湿化瓶一人一用一消毒,连续吸氧患者应每天更换湿化瓶、湿化液及一次性吸氧管。

(七)鼻塞给氧法

鼻塞给氧法是将鼻塞塞于一侧鼻孔内的给氧方法。鼻塞是用塑料或有机玻璃制成带有管腔的球状物,大小以恰能塞鼻孔为宜。此法可避免鼻导管对鼻黏膜的刺激,两侧鼻孔可交替使用,患者较为舒适,适用于慢性缺氧者长期氧疗时。

(八)面罩给氧法

将面罩置于患者口鼻部供氧,用松紧带固定,氧气自下端输入,呼出的气体从面罩侧孔排出的方法是面罩给氧法。由于口、鼻部都能吸入氧气,效果较好,同时此法对呼吸道黏膜刺激性小,简单易行,患者较为舒适。可用于病情较重,氧分压明显下降者。面罩给氧时必须要足够的氧流量,一般为6~8 L/min。

(九)氧气袋给氧法

氧气袋为一长方形橡胶袋,袋的一角有橡胶管,上有调节器以调节流量。使用时将氧气袋充满氧气,连接湿化瓶、鼻导管,调节好流量,让患者头部枕于氧气袋上,借助重力使氧气流出。主要用于家庭氧疗、危重患者的急救或转运途中。

(十)头罩给氧法

头罩给氧法适用于新生儿、婴幼儿的给氧,将患儿头部置于头罩里,将氧气接于进气孔上,可以保证罩内一定的氧浓度。此法简便,无刺激,同时透明的头罩也易于观察病情变化。

(十一)氧疗监护

1.缺氧症状改善

患者由烦躁不安变为安静、心率变慢、血压上升、呼吸平稳、皮肤红润温暖、发绀消失,说明缺氧症状改善。

2.实验室检查

实验室检查可作为氧疗监护的客观指标。主要观察氧疗后 PaO_2、$PaCO_2$、SaO_2 等指标的变化。

3.氧气装置

有无漏气,管道是否通畅。

4.氧疗的不良反应及预防

当氧浓度高于60%、持续时间超过24小时,可能出现氧疗的不良反应。

常见的不良反应有以下几种。

(1)氧中毒:长时间高浓度氧气吸入的患者可导致肺实质的改变,如肺泡壁增厚、出血。氧中毒患者常表现为胸骨后不适、疼痛、灼热感,继而出现干咳、恶心呕吐、烦躁不安、进行性呼吸困难,继续增加吸氧浓度患者的 PaO_2 不能保持在理想水平。

预防措施:预防氧中毒的关键是避免长时间、高浓度吸氧;密切观察给氧的效果和不良反应;定时进行血气分析,根据分析结果调节氧流量。

(2)肺不张:呼吸空气时,肺内含有大量不被血液吸收的氮气,构成肺内气体的主要成分。当高浓度氧疗时,肺泡气中氮逐渐被氧所取代,一旦发生支气管阻塞时肺泡内的气体更易被血液吸收而发生肺泡萎缩,从而引起吸收性肺不张。患者表现为烦躁不安,呼吸、心率增快,血压上升,继而出现呼吸困难、发绀,甚至昏迷。

预防措施:控制吸氧浓度;鼓励患者深呼吸、有效咳嗽、经常翻身叩背以促进痰液排出,防止分泌物阻塞。

(3)呼吸道分泌物干燥:如持续吸入未经湿化且浓度较高的氧气,超过 48 小时,支气管黏膜因干燥气体的直接刺激而产生损害,使分泌物黏稠、结痂、不易咳出。特别是气管插管或气管切开的患者,因失去了上呼吸道对气体的湿化作用则更易发生。

预防措施:氧气吸入前一定要先湿化,必要时配合做超声波雾化吸入。

(4)眼晶状体后纤维组织增生:仅见于新生儿,尤其是早产儿。当患儿长时间吸入高浓度氧时,可导致患儿视网膜血管收缩,从而发生视网膜纤维化,最后导致不可逆的失明。

预防措施:新生儿吸氧浓度应严格控制在 40% 以下,并控制吸氧的时间。

(5)呼吸抑制:常发生于低氧血症伴二氧化碳潴留的患者吸入高浓度的氧气之后。由于 $PaCO_2$ 长期升高,呼吸中枢失去了对二氧化碳的敏感性,呼吸的调节主要依靠缺氧对外周感受器的刺激来维持,如果吸入高浓度氧,虽然缺氧得到某种程度的改善,但却解除了缺氧对呼吸的刺激作用,使呼吸中枢抑制加重,甚至呼吸停止。

预防措施:低浓度低流量持续给氧,并检测 PaO_2 的变化,维持患者的 PaO_2 在 8.0 kPa(60 mmHg)左右。

二、吸痰法

吸痰法是指利用机械吸引的方法,经口、鼻腔、人工气道将呼吸道的分泌物吸出,以保持呼吸道通畅的一种治疗方法。临床上主要用于年老体弱、危重、昏迷、麻醉未清醒前、气管切开等不能有效咳嗽、排痰者。

(一)吸痰装置

临床上常用的吸痰装置有电动吸引器和中心负压吸引装置 2 种,它们利用负压吸引原理,连接导管吸出痰液。

1.电动吸引器

(1)构造:主要由电动机、偏心轮、气体过滤器、压力表及安全瓶和储液瓶组成。安全瓶和储液瓶是两个容量为 1 000 mL 的容器,瓶塞上各有 2 个玻璃管,并通过橡胶管相互连接。

(2)原理:接通电源后,电动机带动偏心轮,从吸气孔吸出瓶内的空气,并由排气孔排出,这样不断地循环转动,使瓶内产生负压,将痰吸出。

2.中心负压吸引装置

目前各大医院均设中心负压吸引装置,吸引管道连接到各病房床单位,使用十分方便。

(二)电动吸引器吸痰法

1.目的

清除呼吸道分泌物,保持呼吸道通畅;预防肺不张、坠积性肺炎、窒息等并发症的发生。

2.评估

(1)患者:评估患者鼻腔有无分泌物堵塞,有无鼻息肉、鼻中隔偏曲等情况;评估患者的意识及有无将呼吸道分泌物排出的能力,以判断是否具有吸痰的指征,是否需要同时备压舌板或开口器及舌钳。

(2)环境:病房是否安静,温、湿度是否适宜。

(3)用物:吸痰管型号是否合适,吸痰用物是否保持无菌状态;备好不同型号的无菌吸痰管或消毒吸痰管(成人 12~14 号,小儿 8~12 号);将内盛消毒液的瓶子系于吸引器一侧(内放吸痰后的玻璃接管);电动吸引器性能是否良好,各管道连接是否正确。

3.计划

(1)患者准备:体位舒适,情绪稳定,理解目的,愿意配合。

(2)操作者准备:根据患者情况及痰液的黏稠度调节负压(成人 39.9～53.3 kPa,儿童 <39.9 kPa)。

(3)用物准备:①无菌治疗盘内备:无菌持物镊或血管钳、无菌纱布、无菌治疗碗,必要时备压舌板、开口器、舌钳。②治疗盘外备:盖罐 2 个(分别盛 0.9% 氯化钠注射液和消毒吸痰管数根,也可用一次性无菌吸痰管)、弯盘、无菌手套。③吸痰装置:电动吸引器 1 台、多头电插板。

4.评价

(1)患者呼吸道内分泌物及时清除,气道通畅,缺氧症状得到缓解。

(2)护士操作规范,操作中未发现呼吸道黏膜损伤。

5.健康教育

(1)告诉清醒患者不要紧张并教会患者正确配合吸痰。

(2)告知患者适当饮水,以利痰液排出。

6.其他注意事项

(1)电动吸引器连续使用不得超过 2 小时。

(2)储液瓶内应放少量消毒液,使吸出液不致黏附于瓶底,便于清洗消毒;储液瓶内吸出液应及时倾倒,液面不应超过储液瓶的 2/3 满,以免痰液被吸入电动机而损坏机器。

(3)按照无菌技术操作原则,治疗盘内吸痰用物应每天更换 1～2 次,吸痰管每次更换,储液瓶及连接导管每天清洁消毒,避免交叉感染。

(4)小儿吸痰时,吸痰管要细,吸力要小。

(5)痰液黏稠者,可以配合翻身叩背、雾化吸入等方法,增强吸痰效果。

(6)经鼻气管内吸引时插入导管长度:成人 20 cm、儿童 14～20 cm、婴幼儿 8～14 cm。

(7)颅底骨折患者严禁从鼻腔吸痰,以免引起颅内感染及脑脊液被吸出。

(三)中心负压吸引装置吸痰法

使用中心负压吸引装置吸痰时,只需将吸痰导管和负压吸引管道相连接,开动吸引开关即可抽吸痰液。因中心负压吸引装置无脚踏开关,手控开关打开后即为持续吸引,因此每次插管前均需反折吸痰管,以免负压吸附黏膜,引起损伤。

(四)注射器吸痰法

一般用 50 mL 或 100 mL 注射器连接吸痰管进行抽吸。适用于紧急状态下吸痰。

(王 优)

第二节 头 皮 损 伤

头皮损伤是因外力作用使头皮完整性或内皮发生改变,是颅脑损伤中最常见的一种。头皮分为 5 层:由外及里依次为皮肤、皮下组织、帽状腱膜、帽状腱膜下层、骨膜层。其中浅部 3 层紧密连接,不易分离;深部两层之间连接疏松,较易分离。头皮血液供应丰富,且动、静脉伴行,由颈内、外动脉的分支供血,左右各五支在颅顶汇集,各分支间有广泛的吻合支,其抗感染及愈合能力较强。

各层解剖特点:①皮肤。厚而致密,内含大量汗腺、皮脂腺、毛囊,具有丰富的血管,外伤时易致出血。②皮下组织。由致密的结缔组织和脂肪组织构成,前者交织成网状,内有血管、神经穿行。③帽状腱膜。前连额肌,后连枕肌,两侧达颞肌筋膜,坚韧、富有张力。④帽状腱膜下层。是位于帽状腱膜与骨膜之间的疏松结缔组织,范围较广,前至眶上缘,后达上项线,其间隙内的静脉经静脉导管与颅内静脉窦相通,是颅内感染和静脉窦栓塞的途径之一。⑤骨膜层。由致密结缔组织构成,骨膜在颅缝处贴附紧密,其余部位贴附疏松,故骨膜下血肿易被局限。

一、临床表现

(一)头皮血肿的临床表现

按照血肿出现在头皮的层次分为以下几种。

1.皮下血肿

血肿位于皮肤表层与帽状腱膜层之间,因受皮下纤维隔限制,血肿不易扩散,体积小、张力高、压痛明显,有时因周围组织肿胀隆起,中央反而凹陷,易被误认为凹陷性颅骨骨折,需通过颅骨 X 线片作鉴别。

2.帽状腱膜下血肿

血肿位于帽状腱膜与骨膜之间。头部受到斜向暴力,头皮发生了剧烈滑动,撕裂该层间的血管所致。由于该层组织疏松,出血易于扩散,严重时血肿边界可与帽状腱膜附着缘一致,覆盖整个穹隆部,蔓延至全头部,似戴一顶有波动的帽子。小儿及体弱者,可导致休克或贫血。

3.骨膜下血肿

除婴儿因产伤或胎头吸引助产所致外,一般都伴有颅骨线性骨折。出血来源多为板障出血或因骨膜剥离而致,血液集聚在骨膜与颅骨表面之间。除非骨折线跨越两块颅骨时,血肿周界多于骨缝,很少有骨膜下血肿超过骨缝者。血肿的张力大,波动不明显。

(二)头皮裂伤的临床表现

头皮裂伤多为锐器或钝器伤造成,是常见的开放性头皮损伤,由于头皮血管丰富,出血较多,可引起失血性休克。裂口的大小、深度不一,创缘不规则,重者可有组织缺损。头皮裂伤较浅时,因断裂血管受头皮纤维隔的牵拉,断端不能收缩,出血量反较帽状腱膜全层裂伤者多。

（三）头皮撕脱伤的临床表现

头皮撕脱伤多因发辫受机械力牵拉，使大块头皮自帽状腱膜下层或连同颅骨骨膜一起被撕脱所致。表现为头皮缺失、头皮动脉断裂、创面广泛性出血、大范围颅骨外露，可导致失血性或疼痛性休克。

二、治疗要点

（一）头皮血肿的治疗

1.手术治疗

较小的头皮血肿，一般在1～2周可自行吸收，无须特殊处理，早期可给予加压冷敷以减少出血和疼痛，24～48小时后改用热敷以促进血肿吸收，切忌用力揉搓。

2.手术治疗

适应证包括巨大的帽状腱膜下血肿者，帽状腱膜下血肿的婴幼儿患者，较小的帽状腱膜下血肿、反复加压包扎血肿难以自行吸收者。对有血液病、有明显出血倾向者，手术治疗应慎重。

（二）头皮裂伤的治疗

处理时须着重检查有无颅骨和脑损伤。现场急救可局部压迫止血，争取在24小时之内实施清创缝合。缝合前应剃净伤处头发，冲洗消毒伤口，实施清创缝合后，注射破伤风抗毒素。如发现脑脊液或脑组织外溢，需按开放性脑损伤处理。

（三）头皮撕脱伤的治疗

头皮撕脱伤急救时，除加压包扎止血、防止休克外，应保留撕脱的头皮，避免污染，用无菌敷料包裹、隔水放置于有冰块的容器内，随损伤者一同送往医院。应争取在伤后6～8小时内进行中厚皮片植皮术，清创植皮后，应保护植皮片不受压、不滑动，利于皮瓣成活。对于骨膜已撕脱者，在颅骨外板上多处钻孔达板障，待骨孔内肉芽组织生成后再行植皮。

三、护理诊断与合作性问题

（一）组织完整性受损

与头皮损伤有关。

（二）疼痛

与损伤有关。

（三）恐惧

与外伤刺激、害怕头皮出血有关。

（四）潜在并发症

休克。

四、护理措施

（一）观察病情

监测血压、脉搏、呼吸、尿量及神志的改变，注意有无休克及颅脑损伤的发生。

（二）观察头皮创口的渗血渗液情况

及时更换敷料，保持局部干燥。

(三)预防感染

头皮裂伤、头皮撕脱伤常规使用抗生素,预防创面感染。严格无菌操作原则。观察有无局部和全身感染症状。

(四)镇静、止痛

给予镇痛、镇静药物,减轻疼痛,但合并脑损伤者禁用吗啡类药物。

(五)心理护理

稳定患者情绪,给予精神和心理上的支持,寻求最有效的应付紧张、恐惧的方法。

（王　优）

第三节　颅脑创伤

颅脑创伤是一种常见的外伤,在全身的创伤中仅次于四肢创伤,但由于常与其他部位的创伤并存,所以其伤残率及死亡率均居创伤首位。多见于交通事故、自然灾害、坠落和暴力伤害等,一旦发生则病情较重,如不及时抢救,将给损伤者带来严重的后果,其预后取决于颅脑创伤的程度及处理的效果。

一、分类

(一)按创伤部位分类

1.头皮创伤

头皮血肿、头皮挫裂伤、头皮撕脱伤。

2.颅骨骨折

根据解剖部位可分为颅顶骨折和颅底骨折。颅骨骨折严重者可损伤硬脑膜,导致脑脊液外漏或内漏,也可能合并脑损伤而加重病情。

3.脑损伤

脑损伤是由于脑膜、脑组织、脑血管及脑神经损伤而引起的脑震荡、脑挫裂伤、脑干损伤、颅内血肿等。其中颅内血肿是脑损伤最严重的并发症,按血肿的部位又可分为硬脑膜下血肿、硬脑膜外血肿、脑内血肿等,以硬脑膜下血肿相对多见。各种类型的脑损伤都可能会出现脑水肿,主要表现为颅内压增高,严重的可发生脑疝,从而危及损伤者生命。

(二)按伤情分类

1.轻型

单纯性脑震荡伴或不伴颅骨骨折。①原发性昏迷0~30分钟。②仅有轻度头昏、头痛等症状。③神经系统和脑脊液检查无明显改变。④GCS计分13~15分(表14-2)。

表 14-2　GCS 计分标准

睁眼反应	计分	言语反应	计分	运动反应	计分
自动睁眼	4	回答正确	5	按吩咐动作	6
呼唤睁眼	3	回答错误	4	刺痛能定位	5

（续表）

睁眼反应	计分	言语反应	计分	运动反应	计分
刺激睁眼	2	胡言乱语	3	刺痛肢体回缩	4
不能睁眼	1	只能发音	2	刺痛肢体屈曲	3
		不能发音	1	刺痛肢体伸直	2
				刺痛无反应	1

2.中型

轻度脑挫裂伤伴有颅骨骨折。①原发性昏迷时间在 12 小时之内。②有轻度神经系统阳性体征,如脑膜刺激征等。③生命体征有轻度改变。④GCS 计分 9～12 分。

3.重型

广泛粉碎性颅骨骨折,重度脑挫裂伤。①出现急性颅内血肿、脑干伤及脑疝,昏迷在 12 小时以上,持续性昏迷或进行性昏迷加重。②有明显神经系统阳性体征。③生命体征有明显改变。④GCS 计分 5～8 分。

4.特重型

严重脑干伤或脑干衰竭者,损伤者预后极差。①伤后持续性深昏迷,有去大脑强直或伴有其他部位的脏器伤、休克等。②已有晚期脑疝,包括双侧瞳孔散大,生命体征严重紊乱或呼吸停止。③GCS 计分 3～4 分。

二、病情评估

(一)临床表现

颅脑创伤损伤者的临床表现与创伤的性质、部位、程度等有关。

1.意识障碍

伤后绝大多数立即出现不同程度的意识障碍,这是判断损伤者有无脑损伤的重要依据。脑震荡可表现为一过性脑功能障碍,伤后立即表现为短暂意识障碍,一般不超过 30 分钟,清醒后不能回忆伤前及当时情况,神经系统检查无阳性体征。脑挫裂伤的损伤者,伤后立即出现意识障碍,其程度和持续时间与损伤程度和范围有关;颅内血肿可导致颅内压增高或脑疝形成,表现为意识障碍持续加重,如硬膜外血肿的患者表现为原发性意识障碍,经过中间清醒期,再度意识障碍,并逐渐加重。

2.头痛、呕吐

头痛、呕吐是头部外伤的常见症状之一。头痛由头皮创伤、颅骨骨折、颅内出血、颅内压过高或过低,或脑血管的异常舒缩等直接引起。早期呕吐多为迷走神经或前庭神经等结构受影响所致,后期频繁呕吐有可能因颅内压进行性增高而引起,表现为特征性的喷射状呕吐。

3.瞳孔变化

伤后一段时间才出现的进行性一侧瞳孔散大,伴意识障碍加重、生命体征紊乱和对侧肢体瘫痪,是脑疝的典型改变;双侧瞳孔散大、对光反应消失、眼球固定伴深昏迷或去大脑强直,多为脑干损伤或临终表现;双侧瞳孔大小多变、对光反应消失伴眼球分离或异位,多表示中脑损伤;眼球震颤多见于小脑或脑干损伤。

4.肢体偏瘫

伤后一侧肢体少动或不动、肌力减退,对疼痛刺激反应迟钝或无反应,有锥体束征,并进行性加重,应考虑血肿引起脑疝或血肿压迫运动中枢,一般是肢体偏瘫的对侧大脑受到损伤。

5.生命体征变化

颅脑损伤时可伴有生命体征的改变,如颅内出血时血压升高、心率缓慢、呼吸深慢、体温升高,合并脑疝时则血压下降、心率快弱、呼吸快而不规则。

6.脑疝

颅内压增高可引起颅内各腔室间压力不均衡,导致某些部位的脑组织受压向邻近的解剖间隙移位,并危及损伤者生命,其中小脑幕切迹疝最为常见。

(二)辅助检查

1.脑脊液检查

脑挫裂伤时,脑脊液常有红细胞。颅内压增高时,可进行测压。

2.X线检查

X线头颅摄片能较好地显示受力部位、颅骨骨折、有无异物等,有一定诊断价值。

3.CT检查

CT是颅脑外伤损伤者的首选检查。可显示脑挫裂伤的部位、范围,脑水肿程度和有无脑室受压及路线结构移位等;可明确定位颅内血肿,并计算出血量,了解损伤的病理及范围;可动态地观察病变的发展与转归。对开放性脑损伤,可了解伤道及碎骨片、进行异物定位等。

4.颅脑超声检查

对颅内血肿有诊断价值。

5.脑血管造影

对颅内出血有定位诊断意义,典型征象为无血管区。

三、救治与护理

(一)救治原则

1.伤情判断

通过对受伤时间、受伤原因及过程的重点了解,立即对头部及全身情况进行认真检查,结合损伤者意识、瞳孔、生命体征情况,作出及时、正确的判断。

2.头位与体位

颅内高压者采用头高位(15°~30°),有利于静脉血回流和减轻脑水肿。意识不清并伴有呕吐或舌后坠者,应采用平卧位,头偏向一侧,或采用侧卧位,以利呕吐物和口腔分泌物的排出;休克者宜采用平卧位,有脑脊液耳漏和鼻漏者应避免头低位,采用半卧位常能明显减轻脑脊液漏。

3.保持呼吸道通畅

颅脑损伤患者尤其是伴有意识功能障碍者,丧失了正常的咳嗽反射及吞咽功能,呼吸道分泌物不能有效排出,血液、脑脊液、呕吐物等可引起误吸,舌根后坠可引起窒息,从而加重脑缺氧,导致颅内压增高,使病情加重,因此保持呼吸道通畅至关重要,必要时气管切开和机械给氧。

4.控制出血

对开放性及闭合性颅脑损伤采取相应措施:①开放性颅脑损伤。迅速包扎头部和其他部位伤口,减少出血,应争取在伤后 6 小时内进行清创缝合,最迟不超过 72 小时。按要求冲洗伤口,清除异物,切除不整齐创缘,并逐层缝合,然后妥善包扎,如有插入颅腔的异物要加以固定保护,有条件时手术取出;有脑膨出时,用敷料绕其周围,保护脑组织,以免污染和增加损伤。②闭合性颅脑损伤。头皮血肿多数可自行吸收消退,如血肿较大,长期不消散或继续扩散,可穿刺抽吸,并加压包扎;颅内血肿或重度脑挫裂伤合并脑水肿引起的颅内高压和脑疝,常规采取降温、脱水等措施降低颅内压;如出血量大,常用手术开颅血肿清除术、去骨瓣减压术、钻孔引流术。

5.控制脑水肿

主要应用物理降温,如冰帽、冰袋,有助于降低脑代谢率和脑耗氧量,增加脑组织对缺氧的耐受性,改善细胞的通透性,防止脑水肿的发展。同时快速给予脱水利尿药及激素类药物,常用甘露醇、呋塞米等,配合使用激素类药物,常用地塞米松等,具有稳定膜结构的作用,减少因自由基引发的脂质过氧化反应,从而降低脑血管通透性、恢复血-脑屏障功能,增加损伤区的血流量,使脑水肿得到改善。

6.纠正休克

对有休克先兆或有休克症状的损伤者,要根据医嘱及时采取补液、输血等措施,适当选用血管升压药。

(二)护理要点

1.气道护理

保持呼吸道通畅,以及时清除呼吸道分泌物,维持气道正常功能;气管切开者,保持吸入气的温度和湿度,注意无菌操作,定期做呼吸道分泌物细菌培养,防止呼吸道感染。

2.加强病情观察

严密观察损伤者的意识、瞳孔、肢体活动及生命体征,加强颅内压监测,注意脑疝等并发症的发生。

3.加强病情监护

注意观察引流液的颜色、流出量和速度,警惕脑室内活动性出血和感染等;加强颅内压监测,便于诊断颅内血肿、判断手术时机、术中监护、指导治疗和估计预后;加强心电图、呼吸、中心静脉压、血气分析、血氧饱和度、血糖、脑电图等指标的监测。

4.饮食护理

一般伤后 2～3 天禁饮食,注意补钾,24 小时尿量保持在 600 mL 以上。不能进食者,可给予鼻饲饮食,满足机体的营养需要,维持水、电解质及酸碱平衡。

5.用药护理

按医嘱应用脱水利尿药、激素、神经营养等药物。休克患者快速准备配血、输血或输液,但对烦躁不安的患者应做好安全护理,禁用吗啡、哌替啶镇静,可按医嘱给予地西泮。

颅脑创伤救护流程见图 14-1。

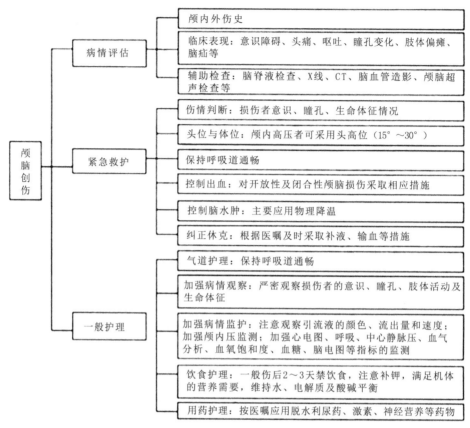

图 14-1　颅脑创伤救护流程

（王　优）

第四节　胸部创伤

胸部创伤无论在平时还是战时都比较常见,包括胸壁、胸腔内脏器和膈肌的直接性损伤及由此产生的继发性病变,如连枷胸、血气胸、纵隔气肿、心包压塞等。重伤和多发伤是胸部创伤的重要特点,由于心肺及大血管位于胸腔内,故胸部创伤后容易发生呼吸和循环功能障碍,对生命构成较大威胁,使胸部创伤成为仅次于脑创伤的重要死因。

一、分类

(一)按致伤原因和伤情分类

1.闭合性损伤

受暴力撞击或挤压所致的胸部组织和脏器损伤,但胸膜腔与外界大气不直接相通。常见的致伤原因有挤压伤、钝器打击伤、高空坠落伤、爆震伤等。胸部闭合性损伤的严重程度取决于受伤组织、器官的数量和伤情,以及有无胸外合并损伤。

2.开放性损伤

损伤穿破胸膜,使胸膜腔与外界相通,造成气胸、血胸或血气胸,有时还可穿破膈肌或伤及腹内脏器。主要见于战时的火器伤,在平时多为锐器刺伤。

(二)按损伤程度分类

1.非穿透伤

只伤及胸壁,而胸膜或纵隔完整无损。

2.穿透伤

损伤穿通胸膜腔或纵隔。

(三)按伤道情况分类

1.贯通伤

损伤既有入口又有出口,常伴有内脏损伤。

2.非贯通伤

伤道只有入口而无出口,往往有异物存留,易致继发感染。

3.切线伤

伤道仅切过胸壁或胸膜腔周缘。

二、病情评估

(一)临床表现

1.疼痛

受伤部位剧烈疼痛,深呼吸、咳嗽或转动体位时疼痛加剧,损伤者往往呈痛苦面容,严重者可导致休克。

2.出血

胸壁有伤口时可导致外出血,与损伤的程度及是否损伤大血管有关。如损伤动脉,则出血量大;当损伤面积较大或损伤程度较重时,即使没有损伤大动脉也会出现大量出血。内出血可引起血胸,血胸患者一般出血量较多,压迫肺脏造成肺萎陷,从而引起呼吸困难、伤侧呼吸音减弱、呼吸运动减弱、胸部叩诊浊音,同时伴有面色苍白、出冷汗、血压降低、脉搏细速、呼吸加快等症状,严重者可致失血性休克。由于内出血的伤情及出血量难以估计,只能根据症状加以判断,病情相对危险。

3.咯血

较大的支气管损伤和深部肺组织损伤后带有咯血;肺表面挫伤可无咯血或伤后数天才于痰内出现陈旧性血块;肺爆震伤者,在口、鼻腔内可见血性泡沫样分泌物。

4.呼吸困难

气胸、血胸、连枷胸、反常呼吸、肺损伤、纵隔气肿、呼吸道梗阻均可引起不同程度的呼吸困难,严重者会导致呼吸频率的增快和节律的改变,呈端坐呼吸,出现烦躁不安,严重者出现呼吸衰竭。连枷胸的损伤者,出现胸壁反常呼吸运动,常伴有明显的呼吸困难。

5.休克

严重胸廓创伤及心脏和大血管创伤引起的大量失血、心脏压塞、心力衰竭均可导致休克。损伤者表现为面色苍白或发绀、出冷汗、血压下降、脉搏细速、呼吸困难、少尿或无尿等症状,严重者可出现昏迷。

6.皮下气肿及纵隔气肿

空气来源于肺、气管、支气管或食管的裂伤,经裂伤的壁层胸膜、纵隔胸膜或肺泡细支气管周围疏松间隙沿支气管树蔓延至皮下组织,胸壁皮下气肿最先出现,纵隔气肿先出现在颈根部。严重时(如存在张力性气胸)气肿可迅速沿皮下广泛蔓延,上达颈面部,下达腹壁、阴囊及腹股沟区。张力性纵隔气肿还可压迫气管及大血管而引起呼吸、循环功能障碍。

7.胸壁伤口、伤道

开放性胸部创伤的患者在胸壁可见伤口,根据伤口、伤道在胸壁的位置可判断可能被伤及的胸内脏器,以及是否同时有腹腔内脏器的损伤。

8.体征

(1)连枷胸(外伤性浮动胸壁):胸部创伤时可出现伤侧呼吸运动减弱或消失,多根多处肋骨骨折时可出现胸壁软化。

(2)反常呼吸:浮动胸壁在呼吸时与其他部位的正常胸壁运动正好相反。

(3)纵隔摆动:开放性气胸由于两侧胸膜压力不等使纵隔移位,并可随呼吸运动而左右摆动。

(二)辅助检查

1.X线

是胸部创伤诊断中最常用的方法,也是最可靠的诊断方法。胸部骨折可显示骨折断裂线和断端错位,肋软骨骨折不显示骨折线征象;气胸者可显示不同程度的胸膜腔积气征象,纵隔移向健侧;血胸者可显示大片密度增高阴影,可见气液平面。

2.穿刺

胸腔穿刺和心包穿刺是一种简便又可靠的诊断方法。对怀疑气胸、血胸、血心包的损伤者,通过穿刺抽出积血或积气,既可迅速明确诊断,又可缓解心、肺受压迫的症状。

3.血气分析

通过血气分析可了解损伤者的缺氧情况,有利于指导治疗,尤其是危重损伤者。

4.心电监护

对疑有心肌损伤的损伤者或危重症损伤者可进行监测。

三、救治与护理

(一)救治原则

1.体位

胸部创伤损伤者一般取半卧位或伤侧在下的低斜坡卧位,可减轻疼痛,保持有效呼吸,同时也可将积血或积液限制在局部范围。

2.保持呼吸道通畅

及时清除口咽部的痰液、血块、呕吐物等异物,吸净气管、支气管中的血液和分泌物,防止窒息,给予高流量吸氧。清醒损伤者可鼓励或协助其有效咳嗽排痰,痰多不易咳出者,可给予祛痰剂、雾化吸入;对无力排痰或昏迷损伤者,可行鼻导管吸痰、纤维支气管镜吸痰,必要时做气管插管或气管切开术。

3.给氧

低氧是初始阶段就有的重要症状,因此对有皮肤发绀、气急、呼吸频率和节律异常的损伤者,应尽早给予氧气吸入,可采用鼻导管或面罩给氧;对由严重连枷胸、重度肺挫伤等引起呼吸衰竭的损伤者,应给予气管插管或气管切开行呼吸机辅助呼吸,以纠正低氧血症。

4.疼痛的处理

胸部创伤损伤者常有明显的胸痛,在咳嗽咳痰时,协助用双手按压患侧胸壁,以减轻胸廓活动引起的疼痛,必要时可服用地西泮;对疼痛剧烈者可通过肋间神经阻滞或镇痛泵持续注入镇痛药,如吗啡5～10 mg,但对有呼吸困难、低血压者禁用或慎用。

5.休克的救治

对有失血性休克表现的损伤者,迅速建立 2 条静脉通道,可在中心静脉压的监测下快速、大量输液,纠正休克;对于严重肺挫伤、创伤性湿肺的损伤者,应限制输液量,每天输液量控制在1 000 mL以下,多补给胶体液,以提高胶体渗透压,防止肺水肿。同时要纠正水、电解质紊乱及酸碱平衡失调,并做好血型鉴定、交叉配血试验,为输血做准备。

6.气胸、血胸的处理

开放性气胸先将伤口闭合,再按闭合性气胸处理。张力性气胸易危及生命,先用粗针头穿刺胸腔减压,变张力性为开放性,再做胸腔闭式引流。

7.连枷胸的处理

多根肋骨多处骨折致胸壁软化者需立即用包扎、牵引或内固定法固定胸壁,纠正反常呼吸,以减轻低氧血症。

8.创伤性窒息的处理

创伤性窒息可无明显的胸部损伤,但多伴有多发性肋骨骨折和血气胸、脊柱骨折或心肌挫伤等合并伤。受伤时损伤者可能发生呼吸暂停或窒息,全身发绀或神志不清,但一般均能恢复,仅有少数损伤者因呼吸停止过久而发生心搏骤停。急救时症状多能自行恢复,预后良好,主要治疗其合并伤,损伤者应休息、吸氧.疑有脑水肿时应限制进液量。

(二)护理要点

1.加强病情观察

密切观察生命体征变化,注意意识、瞳孔、胸部、腹部情况和肢体活动;观察患者呼吸功能,注意有无气促、发绀,呼吸频率、节律、幅度等的改变,听诊呼吸音,监测脉搏血氧饱和度,注意有无低氧血症;观察有无纵隔受压、气管移位等,注意触诊皮下气肿的范围和程度;观察尿量、末梢循环、皮肤色泽及温度的情况,了解循环系统及肾功能变化。

2.饮食护理

一般损伤者可进流质、半流质饮食,伤情不明、疑有食管损伤或胸腹联合伤者应禁饮食。

3.用药护理

按医嘱合理用药,合理调整输液、输血速度。

4.胸腔闭式引流的护理

应保持管道通畅,注意观察引流液的颜色、性质及量。气胸损伤者,若引流管内不断有大量气体溢出,呼吸困难无好转或加重,则提示可能有肺及支气管的严重损伤,应剖胸探查并修补裂口;血胸损伤者,若引流管引流血量持续较多,提示胸内有活动性出血,应及时采取相应措施止血。要注意无菌操作并做好引流管的护理,加强感染的预防和控制。

5.并发症的预防及护理

(1)感染:要注意卧床休息,以及时、有效地排痰,合理应用抗生素。

(2)肾衰竭:严重失血者,除应积极止血外,应尽早输血、补液、应用利尿剂,同时加强尿量的观察。

（3）肺水肿：避免输液过快、过量，记录出入液量，尽早脱水利尿。

6.加强心理护理

胸部创伤的损伤者易产生紧张、焦虑情绪，应做好心理护理，使其消除紧张情绪，配合治疗。

胸部创伤救护流程见图 14-2。

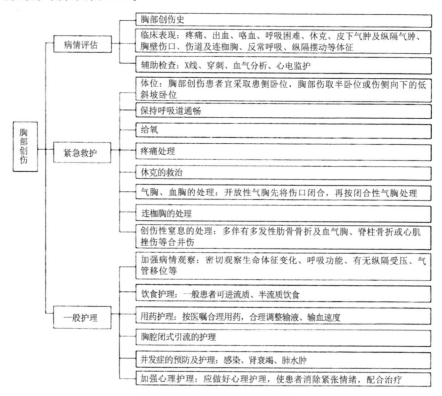

图 14-2　胸部创伤救护流程图

（王　优）

第五节　休　克

休克是人体在各种病因打击下引起的以有效循环血量急剧减少，组织器官的氧和血液灌流不足，末梢循环障碍为特点的一种病理综合征。

目前休克分为低血容量性休克、感染性休克、创伤性休克、心源性休克、神经源性休克和过敏性休克六类。在外科中常见的是低血容量性休克、感染性休克和创伤性休克。

一、特级护理

对休克患者 24 小时专人护理，制订护理计划，在实施过程中根据患者休克的不同阶段和病情变化，以及时修改护理计划。随时做好重症护理记录。

二、严密观察病情变化

除每 15～30 分钟为患者测量脉搏、呼吸、血压外,还应观察以下变化。

(一)意识和表情

休克患者的神态改变如烦躁、淡漠、恐惧,昏迷是全身组织器官血液灌注不足的一种表现,应将患者仰卧位,头及躯干部抬高 20°～30°,下肢抬高 15°～20°,防止膈肌及腹腔脏器上移,影响心肺功能,并可增加回心血量,改善脑血流灌注量。

(二)皮肤色泽及温度

休克时患者面色及口唇苍白,皮肤湿冷,四肢发凉,皮肤出现出血点或瘀斑,可能为休克已进入弥散性血管内凝血阶段。

(三)血压、脉压及中心静脉压

休克时一般血压常低于 10.7/6.7 kPa(80/50 mmHg),脉压<4.0 kPa(<30 mmHg)。因其是反应血容量最可靠的方法,对心功能差的患者,可放置 Swan-Ganz 导管,监测右心房压、肺动脉压、肺毛细血管嵌压及心排血量,以了解患者的血容量及心功能情况。

(四)脉搏及心率

休克患者脉搏增快,随着病情发展,脉搏减速或出现心律不齐,甚至脉搏摸不到。

(五)呼吸频率和深度

注意呼吸的次数和节律,如呼吸增快、变浅,不规则为病情恶化,当呼吸每分钟增至 30 次以上或下降至 8 次以下,为病情危重。

(六)体温

休克患者体温一般偏低,感染性休克的患者,体温可突然升高至 40 ℃ 以上,或骤降至常温以下,均反映病情危重。

(七)瞳孔

观察双侧瞳孔的大小,对光反射情况,如双侧瞳孔散大,对光反射消失,说明脑缺氧和患者病情严重。

(八)尿量及尿比重

休克患者应留置导尿管,每小时测尿量一次,如尿量每小时少于 30 mL,尿比重增高,说明血容量不足;每小时尿量在 30 mL 以上,说明休克有好转。若输入相当量的液体后尿量仍不足平均每小时 30 mL,则应监测尿比重和血肌酐,同时注意尿沉渣的血细胞、球型等。疑有急性肾小球坏死者,更应监测血钠、尿钠和尿肌酐,以便了解肾脏的损害情况。

三、补充血容量注意输液速度

休克主要是全身组织、器官血液灌注不足引起。护士应在血压及血流动力学监测下调节输液速度。当中心静脉压低于正常值时,应加快输液速度;高于正常值时,说明液体输入过多、过快,应减慢输液速度,防止肺水肿及心、肺功能衰竭。

四、保持呼吸道通畅

休克(尤其是创伤性休克)有呼吸反常现象,应随时注意清除患者口腔及鼻腔的分泌物,以保持呼吸道通畅,同时给予氧气吸入。昏迷患者口腔内应放置通气管,并注意听诊肺部,监测动脉血气分析,以便及时发现缺氧或通气不足。吸氧浓度一般为 40％～50％,每分钟 6～8 L 的流量。

五、应用血管活性药物的护理

(一)从低浓度慢速开始

休克患者应用血管活性药,应从低浓度慢速开始,每 5 分钟监测血压 1 次,待血压平稳后改为每 15～30 分钟监测 1 次。并按等量浓度严格掌握输液滴数,使血压维持在稳定状态。

(二)严防液体外渗

静脉滴入升压药时,严防液体外渗,造成局部组织坏死。出现液体外渗时,应立即更换输液部位,外渗部位应用 0.25％普鲁卡因做血管周围组织封闭。

六、预防并发症的护理

(一)防止坠床

对神志不清、烦躁不安的患者,应固定输液肢体,并加床挡防止坠床,必要时将四肢以约束带固定于床旁。

(二)口腔感染

休克、神志不清的患者,由于唾液分泌少容易发生口腔感染,床旁应备口腔护理包。根据口腔 pH 选择口腔护理液,每天做 4 次口腔护理,保持口腔清洁,神志不清的患者做口腔护理时,要认真检查黏膜有无异常。

(三)肺部感染

休克、神志不清的患者由于平卧位,活动受限,易发生坠积性肺炎。因此,应每天 4 次雾化吸入,定时听诊双肺部以了解肺部情况,必要时给予吸痰。

(四)压疮

休克患者由于血液在组织灌注不足,加之受压部位循环不良,极易发生压疮。因此,应保持皮肤护理,保持皮肤清洁、干燥、卧位舒适,定时翻身,按摩受压部位及骨突处,检查皮肤有无损伤,并严格接班。

(韩桂莲)

第六节　急性肝衰竭

一、定义

急性肝衰竭是原来无肝病者肝脏受损后短时间内发生的严重临床综合征,病死率高,最常见的病因是病毒性肝炎。

二、病因及发病机制

(一)病因

在中国引起肝衰竭的主要病因是肝炎病毒(主要是乙型肝炎病毒),其次是药物及肝毒性物质(如乙醇、化学制剂等)。在欧美国家,药物是引起急性、亚急性肝衰竭的主要原因。

(二)发病机制

1.内毒素与肝损伤

内毒素使肝脏能量代谢发生障碍。还可诱导中性粒细胞向肝内聚集,并激活中性粒细胞,参与导致大块肝细胞坏死的炎症过程。内毒素作用于肝窦内皮细胞及微血管,引起肝微循环障碍,导致缺血缺氧性损伤。

2.细胞因子与肝损伤

细胞因子不仅是肝坏死过程的主要因素,还与肝衰竭时肝细胞再生抑制状态有关。

3.细胞凋亡

肝细胞凋亡在肝衰竭病理形成过程中也起着重要的作用。

4.多器官功能衰竭与肝衰竭

肝衰竭是多器官功能衰竭的主要起因,而多器官功能衰竭又可加重肝衰竭。

三、临床表现

(一)神经、精神症状

早期以性格和行为改变为主,如情绪激动、精神错乱、行为荒诞等,少数患者可被误诊为精神病。晚期出现肝性脑病、肝臭,各种反射迟钝或消失,肌张力改变,踝阵挛阳性。

(二)黄疸

典型病例先是尿色加深,2～3天以后皮肤巩膜出现黄疸,迅速加深,少数患者的黄疸可出现在神经、精神症状前,但较轻微,以后随病情恶化而加深。

(三)出血

因肝脏内凝血因子合成障碍,导致弥散性血管内凝血、血小板减少。

(四)肝脏缩小

多数急性肝衰竭肝脏呈进行性缩小,此为诊断本病的重要体征。

(五)腹水

多数患者迅速出现腹水,大多属于漏出液,少数为渗出液或血性。

(六)脑水肿、脑疝综合征

发生率24%～82%,单纯脑水肿表现为呕吐、头痛、烦躁、血压轻度上升。合并脑疝则出现去大脑强直、抽搐、瞳孔对光反应减弱或消失、呼吸节律不齐、呼吸骤停等。

(七)肝、肾综合征

表现为少尿或无尿、氮质血症、稀释性低血钠、低尿钠,尿中可无蛋白质及管型。

四、实验室及其他检查

肝炎病毒学检查:肝功能检查氨基转移酶升高或发生胆-酶分离现象;血生化检查凝血酶原时间延长。

五、紧急救护

(一)去除诱因

针对引起急性肝衰竭的不同诱因,给予治疗和护理。

(二)保肝治疗

(1)应用细胞活性药物,如 ATP、辅酶 A、肌苷、1,6-二磷酸果糖等。

(2)胰岛素-胰高血糖素疗法。

(3)促肝细胞生长素促使肝细胞再生。

(4)前列腺素 E 可扩张血管,改善肝微循环,稳定肝细胞膜,防止肝细胞坏死。

(5)适量补充新鲜血、新鲜血浆及清蛋白,有利于提高胶体渗透压,促进肝细胞的再生和补充凝血因子。

(三)对症处理

1.肝性脑病

避免使用麻醉、镇痛、催眠等中枢抑制药物,以及时控制感染和上消化道出血,注意纠正水、电解质和酸碱平衡紊乱。降低血氨:

(1)禁止经口摄入蛋白质,尤其动物蛋白质,以减少氨的形成。

(2)抑制肠道产氨细菌生长,可口服或鼻饲新霉素 1～2 g/d,甲硝唑 0.2 g,每天 4 次。

(3)清除肠道积食、积血或其他含氮物质,应用乳果糖或拉克替醇,口服或高位灌肠,可酸化肠道,促进氨的排出,减少肠源性毒素吸收。

(4)视患者的电解质和酸碱平衡情况酌情选择谷氨酸钠、谷氨酸钾、精氨酸等药物。

(5)使用支链氨基酸或支链氨基酸与精氨酸混合制剂,以纠正氨基酸失衡。

2.出血

(1)预防胃应激性溃疡出血,可用 H_2 受体拮抗剂或质子泵抑制剂。

(2)凝血功能障碍者注射维生素 K,可促进凝血因子的合成。血小板减少或功能异常者可输注血小板悬液。

(3)胃肠道出血者可用冰盐水加血管收缩药物局部灌注止血。

(4)活动性出血或需接受损伤性操作者,应补充凝血因子,以输新鲜血浆为宜。

(5)一旦出现弥散性血管内凝血、颅内出血,须积极配合抢救。

(四)急性并发症的处理

1.肝、肾综合征

(1)及时去除诱因,如避免强烈利尿及大量放腹水,不使用损害肾功能的药物。

(2)在改善肝功能的前提下,适当输注右旋糖酐 40、清蛋白等胶体溶液,以提高循环血容量。

(3)补充血容量的同时给予利尿药,常用 20％甘露醇,无效时可用呋塞米,可消除组织水肿、腹水,减轻心脏负荷,清除有害代谢产物。

(4)应用血管活性药,可选用多巴胺、酚妥拉明等药物,以扩张肾血管,增加肾血流量。

(5)经上述治疗无效时,宜尽早进行血液透析,清除血内有害物质,减轻氮质血症、纠正高钾血症和酸中毒。

2.感染

一旦出现感染,可单用或联合应用抗生素,但不应使用有肝、肾毒性的药物。

3.脑水肿

颅内压增高者给予高渗性脱水药。

(五)血液净化疗法

可清除因肝功能严重障碍而产生的各种有害物质,使血液得以净化,帮助患者度过危险期。血浆置换是较为成熟的血液净化方法,可以去除与血浆蛋白结合的毒物,补充血浆蛋白、凝血因子等人体所需物质,从而减轻急性肝衰竭患者的症状。

(六)肝替代治疗

(1)人工肝支持治疗:人工肝是指通过体外的机械、物理化学或生物装置,清除各种有害物质,补充必需物质,改善内环境,暂时替代衰竭肝的部分功能的治疗方法,能为肝细胞再生及肝功能恢复创造条件或等待机会进行肝移植。

(2)肝移植。

六、观察要点

(1)判断神志是否清醒,性格和行为有无异常,以便及时发现肝性脑病的先兆。

(2)密切观察生命体征变化,注意每天测量腹围、体重。

(3)黄疸:了解黄疸的程度,有无逐渐加重。

(4)出血:注意皮肤、黏膜及消化道等部位有无出血,抽血及穿刺后要长时间压迫穿刺点,防止渗血。

(5)监测中心静脉压、血气分析变化。

(6)监测肝功能、凝血功能变化。

(7)对接受谷胰高血糖素、胰岛素疗法患者,用药期间随时监测血糖水平,以便随时调整药物的用量。

(8)应用谷氨酸钾时须监测钾、钠、氯含量,保持电解质平衡。

七、护理

(一)充分休息与心理护理

患者应绝对卧床休息,腹水患者采取半卧位。鼓励患者保持乐观情绪,以最佳心理状态配合治疗。

(二)饮食护理

给予低脂、低盐、高热量、清淡、易消化的食物。戒烟酒,忌辛辣刺激性食物,少量多餐可进食流质或半流质,以保证营养充分吸收,促进肝细胞再生和修复。有腹水者控制钠盐摄入,肝性脑病者忌食蛋白质。

(三)口腔护理

饭前饭后可用5%碳酸氢钠漱口。

(四)皮肤护理

保持皮肤清洁干燥,黄疸较深、瘙痒严重者可给予抗组胺药物。

(五)并发症的护理

1.肝肾综合征

严格控制液体入量,避免使用损害肝、肾功能的药物。注意观察尿量的变化及尿的颜色和性质,准确记录每天出入液量。

2.感染

加强支持疗法,调整免疫功能。

3.大量腹水

(1)安置半卧位,限制钠盐和每天入水量。

(2)遵医嘱应用利尿药,避免快速和大量利尿,用药后注意监测血电解质。

(3)每天称体重,测腹围,记录尿量,密切观察腹水增长及消退情况。

(4)腹腔穿刺放腹水一次量不能超过 3 000 mL,防止水电解质紊乱和酸碱失衡。

4.脑水肿

密切观察患者有无头痛、呕吐、眼底视盘水肿及意识障碍等表现。一旦发生,应协助患者取平卧位,抬高床头 15°～30°,以利颅内静脉回流,减轻脑水肿。使用脱水药、利尿药后易出现电解质紊乱,应定时监测。

(六)安全防护

对于昏迷患者加护床挡,烦躁患者慎用镇静药,必要时可用水合氯醛灌肠。

(七)肠道护理

灌肠可清除肠内积血,使肠内保持酸性环境,减少氨的产生和吸收,协助患者采取左侧卧位,用 37～38 ℃温水 100 mL 加食醋 50 mL 灌肠 1～2 次/天,或乳果糖 500 mL 加温水 500 mL 保留灌肠,使血氨降低。肝性脑病者禁用肥皂水灌肠。

(韩桂莲)

第七节　急性呼吸衰竭

呼吸衰竭是指由于各种原因引起的肺通气和(或)换气功能严重障碍,以致不能进行有效的气体交换,导致缺氧和(或)二氧化碳潴留,从而引起一系列生理功能和代谢功能紊乱的临床综合征。一般认为在海平面、标准大气压、休息状态、呼吸空气条件下($FiO_2 = 21\%$),动脉血氧分压(PaO_2)<8.0 kPa(60 mmHg)和(或)二氧化碳分压($PaCO_2$)>6.7 kPa(50 mmHg)时,作为呼吸衰竭的血气诊断标准。根据血气变化,将呼吸衰竭分为 2 型:Ⅰ型(换气性)指 PaO_2 下降而 $PaCO_2$ 正常或降低,多为急性呼吸衰竭的表现;Ⅱ型(通气性)指 PaO_2 下降伴有 $PaCO_2$ 升高,多为慢性呼吸衰竭或兼有急性发作的表现。急性呼吸衰竭是指由于某些突发的致病因素,使肺通气和(或)换气功能迅速出现严重障碍,在短时间内引起呼吸衰竭。因机体不能很快代偿,若不及时抢救,会危及患者生命。

一、病因与发病机制

(一)病因

1.呼吸道及肺疾病

严重支气管哮喘、原发性或继发性肺炎、急性肺损伤(ALI)、急性呼吸窘迫综合征(ARDS)、肺水肿、上呼吸道异物堵塞、喉头水肿、慢性支气管炎急性发作及肺气肿等。

2.中枢神经及传导系统疾病

急性脑炎、颅脑外伤、脑出血、脑梗死、脑肿瘤、安眠药中毒及吸入有害气体等。

3.周围神经传导系统及呼吸肌疾病

脊髓灰质炎、重症肌无力、颈椎外伤、有机磷农药中毒等。

4.胸部病变

胸廓狭窄、胸外伤、自发性气胸、手术损伤、急剧增加的胸腔积液等。

5.肺血管性疾病

急性肺栓塞、肺血管炎、多发性肺微血管栓塞等。

(二)发病机制

急性呼吸衰竭的发生主要有肺泡通气不足、通气/血流比例(V/Q)失调、气体弥散障碍、肺内分流四种机制。

1.肺泡通气不足

肺泡通气不足其结果引起低氧和高碳酸血症。机制主要有以下几点。

(1)呼吸驱动不足:如中枢神经系统病变或中枢神经抑制药过量抑制呼吸中枢,使呼吸驱动力减弱,导致肺容量减少和肺泡通气不足。

(2)呼吸负荷过重:胸廓或横膈机械性运动能力下降,致肺泡通气下降及气道阻力增加,胸肺顺应性下降。

(3)呼吸泵功能障碍:由于呼吸肌本身的病变导致呼吸运动受限,如呼吸肌疾病、有机磷农药中毒等。

2.通气/血流比例(V/Q)失调

正常人肺泡通气量(V)约为 4 L/min,流经肺泡的血流(Q)约为 5 L/min,V/Q 约为 0.8。有效的气体交换主要取决于 V/Q 保持在 0.8 水平。当 V/Q<0.8 时,肺泡通气不足、血流过剩,肺动脉内混合静脉血未经充分氧合即进入肺静脉,引起低氧血症。当 V/Q>0.8 时,肺泡过度通气,肺泡内气体不能与血液进行充分的气体交换而成为无效通气,结果也导致低氧血症。严重的通气/血流比例失调亦可导致二氧化碳潴留。

3.气体弥散障碍

氧和二氧化碳可自由通过肺泡毛细血管膜进行气体交换,氧的弥散能力约为二氧化碳的1/20。当肺不张、肺水肿、肺气肿、肺纤维化导致气体弥散面积减少、弥散距离加大时,往往影响氧的弥散从而引起低氧血症。

4.肺内分流

肺动脉内的静脉血未经氧合直接流入肺静脉,引起低氧血症,是通气/血流比例失调的特例。常见于肺动脉-静脉瘘。

二、病情评估

(一)临床表现

急性呼吸衰竭患者除原发病表现外,还表现为低氧血症、高碳酸血症或两者兼有,可使机体各组织器官发生不同程度的功能改变。

1.呼吸系统改变

呼吸困难是临床最早出现的症状,表现为呼吸频率加快、呼吸费力、辅助呼吸肌活动增强、胸闷、发绀等。严重时表现为呼吸节律改变,如潮式呼吸、叹息样呼吸、陈-施呼吸。呼吸系统病变所致者,肺部有喘鸣音、湿啰音或呼吸音降低等原发病体征。

2.循环系统改变

早期心率加快,血压正常或轻度升高,严重时心率减慢,心律失常,血压下降。晚期由于严重缺氧和二氧化碳潴留可引起心肌损害,发生心力衰竭、休克、心搏骤停。

3.神经系统改变

大脑皮质对缺氧最敏感。轻度缺氧时出现头晕、注意力下降。明显缺氧时出现焦虑不安、躁动、定向力障碍和精神错乱。明显高碳酸血症时出现中枢神经系统抑制症状,如嗜睡、昏睡,严重缺氧和高碳酸血症均可导致昏迷。

4.其他系统改变

急性缺氧可造成凝血功能障碍,造血功能衰竭,弥散性血管内凝血。急性缺氧和二氧化碳潴留可致胃肠黏膜充血、水肿、糜烂而引起胃肠道出血。也可引起肾血管收缩、肾血流量减少、肾小球滤过率下降而致肾功能不全。

(二)辅助检查

1.实验室检查

尽早抽动脉血进行血气分析,PaO_2、$PaCO_2$ 和 pH 是最重要的血气参数。定时检查有助于判断呼吸衰竭的程度、类型、代偿情况,以及酸碱平衡紊乱程度和类型。

2.胸部 X 线检查

有助于明确病因、病变范围和程度。根据 X 线检查能了解心脏及血管的状态,分析气胸和血胸的存在及有无肺栓塞、肺炎、肺水肿等。

3.心电图检查

急性呼吸衰竭者可出现心动过速和其他各种心律失常。急性大块肺栓塞者,心电图检查可表现为心动过速,并有电轴右偏、完全性右束支传导阻滞和肺型 P 波。

三、急救护理

(一)紧急处理

1.保持气道通畅

患者缺氧与二氧化碳潴留,主要是由于通气功能障碍所致,而通气功能障碍主要原因是气道阻塞。因此及时清除气道分泌物,保持气道通畅,维持气道完整性,是纠正缺氧与二氧化碳潴留的前提。护理措施包括胸部物理治疗、气道吸引、必要时建立人工气道。

(1)胸部物理治疗:包括指导患者有效咳嗽、协助翻身、体位引流、背部叩击和振动,以促进痰液排出,有助于改善通气和血流灌注,促进某些肺段的痰液引流。

(2)气道吸引:吸引导管可经鼻或经口通过咽部到达呼吸道进行分泌物和痰液抽吸。吸痰时会造成短暂的缺氧,应注意心率、心律、血氧饱和度的变化。

(3)建立人工气道:对昏迷舌根后坠的患者采用口咽通气管或鼻咽通气管支撑舌体,使其离开咽后壁,从而在短期内保持气道通畅。对需机械通气的患者,采用经鼻或经口气管内插管。经鼻气管插管易于固定,清醒患者易于耐受,用于需气管内插管时间较长者;经口气管插管操作简便,常用于紧急情况,但不易固定,易引起牙齿脱落与口腔黏膜破损。对需长期机械通气者,应行气管造口。气管造口包括气管切开术与经皮扩张气管导管留置术,均需严格无菌操作。

2.氧疗

缺氧是引起呼吸衰竭的直接原因,氧疗是急性呼吸衰竭的重要治疗措施。氧疗要根据缺氧原因和程度调整氧流量与氧浓度,严格掌握适应证,防止不良反应发生。Ⅰ型呼吸衰竭,原则上是按需给氧,根据血气分析结果及时调整氧浓度,一般为50%～60%。Ⅱ型呼吸衰竭,应采用控制性氧疗,持续性低流量吸氧。一般1～3 L/min,浓度为25%～30%。氧疗途径采用鼻塞法、面罩法等,对危重患者常规氧疗无效时,以及早考虑机械通气给氧。

3.机械通气

机械通气是治疗急性呼吸衰竭重要而有效的措施。但因引起急性呼吸衰竭的病因各异,所造成的病理生理改变不同,故应根据具体病情特点来选择不同的通气模式。机械通气护理:保持呼吸机正常运行;保持各连接口紧密;了解通气量是否合适;及时解除报警原因;积极防治机械通气并发症;防止感染与交叉感染。

4.病因治疗

原发病治疗至关重要。有些病例在去除病因后可逆转呼吸衰竭,如急性上呼吸道阻塞时,治疗关键是建立人工气道;严重肺部感染或全身感染所致者,应尽早给予有效抗生素治疗;心源性肺水肿所致者,可给予硝酸甘油、利尿药或正性肌力药治疗;气胸或大量胸腔积液所致者,应行胸腔穿刺或置导管引流。

(二)用药观察

1.呼吸兴奋药

(1)尼可刹米:用于各种原因引起的中枢性呼吸抑制,特别是肺性脑病时常用。能兴奋脑干呼吸中枢或刺激颈动脉体的化学感受器,反射性兴奋呼吸中枢,提高呼吸中枢对二氧化碳的敏感性。静脉注射给药,每次0.375 g,必要时每1～2小时重复一次,也可用1.875～3.75 g静脉微量注射泵维持。

(2)纳洛酮:主要用于解除外源性阿片(吗啡和美沙酮等)对中枢神经系统的抑制,对麻醉、镇静催眠药过量和酒精中毒也有效。能与脑干特异性阿片受体竞争性结合,阻断内源性和外源性阿片的呼吸抑制作用。推荐剂量为0.4～0.8 mg,静脉注射,作用维持时间短。对长效呼吸抑制药如美沙酮过量者,首次静脉注射后,继续以0.4～2.0 mg/h速度静脉滴注,持续12～24小时。

应用呼吸兴奋药时注意:①保持气道通畅。②有心功能不全或急性呼吸窘迫综合征(ARDS)时不宜使用。③观察不良反应,如尼可刹米可致心动过速、血压升高、肌肉震颤或僵直、咳嗽、呕吐、出汗等症状。

2.糖皮质激素

严重支气管哮喘患者对支气管扩张药无效时,给予糖皮质激素治疗。氢化可的松2 mg/kg,静脉注射,继而0.5 mg/(kg·h),静脉滴注;或甲泼尼龙40～125 mg静脉注射,每6小时1次。吸入性糖皮质激素对严重支气管哮喘无效。ARDS患者发病后7～10天应用糖皮质激素可减少肺纤维化。

应用糖皮质激素时注意:①用糖皮质激素期间应经常检测血糖,以便及时发现类固醇性糖尿病。②防止各种感染的发生,特别是防止多重感染的发生。③为减少对胃肠道的刺激,加用胃黏膜保护药物。

3.镇静药

预防呼吸衰竭患者的氧输送与氧消耗比例失常。

(1)丙泊酚:用于维持镇静,为短效静脉全身麻醉药,起效迅速,无明显蓄积,停药后苏醒快而完全。根据患者病情及所需镇静深度,可在静脉注射 0.2～0.7 mg/kg 负荷量后,以 0.3～4.0 mg/(kg·h)持续静脉微量注射泵输入,保持患者镇静,可使患者耐受机械通气。小儿禁用丙泊酚镇静。

(2)咪达唑仑:咪达唑仑为最新的苯二氮䓬类药物,起效和消除迅速。咪达唑仑 1～2 mg 静脉注射,根据病情需要也可持续静脉微量注射泵输入。

应用镇静药时注意:①应用镇静药时必须建立人工气道和机械通气。②定时评估患者精神状态,防止镇静过深。③丙泊酚可致血压下降需动态观察血压变化。

4.肌肉松弛药

应用于人机对抗时,消除自主呼吸,减少心肺功能不全者的氧消耗。常选用非去极化性肌肉松弛药。常用药物有潘库溴铵、阿曲库铵和维库溴铵。应用肌肉松弛药时注意:①必须在机械通气下使用;②必须先镇静后肌松。

5.祛痰药

呼吸系统感染常产生黏稠痰液。祛痰药能降低气道分泌物的黏滞性,有利于气道分泌物的清除。常用药物:氨溴索(沐舒坦),可静脉注射也可雾化吸入。应用祛痰药时注意与胸部物理治疗相结合。

(三)病情观察

1.观察生命体征

(1)呼吸:观察呼吸节律、频率、幅度。正常人呼吸频率为 16～20 次/分,新生儿为 30～40 次/分,呼吸幅度均匀,节律规则。成人自主呼吸频率超过 20 次/分,提示呼吸功能不全。超过 30 次/分,常需要机械辅助通气。呼吸节律改变提示脑干呼吸中枢病变或脑水肿。听诊两肺呼吸音是否对称,听诊顺序:肺尖-前胸-侧胸-背部,左右对比,有无痰鸣音、哮鸣音、湿啰音,是否伴咳嗽、咳痰,注意患者对治疗的反应。

(2)心率:观察心率、心律变化。缺氧早期心脏发生代偿作用,导致心率增快。严重缺氧可出现各种类型的心律失常如窦性心动过缓、期前收缩、心室纤颤等。如进一步加重,可发展为周围循环衰竭甚至心搏骤停。气道吸引时可引起短暂缺氧会诱发各种心律失常,需及时发现和纠正。

(3)体温:建立人工气道及应用机械通气期间,患者鼻咽喉自然防御屏障功能丧失、咳嗽咳痰能力减弱或丧失、气道吸引及全身抵抗力下降等增加感染机会,体温波动较大。观察体温变化,有助于判断感染控制情况。当体温升高超过 38.5 ℃时,积极做好降温处理,遵医嘱留取细菌培养标本。

(4)意识:意识反映脑血流灌注和脑组织氧供情况。氧供正常时,患者意识清楚,定向力、计算力良好,能配合治疗。轻度缺氧时,患者兴奋、焦虑和烦躁不安。严重缺氧时出现意识模糊、嗜睡甚至昏迷。当患者出现意识异常时,注意安全防护,适当约束肢体,防止坠床与意外拔管。

2.血氧饱和度

原理:通过红外光传感器来测量毛细血管内氧合血红蛋白的含量。通过血氧饱和度估计氧分压,血氧饱和度<95%,氧分压<10.7 kPa(80 mmHg),显示轻度缺氧;血氧饱和度<90%,氧分压<8.0 kPa(60 mmHg),显示中度缺氧;血氧饱和度<75%,氧分压<5.3 kPa(40 mmHg),显示重度缺氧。影响脉搏血氧饱和度测定结果有末梢循环不良,如低血压、血管收缩药、低温、动脉压迫等;指甲条件,如灰指甲、涂抹指甲油等。对水肿或末梢循环较差的患者,应经常检查更换

检测部位。注意血氧饱和度高低不能真正反映组织供氧情况,只能作为参考。

3.血气指标

动态测定血气指标有助于判断血液氧合及酸碱平衡状态,可作为诊断呼吸衰竭、指导机械通气参数调节、纠正酸碱失衡的重要依据。氧分压(PaO_2)反映机体氧合情况,对诊断缺氧和判断缺氧程度有重要价值。二氧化碳分压($PaCO_2$)是判断肺通气功能的重要参数。机械通气开始前及治疗后30分钟常规测定血气指标,以了解治疗效果。根据血气数据调整呼吸机参数。

(韩桂莲)

第八节　急性肺栓塞

一、定义

急性肺栓塞(acute pulmonary embolism,APE)是指内源性或外源性栓子堵塞肺动脉或其分支引起肺循环障碍的病理综合征。如发生肺出血或坏死则称为肺梗死。急性肺栓塞是世界上误诊率和病死率较高的疾病之一,对人类的健康造成了严重的威胁。

二、临床表现

(一)症状

临床症状多种多样,但缺乏特异性。常见症状:①不明原因的呼吸困难及气促,尤以活动后明显,为肺栓塞最多见的症状;②胸痛,包括胸膜炎性胸痛或心绞痛样胸痛;③晕厥,可为肺栓塞的唯一或首发症状;④烦躁不安、惊恐甚至濒死感;⑤咯血,常为小量咯血,大咯血少见;⑥咳嗽、心悸等。各病例可出现以上症状的不同组合。临床上有时出现所谓"三联征",即同时出现呼吸困难、胸痛及咯血,但仅见于约20%的患者。

(二)体征

1.呼吸系统

呼吸急促最常见,发绀,肺部有时可闻及哮鸣音和(或)细湿啰音,肺野偶可闻及血管杂音,合并肺不张或胸腔积液时出现相应的体征。

2.循环系统

心动过速;血压变化,严重者可出现血压下降,甚至休克;颈静脉充盈或异常搏动;肺动脉瓣区第二心音亢进或分裂,三尖瓣区收缩期杂音。

3.其他

可伴发热,多为低热,少数患者体温达38 ℃以上。

三、病因及发病机制

(一)病因

临床上常见的栓子包括深静脉血栓、感染性病灶、右心房或右心室附壁血栓、空气栓塞、羊水栓塞等。引起肺栓塞的基础疾病及诱因有深静脉血栓形成、创伤、肿瘤、制动、妊娠和分娩、口服避孕药、肥胖等。

(二)发病机制

急性肺栓塞所致病理生理改变及其严重程度受多种因素影响,包括栓子的大小和数量、多次栓塞的时间间隔,是否同时存在其他心肺疾病、个体反应的差异及血栓溶解的快慢等。其病理生理改变主要包括血流动力学改变、右心功能不全、心室间相互作用及呼吸生理变化等。轻者可无任何异常改变,重者肺循环阻力突然升高,肺动脉压突然升高,心排血量急骤下降,患者出现休克,甚至死亡。

四、辅助检查

(一)动脉血气分析

动脉血气分析显示低氧血症、低碳酸血症,肺泡-动脉血氧分压差增大。

(二)实验室检查

急性肺栓塞时,血浆 D-二聚体升高,但多种病因可导致其升高,故在临床中对肺栓塞有较大的排除价值,若其含量低于 $500\ \mu g/L$,则可基本排除肺栓塞。

(三)影像学检查

肺动脉造影为过去诊断急性肺栓塞的"金标准",但属于有创检查。近年来,CT、MRI 的发展使急性肺栓塞的诊断率明显提高。

(四)心电图检查

心电图缺乏特异性表现,但若发现心电图动态性变化多较单一固定性异常,对肺栓塞有更大的临床意义。

(五)深静脉血栓的检查

静脉超声检查和静脉造影可辅助诊断深静脉血栓,后者是深静脉血栓诊断的"金标准"。

五、诊断要点

肺栓塞的临床表现多样,有时隐匿,缺乏特异性,确诊需特殊检查。检出肺栓塞的关键是提高诊断意识,对有疑似表现、特别是高危人群中出现疑似表现者,应及时安排相应检查。诊断程序一般包括疑诊、确诊、求因 3 个步骤。

(一)疑诊

如患者出现上述临床症状、体征,特别是存在前述危险因素的病例出现不明原因的呼吸困难、胸痛、晕厥、休克,或伴有单侧或双侧不对称性下肢肿胀、疼痛等,应进行如下检查:动脉血气分析、心电图、X 线胸片、超声心动图和血浆 D-二聚体检查。

(二)确诊

在临床表现和初步检查提示肺栓塞的情况下,应安排肺栓塞的确诊检查:放射性核素肺通气/灌注扫描、螺旋 CT 和电子束 CT,磁共振成像和肺动脉造影。

(三)求因

对疑诊肺栓塞的病例,无论其是否有深静脉血栓性成症状,均应进行体检,并行静脉超声、放射性核素或 X 线静脉造影、CT 静脉造影、MRI 静脉造影、肢体阻抗容积图等检查,以帮助明确是否存在深静脉血栓性成及栓子的来源。

六、治疗要点

(一)一般处理

对患者进行严密监护,监测呼吸、心率、血压、静脉压、心电图及动脉血气的变化;卧床休息,保持大便通畅,避免用力,以防血栓脱落;可适当使用镇静、止痛、镇咳等相应的对症治疗。

(二)呼吸循环支持治疗

纠正低氧血症。出现心功能不全但血压正常者,可使用多巴酚丁胺和多巴胺;若出现血压下降,可增大剂量或使用其他血管加压药物,如去甲肾上腺素等。

(三)抗凝治疗

可防止血栓的发展和再发。主要抗凝血药有肝素、华法林。

(四)溶栓治疗

可迅速溶解血栓、恢复肺组织的血液灌注,降低肺动脉压、改善右心室功能。常用的溶栓药物有尿激酶(UK)、链激酶(SK)和阿替普酶(rt-PA)。

七、护理问题

(一)气体交换受损

其与肺通气、换气功能障碍有关。

(二)疼痛

其与肺栓塞有关。

(三)低效型呼吸形态

其与肺的顺应性降低、气道阻力增加不能维持自主呼吸有关。

(四)焦虑/恐惧

其与担心疾病预后有关。

(五)睡眠形态紊乱

其与呼吸困难、咳嗽、咯血等有关。

(六)活动无耐力

其与日常活动供氧不足、疲乏有关。

(七)体液不足

其与痰液排出、出汗增加、摄入减少有关。

(八)营养失调

低于机体需要量与食欲下降、摄入不足、消耗增加有关。

(九)有皮肤完整性受损的危险

其与长期卧床有关。

八、护理措施

(一)病情观察

评估患者的呼吸频率、节律和深度,呼吸困难程度,呼吸音的变化,患者意识状态、瞳孔、皮肤温度及颜色,询问患者胸闷、憋气、胸部疼痛等症状有无改善。严密监测患者的呼吸、血压、心率、血氧饱和度、心律失常的变化情况,如有异常及时通知医师。昏迷患者应评估瞳孔、肌张力、腱反射及病理反射。观察痰液的量、颜色及性状,以及时了解尿常规、血电解质检查结果。准确记录24小时出入量。

(二)抢救配合

急性肺栓塞属临床急症,抢救不及时可危及患者生命。应加强患者病情的观察和血流动力学的监测,严密观察心率、心律、血氧饱和度、血压、呼吸的变化,备好抢救物品和药品,如发现患者出现剧烈胸痛、呼吸困难、咯血、面色苍白、血压下降等,立即通知医师并协助抢救。

(三)一般护理

1.环境

提供安静、舒适、整洁的休息环境,限制探视,减少交叉感染。保持室温在20～22 ℃和相对湿度60%～70%;没有层流装置的病室应注意经常通风换气,每天通风3次。装有层流装置的病室,应保持层流装置的有效。

2.体位

急性肺栓塞患者应绝对卧床休息、肢体制动。若肺栓塞的位置已经确定,应取健侧卧位。床上活动时应避免突然坐起、转身及改变体位,禁止搬动患者,防止栓子的脱落。下肢静脉血栓者应抬高患肢,并高于肺平面20～30 cm,密切观察患肢的皮肤有无发绀、肿胀、发冷、麻木等感觉障碍,发现异常及时通知医师给予处理,严禁挤压、热敷、按摩患肢,防止血栓脱落。

3.饮食护理

指导患者进食富含维生素、高蛋白质、粗纤维、易消化的饮食,多饮水,保持大便通畅,避免便秘、咳嗽等,以免增加腹腔压力,影响下肢静脉血液回流。做好口腔护理,以增进食欲。

4.吸氧

及早给予氧气吸入,遵医嘱合理氧疗。采用鼻导管或鼻塞给氧,必要时面罩吸氧。氧流量控制在4～6 L/min。注意及时根据血氧饱和度指数或血气分析结果来调整氧流量。必要时行机械通气。

5.疼痛护理

教会患者自我放松的技巧,如缓慢深呼吸、全身肌肉放松、听音乐、看书报等,以分散注意力,减轻疼痛。剧烈疼痛时,遵医嘱给予药物止痛,如吗啡、哌替啶、可待因等,以及时评价止痛效果并观察可能出现的不良反应。

6.心理护理

胸闷、胸痛、呼吸困难,易给患者带来紧张、恐惧的情绪,甚至造成濒死感。尽量帮助患者适应环境,向患者讲解治疗的目的、要求、方法,减少其焦虑和恐惧心理。采取心理暗示和现身说教,帮助患者树立信心,使其积极配合治疗。情绪过于激动可诱发栓子脱落,应指导患者保持情绪稳定。启动家庭支持系统,帮助患者树立治疗的信心。

(四)溶栓及抗凝的护理

(1)使用抗凝血药时,应严格掌握药物的剂量、用法及速度,认真核对,严密观察用药后的反应,发现异常及时通知医师,调整剂量。

(2)进行溶栓、抗凝治疗期间,最主要的并发症是出血,因此应严密观察患者有无出血倾向。注意观察患者皮肤、黏膜、牙龈及穿刺部位有无出血,有无咯血、呕血、便血等现象。观察患者的意识状态、神志的变化,发现患者出现头痛、呕吐症状,要及时报告医师并给予处理,谨防颅内出血的发生。溶栓治疗期间应准备好各种抢救物品。

（3）用药期间应监测凝血时间及凝血酶原时间,避免各种侵入性的操作。指导患者预防出血的方法,如选用质软的牙刷,防止碰伤、抓伤,勿挖鼻、用力咳嗽、排便等。

（韩桂莲）

第九节　急性呼吸窘迫综合征

急性呼吸窘迫综合征(acute respiratory distress syndrome,ARDS)是指严重感染、创伤、休克等非心源性疾病过程中,肺毛细血管内皮细胞和肺泡上皮细胞损伤造成弥漫性肺间质及肺泡水肿,导致的急性低氧性呼吸功能不全或衰竭,属于急性肺损伤(acute lung injury,ALI)的严重阶段。以肺容积减少、肺顺应性降低、严重的通气/血流比例失调为病理生理特征。临床上表现为进行性低氧血症和呼吸窘迫,肺部影像学表现为非均一性的渗出性病变。本病起病急、进展快、病死率高。

ALI 和 ARDS 是同一疾病过程中的两个不同阶段,ALI 代表早期和病情相对较轻的阶段,而 ARDS 代表后期病情较为严重的阶段。发生 ARDS 时患者必然经历过 ALI,但并非所有的 ALI 都会发展为 ARDS。引起 ALI 和 ARDS 的原因和危险因素很多,根据肺部直接和间接损伤对危险因素进行分类,可分为肺内因素和肺外因素。肺内因素是指致病因素对肺的直接损伤,包括:①化学性因素,如吸入毒气、烟尘、胃内容物及氧中毒等。②物理性因素,如肺挫伤、放射性损伤等。③生物性因素,如重症肺炎。肺外因素是指致病因素通过神经体液因素间接引起肺损伤,包括严重休克、感染中毒症、严重非胸部创伤、大面积烧伤、大量输血、急性胰腺炎、药物或麻醉品中毒等。ALI 和 ARDS 的发生机制非常复杂,目前尚不完全清楚。多数学者认为,ALI 和 ARDS 是由多种炎性细胞、细胞因子和炎性介质共同参与引起的广泛肺毛细血管急性炎症性损伤过程。

一、临床特点

ARDS 的临床表现可以有很大差别,取决于潜在疾病和受累器官的数目和类型。

(一)症状、体征

(1)发病迅速:ARDS 多发病迅速,通常在发病因素攻击(如严重创伤、休克、败血症、误吸)后 12～48 小时发病,偶尔有长达 5 天者。

(2)呼吸窘迫:是 ARDS 最常见的症状,主要表现为气急和呼吸频率增快,呼吸频率大多在 25～50 次/分。其严重程度与基础呼吸频率和肺损伤的严重程度有关。

(3)咳嗽、咳痰、烦躁和神志变化:ARDS 可有不同程度的咳嗽、咳痰,可咳出典型的血水样痰,可出现烦躁、神志恍惚。

(4)发绀:是未经治疗 ARDS 的常见体征。

(5)ARDS 患者也常出现呼吸类型的改变,主要为呼吸浅快或潮气量的变化。病变越严重,这一改变越明显,甚至伴有吸气时鼻翼扇动及三凹征。在早期自主呼吸能力强时,常表现为深快呼吸,当呼吸肌疲劳后,则表现为浅快呼吸。

(6)早期可无异常体征,或仅有少许湿啰音;后期多有水泡音,亦可出现管状呼吸音。

（二）影像学表现

1.X线胸片检查

早期病变以间质性为主，胸部X线片常无明显异常或仅见血管纹理增多，边缘模糊，双肺散在分布的小斑片状阴影。随着病情进展，上述的斑片状阴影进一步扩展，融合成大片状，或两肺均匀一致增加的毛玻璃样改变，伴有支气管充气征，心脏边缘不清或消失，称为"白肺"。

2.胸部CT检查

与X线胸片检查相比，胸部CT检查尤其是高分辨CT（HRCT）检查可更为清晰地显示出肺部病变分布、范围和形态，为早期诊断提供帮助。由于肺毛细血管膜通透性一致性增高，引起血管内液体渗出，两肺斑片状阴影呈现重力依赖性现象，还可出现变换体位后的重力依赖性变化。在CT中上表现为病变分布不均：①非重力依赖区（仰卧时主要在前胸部）正常或接近正常；②前部和中间区域呈毛玻璃样阴影。③重力依赖区呈现实变影。这些均提示肺实质的实变出现在受重力影响最明显的区域。无肺泡毛细血管膜损伤时，两肺斑片状阴影均匀分布，既不出现重力依赖现象，也无变换体位后的重力依赖性变化。这一特点有助于与感染性疾病鉴别。

（三）实验室检查

1.动脉血气分析

PaO_2<8.0 kPa（60 mmHg），有进行性下降趋势，在早期$PaCO_2$多不升高，甚至可因过度通气而低于正常；早期多为单纯呼吸性碱中毒；随病情进展可合并代谢性酸中毒，晚期可出现呼吸性酸中毒。氧合指数较动脉氧分压更能反映吸氧时呼吸功能的障碍，而且与肺内分流量有良好的相关性，计算简便。氧合指数参照范围为53.3～66.7 kPa（400～500 mmHg），在ALI时≤40.0 kPa（300 mmHg），ARDS时≤26.7 kPa（200 mmHg）。

2.血流动力学监测

通过漂浮导管，可同时测定并计算肺动脉压（PAP）、肺毛细血管楔压等，不仅对诊断、鉴别诊断有价值，而且对机械通气治疗亦为重要的监测指标。肺毛细血管楔压一般<1.6 kPa（12 mmHg），若>2.4 kPa（18 mmHg），则支持左心衰竭的诊断。

3.肺功能检查

ARDS发生后呼吸力学发生明显改变，包括肺顺应性降低和气道阻力增高，肺无效腔/潮气量是不断增加的，肺无效腔/潮气量增加是早期ARDS的一种特征。

二、诊断及鉴别诊断

1999年，中华医学会呼吸病学分会制定的诊断标准如下。

（1）有ALI和（或）ARDS的高危因素。

（2）急性起病、呼吸频数和（或）呼吸窘迫。

（3）低氧血症：ALI时氧合指数≤40.0 kPa（300 mmHg）；ARDS时氧合指数≤26.7 kPa（200 mmHg）。

（4）胸部X线检查显示两肺浸润阴影。

（5）肺毛细血管楔压≤2.4 kPa（18 mmHg）或临床上能除外心源性肺水肿。

符合以上5项条件者，可以诊断ALI或ARDS。必须指出，ARDS的诊断标准并不具有特异性，诊断时必须排除大片肺不张、自发性气胸、重症肺炎、急性肺栓塞和心源性肺水肿（表14-3）。

表 14-3　ARDS 与心源性肺水肿的鉴别

类别	ARDS	心源性肺水肿
特点	高渗透性	高静水压
病史	创伤、感染等	心脏疾病
双肺浸润阴影	+	+
重力依赖性分布现象	+	+
发热	+	可能
白细胞增多	+	可能
胸腔积液	−	+
吸纯氧后分流	较高	可较高
肺毛细血管楔压	正常	高
肺泡液体蛋白	高	低

三、急诊处理

ARDS 是呼吸系统的一个急症,必须在严密监护下进行合理治疗。治疗目标:改善肺的氧合功能,纠正缺氧,维护脏器功能和防治并发症。治疗措施如下。

(一)氧疗

应采取一切有效措施尽快提高 PaO_2,纠正缺氧。可给高浓度吸氧,使 $PaO_2 \geqslant 8.0$ kPa(60 mmHg)或 $SaO_2 \geqslant 90\%$。轻症患者可使用面罩给氧,但多数患者需采用机械通气。

(二)去除病因

病因治疗在 ARDS 的防治中占有重要地位,主要是针对涉及的基础疾病。感染是 ALI 和 ARDS 常见原因也是首位高危因素,而 ALI 和 ARDS 又易并发感染。如果 ARDS 的基础疾病是脓毒症,除了清除感染灶外,还应选择敏感抗生素,同时收集痰液或血液标本分离培养病原菌和进行药敏试验,指导下一步抗生素的选择。一旦建立人工气道并进行机械通气,即应给予广谱抗生素,以预防呼吸道感染。

(三)机械通气

机械通气是最重要的支持手段。如果没有机械通气,许多 ARDS 患者会因呼吸衰竭在数小时至数天内死亡。机械通气的指征目前尚无统一标准,多数学者认为一旦诊断为 ARDS,就应进行机械通气。在 ALI 阶段可试用无创正压通气,使用无创机械通气治疗时应严密监测患者的生命体征及治疗反应。神志不清、休克、气道自洁能力障碍的 ALI 和 ARDS 患者不宜应用无创机械通气。如无创机械通气治疗无效或病情继续加重,应尽快建立人工气道,行有创机械通气。

为了防止肺泡萎陷,保持肺泡开放,改善氧合功能,避免机械通气所致的肺损伤,目前常采用肺保护性通气策略,主要措施包括以下两方面。

1.呼气末正压

适当加用呼气末正压可使呼气末肺泡内压增大,肺泡保持开放状态,从而达到防止肺泡萎陷,减轻肺泡水肿,改善氧合功能和提高肺顺应性的目的。应用呼气末正压应首先保证有效循环血容量足够,以免因胸内正压增加而降低心排血量,而减少实际的组织氧运输;呼气末正压先从低水平 0.29～0.49 kPa(3～5 cmH₂O)开始,逐渐增加,直到 $PaO_2 > 8.0$ kPa(60 mmHg)、SaO_2

＞90％时的呼气末正压水平,一般呼气末正压水平为 0.49～1.76 kPa(5～18 cmH₂O)。

2.小潮气量通气和允许性高碳酸血症

ARDS 患者采用小潮气量(6～8 mL/kg)通气,使吸气平台压控制在 2.94～34.3 kPa(30～35 cmH₂O)以下,可有效防止因肺泡过度充气而引起的肺损伤。为保证小潮气量通气的进行,可允许一定程度的 CO_2 潴留[$PaCO_2$ 一般不宜高于 13.3 kPa(100 mmHg)]和呼吸性酸中毒(pH 7.25～7.30)。

(四)控制液体入量

在维持血压稳定的前提下,适当限制液体入量,配合利尿药,使出入量保持轻度负平衡(每天500 mL 左右),使肺脏处于相对"干燥"状态,有利于肺水肿的消除。液体管理的目标是在最低0.7～1.1 kPa(5～8 mmHg)的肺毛细血管楔压下维持足够的心排血量及氧运输量。在早期可给予高渗晶体液,一般不推荐使用胶体液。存在低蛋白血症的 ARDS 患者,可通过补充清蛋白等胶体溶液和应用利尿药,有助于实现液体负平衡,并改善氧合。若限液后血压偏低,可使用多巴胺和多巴酚丁胺等血管活性药物。

(五)加强营养支持

营养支持的目的在于不但纠正现有的患者的营养不良,还应预防患者营养不良的恶化。营养支持可经胃肠道或胃肠外途径实施。如有可能应尽早经胃肠补充部分营养,不但可以减少补液量,而且可获得经胃肠营养的有益效果。

(六)加强护理、防治并发症

有条件时应在 ICU 中动态监测患者的呼吸、心律、血压、尿量及动脉血气分析等,以及时纠正酸碱失衡和电解质紊乱。注意预防呼吸机相关性肺炎的发生,尽量缩短病程和机械通气时间,加强物理治疗,包括体位、翻身、拍背、排痰和气道湿化等。积极防治应激性溃疡和多器官功能障碍综合征。

(七)其他治疗

糖皮质激素、肺泡表面活性物质替代治疗、吸入一氧化氮在 ALI 和 ARDS 的治疗中可能有一定价值,但疗效尚不肯定。不推荐常规应用糖皮质激素预防和治疗 ARDS。糖皮质激素既不能预防 ARDS 的发生,对早期 ARDS 也没有治疗作用。ARDS 发病＞14 天应用糖皮质激素会明显增加病死率。感染性休克并发 ARDS 的患者,如合并肾上腺皮质功能不全,可考虑应用替代剂量的糖皮质激素。肺表面活性物质,有助于改善氧合,但是还不能将其作为 ARDS 的常规治疗手段。

四、急救护理

在救治 ARDS 过程中,精心护理是抢救成功的重要环节。护士应做到及早发现病情,迅速协助医师采取有力的抢救措施。密切观察患者生命体征,做好各项记录,准确完成各种治疗,备齐抢救器械和药品,防止机械通气和气管切开的并发症。

(一)护理目标

(1)及早发现 ARDS 的迹象,以及早有效地协助抢救。维持生命体征稳定,挽救患者生命。

(2)做好人工气道的管理,维持患者最佳气体交换,改善低氧血症,减少机械通气并发症。

(3)采取俯卧位通气护理,缓解肺部压迫,改善心脏的灌注。

(4)积极预防感染等各种并发症,提高救治成功率。

(5)加强基础护理,增加患者舒适感。

(6)减轻患者心理不适,使其合作、平静。

(二)护理措施

(1)及早发现病情变化 ARDS 通常在疾病或严重损伤的最初 24～48 小时后发生。首先出现呼吸困难,通常呼吸浅快。吸气时可存在肋间隙和胸骨上窝凹陷。皮肤可出现发绀和斑纹,吸氧不能使之改善。

护士发现上述情况要高度警惕,以及时报告医师,进行动脉血气和胸部 X 线等相关检查。一旦诊断考虑 ARDS,立即积极治疗。若没有机械通气的相应措施,应尽早转至有条件的医院。患者转运过程中应有专职医师和护士陪同,并准备必要的抢救设备,氧气必不可少。若有指征,行机械通气治疗,可以先行气管插管后转运。

(2)迅速连接监测仪,密切监护心率、心律、血压等生命体征,尤其是呼吸的频率、节律、深度及血氧饱和度等。观察患者意识、发绀情况、末梢温度等。注意有无呕血、黑便等消化道出血的表现。

(3)氧疗和机械通气的护理:治疗 ARDS 最紧迫问题在于纠正顽固性低氧,改善呼吸困难,为治疗基础疾病赢得时间。需要对患者实施氧疗甚至机械通气。

严密监测患者呼吸情况及缺氧症状。若单纯面罩吸氧不能维持满意的血氧饱和度,应予以辅助通气。首先可尝试采用经面罩持续气道正压吸氧等无创通气,但大多需要机械通气吸入氧气。遵医嘱给予高浓度氧气吸入或使用呼气末正压呼吸(positive end expiratory pressure,PEEP)并根据动脉血气分析值的变化调节氧浓度。

使用 PEEP 时应严密观察,防止患者出现气压伤。PEEP 是在呼气终末时给予气道以一恒定正压使之不能回复到大气压的水平。可以增加肺泡内压和功能残气量改善氧合,防止呼气使肺泡萎陷,增加气体分布和交换,减少肺内分流,从而提高 PaO_2。由于 PEEP 使胸腔内压升高,静脉回流受阻,致心搏减少,血压下降,严重者可引起循环衰竭,另外正压过高,肺泡过度膨胀、破裂有导致气胸的危险。所以在监护过程中,注意 PEEP 观察有无心率增快、突然胸痛、呼吸困难加重等相关症状,发现异常立即调节 PEEP 压力并报告医师处理。

帮助患者采取有利于呼吸的体位,如端坐位或高枕卧位。

人工气道的管理有以下几方面。

妥善固定气管插管,观察气道是否通畅,定时对比听诊双肺呼吸音。经口插管者要固定好牙垫,防止阻塞气道。每班检查并记录导管刻度,观察有无脱出或误入一侧主支气管。套管固定松紧适宜,以能放入一指为准。

气囊充气适量。充气过少易产生漏气,充气过多可压迫气管黏膜导致气管食管瘘,可以采用最小漏气技术,用来减少并发症发生。方法:用 10 mL 注射器将气体缓慢注入,直至在喉及气管部位听不到漏气声,每次向外抽出气体 0.25～0.5 mL,至吸气压力到达峰值时出现少量漏气为止,再注入 0.25～0.5 mL 气体,此时气囊容积为最小封闭容积,气囊压力为最小封闭压力,记录注气量。观察呼吸机上气道峰压是否下降及患者能否发音说话,长期机械通气患者要观察气囊有无破损、漏气现象。

保持气道通畅。严格无菌操作,按需适时吸痰。过多反复抽吸会刺激黏膜,使分泌物增加。先吸气道再吸口、鼻腔,吸痰前给予充分气道湿化、翻身叩背、吸纯氧 3 分钟,吸痰管最大外径不超过气管导管内径的 1/2,迅速插吸痰管至气管插管,感到阻力后撤回吸痰管 1～2 cm,打开负压边后退边旋转吸痰管,吸痰时间不应超过 15 秒。吸痰后密切观察痰液的颜色、性状、量及患者心率、心律、血压和血氧饱和度的变化,一旦出现心律失常和呼吸窘迫,立即停止吸痰,给予吸氧。

用加温湿化器对吸入气体进行湿化,根据病情需要加入盐酸氨溴索、异丙托溴铵等,每天 3 次雾化吸入。湿化满意标准为痰液稀薄、无泡沫、不附壁能顺利吸出。

呼吸机使用过程中注意电源插头要牢固,不要与其他仪器共用一个插座;机器外部要保持清洁,上端不可放置液体;开机使用期间定时倒掉管道及集水瓶内的积水,集水瓶安装要牢固;定时检查管道是否漏气、有无打折、压缩机工作是否正常。

(4)维持有效循环,维持出入液量轻度负平衡。循环支持治疗的目的是恢复和提供充分的全身灌注,保证组织的灌流和氧供,促进受损组织的恢复。在能保持酸碱平衡和肾功能前提下达到最低水平的血管内容量。①护士应迅速帮助完成该治疗目标。选择大血管,建立 2 个以上的静脉通道,正确补液,改善循环血容量不足。②严格记录出入量、每小时尿量。出入量管理的目标是在保证血容量、血压稳定前提下,24 小时出量大于入量 500~1 000 mL,利于肺内水肿液的消退。充分补充血容量后,护士遵医嘱给予利尿剂,消除肺水肿。观察患者对治疗的反应。

(5)俯卧位通气护理:由仰卧位改变为俯卧位,可使 75% ARDS 患者的氧合改善。可能与血流重新分布,改善背侧肺泡的通气,使部分萎陷肺泡再膨胀达到"开放肺"的效果有关。随着通气/血流比例的改善进而改善了氧合。但存在血流动力学不稳定、颅内压增高、脊柱外伤、急性出血、骨科手术、近期腹部手术、妊娠等为禁忌实施俯卧位。①患者发病 24~36 小时后取俯卧位,翻身前给予纯氧吸入 3 分钟。预留足够的管路长度,注意防止气管插管过度牵拉致脱出。②为减少特殊体位给患者带来的不适,用软枕垫高头部 15°~30°,嘱患者双手放在枕上,并在髋、膝、踝部放软枕,每 1~2 小时更换 1 次软枕的位置,每 4 小时更换 1 次体位,同时考虑患者的耐受程度。③注意血压变化,因俯卧位时支撑物放置不当,可使腹压增加,下腔静脉回流受阻而引起低血压,必要时在翻身前提高吸氧浓度。④注意安全、防坠床。

(6)预防感染的护理:①注意严格无菌操作,每天更换气管插管切口敷料,保持局部清洁干燥,预防或消除继发感染。②加强口腔及皮肤护理,以防护理不当而加重呼吸道感染及发生压疮。③密切观察体温变化,注意呼吸道分泌物的情况。

(7)心理护理,减轻恐惧,增加心理舒适度:①评估患者的焦虑程度,指导患者学会自我调整心理状态,调控不良情绪。主动向患者介绍环境,解释治疗原则,解释机械通气、监测及呼吸机的报警系统,尽量消除患者的紧张感;②耐心向患者解释病情,对患者提出的问题要给予明确、有效和积极的信息,消除心理紧张和顾虑;③护理患者时保持冷静和耐心,表现出自信和镇静;④如果患者由于呼吸困难或人工通气不能讲话,可提供纸笔或以手势与患者交流;⑤加强巡视,了解患者的需要,帮助患者解决问题;⑥帮助并指导患者及家属应用松弛疗法、按摩等。

(8)营养护理:ARDS 患者处于高代谢状态,应及时补充热量和高蛋白质、高脂肪营养物质。热量的摄取既应满足代谢的需要,又应避免糖类的摄取过多,蛋白摄取量一般为每天 1.2~1.5 g/kg。

尽早采用肠内营养,协助患者取半卧位,充盈气囊,证实胃管在胃内后,用加温器和输液泵匀速泵入营养液。若有肠鸣音消失或胃潴留,暂停鼻饲,给予胃肠减压。一般留置 5~7 天后拔除,更换到对侧鼻孔,以减少鼻窦炎的发生。

(三)健康指导

在疾病的不同阶段,根据患者的文化程度做好有关知识的宣传和教育,让患者了解病情的变化过程。

(1)提供舒适安静的环境以利于患者休息,指导患者正确卧位休息,讲解由仰卧位改变为俯卧位的意义,尽可能减少特殊体位给患者带来的不适。

(2)向患者解释咳嗽、咳痰的重要性,指导患者掌握有效咳痰的方法,鼓励并协助患者咳嗽、排痰。

(3)指导患者自己观察病情变化,如有不适及时通知医护人员。

(4)嘱患者严格按医嘱用药,按时服药,不要随意增减药物剂量及种类。服药过程中,需密切观察患者用药后反应,以指导用药剂量。

(5)出院指导指导患者出院后仍以休息为主,活动量要循序渐进,注意劳逸结合。此外,患者病后生活方式的改变需要家人的积极配合和支持,应指导患者家属给患者创造一个良好的身心休养环境。出院后 1 个月内来院复查 1～2 次,出现情况随时来院复查。

(韩桂莲)

第十节 急性上消化道出血

一、概论

上消化道出血是指屈氏韧带以上的消化道包括食管、胃、十二指肠、胆管及胰管的出血,胃空肠吻合术后的空肠上段出血也包括在内。大量出血是指短时间内出血量超过 1 000 mL 或达血容量 20% 的出血。上消化道出血为临床常见急症,以呕血、黑便为主要症状,常伴有血容量不足的临床表现。

(一)病因

上消化道疾病和全身性疾病均可引起上消化道出血,临床上最常见的病因是消化性溃疡、食管胃底静脉曲张破裂、急性胃黏膜损害及胃癌。糜烂性食管炎、食管贲门黏膜撕裂综合征引起的出血也不少见。其他原因见表 14-4。

表 14-4 上消化道出血的常见病因

食管疾病	食管静脉曲张、食管贲门黏膜撕裂症(Mallory-Weiss 综合征)、糜烂性食管炎、食管癌
胃部疾病	胃溃疡、急性胃黏膜损害、胃底静脉曲张、门静脉高压性胃黏膜损害、胃癌、胃息肉
十二指肠疾病	溃疡、十二指肠炎、憩室
邻近器官疾病	胆管出血(胆石症、肝胆肿瘤等)、胰腺疾病(假性囊肿、胰腺癌等)、主动脉瘤破裂入上消化道
全身性疾病	血液病(白血病、血小板减少性紫癜等)、尿毒症、血管性疾病(遗传性出血性毛细血管扩张症等)

(二)诊断

1.临床表现特点

(1)呕血与黑便:是上消化道出血的直接证据。幽门以上出血且出血量大者常表现为呕血。呕出鲜红色血液或血块者表明出血量大、速度快,血液在胃内停留时间短。若出血速度较慢,血液在胃内经胃酸作用后变性,则呕吐物可呈咖啡样。幽门以下出血表现为黑便,但如出血量大而迅速,幽门以下出血也可以反流到胃腔而引起恶心、呕吐,表现为呕血。黑便的颜色取决于出血的速度与肠道蠕动的快慢。粪便在肠道内停留的时间短,可排出暗红色的粪便。反之,空肠、回肠,甚至右半结肠出血,如在肠道中停留时间长,也可表现为黑便。

(2)失血性周围循环衰竭:急性周围循环衰竭是急性失血的后果,其程度的轻重与出血量及速度有关。少量出血可因机体的代偿机制而不出现临床症状。中等量以上出血常表现为头晕、心悸、口渴、冷汗、烦躁及昏厥。体检可发现面色苍白、皮肤湿冷、心率加快、血压下降。大量出血者可在黑便排出前出现晕厥与休克,应与其他原因引起的休克鉴别。老年人大量出血可引起心、脑方面的并发症,应引起重视。

(3)氮质血症:上消化道出血后常出现血中尿素氮浓度升高,24～28 小时达高峰,一般不超过 14.3 mmol/L(40 mg/dL),3～4 天降至正常。若出血前肾功能正常,出血后尿素氮浓度持续升高或下降后又再升高,应警惕继续出血或止血后再出血的可能。

(4)发热:上消化道出血后,多数患者在 24 小时内出现低热,但一般不超过 38 ℃,持续 3～4 天降至正常。引起发热的原因尚不清楚,可能与出血后循环血容量减少,周围循环障碍,导致体温调节中枢的功能紊乱,再加以贫血的影响等因素有关。

2.实验室及其他辅助检查特点

(1)血常规:红细胞及血红蛋白在急性出血后 3～4 小时开始下降,血细胞比容也下降。白细胞数稍有反应性升高。

(2)隐血试验:呕吐物或黑便隐血反应呈强阳性。

(3)血尿素氮:出血后数小时内开始升高,24～28 小时内达高峰,3～4 天降至正常。

3.诊断与鉴别诊断

根据呕血、黑便和血容量不足的临床表现,以及呕吐物、黑便隐血反应呈强阳性、红细胞计数和血红蛋白浓度下降的实验室证据,可做出消化道出血的诊断。下面几点在临床工作中值得注意。

(1)上消化道出血的早期识别:呕血及黑便是上消化道出血的特征性表现,但应注意部分患者在呕血及黑便前即出现急性周围循环衰竭的征象,应与其他原因引起的休克或内出血鉴别。及时进行直肠指检可较早发现尚未排出体外的血液,有助于早期诊断。

呕血和黑便应和鼻出血、拔牙或扁桃体切除术后吞下血液鉴别,通过询问发病过程与手术史不难加以排除。进食动物血液、口服铁剂、铋剂及某些中药,也可引起黑色粪便,但均无血容量不足的表现与红细胞、血红蛋白降低的证据,可以借此加以区别。呕血有时尚需与咯血鉴别,支持咯血的要点:①患者有肺结核、支气管扩张、肺癌、二尖瓣狭窄等病史。②出血方式为咯出,咯出物呈鲜红色,有气泡及痰液,呈碱性。③咯血前有咳嗽、喉痒、胸闷、气促等呼吸道症状。④咯血后通常不伴黑便,但仍有血丝痰。⑤胸部 X 线片通常可发现肺部病灶。

(2)出血严重程度的估计:由于出血大部分积存于胃肠道,单凭呕出或排出量估计实际出血量是不准确的。根据临床实践经验,下列指标有助于估计出血量。出血量每天超过 5 mL 时,粪便隐血试验则可呈阳性;当出血量超过 60 mL,可表现为黑便;呕血则表示出血量较大或出血速度快。若出血量在 500 mL 以内,由于周围血管及内脏血管的代偿性收缩,可使重要器官获得足够的血液供应,因而症状轻微或者不引起症状。若出血量超过 500 mL,可出现全身症状,如头晕、心悸、乏力、出冷汗等。若短时间内出血量>1 000 mL,或达全身血容量的 20% 时,可出现循环衰竭表现,如四肢厥冷、少尿、晕厥等,此时收缩压可<12.0 kPa(90 mmHg)或较基础血压下降25%,心率>120次/分,血红蛋白<70 g/L。事实上,当患者体位改变时出现血压下降及心率加快,说明患者血容量明显不足、出血量较大。因此,仔细测量患者卧位与直立位的血压与心率,对估计出血量很有帮助。另外,应注意不同年龄与体质的患者对出血后血容量不足的代偿功能相差很大,因而相同出血量在不同患者引起的症状也有很大差别。

(3)出血是否停止的判断:上消化道出血经过恰当的治疗,可于短时间内停止出血。但由于肠道内积血需经数天(3天)才能排尽,因此不能以黑便作为判断继续出血的指征。临床上出现以下情况应考虑继续出血的可能:①反复呕血,或黑便次数增多,粪质转为稀烂或暗红。②周围循环衰竭经积极补液输血后未见明显改善。③红细胞计数、血红蛋白测定与血细胞比容继续下降,网织红细胞持续增高。④在补液与尿量足够的情况下,血尿素氮持续或再次增高。

一般来讲,一次出血后48小时以上未再出血,再出血的可能性较小。而过去有多次出血史,本次出血量大或伴呕血,24小时内反复大出血,出血原因为食管胃底静脉曲张破裂、有高血压病史或有明显动脉硬化者,再出血的可能性较大。

(4)出血的病因诊断:过去病史、症状与体征可为出血的病因诊断提供重要线索,但确诊出血原因与部位需靠器械检查。①内镜检查:是诊断上消化道出血最常用与准确的方法。出血后24~48小时内的紧急内镜检查价值更大,可发现十二指肠降部以上的出血灶,尤其对急性胃黏膜损害的诊断更具意义,因为该类损害可在几日内愈合而不留下痕迹。有报道,紧急内镜检查可发现90%的出血原因。在紧急内镜检查前需先补充血容量,纠正休克。一般认为,患者收缩压>12.0 kPa(90 mmHg)、心率<110次/分、血红蛋白浓度≥70 g/L时,进行内镜检查较为安全。若有活动性出血,内镜检查前应先插鼻胃管,抽吸胃内积血,并用生理盐水灌洗至抽吸物清亮,然后拔管行胃镜检查,以免积血影响观察。②X线钡餐检查:上消化道出血患者何时行钡餐检查较合适,各家有争论。早期活动性出血期间胃内积血或血块影响观察,且患者处于危急状态,需要进行输血、补液等抢救措施而难以配合检查。早期行X线钡餐检查还有引起再出血之虞,因此目前主张X线钡餐检查最好的出血停止和病情稳定数天后进行。③选择性腹腔动脉造影:若上述检查未能发现出血部位与原因,可行选择性肠系膜上动脉造影。若有活动性出血,且出血速度>0.5 mL/min时,可发现出血病灶。可同时行栓塞治疗而达到止血的目的。④胶囊内镜:用于常规胃、肠镜检查无法找到出血灶的原因未明消化道出血患者,是近年来主要用于小肠疾病检查的新技术。国内外已有较多胶囊内镜用于不明原因消化道出血检查的报道,病灶检出率为50%~75%,显性出血者病变检出率高于隐性出血者。胶囊内镜检查的优点是无创、患者容易接受,可提示活动性出血的部位。缺点是胶囊内镜不能操控,对病灶的暴露有时不理想,也不能取病理活检。⑤小肠镜:推进式小肠镜可窥见Treitz韧带远端约100 cm的空肠,对不明原因消化道出血的病因诊断率可达40%~65%。该检查需用专用外套管,患者较痛苦,有一定的并发症发生率。近年应用于临床的双气囊小肠镜可检查全小肠,大大提高了不明原因消化道出血的病因诊断率。据国内外报道,双气囊全小肠镜对不明原因消化道出血的病因诊断率在60%~77%。双气囊全小肠镜的优势在于能够对可疑病灶进行仔细观察、取活检,且可进行内镜下止血治疗,如氩离子凝固术、注射止血术或息肉切除术等。对原因未明的消化道出血患者有条件的医院应尽早行全小肠镜检查。⑥放射性核素^{99m}Tc:标记红细胞扫描注射^{99m}Tc标记红细胞后,连续扫描10~60分钟,如发现腹腔内异常放射性浓聚区则视为阳性。可依据放射性浓聚区所在部位及其在胃肠道的移动来判断消化道出血的可能部位,适用于怀疑小肠出血的患者,也可作为选择性腹腔动脉造影的初筛方法,为选择性动脉造影提供依据。

(三)治疗

上消化道出血病情急,变化快,严重时可危及患者生命,应采取积极措施进行抢救。这里叙述各种病因引起的上消化道出血的治疗的共同原则。

1.抗休克

上消化道出血的初步诊断一经确立,则抗休克、迅速补充血容量应放在一切医疗措施的首位,不应忙于进行各种检查。可选用生理盐水、林格液、右旋糖酐或其他血浆代用品。出血量较大者,特别是出现循环衰竭者,应尽快输入足量同型浓缩红细胞或全血。出现下列情况时有紧急输血指征:①患者改变体位时出现晕厥。②收缩压<12.0 kPa(90 mmHg)。③血红蛋白浓度<70 g/L。对于肝硬化食管胃底静脉曲张破裂出血者应尽量输入新鲜血,且输血量适中,以免门静脉压力增高导致再出血。

2.迅速提高胃内酸碱度(pH)

当胃内 pH 提高至 5 时,胃内胃蛋白酶原的激活明显减少,活性降低。而 pH 升高至 7 时,则胃内的消化酶活性基本消失,对出血部位凝血块的消化作用消失,起到协助止血的作用。自身消化作用的减弱或消失,对溃疡或破损部位的修复也起促进作用,有利于出血病灶的愈合。

3.止血

根据不同的病因与具体情况,因地制宜选用最有效的止血措施。

4.监护

严密监测病情变化,患者应卧床休息,保持安静,保持呼吸道通畅,避免呕血时血阻塞呼吸道而引起窒息。严密监测患者的生命体征,如血压、脉搏、呼吸、尿量及神志变化。观察呕血及黑便情况,定期复查红细胞数、血红蛋白浓度、血细胞比容。必要时测定中心静脉压。对老年患者根据具体情况进行心电监护。

留置鼻胃管可根据抽吸物颜色监测胃内出血情况,也可通过胃管注入局部止血药物,有助于止血。

二、急救护理

(一)护理目标

(1)保持呼吸道通畅,防止窒息。

(2)保障快速补充血容量,维护血流动力学稳定,抢救生命。

(3)保障及时应用止血药物。

(4)保障三腔二囊管压迫止血安全、有效。

(5)维护患者舒适。

(二)护理措施

1.保持呼吸道通畅,防止窒息

发现卧床患者发生大呕血时,立即帮助其取头高侧卧位,患者取俯卧位呕吐时用手托扶其前额,防止大量血液涌入鼻腔或气道导致窒息。必要时用吸引器及时清除呼吸道、口、鼻咽部的呕吐物和血液。

2.维护血流动力学和生命体征稳定

(1)建立有效的静脉通道立即穿刺体表大静脉,开通 2 条静脉通道,连接三通接头。根据医嘱输注晶体液生理盐水、林格液等来进行最初的容量补充,同时送血标本检验血型、交叉配血等。待静脉充盈后在近端行留置针穿刺,多条通路补液,有休克者中心静脉置管,尽快补充血容量,纠正低血压休克。输液、输血速度开始要快,待血压回升后,根据血压、中心静脉压、尿量和患者心肺功能而定。大量输血前应加温使低温库存血接近体温时再输入,防止快速大量输入导致患者寒战等不良反应。输液、输血时保持通畅,管道连接处连接紧密,防止脱落。意识不清躁动者应安全约束,防止拔管。

(2)呕血暂停后,嘱患者绝对安静卧床休息,严禁自行下床以防晕厥。给予吸氧,禁饮食。休克患者平卧位,下肢抬高30°。

(3)监测患者血压、心率、呼吸等生命体征,老年或休克患者进行心电监护、中心静脉压测定。密切观察患者表情、意识、皮肤色泽、温度与湿度。留置导尿管,记录 24 小时出入量和每小时出入量。遵医嘱定期抽取标本检测血红蛋白、红细胞、白细胞、血小板计数、肝肾功能、电解质及血氨分析等。

(4)正确估计和记录出血量(呕血及便血):一般出现临床症状时失血已超过 500 mL;超过 1 000 mL 的失血导致血压下降和脉速,如由仰卧位到直立位时,收缩压可下降 1.3～2.7 kPa(10～20 mmHg),脉搏增加 20 次/分或更多;超过 2 000 mL 的急性出血常表现为临床休克,患者烦躁不安、面色苍白、脉搏细速,冷汗,收缩压低于 12.0 kPa(90 mmHg)。

3.三腔两囊管(下称三腔管)压迫止血的护理

对出血病因明确,肝硬化门静脉高压致食管-胃底静脉曲张破裂出血者,护士要做好三腔管压迫止血的物品准备,加强护理与观察,保障疗效,杜绝因护理不当而造成的危害和意外。

(1)检查气囊是否完好,有无漏气、偏心。置管后妥善固定,导管贴近鼻翼处要以脱脂棉衬垫,避免压伤局部皮肤。标记刻度,注意检查胃囊及食管囊压力,一般胃囊压力 4.9～6.0 kPa(37～45 mmHg),食管囊压力 3.1～4.0 kPa(22.5～30.0 mmHg)。每 12 小时放气 10 分钟,防止黏膜压迫坏死。抢救车上备剪刀,以备在胃囊意外滑出时迅速剪断胃管放气,防止堵塞咽喉引起窒息或造成急性食管损伤等意外危险。

(2)观察止血效果。置管后定时抽胃内容物,必要时用生理盐水加止血药灌洗,观察抽出液的颜色,判断止血效果。连续抽出鲜血者,表明止血效果不好,应及时报告医师处理,可增加气囊气量。

(3)保持口腔清洁,每天口腔护理 3 次。及时吸尽咽喉分泌物,防止吸入性肺炎。三腔管放置时间不宜超过 48 小时,否则食管、胃底受压迫时间过长发生溃烂、坏死。患者翻身、大小便等活动后注意检查三腔管有无脱出或移位。

(4)如出血已停止,可先排空食管气囊,后排空胃气囊,再观察 12～16 小时,如再出血可随时再次压迫止血。拔管前,先给患者口服液状石蜡 15～20 mL,然后缓慢慢将管拔出,擦拭面部,帮助患者漱口。

4.止血药物的应用及护理

(1)静脉用药:制酸剂应现配现用,保证疗效,使胃内 pH＞6 为最佳止血效果;垂体后叶素常用于食管-胃底静脉曲张破裂出血,应用时应逐步调整剂量,剂量过大可导致头痛、腹痛、排便次数增加,也可引起心肌缺血诱发心肌梗死等。输液时要加强巡视,并严防药液外渗导致皮肤坏死,一旦发生渗出,立即给予局部封闭治疗;常用降门静脉压的药物有生长抑素,因半衰期短,中断 5 分钟后即需要再次给予冲击量,因此需用输液泵匀速泵入,防止中断,以免影响疗效和增加患者费用。该类药物用药速度过快、浓度过大可引起恶心、呕吐,诱发再次出血。

(2)胃管用药:冰盐水洗胃或注入孟氏液、凝血酶等止血药物,注意防止呛咳、误吸和窒息。

5.药物治疗无效时,配合医师做好急诊内镜治疗和手术准备

(1)术前向患者及家属做好解释工作,讲明胃镜下止血的必要性及可能出现的问题。询问患者药物过敏史。舌咽部黏膜麻醉,用丁卡因喷咽喉部 2～3 次。

(2)术中配合准备冰生理盐水 50～60 mL 加去甲肾上腺素 6 mg、凝血酶 2 000 U 加冰生理盐水20 mL,用于经内镜注入胃内。介入治疗过程中,随时严密观察病情,注意生命体征变化。

(3)术后护理术后应继续观察出血情况。用生理盐水漱口,清洁口腔,去除口腔内积血及麻醉药,防止误吸入气管。禁食、禁饮 2 小时,防止因口咽部感觉迟钝导致呛咳。2 小时后若病情平稳,可进温凉流质饮食。若病情严重则禁食 24～72 小时。

6.预防感染并发症

严格无菌技术操作,中心静脉置管处每天用碘伏消毒、更换无菌敷料,观察局部有无红肿、渗液等。每天更换输液器和三通接头;意识不清者,每 2 小时翻身 1 次,防止皮肤损伤,翻身时注意防止胃管等脱出。

7.维护患者舒适

呕血后帮助患者漱口或做口腔护理,擦净皮肤、地面的血迹,更换被服,以及时倾倒容器内的污物,病室通风,保持空气清洁、无异味。帮助患者取舒适的治疗体位。抢救过程中要保持安静,操作准确、轻巧,尽量减少患者痛苦。

8.心理护理

消化道大出血患者见到排出大量鲜血会产生紧张、恐惧心理,不利于止血和休克的治疗。护士要陪伴、安抚和支持患者。尽快清除血迹,避免不良刺激。实施检查治疗前,向患者说明目的、过程、配合要点等,尽量减轻因强烈的不确定感带来的恐惧。

(韩桂莲)

第十一节 急性中毒

一、急性中毒的诊断

急性中毒的诊断主要根据中毒病史、临床表现及实验室检查。

(一)中毒病史

采集中毒病史是诊断的首要环节。生产性中毒者重点询问工种、操作过程,接触的毒物种类和数量、接触途径、同伴发病情况。非生产性中毒者,了解患者的精神状态、本人或家人经常服用的药物,收集患者可能盛放毒物的容器、纸袋和剩余毒物。仔细询问发病过程、症状、治疗药物与剂量及治疗反应等。

(二)临床表现

急性中毒常有其特征性临床表现,现将具有这些特征的常见毒物举例如下。

1.呼气、呕吐物和体表的气味

(1)蒜臭味:有机磷农药,磷。

(2)酒味:乙醇及其他醇类化合物。

(3)苦杏仁味:氰化物及含氰苷果仁。

(4)尿味:氨水,硝酸铵。

(5)其他有特殊气味的毒物:汽油,煤油,苯,硝基苯。

2.皮肤黏膜

(1)樱桃红:氰化物,一氧化碳。

(2)潮红:乙醇,抗胆碱药(含曼陀罗类)。

(3)发绀:亚硝酸盐,苯的氨基与硝基化合物。

(4)多汗:有机磷毒物,毒蘑菇,解热镇痛药。

(5)无汗:抗胆碱药。

(6)牙痕:毒蛇和毒虫咬蜇中毒。

3.眼

(1)瞳孔缩小:有机磷毒物,阿片类。

(2)瞳孔扩大:抗胆碱药,苯丙胺类,可卡因。

(3)视力障碍:有机磷毒物,甲醇,肉毒毒素。

4.口腔

(1)流涎:有机磷毒物,毒蘑菇。

(2)口干:抗胆碱药,苯丙胺类。

5.神经系统

(1)嗜睡、昏迷:镇静催眠药,抗组胺类,抗抑郁药,醇类,阿片类,有机磷毒物,有机溶剂等。

(2)抽搐惊厥:毒鼠强,氟乙酰胺,有机磷毒物,氯化烃类,氰化物,肼类(如异烟肼),士的宁。

(3)肌肉颤动:有机磷毒物,毒扁豆碱。

(4)谵妄:抗胆碱药。

(5)瘫痪:肉毒毒素,可溶性钡盐。

6.消化系统

(1)呕吐:有机磷毒物,毒蘑菇。

(2)腹绞痛:有机磷毒物,毒蘑菇,巴豆,砷、汞化合物,腐蚀性毒物。

(3)腹泻:毒蘑菇,砷、汞化合物,巴豆,蓖麻子。

7.循环系统

(1)心动过速:抗胆碱药,拟肾上腺素药,醇类。

(2)心动过缓:有机磷毒物,毒蘑菇,乌头,可溶性钡盐,洋地黄类,β受体阻滞剂,钙通道阻滞剂。

(3)血压升高:苯丙胺类,拟肾上腺素药。

(4)血压下降:亚硝酸盐类,各种降压药。

8.呼吸系统

(1)呼吸减慢:阿片类,镇静安眠药。

(2)哮喘:刺激性气体,有机磷毒物。

（3）肺水肿：刺激性气体，有机磷农药。

急性中毒常侵犯多种器官，不同的毒物中毒侵犯的器官亦异，各种急性中毒引起的不同系统中毒的表现和相关的中毒毒物及可能的中毒机制见表14-5。

表14-5　急性中毒的临床表现、相关毒物和中毒机制

中毒表现	相关毒物和中毒机制
皮肤黏膜	
1.灼伤	直接腐蚀作用：强酸、强碱、甲醛、苯酚、甲酚皂溶液（来苏儿）
2.发绀	（1）肺水肿：有机磷杀虫剂、刺激性气体、安妥
	（2）高铁血红蛋白血症：亚硝酸盐、苯胺、硝基苯等
3.黄疸	（1）肝损害：四氯化碳，抗结核药、雄激素、毒蕈等
	（2）溶血性贫血：苯胺、硝基苯、有毒动植物（毒蛇、毒蕈）
眼睛	
1.瞳孔扩大	抗胆碱能作用：阿托品和莨菪碱类
2.瞳孔缩小	胆碱能作用：有机磷杀虫剂、氨基甲酸酯类杀虫剂
3.视神经损害	致代谢障碍：甲醇
呼吸系统	
1.呼吸气味	乙醇（酒味）；氰化物（苦杏仁味）；有机磷杀虫剂、黄磷、铊（蒜味）；硫化氢（臭蛋味）；氯化氢胆碱（鱼腥样臭味）
2.呼吸加快	酸中毒：水杨酸类、甲醇
3.呼吸减慢或无力	（1）窒息性毒物：一氧化碳、硫化氢、氰化物
	（2）中枢神经抑制：麻醉药、镇静安眠药、抗精神失常药
	（3）神经肌肉接头麻醉：箭毒、肉毒、蛇毒、河豚
4.呼吸困难	肺水肿：同发绀
循环系统	
1.心律失常	（1）强心苷：洋地黄、夹竹桃、蟾蜍
	（2）兴奋迷走神经：乌头、附子
	（3）兴奋交感神经拟肾上腺素药、三环类抑郁药
	（4）心肌损害：依米丁、砷剂、锑剂、磷化氢
2.心脏骤停	（1）毒物直接作用于心肌：洋地黄、奎尼丁、氨茶碱、依米丁
	（2）缺氧：窒息性毒物
	（3）低钾血症：可溶性钡盐、棉酚、排钾性利尿剂
3.低血压、休克	（1）窒息性毒物
	（2）中枢神经抑制：麻醉药、镇静安眠药、抗精神失常药
	（3）降血压药
	（4）剧烈吐泻：三氧化二砷、二氧化汞、硫酸铜
	（5）有毒动物：毒蛇、毒蜘蛛、河豚
消化系统	
急性胃肠炎症状	（1）直接刺激：三氧化二砷等金属
	（2）胆碱能作用：有机磷杀虫剂、毒蕈等

(续表)

中毒表现	相关毒物和中毒机制
泌尿系统	
急性肾衰竭	(1)肾小管中毒:升汞、四氯化碳、氨基糖苷类抗生素、噻嗪类利尿药、有毒动植物(毒蕈、鱼胆、斑蝥)
	(2)肾缺血:上述引起低血压、休克的毒物
	(3)肾小管堵塞:磺胺类药的磺胺结晶、砷化氢引起的血红蛋白尿
血液系统	
1.溶血性贫血	红细胞破坏增多:苯胺、硝基苯、有毒的动植物(毒蛇、毒蕈)
2.再生障碍性贫血或白细胞减少	骨髓造血抑制:抗肿瘤药、放射病
3.出血	(1)血小板减少:见上述骨髓造血抑制
	(2)血小板功能异常:阿司匹林
	(3)凝血功能异常:肝素、香豆素类、敌鼠钠盐等
神经系统	
1.昏迷	(1)中枢神经抑制:麻醉药、镇静安眠药、抗精神失常药
	(2)抑制呼吸中枢:有机溶剂
	(3)缺氧:窒息样毒物、亚硝酸盐、有机磷杀虫剂等
2.惊厥	(1)窒息性毒物
	(2)中枢神经兴奋药、抗抑郁药
	(3)其他:异烟肼、有机氯杀虫剂

(三)实验室检查

毒物的实验室过筛对确定诊断和判定毒物类型有帮助,急性口服中毒者,检验呕吐物和胃抽吸物或尿液,其阳性率大于血液,对中毒的靶器官可进行相应的功能和器械检查。对于慢性中毒,检查环境中及患者尿和血液中的毒物,可帮助确诊或排除诊断。

1.毒物分析

从可疑物质、食物和水检查毒物,也可从中毒患者呕吐物、洗胃液、血、尿检查毒物或其分解产物。

2.特异性化验检查

如有机磷中毒血液胆碱酯酶活性减低,一氧化碳中毒血中可测出碳氧血红蛋白,亚硝酸盐中毒血中可检出高铁血红蛋白。

3.非特异性化验检查

根据病情进行检查:血常规、血气分析、血清电解质、血糖、肌酐、血尿素氮、肝功能、心电图、X线检查、CT检查等,从而了解各脏器的功能及并发症。

(四)急性中毒的诊断

若突然出现昏迷、惊厥、呼吸困难、发绀、呕吐等危重症状和体征,又有明确的毒物接触史,平素健康者,诊断急性中毒不难,解毒药试验治疗有效和相应毒物的实验室鉴定可帮助确诊,尤其是对毒物接触史不明确者更有意义,还要进行相应的鉴别诊断(图14-3)。

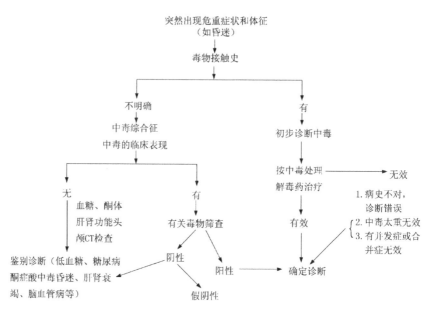

图 14-3　急性中毒的诊断思路

二、急性中毒的救治

急性中毒的救治原则是阻止毒物继续作用于人体和维持生命,包括清除未被吸收的毒物、促进已吸收进入血液毒物的排除、特异性抗毒治疗及对症支持疗法。

急救:危重患者先检查生命体征如呼吸、血压、心率和意识状态,立即采取有效急救措施,保证有效循环和呼吸功能。

(一)清除未被吸收的毒物

1.呼吸道染毒

脱离染毒环境,撤至上风或侧风方向,以 3％硼酸、2％碳酸氢钠拭洗鼻咽腔及含漱。

2.皮肤染毒

脱去染毒衣服,用棉花、卫生纸吸去肉眼可见的液态毒物,用镊子夹去毒物颗粒,对染毒的皮肤用 5％碳酸氢钠液或肥皂水清洗。

3.眼睛染毒

毒物液滴或微粒溅入眼内或接触有毒气体时,用 3％硼酸、2％碳酸氢钠或大量清水冲洗。

4.经口中毒

(1)催吐:对神志清醒胃内尚存留有毒物者,立即催吐。常用催吐方法:用压舌板探触咽腭弓或咽后壁催吐,吐前可令其先喝适量温水或温盐水 200～300 mL,或口服 1/2 000 高锰酸钾 200～300 mL;口服吐根糖浆 15～20 mL,以少量水送服;皮下注射阿扑吗啡 3～5 mg(只用于成人)。腐蚀性毒物中毒、惊厥、昏迷、肺水肿,严重心血管疾病及肝病禁催吐,孕妇慎用。

(2)洗胃:经口中毒者,胃内毒物尚未完全排空,可用洗胃法清除毒物。一般在摄入 4～6 小时内效果最好,饱腹、中毒量大或减慢胃排空的毒物,超过 6 小时仍要洗胃。腐蚀性毒物中毒禁洗胃,昏迷者要防止误吸。常用洗胃液为 1:5 000 高锰酸钾,2％～4％碳酸氢钠,紧急情况下用一般清水。腐蚀性毒物中毒早期用蛋清或牛奶灌入后吸出 1～2 次。若已知毒物种类,可选用含相应成分的洗胃液(表 14-6),以利于解毒,特别是活性炭作为强有力的吸附剂,能有效地吸收毒物促进排泄,近年来受到重视。

表 14-6　已知毒物对洗胃液的选择

洗胃液的种类	适用的毒物	禁用(无效)的毒物
保护剂		
5%牛奶或蛋清	一般腐蚀性毒物、硫酸铜、氯酸盐、铬酸盐	
溶解剂		
液状石蜡	脂溶性毒物:汽油、煤油等	
吸附剂		
10%活性炭悬液	大多数毒物,除外右侧无效的毒物	无效的毒物:汞、铁、锂、溴化物、碳酸氢物、无机酸和碱、乙醇
氧化解毒剂		
1:5 000 高锰酸钾	催眠药、镇静药、阿片类、烟碱、生物碱、氰化物、砷化物、无机磷、士的宁	禁用:硫代磷酸酯如对硫磷等
中和剂		
0.3%氧化镁	硫酸、阿司匹林、草酸	
10%面糊和淀粉	碘、碘化物	
沉淀剂		
2%碳酸氢钠	有机磷杀虫剂、氨基甲酸酯类、拟菊酯类、苯、铊、汞、硫、铬、硫酸亚铁、磷	禁用:敌百虫和强酸(硫酸、硝酸、盐酸、碳酸)
保护剂		
1%~3%鞣酸	吗啡类、辛可芬、洋地黄、阿托品、草酸、乌头、黎芦、发芽马铃薯、毒蕈	
5%硫酸钠	氯化钡、碳酸钡	
5%氯化钙	氟化物	

洗胃宜用较粗的胃管,以防食物堵塞。洗胃时应先吸出胃内容物留做毒物鉴定,然后再灌入洗胃液,每次灌入 300~500 mL,反复灌洗,洗胃液总量根据情况而定,一般洗至无毒物气味或高锰酸钾溶液不变色为止,一般成人常需 2~5 L,个别可达 10 L;在拔出胃管时,应将胃管前部夹住,以免残留在管内的液体流入气管而引起吸入性肺炎和窒息。洗胃的禁忌证与催吐的相同,但昏迷患者可气管插管后洗胃,以防误吸。

(3)吸附:洗胃后从胃管灌入药用活性炭 50~100 g 的悬浮液 1~2 次。

(4)导泻:用以清除肠道内尚未吸收的毒物。灌入吸附剂后,再注入泻药如 50%硫酸镁 50 mL、20%甘露醇 50~100 mL。肾功能不全者和昏迷患者不宜使用硫酸镁,以免抑制中枢神经系统。一般不用油类泻药,以免促进脂溶性毒物吸收。近年来提出有效的导泻剂是山梨醇 1~2 g/kg。

(5)洗肠:经导泻处理如无下泻,可用盐水、温水高位灌肠数次。灌肠适用于毒物已摄入 6 小时以上,而导泻尚未发生作用者,对抑制肠蠕动的毒物(如巴比妥类、阿托品类和阿片类等)和重金属所致中毒等尤其适用,而腐蚀剂中毒时禁用。一般用 1%温肥皂水 500~1 000 mL 做高位连续灌洗,若加入活性炭会促使毒物吸附后排出。

（二）排除已吸收进入血液的毒物

1.加强利尿

大量输液加利尿剂,清除大部分分布于细胞外液、与蛋白质结合少,主要经肾由尿排除的毒物或代谢产物。利尿剂与控制尿 pH 相结合可增加毒物的离子化,减少肾小管的再吸收,加速毒物排出。碱性利尿(5％碳酸氢钠静脉滴注使尿 pH 达到 7.5～9.0)对下列毒物排泄效果好:苯巴比妥、阿司匹林、磺胺。酸性利尿(维生素 C 静脉滴注使 pH 达到 4.5～6.0)对苯丙胺类、奎宁、奎尼丁有效。

加强利尿时应注意水、电解质、酸碱平衡,禁忌证为心、肾功能不全、低钾等。

2.血液置换

放出中毒者含有毒物的血液,输入健康供血者的血液进行置换以排除已吸收的毒物。特别适用于溶血性毒物(如砷化氢)、形成高铁血红蛋白的毒物(如苯胺)及水杨酸类中毒。因大量输血易产生输血反应及其他并发症,目前此法已少用,但在无特效抗毒药及其他有效排除血中毒物方法的情况下,仍可采用。

3.血液透析

血液透析适用于相对分子质量在 350 以下、水溶性、不与蛋白质结合、在体内分布比较均匀的毒物中毒,毒物可经透析液排出体外。急性中毒血液透析的适应证:摄入大量可透析的毒物;血药浓度高已达致死量;临床症状重,一般治疗无效;有肝、肾功能损害;已发生严重并发症。

血液透析可清除的毒物有巴比妥类、副醛、水合氯醛、苯海拉明、苯妥英钠、苯丙胺类、乙醇、甲醇、异丙醇、乙二醇、柳酸盐、非那西丁、各种抗生素、卤素化合物、硫氰酸盐、氯酸钠(钾)、重铬酸钾、地高辛、甲氨蝶呤、奎宁等。

4.血液灌流

血液灌流适用于分子量大、非水溶性、与蛋白质结合的毒物,比血液透析效果好。适应证与血液透析同。

适用于血液灌流清除的药物有短效巴比妥类、甲硅酮、格鲁米特、地西泮类、甲丙氨酯、吩噻嗪类、阿米替林、去郁敏、丙咪嗪、地高辛、普鲁卡因胺、毒蕈毒素、有机氯农药、百草枯、有机磷农药等。

5.血浆置换

理论上对存在血浆中的任何毒物均可清除,但实际应用于与血浆蛋白结合牢固,不能以血液透析或血液灌流清除的毒物中毒。用血液分离机可以在短时间内连续从患者体内除去含有毒物的血浆,输入等量的置换液,方法简便安全。

（三）特效解毒治疗

急性中毒诊断明确后,应及时针对不同中毒毒物使用特效解毒剂治疗,常用特效解毒剂见表 14-7。

表 14-7　常用特效解毒剂

特效解毒剂	适应证
纳洛酮	阿片类麻醉性镇痛药中毒
氯解磷定、碘解磷定、双复磷	有机磷化合物中毒
盐酸戊乙奎醚、阿托品、东莨菪碱	有机磷化合物中毒

(续表)

特效解毒剂	适应证
二巯丁二钠、二巯丙磺钠	砷、汞、锑等中毒
依地酸钙钠、喷替酸钙钠	铅、铜、镉、钴等中毒
普鲁士蓝(亚铁氰化铁)	铊中毒
去铁胺	急性铁剂过量中毒
亚甲蓝	亚硝酸钠、苯胺等中毒
维生素 K_1	抗凝血类杀鼠剂中毒
氟马西尼	苯二氮䓬类药物中毒
维生素 B_6	肼类(含异烟肼)中毒
亚硝酸钠、亚硝酸异戊酯	氰化物中毒
硫代硫酸钠	氰化物中毒
乙醇	甲醇中毒
毒扁豆碱、催醒宁	莨菪类药物中毒
乙酰半胱氨酸	对乙酰氨基酚中毒
乙酰胺	有机氟农药中毒
氧、高压氧	一氧化碳中毒
特异性地高辛抗体片段	地高辛类药物中毒
各种抗毒血清	肉毒、蛇毒、蜘蛛毒等中毒

特异的解毒药应用后会获得显著疗效,宜尽早使用。常用解毒药的种类、作用机制和用法详见表 14-8。

表 14-8　常用解毒药的种类、作用机制和用法

解毒药	拮抗毒物	作用机制	用法
依地酸钙钠	铅	形成螯合物	1 g/d 静脉滴注,3 天为 1 个疗程,休息 3~4 天可重复
二巯丙醇	砷、汞	同上	2~3 mg/kg 肌内注射,第 1~2 天每 4~6 小时 1 次,第 3~10 天每天 2 次
二巯丙磺钠	砷、汞、铜、锑	同上	5%溶液 5 mL/d 肌内注射,3 天为 1 个疗程,休息 4 天后可重复
二巯丁二钠	锑、铅、汞、砷、铜	同上	1~2 g/d 静脉注射或肌内注射,连用 3 天为 1 个疗程,休息 4 天可重复
去铁胺	铁	同上	肌内注射:开始 1 g,以后每 4 小时 1 次,每次 0.5 g,注射 2 天后,每 4~12 小时 1 次,一天总量<6 g;静脉注射:剂量同肌内注射,速度保持 15 mg/(kg·h)
亚甲蓝	亚硝酸盐、苯胺、硝基苯	还原高铁血红蛋白	1~2 mg/kg 稀释后缓慢静脉注射,必要时 30~60 分钟后重复 1 次
亚硝酸钠	氰化物	形成氰化高铁血红蛋白	3%溶液 10 mL 缓慢静脉注射(速度 2 mL/min)

（续表）

解毒药	拮抗毒物	作用机制	用法
硫代硫酸钠	氰化物	形成毒性低的硫氰酸盐	25%溶液 50 mL 缓慢静脉注射,紧接在亚硝酸钠后用
盐酸戊乙奎醚	有机磷杀虫剂	抗胆碱能作用	见有机磷中毒部分
阿托品	有机磷杀虫剂、氨基甲酸酯类	抗胆碱能作用	见有机磷中毒部分
氯解磷定	有机磷杀虫剂	复活胆碱酯酶	见有机磷中毒部分
纳洛酮	阿片类	拮抗阿片受体	肌内注射或静脉注射:每次 0.4～0.8 mg,根据病情重复
氟马西尼	苯二氮䓬类	拮抗苯二氮䓬受体	开始静脉注射 0.3 mg,60 秒内未达到要求可重复,连续总量达 20 mg

（四）对症支持疗法

急性中毒不论有无特效解毒药物,应及时给予一般内科对症支持治疗,如给氧、输液、维持电解质酸碱平衡、抗感染、抗休克等。

三、急性中毒的预防

除自杀或他杀性蓄意中毒较难预防外,一般中毒都可通过各种预防措施而收到良好的效果。

（一）加强防毒宣传

为防止中毒发生,应针对各种中毒的不同特点做好宣传教育,如冬天农村或部分城镇居民多用煤火炉取暖,应宣传如何预防一氧化碳中毒等。

（二）加强环境保护及药品和毒物管理

（1）加强环境保护措施,预防大气和水资源污染,改善生产环境条件,做到有毒车间的化学毒物不发生跑、冒、滴、漏,并进行卫生监督,以预防职业中毒和地方病的发生。

（2）加强药物的管理:医院和家庭用药一定要严格管理,特别是麻醉药品、精神病药品及其他毒物药品,以免误服(特别是小儿)或过量使用中毒。

（3）加强毒物管理:对所有毒物,不管是贮存、运输或使用等过程均应严格按规定管理,以确保安全。

（三）预防日常生活中毒

除常见的药物中毒外,主要是预防食用有毒或变质的动植物如各种毒蕈或河豚中毒等。

四、急性中毒的护理

（一）护理目标

（1）挽救患者生命。

（2）终止毒物的继续接触和吸收。

（3）减轻身体、心理痛苦。

（4）健康教育,避免再发生。

（二）护理措施

（1）接诊及护理:①护士要按事先分工有序地开始接诊和施救。首先判断意识、触摸大动脉搏动,对生命功能作出初步评估。如果判断为心脏、呼吸停止,呼叫医师并立即开始心肺复苏。除上述情况之外,测量血压、呼吸、体温,进一步评价。如发现有生命征不稳定,则首先开放和保护气道,建立静脉通道,维持血压,纠正心律失常,在生命征稳定后方能执行其他治疗措施。②接诊昏迷或意识状态改变的患者,一定要将中毒作为可能原因之一,向护送其入院的亲属、同事、医师等询问情况。常见的情况,如找不到原因的昏迷人、从火场救出的伤者、不明原因的代谢性酸中毒者,年轻人发生不明原因可能危及生命的心律失常、小儿发生无法解释的疲倦及意识不清,不明原因的急性多发性器官受损症状、群体出现类似的症状、体征等都应考虑到中毒的可能性。怀疑中毒存在时,注意询问毒物接触史、既往史、用药史、生活习惯、生活和工作环境、性格变化等。多数情况能确定中毒原因、背景、时间和初始症状。③护士应时刻保持敏锐的观察力和应变能力,如果预感到有突发特大公共卫生事件发生时,应迅速报告行政部和护理部,迅速启动紧急预案,启动以急诊科为中心的护理救治网络。对大规模患者快速分类,将患者分为重、中、轻、死亡 4 类并标识。在分类的同时,迅速简洁地分流患者。重症患者原则上在急诊科就地抢救;中度患者在进行一些必要的处理后转运至病房继续治疗;轻度患者在救治人员不足的情况下可暂缓处理或直接在门诊及病房观察。批量患者救治的应急状态工作要流程化,如准备床单位、准备抢救设施、输液等批量工作分别由 3 名(组)护士执行,可节约时间。建简易病历,固定在床尾,随做随记,便于医师、护士查阅,同时保证患者个人资料的完整性。

(2)清除毒物:①皮肤、黏膜和眼内污染毒物时或者呕吐物沾染患者皮肤时,护士要迅速除去患者衣物,用大量流水或生理盐水冲洗。②指导和帮助患者催吐。机械催吐法,先让患者一次饮入大杯清水(约 500 mL),再用手指或汤匙等餐具刺激咽后壁,引起呕吐,排出毒物,反复进行直到吐出物为清水为止,此过程护士予以协助,防止患者呛咳、虚脱或病情变化。催吐禁用于昏迷、惊厥、主动脉瘤、食管静脉曲张、近期发生过心肌梗死的患者及孕妇、服汽油煤油及腐蚀性毒物者。③胃肠排空后的患者才可给服活性炭吸附毒性物质,若 4～6 小时后大便中没有出现活性炭,可再给予半量。但观察到患者有肠胀气、肠阻塞为禁忌。服用泻剂时注意观察患者大便次数、量、性状。

(3)密切观察病情:持续监测心电、血压、呼吸等生命体征,注意瞳孔、意识的变化,通过疼痛刺激、呼唤姓名、对话等方法判断意识状态。发现任何异常变化及时报告医师处理。

护士应该熟悉常见毒物中毒的特殊综合征。例如,有机磷中毒的特征性表现是呼吸大蒜味、流涎、多汗、肌颤、瞳孔缩小、肺水肿;急性酒精中毒表现为颜面潮红或苍白,呼气带酒味,情绪激动、兴奋多语,自控力丧失,有时粗鲁无礼。重度中毒表现为躁动不安、昏睡或昏迷、呼吸浅慢;甲醇中毒出现视力模糊,呼吸深大;洋地黄、奎宁类、毒蕈等中毒时心动过缓;巴比妥、地西泮类药物、严重 CO 中毒时肌力减弱;巴比妥、阿片类、氰化物中毒时呼吸骤停或屏气。各种刺激性毒物,如有机磷、强酸强碱经口服者或毒蕈、食物中毒时剧烈腹痛、腹泻伴恶心呕吐;有机磷、吗啡类、毒蕈、巴比妥类中毒瞳孔缩小;阿托品、乙醇、莨菪碱类、麻黄碱类瞳孔散大;亚硝酸盐类、氰化物、苯胺、麻醉药等皮肤黏膜发绀,而一氧化碳中毒呈樱桃红色;亚硝酸盐中毒时氧疗下仍显著发绀;蛇毒、阿司匹林、肝素等中毒时出血等。

(4)保持呼吸道通畅,有效给氧:对昏迷或意识障碍者立即使其平卧,头后仰、偏向一侧,以及时清除口、鼻腔分泌物和呕吐物,防止误吸导致窒息,保持呼吸道畅通。观察患者面色、口唇、指(趾)甲有无发绀,监测血氧饱和度来判断缺氧情况和了解是否改善。在气道通畅的基础上,根据病情采取鼻导管、面罩等不同方法吸氧,重症患者行气管插管、气管切开术后机械通气给氧,做好相应的护理。

(5)在治疗和处置开始前留取血、尿、呕吐物、衣物等标本,注明标本收集时间,由医师、护士双签名封存,以备毒物鉴定时用和作为法律依据。

(6)迅速建立2～3条静脉通道,选肘正中等粗大静脉,大号留置针输液,固定良好,防止因患者烦躁脱落。根据患者血压、心率、中心静脉压、尿量等综合情况调整输液速度,根据治疗需要的急缓,合理安排用药顺序。

(7)留置导尿管,观察尿量、颜色、性质,准确记录出入量。尿量是反应组织灌注和有效循环血流量的指标,是临床治疗的重要依据。

(8)意识不清、兴奋、躁动者做好安全防护,经常巡视、防止意外发生。使用床栏,必要时约束肢体,以防坠床。按时翻身,防止压疮。

(9)心理护理和健康指导:急性中毒中,自杀性中毒占首位,这类患者多有巨大的心理问题,诱因可能是负性生活事件、精神抑郁、对未来失去信心等,了解自杀原因和患者心理,是心理护理的关键。自杀性中毒者常有情绪性自我贬低,存在悔恨、羞耻情绪,心理脆弱,缺乏自我调节和控制能力,不愿交流也不愿亲友探视,有时不配合抢救,甚至再次自杀。护士要加强与患者及其家属的沟通,鼓励患者找到倾诉对象,通过沟通减轻自杀者心理冲突所致的负性情绪,引导其正确地对待失败和各种心理压力,树立宽容、积极的人生观。要尊重自杀者的人格、感情、志向,不伤害其自尊,消除其自杀未遂的羞耻感,能理智地面对现实,接受治疗。对有强烈自杀倾向的患者,必须设专人陪护,密切观察,与其家人沟通配合,防范再发生类似事件,渡过危机期。

食入不洁食物、含过量亚硝酸盐食物、未煮熟的四季豆、误食毒蕈等食物中毒常群体发病,应就有关常识指导患者。农药中毒死亡率高,要宣传农药安全使用和保管方法,降低危害。对酗酒和滥用药物者劝诫,说明危害。

(韩桂莲)

第十五章

重症医学科护理

第一节 危重患者的基础护理

一、危重患者基础护理要求

凡入 ICU 病室的患者至少为一级护理。为危重患者做好基础护理是防止各种并发症,决定总体治疗成功与否的基本条件。ICU 护士一律在患者床头交接班,因仪器使用条件及治疗用药繁杂多变,交班必须详细、完整。

二、各种危重症监护患者的基础护理技术

(一)重症卧床患者床单位的清洁整理

1.目的

使病床平整无皱折,患者睡卧舒适,保持病室整齐划一。

2.操作准备

(1)患者准备:病情稳定,允许整理或更换床单且能主动配合。

(2)用物准备。①卧床患者床整理用物:床刷、扫床巾,必要时备便器。②卧床患者床更换床单用物:清洁的大单、中单、被套、枕套、床刷、扫床巾、污物袋,需要时备衣裤。

3.操作要点

(1)卧床患者床整理法。①核对解释:携用物至床旁,向患者解释,以取得合作。②移开桌椅:病情许可,放平床头及床尾支架,移开床旁桌椅。③清扫床单:松开床尾盖被,协助患者翻身背向护士,松开近侧各单,用床刷套上湿的扫床巾分别扫净中单、橡胶单,依次搭在患者身上,再自床头至床尾扫净大单,注意枕下及患者身下部分彻底扫净,将各单逐层拉平铺好。协助患者翻身至近侧并躺稳,护士转至对侧,同法逐层扫净并拉平铺好。④整理盖被:患者仰卧,将被套与棉胎同时拉平,叠成被筒,为患者盖好。取出枕头,揉松后放回患者头下。⑤整理用物:还原床旁桌、椅。扫床巾集中消毒清洗。

(2)卧床患者床更换床单法。①安置用物:将清洁被服按更换顺序放于床尾椅上。②更换床

单:铺床单,松开床尾盖被,协助患者侧卧背向护士,枕头随患者翻身移向对侧;松开近侧各层床单,将中单卷入患者身下,扫净橡胶中单,搭于患者身上,再将污大单卷入身下,扫净褥垫上的渣屑;将清洁大单的中线与床的中线对齐,一半塞于患者身下,靠近侧的半幅大单自床头、床尾、中间按序铺好;放平橡胶中单,铺上清洁中单,一半塞于患者身下,近侧中单连同橡胶中单一起塞于床垫下。铺对侧,协助患者侧卧于铺好的清洁大单上,面向护士;护士转至对侧,将污中单卷起撤出,扫净橡胶中单,搭于患者身上,将污大单卷起,连污中单一同放于污物袋中;扫净褥垫上的渣屑,依次将清洁大单、橡胶中单、中单逐层拉平,一起塞于床垫下,协助患者取仰卧位。③更换被套:取出棉胎,解开盖被尾端带子,被套的尾端打开约 1/3,将棉胎在污被套内竖叠三折后按"S"形折叠拉出放在床尾的椅子上。套被套,以清洁被套正面向外铺于患者身上;将棉胎套入清洁被套内,拉平已套的棉胎与被套,并系上被套尾端带子,卷出污被套放入污物袋内。将盖被叠成被筒,尾端向内折叠与床尾齐,并塞于床尾的床垫下。④更换枕套:一手托起患者头部,另一手迅速取出枕头,更换枕套后,再放回患者头下。⑤整理用物:协助患者取舒适卧位,必要时拉起床档,还原床旁桌椅,清理用物,整理床单位。

4.注意事项

(1)若监护室中有治疗操作,或有患者进餐,不宜整理床铺。

(2)操作时,动作应轻稳、节力,不宜过多翻动和暴露患者,避免受凉,防止患者翻身时坠床。

(3)病床应用湿式清扫,一床一巾,用后均需消毒。

(二)口腔护理技术

1.目的

(1)保持口腔清洁、湿润,预防口腔感染及其他并发症,使患者感到舒适。

(2)防止口臭、牙垢,促进食欲。

(3)观察口腔黏膜和舌苔的变化、口腔气味,提供病情变化的动态信息。

2.操作准备

(1)患者准备:了解口腔护理的目的,愿意合作,有安全感。

(2)用物准备。①治疗盘内置:治疗碗(内盛含有漱口溶液的棉球约 16 个,弯血管钳、镊子)治疗巾、弯盘、压舌板、纱布、棉签、吸水管、漱口杯、手电筒,需要时可备张口器。②外用药:如液状石蜡、冰硼散、锡类散、西瓜霜、金霉素甘油、制霉菌素甘油等。③常用漱口溶液及作用:见表 15-1。

表 15-1 常用漱口溶液及作用

名称	作用
生理盐水	清洁口腔,预防感染
多贝尔溶液(复方硼酸溶液)	轻微抑菌,除臭
1%~3%过氧化氢溶液	遇到有机物时,放出新生氧,抗菌除臭
2%~3%硼酸溶液	为酸性防腐剂,抑菌
1%~4%碳酸氢钠溶液	为碱性防腐剂,抑菌
0.02%呋喃西林溶液	清洁口腔,广谱抗菌
0.1%醋酸溶液	用于铜绿假单胞菌感染
0.08%甲硝唑溶液	适用于厌氧菌感染

3.操作要点

(1)核对解释:携用物至床旁,核对并向患者及家属解释。

(2)安置体位:协助患者侧卧或头偏向护士,铺治疗巾于患者颌下及胸前,置弯盘于口角旁。

(3)观察口腔:湿润口唇、口角,观察口腔黏膜有无出血、溃疡等,对长期使用激素、抗生素的患者,应观察有无真菌感染。昏迷、牙关紧闭及无法自行开口的患者,可用张口器。若光线不足,可使用手电筒辅助,再以压舌板由患者口腔侧面轻轻置入。

(4)取下义齿:取下活动义齿,先取上面义齿,后取下面义齿,并放置容器内用冷水冲洗刷净,待口腔护理后戴上或浸入冷水中保存。

(5)擦洗口腔:协助患者用温水漱口(昏迷患者除外)。嘱患者咬合上下齿,用压舌板轻轻撑开一侧颊部,用弯血管钳夹含有漱口液的棉球由内向外(磨牙至切牙)纵向擦洗;同法擦洗对侧。每擦一个部位,更换一个棉球。嘱患者张口,依次擦洗一侧牙齿的上内侧面、上咬合面、下内侧面、下咬合面,再弧形擦洗颊部。同法擦洗另一侧。再依次擦洗舌面及硬腭部。勿触及咽部,以免引起患者恶心。

(6)漱口涂药:意识清醒者用吸水管吸漱口水漱口,用治疗巾拭去患者口角处水渍。口腔黏膜如有溃疡、真菌感染,酌情涂药于患处,口唇干裂者可涂液状石蜡。

(7)整理用物:协助患者取舒适卧位,清理用物,整理床单。

4.注意事项

(1)操作时动作要轻,以免损伤口腔黏膜及牙龈。

(2)需用张口器时,应从白齿处放入,不可用暴力助其张口。

(3)为昏迷患者清洁口腔时,棉球需夹紧每次一个,棉球不可过湿,防止将漱口液吸入呼吸道,并不予漱口。

(4)每天进行口腔护理2~3次。

(5)患者若有活动义齿要取下,浸于冷水中,并于每晨更换清水1次。

(6)操作完毕记录口腔护理日期、时间、口腔局部用药的名称,护士签名。

(三)床上擦浴

1.目的

(1)使患者清洁、舒适,预防皮肤感染。

(2)促进皮肤血液循环,预防压疮。

(3)观察和了解患者的一般情况,满足其身心需要。

2.操作准备

(1)患者准备:让患者及家属了解擦浴的目的及步骤,并能主动配合。

(2)用物准备。①治疗盘内置:毛巾2条、肥皂、浴巾、梳子、小剪刀、50%酒精、清洁衣裤和被服、爽身粉。②治疗车下置:脸盆、热水桶(水温47~50 ℃并根据年龄、季节、生活习惯增减水温)、污水桶、便盆等。③女患者备会阴冲洗物:弯盘、长镊子、大棉球数个。

3.操作要点

以女患者为例。

(1)备齐用物携至床旁,做好解释,询问需要。

(2)热水桶、污水桶放于床旁,移开桌椅,备好脸盆、水、毛巾、肥皂。调整患者为舒适体位并易于擦洗。将毛巾叠成手套状,包在手上。

（3）为患者擦洗脸部及颈部。浴巾铺于颈前，松开领口，依次擦洗眼（由内向外擦拭）、额、鼻翼、面颊部、嘴部、耳后直至颌及颈部。

（4）为患者脱下上衣，在擦洗部位下面铺上浴巾，按顺序擦洗两上肢、胸腹部。先用涂肥皂的湿毛巾擦洗，再用湿毛巾擦净肥皂，清洗拧干毛巾后再擦洗，最后用浴巾擦干。协助患者侧卧，背向护士，依次擦洗颈、背、臀部。擦洗毕，可在骨突处用50％乙醇做按摩。为患者换上清洁上衣。

（5）清洗会阴部。脱下裤子，腿用盖被包裹，便盆放于臀下，倾倒温开水自阴部流过，同时用长镊子夹大棉球自上而下分别擦洗两侧阴唇，最后用棉球自阴阜擦向肛门，边擦边冲洗，洗毕用纱布将流水擦干，将镊子置于弯盘，撤去便盆。

（6）更换温水及毛巾后，擦洗双下肢，用温水泡洗双脚擦干，再为患者换上清洁的裤子。

（7）梳头，需要时修剪指甲、更换床单，整理好床单位，清理用物，放回原处。

4.注意事项

（1）床上擦浴时间不超过20～30分钟。

（2）每擦洗一处，均在下面垫浴巾，避免弄湿床铺，注意擦净腋窝、脐部、腹股沟等皱褶处。

（3）擦洗动作要敏捷，减少翻身和暴露，以免患者受凉。按摩时可适当用力，不宜过重。

（4）擦洗过程中注意观察病情，若患者出现寒战、面色苍白等情况时，应立即停止擦浴，给予适当处理。

（5）操作前后测量记录生命体征，记录任何异常的皮肤发现。

（四）排痰

1.目的

（1）清除咽、喉、气管内分泌物，保持呼吸道通畅。

（2）避免或解除痰液窒息，防止吸入性肺部感染。用物准备电动吸痰器、吸痰用物（吸痰导管、玻璃接头、镊子、压舌板、开口器、牙垫、纱布、手套、治疗碗、生理盐水）。

2.操作要点

（1）协助排痰法：摇高床头，使患者处坐位，护士立于患者左侧，左手扶住患者肩部，右手呈杯状有规律地自下而上叩打患者两侧背部，手腕用力要适当，避免叩打脊柱部，叩打约30秒，然后嘱患者做深呼吸约5次，最后一次深吸气后嘱患者屏气，护士立即用右手扶住患者肩部，左手示指与中指并拢触摸患者气管，刺激其咳嗽将痰排出（图15-1）。

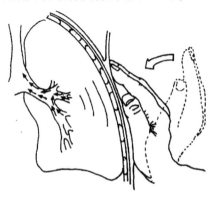

图 15-1　胸背部扣打法

（2）负压吸痰法：①插上电源，将吸痰导管通过玻璃接头、胶管与吸痰器紧密连接，不可漏气。

②打开吸引器开关,用镊子将吸痰管端置于生理盐水中,检测有无阻塞及吸引力大小。③对昏迷患者,应先用开口器、压舌板张开其口腔,并置以牙垫。④左手持吸痰管与玻璃接头处,右手用镊子夹住吸痰管前1/3处,徐徐自患者的口腔或鼻腔插至咽部;同时,间歇用开关启动吸痰器进行吸痰(气管插管或气管切开患者可将吸痰管由插管或套管内插入)。吸痰时,吸痰管应自下慢慢上移,并左右旋转,以吸净痰液。⑤吸痰完毕后,将吸痰管抽出,并置于清水中开动吸引器冲净吸痰管、胶管等处的分泌物;用纱布擦拭管外面分泌物;最后将吸痰管置于消毒瓶中浸泡,以备下次使用。⑥若在吸痰过程中,痰量较多而黏,或吸痰管被阻塞,应取出吸痰管,并在清水或生理盐水中进行冲洗,直至痰液被清除或吸痰管通畅为止。

3.注意事项

(1)用前检查吸引器性能是否良好,各导管连接是否正确。

(2)吸痰动作要轻柔,防止损伤黏膜。抽吸前,应给患者吸纯氧或至少让患者做深呼吸5次,抽吸时间不超过15秒,以免造成缺氧。

(3)储液瓶内液体不得超过2/3满,以防止液体进入电动机内损坏机器,储液瓶及其连接的橡胶管应每天更换清洁、消毒1次。

(4)治疗盘内吸痰用品应每天更换1次。

(方晓霞)

第二节　危重患者的心理护理

心理护理是指护理人员运用心理知识,以科学的态度、恰当的方法、美好的语言对患者的精神痛苦、心理顾虑、思想负担、疑难问题等进行疏导,帮其解决心身症结、克服心理障碍、提高战胜疾病的信心和勇气,促进康复。

一、环境对 ICU 患者心理的影响

(一)物理环境的影响

1.设施

ICU病房摆放了各种各样的仪器设备,如氧气管道、吸引器、呼吸机、监护仪、除颤器等高新技术设备,会让患者产生思想上的压力。

2.噪声

床位之间距离较近,无隔音装置,各种各样的仪器运作声、报警声、吸痰声甚至夜间谈话及走路声等都可成为噪声来源。有调查发现 ICU 噪声平均为 63~92 dB。噪声超过 60 dB 会使患者感到烦躁不安,降低其对疼痛的耐受阈值。使其产生较强的压力感和焦虑感,导致心理紧张,影响正常生活节奏、休息及睡眠。因此,WHO建议白天监护室内环境的噪声强度不可超过 48 dB,晚上不超过 35 dB。

3.光线

ICU 白天室内光线较暗,夜间室内光线较亮,易改变患者的睡眠形态,给患者造成不适感。因此保持室内光线柔和,以安抚神经系统,改善患者的睡眠,稳定情绪。

4.温度、湿度、清洁度

监护室内温度、湿度、清洁度的不适当均会使患者产生不良心理反应。过热会使患者烦躁，影响食欲和睡眠；过冷会使肌肉紧张，影响其睡眠。科学测定表明，当空气湿度高于65％或低于38％，病菌繁殖滋生最快；空气湿度过小，容易造成痰液黏稠或结成干痂不排出，从而进一步加重感染，导致患者产生焦虑。不洁的病室环境会使患者感到压抑。

(二)ICU 社会环境的影响

1.工作人员的影响

个别医护人员对各种监护抢救仪器的使用和调整不熟练，对监护仪器显示的数据不能够正确分析，在抢救危重患者时表情紧张，回答不确定，惊呼随口而出或者进行护理操作时工作程序不流畅，"三查七对"不严格，无菌操作观念不强等，都会给患者心理上造成不信任感、紧张感。医护人员的注意力往往被监护仪所引导，关注的常常是患者的疾病和损伤，较少同患者沟通交流，会使患者感到医护人员更关心的是他们身旁的仪器而不是患者本身。

2.特殊环境的影响

患者对各种监护仪器、抢救仪器和环境的陌生，对各种侵入性操作的不理解，及限制探视无陪护、限制活动或进行强制约束等易使患者感到不安和恐惧。尤其是夜幕降临，ICU 内仍然警报声、呻吟声不断，此时患者恐惧感骤然上升。

3.同病室患者的影响

当患者看到同病室的其他患者病情变化或死亡，看到医护人员紧张而严肃的表情时不禁会为自己的疾病担忧，而造成负性心理影响。同病室患者存在性别差异，在接受某些治疗或检查时，如果医护人员不能充分重视对患者个人隐私的保护，未能满足患者的需求会引起患者的尴尬、窘迫和心理紧张。

二、ICU 患者的心理需求

(一)安静环境的需求

ICU 病房的患者，大多处于被动状态。ICU 病房环境嘈杂，各种仪器的运作声、报警声、监护仪光信号、昼夜不息的灯光及医务人员忙碌的工作，这些都使 ICU 的氛围变得紧张，造成了患者视觉、听觉超负荷。因此患者需要一个安静的环境

(二)安全的需求

安全感是所有患者最普遍、最重要的心理需求。由于受到疾病的威胁，随时会发生病情变化，患者极易产生不安全感，他们希望生命不再受到威胁，迫切希望得到准确、可靠、安全的治疗。因而进行任何技术操作和治疗前，医护人员均应事先耐心细致的解释，以增强患者的安全感。

(三)尊重的需求

ICU 患者病情危重，自我评价往往较低，但却对别人如何看待自己极为敏感，自尊心格外易受伤害，因此希望得到医务人员的尊重、关心和重视。医务人员应当尊重患者，避免伤害自尊心的表情、语言及行为。

(四)被关心和接纳的需求

由于突然改变了原来的生活习惯和规律，进入陌生的 ICU 病房环境，患者需要尽快地熟悉环境，需要被新的群体接受；患者有时不能通过语言表达自己的感受和意愿，需要有效的交流沟通，在情感上被接纳。

（五）信息的需求

和普通病房患者一样，ICU 患者也需要了解自己生的是什么病、为什么要住进 ICU、疾病会发生什么变化、疾病的预后如何以及采用什么治疗手段等。总之，患者需要来自医院、社会和家庭的信息刺激及情感交流。

三、ICU 患者心理护理原则

（一）尊重和爱护

入住 ICU 的患者，活动受限，自我感受性增强，易敏感、恐惧和情绪不稳定等使他们更易把注意力集中在自身与疾病。关心、体谅、爱护、尊重患者，建立良好的护患关系，使其增强战胜疾病的信心，是做好心理护理的前提。

（二）理解与沟通

护士通过语言交流如谈心、说话等和非语言交流如观察患者的面部表情、眼神、肢体动作等方法来了解 ICU 患者的感受和需求，从而采取相应措施开导患者和帮助其解决问题。护士应理解和同情患者的烦恼、顾虑与痛苦，尽力帮助和支持患者，改善其心境，提高其信心，促进其心身健康。

（三）满足需要

ICU 患者对尽早诊断、准确治疗的心理需要大多比较直接、迫切；对疼痛的耐受性降低，希望得到及时的止痛处理；他们的需要在得不到满足时容易产生抑郁、愤怒等消极情绪，加重病情，从而产生恶性循环，故心理需要满足与否是做好心理护理的关键。

（四）个体化

ICU 患者的心理护理不能千篇一律，患者的文化层次、心理特征、生理及年龄状况等不同以及疾病种类、病史长短、病程进展、疗效状况不同，其心理需求不同，心理护理的重点也不同。因此要强调心理护理的个体化，即不同的患者采取不同的护理方法。

（五）共同参与

ICU 患者是社会的一员，因此心理护理不仅仅是医护人员的专职，家庭所有成员，包括邻居、同事和朋友，都要积极参与和配合，才能收到更好的效果。

（方晓霞）

第三节　危重患者的疼痛护理

一、危重患者疼痛的评估

相对于全身麻醉患者的镇静与镇痛，对 ICU 患者的镇静和镇痛治疗更加强调"适度"概念，"过度"或"不足"都可能给患者带来损害。因此，需要对重症患者的疼痛与意识状态以及镇痛和镇静疗效进行准确评价。对疼痛程度与意识状态的评估是进行镇痛和镇静的基础，是合理、恰当使用镇痛、镇静治疗的保证。

(一)疼痛评估

疼痛评估包括疼痛的部位、特点、加重或减轻因素和强度,最可靠和有效的评估标准是患者的自我描述。应用各种评分方法进行评估疼痛程度与治疗反应,应定期进行并有完整的记录。常用评分方法有以下几种。

1.语言评分法(verbal rating scale,VRS)

按疼痛以最轻到最重的顺序,从 0 分(不痛)至 10 分(疼痛难忍)的分值代表不同疼痛的程度,由患者选择不同分值来量化疼痛程度。

2.视觉模拟法(visual analogue scale,VAS)

用一条 100 mm 的水平直线,将两端分别定为不痛到最痛。由被测试者自己在最接近疼痛程度的地方画垂直线标记,由此量化其疼痛强度。VAS 已被证实是一种评价老年患者急、慢性疼痛的有效且可靠方法。

3.数字评分法(numerical rating scale,NRS)

NRS 是指一个从 0~10 的点状标尺,其中 0 代表不痛,10 代表疼痛难忍,由测试者从上面选一个数字来描述疼痛。其在评价老年患者急、慢性疼痛的有效性与可靠性上已获得证实。

4.面部表情评分法(faces pain scale,FPS)

FPS 指由 6 种面部表情及 0~10 分(或 0~5 分)构成,程度分别从不痛到疼痛难忍。由患者选择图像或者数字来反映最接近其疼痛的程度。FPS 与 VAS、NRS 有很好的相关性,并且可重复性也较好。

5.术后疼痛评分法(Prince-Henry 评分法)

此方法主要用于胸腹部手术后疼痛的测量。由 0~4 分共分为 5 级,评分方法见表 15-2。

表 15-2　术后疼痛评分法

分值	描述
0	咳嗽时无疼痛
1	咳嗽时有疼痛
2	安静时无疼痛,深呼吸时有疼痛
3	安静状态下有交情疼痛,可以忍受
4	安静状态下有剧烈疼痛,难以忍受

对于术后因气管切开或者因保留气管导管不能说话的患者,可在术前训练患者用 5 个手指来表达自己从 0~4 分的选择。

疼痛评估可采用上述多种的方法来进行,但最可靠的方法仍是患者的主诉。VAS 或 NRS 评分法依赖于患者与医护人员之间交流的能力。当患者处在较深镇静、麻醉或吸收肌松剂的情况下,往往不能主观表达疼痛的强度。此种情况下,患者的相关行为(如面部表情、运动和姿势)与生理指标(如心率、血压和呼吸频率)的变化同样可反映疼痛的程度,需要定时及仔细观察来判断疼痛的程度及变化。但这些非特异性的指标容易被曲解或受观察者的主观影响。

(二)镇静评估

定时进行镇静程度评估有利于镇静药物及其剂量的调整以达到预期的目标。理想的镇静评分系统应便于各参数易于计算与记录,有助于准确判断镇静程度并能指导治疗。现在临床常用的镇静评分系统包括 Ramsay 评分、Riker 镇静躁动评分(sedation agitation scale,SAS)和肌肉活动评分法(motor activity assessment scale,MAAS)等主观性镇静评分方法,以及脑电双频指数(bispectral index,BIS)等客观性镇静评分方法。

1.镇静和躁动的主观评估

(1)Ramsay 评分:是指临床上使用最广泛的镇静评分标准,其分为 6 级,分别反映出 3 个层次的清醒状态与 3 个层次的睡眠状态(表 15-3)。Ramsay 评分法被认为是一种可靠的镇静评分标准,但是缺乏特征性指标来区分不同的镇静水平。

表 15-3　Ramsay 评分

分数	描述
1	患者焦虑、躁动不安
2	患者配合,有定向力、安静
3	患者对指令有反应
4	嗜睡,对轻扣眉间或大声听觉刺激反应敏捷
5	嗜睡,对轻扣眉间或大声听觉刺激反应迟钝
6	嗜睡,无任何反应

(2)Riker 镇静躁动评分(SAS):SAS 是根据患者的 7 项不同行为对其意识和躁动程度进行评分(表 15-4)。

表 15-4　Riker 镇静躁动评分(SAS)

分值	定义	描述
7	危险躁动	拉拽气管内插管,试图拔除各种管道,翻阅床栏,攻击医护人员,在床上辗转挣扎
6	非常躁动	需要保护性束缚病反复语言提示劝阻,咬气管插管
5	躁动	焦虑或身体躁动,经言语提示劝阻可安静
4	安静合作	安静,容易唤醒,服从指令
3	镇静	嗜睡,语言刺激或轻轻摇动可唤醒并能服从简单指令,但又迅速入睡
2	非常镇静	对躯体刺激有反应,不能交流及服从指令,有自主运动
1	不能唤醒	对恶性刺激无或仅有轻微反应,不能交流及服从指令

注:恶性刺激是指吸痰或用力按压眼眶、胸骨或甲床 5 秒钟。

(3)肌肉活动评分法(MAAS):是自 SAS 演化而来,MAAS 通过 7 项指标来描述患者对刺激的行为反应(表 15-5),对重症患者的评分也有很好的可靠性和安全性。

表 15-5　肌肉运动评分法(MAAS)

分值	定义	描述
6	危险躁动	无外界刺激就有活动,不配合,拉扯气管插管及各种导管,在床上翻来覆去,攻击医务人员,试图翻越床栏,不能按要求安静下来
5	躁动	无外界刺激就有活动,试图坐起或将肢体伸出床沿。不能始终服从指令(如能按要求躺下,但很快又坐起或将肢体伸出床沿)
4	烦躁但能配合	无外界刺激就有活动,摆弄床单或插管,不能盖好被子,能服从指令
3	安静、配合	无外界刺激就有活动,但有目的的整理床单或衣服,能服从指令

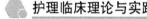

（续表）

分值	定义	描述
2	触摸、叫姓名有反应	可睁眼、抬眉，向刺激方向转头，触摸或大声叫名字时有肢体运动
1	仅对恶性刺激有反应	可睁眼、抬眉，向刺激方向转头，恶性刺激时有肢体运动
0	无反应	恶性刺激时无运动

ICU患者的理想镇静水平，是指既能保证患者安静入睡又能够容易被唤醒。应该在镇静治疗开始前就明确所需的镇静水平，给予定时、系统地进行评估和记录，并且随时调整镇静用药及剂量以达到并维持所需的镇静水平。

2.镇静的客观评估

客观性的评估是镇静评估重要的组成部分。但现有的镇静客观评估方法的临床可靠性尚需进一步验证。目前报道的方法主要有脑电双频指数（BIS）、心率变异系数及食管下段收缩性等。

二、重症患者疼痛的处理与护理

（一）准确评估疼痛程度

1.患者的主诉

患者的主诉是判断患者疼痛的黄金标准，疼痛是一种主观的感觉，必须依靠患者的主诉来判断疼痛是否存在及其疼痛的部位、性质、程度、有无不良反应。护士要主动询问，耐心倾听患者主诉并且做好记录。

2.选择适合的疼痛评估量表

应根据患者的特点选择适合的疼痛量表进行评估。疼痛程度精确化、统一化。呼吸机治疗的患者无法进行语言交流时可采取用手势、写字等非语言交流的方式。对于极度虚弱患者应通过观察与疼痛相关的行为（如面部表情、运动和姿势等）和生理指标（如心率、血压和呼吸频率等）。并且监测镇痛治疗后这些参数的变化来评估疼痛。

3.避免评估的偏差性

通常护理人员认为主诉多的患者比主诉少的患者经历着更为剧烈的疼痛，往往低估了主诉少的患者的疼痛程度。因此，护士应尽量避免由此而造成评估的偏差性。

（二）选用恰当的镇痛、镇静措施

1.祛除或减轻导致疼痛的诱因

有很多焦虑与躁动的诱因会加重重危患者的疼痛。在实施镇痛和镇静治疗前应预先将其排除。这些诱因包括以下几点。

（1）精神因素：精神压力过重、极度悲伤、性格忧郁。

（2）环境因素：气温、强光、噪声、人多嘈杂等。

（3）身体因素：不良姿势、过度疲劳、低氧状态等。

2.遵医嘱予镇痛、镇静治疗

应遵医嘱按时给药，并且根据病情估计可能经历较严重疼痛的患者，给予预防性地使用镇痛药。并且在麻醉药物作用未完全消失时重复给药。对于合并有疼痛因素的患者，在实施镇静治疗之前首先给予充分镇痛治疗，护士还可在自己的职权范围内应用一些非药物的方法为患者减轻疼痛，减少其对止痛药的需求。常用的方法有热敷、冷敷、改变卧位、按摩、活动肢体、呼吸调整、分散注意力等。

3.根据镇痛和镇静效果不断调整用药剂量

在采取了镇痛、镇静措施后,应及时观察并评估镇痛与镇静的效果。并根据疗效制订下一步的治疗护理措施,以达到较满意的治疗目的。

4.镇静过程中实施每天唤醒计划

为避免药物蓄积和药效延长,应采取每天定时中断输注镇静药物(宜在白天进行),并且评估患者的精神与神经功能状态。应用该方案可减少用药量,减少机械通气时间和重症监护病房停留时间。但患者清醒期间须严密监测和护理,以防止患者自行拔除气管插管等意外的发生。

5.健康教育

护士应负责患者及家属的宣教。让那些不愿意报告疼痛、担心出现不良反应、害怕成瘾的患者采取正确的态度对待疼痛、配合治疗。指导患者应如何表达自己的疼痛性质、程度、持续时间和部位。对于使用 PCA 的患者,还应教其正确的使用方法,让患者学会自我缓解疼痛的方法如放松、想象、分散注意力等。患者家属的安慰和鼓励对提高患者的痛阈起着不可替代的作用。

(三)不良反应及并发症的观察及处理

1.呼吸抑制

患者可能表现为呼吸频率减慢、幅度减小、缺氧和(或)二氧化碳蓄积等。因此,需注意呼吸运动的监测,密切观察患者的呼吸频率、节律、幅度、呼吸周期比和呼吸形式。常规监测氧饱和度,酌情监测呼气末二氧化碳,定时监测动脉血氧分压和二氧化碳分压。对机械通气患者应定期监测自主呼吸潮气量、每分通气量等。应结合镇痛和镇静状态评估,及时对治疗方案进行调整,避免发生不良事件。尤其是无创通气患者应该引起注意,加强呼吸道的护理,缩短翻身和拍背的间隔时间。酌情给予背部叩击治疗和肺部理疗,结合体位引流的方法,促进呼吸道分泌物排出,可在必要时应用纤维支气管镜协助治疗。

2.过度镇静

应选用恰当的镇静状态评分标准定时进行镇静评分。使用麻醉性镇痛及镇静药后第 1 个4 小时内,应每 1 小时监测 1 次,然后每 2 小时监测 1 次,连续使用 8 小时以后只要继续给药,就应每 4 小时监测镇静程度 1 次,根据评分结果及时调整药物及剂量。

3.谵妄

在 ICU 的患者谵妄发生率 11%～90%,导致谵妄的危险因素主要存在患者自身的状况、疾病因素及医源性因素(药物苯二氮䓬类、制动及睡眠紊乱)等。防治方法主要是减少或避免使用苯二氮䓬类药物、氟哌啶醇及综合治疗。

4.ICU 获得性神经肌肉障碍

危险因素主要包括多器官功能衰竭(multiple organ failure,MOF)、高血糖、激素治疗、不活动、肌松剂镇静引起的制动。其主要预防治疗包括积极治疗脓毒症、控制血糖、早期活动等;恰当且有计划的镇静治疗,避免发生过度镇静;及尽早停用镇静药物。

（方晓霞）

第四节　危重患者的营养支持

一、概述

营养支持正确的实施可以发挥良好的效果,能促进患者早日康复,也能使并发症发生率降到最低程度。当机体处于在疾病应激状态时,会出现营养素或热量的消耗增加,及某些特定营养素的额外损失,及时、合理地调整营养素摄入量可增加机体的抗病能力,促进创伤组织修复和疾病痊愈。但相反,不恰当的营养支持则不仅疗效不明显,而且并发症很多。在重症医学的综合治疗中,关键是保护和改善全身与各器官的氧输送并使之与氧消耗相适应,而代谢的底物以及部分代谢过程的调理,营养支持是重要的手段。而营养不良的严重程度又直接关系到危重症综合治疗的效果,影响到疾病的转归。临床营养经过30多年的研究与实践,在理论认识以及临床应用方面均得到长足发展,在能量的合理补充、营养供给的方式与途径、应用营养素的药理作用来影响疾病的进程及营养支持相关并发症的处理等方面均有深入的了解,当今营养支持已成为重症患者整体救治过程中不可缺少的一个组成部分,人们发现各种营养底物在不同疾病的不同阶段通过不同的代谢途径与给予方式,对疾病预后有着显著不同的影响。

(一)基本概念

1.营养

营养指人体吸收和利用食物或营养要素的过程,是人类通过摄取食物以满足机体生理需要的生物化学过程。

2.营养素

营养素是食物中能被人体消化、吸收和利用的成分。

(二)营养支持途径与选择原则

临床根据营养素补充途径,营养支持分为肠外营养支持(parenteral nutrition,PN)即通过外周或中心静脉途径,与肠道营养(enteral nutrition,EN)即通过胃肠管经胃肠道途径。尽早开始营养支持已是众所周知的原则,随着临床营养支持的发展,已由PN为主的营养供给方式,转变为通过鼻胃鼻空肠导管或胃肠造口途径为主的肠道营养(EN)支持。

临床研究显示关于营养支持的时机:及时、合理的营养支持有助于降低重症营养不良的发生,维持组织器官的结构与功能,维护肠屏障与免疫机制,并支持骨骼肌与呼吸肌功能,从而更好地改善重症患者的预后。重症患者在经过早期而有效复苏(特别是容量复苏)、生命体征与内稳态失衡得到一定的控制后,应该及早开始任意形式的营养支持,这一原则已基本达到国际上的共识。对于胃肠道仍具有一定功能的重症患者,EN应是首先考虑选择的营养供给途径。重症患者由于疾病以及某些治疗的影响,常合并有胃肠动力障碍,EN不耐受是常常面临的问题,并由此可导致喂养不足及加重营养不良。后者常与感染性并发症和病死率的增加相关。因此,在EN实施过程中,判断患者的胃肠功能、制订合理的目标喂养量、评估肠道喂养的耐受性、调整治疗方案等,均是确保EN有效实施的必要措施。应该指出的是,如果肠道喂养不能满足患者需要时,应及时采用PN或PN联合EN的营养供给方式,来完成重症患者的营养治疗计划。

二、重症患者的营养评估与需求

对住院患者进行正确、合理的营养评估是极关键的。因为营养支持尤其是全肠外营养（total parenteral nutrition，TPN），不但价格昂贵而且会由于应用不当而造成损害。不加选择地进行营养支持是禁忌的，而营养状态评价的目的就是筛选出那些可能从营养支持中获益的患者。这种评估提供了患者营养不良的严重程度及持续发展的危险性。在临床上确定患者是否需要营养支持的 3 个常用的指标是机体成分的组成、半饥饿状态的持续时间和系统性炎症反应的程度。它反映了机体的营养状态、食物摄入不足的间期和疾病造成损害的程度。

（一）营养评估

1.病史

患者的病史和体检可提示对营养支持的需要。病史可提供体重减少的速度和程度及营养摄取的数量和质量，患者的病史还可提供饮食特点的信息，以及味觉、咀嚼方式、吞咽改变、食物变态反应史、药物和乙醇摄入及厌食等情况。体检可能发现皮肤状态（干燥、鳞屑及萎缩）、肌肉消耗、肌肉强度丧失、凹陷性水肿等。由有经验的临床医师获得一份完整的病史和体检，也许是最简单、最好的营养评估方法。

2.人体学测量

（1）身高与体重：①身高＞165 cm 者，标准体重（kg）＝（身高－100）×0.9。②身高＜165 cm 者，男性标准体重（kg）＝（身高－105）×0.9。③女性标准体重（kg）＝（身高－100）×0.9。

如果不存在水、电解质代谢紊乱的影响，体重的变化情况基本上能够客观反映患者的营养状态，尤其是实际体重与平时体重之比更有意义。可计算下列指标：

$$占标准体重的％＝（实际体重/标准体重）×100$$
$$占平时体重的％＝（实际体重/平时体重）×100$$
$$体重变化的％＝（平时体重－实际体重）除以平时体重×100$$

测的体重占标准体重的 80％～90％，为轻度营养不良；占标准体重的 60％～80％，为中度营养不良；重度营养不良者的体重仅为标准体重的 60％以下。急性（2 周之内）体重丢失 10％，相比较逐渐减少 10％危害性大得多。当体重减少 25％以上，体内的多数功能性器官（心、肺、肝）可发生功能障碍。

（2）上臂周径、上臂肌肉周径和皮皱厚度。人体测量标准：①上臂中部周径（cm）。男性，29.3；女性，28.5。②上臂肌肉周径（cm）。男性，25.3；女性，23.2。③三头肌皮皱厚度（mm）。男性，12.5；女性，16.5。

（3）内脏蛋白测定。①清蛋白：浓度低于 35 g/L 提示营养不良。②转铁蛋白：正常值为 2.4～2.8 g/L；1.5～1.75 g/L 为轻度营养不良；1.0～1.5 g/L 为中度营养不良；＜1.0 g/L 为重度营养不良。③维生素 A 结合蛋白：正常值为 157～296 mg/L。

3.免疫状态测定

营养不良者常兼有体液和细胞免疫功能得降低。

（1）淋巴细胞总数：是评定细胞免疫功能的简易方法。经计算公式为总淋巴细胞计数＝淋巴细胞百分比×白细胞计数。总淋巴细胞计数＞$2.0×10^9$/L 者为正常；$(1.2～2.0)×10^9$/L 者为轻度营养不良；$(0.8～1.2)×10^9$/L 者为中度营养不良；＜$0.8×10^9$/L 者为重度营养不良。若淋巴细胞总数低于 $1.5×10^9$/L，则提示免疫功能不良。

（2）迟发型超敏皮肤反应：该实验室将不同的抗原于前臂屈侧表面不同部位注射 0.1 mL，待 48 小时后测量接种处硬结直径，若＞5 mm 为正常。

（3）氮平衡：是评价机体蛋白质营养状况看最可靠和最常用的指标。摄入氮量可按 6.25 g 蛋白质＝1 g 氮来进行计算；氮平衡＝蛋白质摄入量/6.25－[24 小时尿中尿素氮(g)＋3 g]。

(二)营养需求

在正常人，热量和氮需求可根据年龄、性别、身高和体重计算。理想地说，热量需求应根据每个患者进行计算，通过计算和测定的静息能量消耗，并用身体活动系数和应激程度加以调整。对个体患者来说，间接测热法是 REE 较准确的测量方法。热量需求用 Harris-Benedict 公式方便地计算。

女性：$REE(kcal/d)＝65＋9.6W＋1.7H－4.7A$。

男性：$REE(kcal/d)＝66＋13.7W＋5.0H－6.8A$。

$W＝$体重(kg)；$H＝$身高(cm)；$A＝$年龄(岁)。

(三)重症患者营养支持原则

营养摄入不足与蛋白质－热量负平衡、发生营养不良及血源性的感染相关，并直接影响 ICU 患者的预后。对重症患者，维持机体水、电解质平衡为第一需要。在复苏的早期、血流动力学还尚未稳定或存在严重的代谢性酸中毒阶段，均不是开始营养支持的安全时机。此外还应考虑不同原发疾病、不同阶段的代谢改变与器官功能的特点。当存在严重肝功能障碍、严重氮质血症、肝性脑病、严重高血糖未得到有效控制等情况下，营养支持很难有效实施。

有关外科重症患者营养支持方式的循证医学研究表明，80％的患者可以完全耐受肠道营养（EN），另外 10％可接受 EN 和 PN 混合形式营养支持，其余的 10％胃肠道不可使用，是选择 TPN 的绝对适应证。应该指出，重症患者肠道营养不耐受的发生率高于普通患者，有回顾性调查资料显示，仅有 50％左右接受 EN 的重症患者可达到目标喂养量[104.5 kJ/(k g·d)]。对于合并肠功能障碍的重症患者，肠外营养支持是其综合治疗的重要组成部分。

三、肠道营养的应用与护理

(一)定义

肠道营养(enteral nutrition，EN)是经胃肠道提供代谢需要的营养物质及其他各种营养素的营养支持方式。EN 决定于时间长短、精神状态与胃肠道功能。肠道营养有口服和经导管输入 2 种途径，其中经导管输入方式以包括鼻胃管、鼻十二指肠管、鼻空肠管和胃空肠造瘘管。

(二)适应证

（1）胃肠功能正常，但营养物摄入不足或不能摄入者（昏迷、烧伤、大手术后重危患者）。

（2）胃肠道部分功能不良者，如消化道瘘、短肠综合征（大量小肠切除术后）等。

（3）胃肠功能基本正常但合并其他脏器功能不良者如糖尿病或肝、肾衰竭者。

肠道营养应用指征：胃肠道功能存在（或部分存在），但不能经口正常摄食的重症患者，应优先考虑给予肠道营养，只有肠道营养不可实施时才考虑肠外营养。

(三)禁忌证

（1）上消化道出血。

（2）严重吸收不良综合征。

（3）3 个月以内婴幼儿和肠梗阻。

（4）腹腔内感染。

（5）短肠综合征等肠道完全休息的患者。

（四）肠道营养制剂的种类与选择

1.要素饮食

肠内营养混悬液（百普力）、短肽型肠内营养剂（百普素）。

2.整蛋白型配方饮食

肠内营养粉剂（安素）、整蛋白型肠内营养剂（能全素），要求患者肠道功能较好，否则不宜使用。

3.匀浆膳与混合奶匀浆膳

接近正常饮食，营养全面，对胃肠道消化吸收功能要求较高，基本上接近于正常功能。混合奶与匀浆膳类似，但消化道负担小。

（五）肠道营养输注途径及方法

1.给予途径

（1）经鼻胃管途径：常用于非昏迷且胃肠功能正常以及短时间应用管饲可过渡到口服饮食的患者。

（2）经鼻空肠置管喂养：与上述应用特点基本相同，优点是导管通过幽门进入十二指肠或空肠，降低反流与误吸的发生率。

（3）经胃/空肠造口喂养：是通过手术经胃或空肠造口置入营养管，适用于较长时间需要肠道营养的患者。

2.喂养方法

（1）一次性注入：用注射器一次性将配好的肠道营养食品注入，并发症较多。

（2）间歇性注入：分次给予肠道营养食品，通常是重力滴注 30～40 分钟，间隔 3～4 小时一次。

（3）连续滴注：通常借助肠道营养泵 20～24 小时连续性滴注，大多数患者对这种方式能够耐受较好。

（4）循环滴注：通常也需要在输液泵的控制下，在规定的时间内持续泵入。

3.输注原则

输注速度的决定要根据渗透压决定，当渗透压高，输注速度应减慢；若渗透压低，输注速度应适当加快，起步速度每小时为 20～40 mL，之后每小时增加 5～20 mL，最终每小时速度可达到80～100 mL，最大速度每小时不超过 120 mL。总量：可第一天试用 500 mL，逐日增量 500 mL，3～4 天达到 1 500～2 000 mL。

（六）肠道营养治疗的护理

1.护理诊断

（1）营养失调：低于机体需要量。与营养计划未完成，摄入量不足有关。

（2）有误吸的危险：与患者的意识、体位、喂养管移除及胃排空障碍有关。

（3）舒适改变：与接受过快的营养液输注产生呕吐、腹胀有关。

（4）排便异常：与输入营养液温度低、速度快产生腹泻有关。

（5）知识缺乏：缺乏肠道营养的有关知识。

2.护理措施

(1)鼻饲管的护理。①鼻饲管选择:临床一般采用鼻胃管或鼻肠胃管。②采用无创性方法固定:取一长形丝绸胶布,上端黏贴于鼻翼下端,下端撕开,交叉螺旋粘于鼻饲管。每天应更换胶布,避免黏膜和皮肤的损伤,应每天用甘油涂拭鼻腔黏膜,起润滑作用;对应用胃、空肠造瘘管者,应保持造瘘口周围皮肤干燥、清洁。③放置导管后对躁动不配合患者应适当约束,防止自行拔管。④每次鼻饲前应抽吸胃液并检查鼻饲管位置,以保证肠道营养能顺利进行。⑤每次输注营养液前应用 20～30 mL 温开水冲洗喂养管,持续输注高浓度的营养液时,应当每 2～4 小时用温开水 10～20 mL 冲洗导管 1 次,输注管应每 24 小时更换。⑥经鼻饲给药时,不同药物尽量分开,不能混合注入,并注意避免与营养液混合注入。

(2)营养液的使用与护理。①营养液的使用:检查营养液的出厂日期及外包装,并摇匀营养液,操作前应洗手,营养液开启后,放置时间不宜超过 24 小时(冰箱存放,2～8 ℃)。②控制营养液的浓度:应从低浓度开始滴注营养液,根据患者胃肠道适应程度逐步递增,如能量密度从 2.09 kJ/mL 起,渐增至 4.18 kJ/mL 或更高,以避免营养液浓度和渗透压过高引起的胃肠道不适、肠痉挛、腹胀和腹泻。③营养液温度的控制:营养液的滴注温度以接近正常体温为宜,温度一般为 35～37 ℃,过高可能灼伤胃肠道黏膜,过低则刺激胃肠道,引起肠痉挛、腹痛或腹泻。寒冷季节应加温输注,可用输液加温器,夹在输注管道上,通过调节加温器与输入口的距离来调节温度,并且应不断更换位置,以避免局部温度过高,造成管道破损,同时应防止烫伤患者。④控制输注量和速度:营养液宜从少量开始,每天 250～500 mL,在 5～7 天内逐渐达到全量。输注速度以每小时 20 mL 起,根据适应程度逐渐加速并维持滴速每小时 100～120 mL。交错递增量和浓度将更有利于患者对肠道营养液的耐受。⑤避免营养液污染、变质:营养液应现配现用;保持调配容器的清洁、无菌;每天应更换输液器、袋或瓶;开启的营养液在室温下放置时间应小于 6～8 小时,若营养液含有牛奶及易腐败成分时,放置时间应更短。

(3)估计胃内残留量:每次输注营养液前及期间(每间隔 4 小时)抽吸并估计胃内残留量,若残留量大于 100～150 mL,应延迟或暂停输注,必要时给予用胃动力药物,防止因胃潴留引起反流所致误吸。

(4)卧位选择:输注时取半卧位,头部抬高 30°～45°,此卧位应保留输注后 30 分钟。

(5)各种营养代谢的监测:在输注肠道营养液时应监测血糖及电解质,同时应定期监测血红蛋白、转铁蛋白、前清蛋白,每天测量体重、上臂脂肪度等,了解患者的生化指标及营养情况,准确记录 24 小时出入液量。

(6)口腔护理:置鼻肠管的清醒患者应定时帮助其用水或漱口液漱口,昏迷患者应用 0.9％氯化钠溶液擦拭口腔每天 2～3 次,防止口腔炎及口腔溃疡的发生。

(7)心理护理:实施肠道营养之前,应向患者及其家属详细解释肠道营养的意义、重要性及实施方法,告知患者配合要点。经常与患者沟通,了解肠道营养、心理生理反应,给予心理支持。重症患者应用肠道营养时,易产生腹胀、腹泻等不适。使患者产生厌倦的心理,导致不配合,护理人员应耐心解释,介绍肠道营养的优点,对可能出现的并发症提前讲明,在应用过程中应及时处理出现的问题,提高患者的安全感。

(8)积极做好各种并发症防治及处理。①吸入性肺炎:保持喂养管在正常位置,妥善固定喂养管。在喂养管进入鼻腔处做标记,每 4 小时检查 1 次,观察喂养管有无移位。告知患者卧床、翻身时应避免压迫、折叠或拉脱喂养管。预防误吸,应抬高头部 30°～45°,开始肠道营养前检查导管位置,并采用喂养泵输入,减少每次喂养量。②急性腹膜炎:多见于经空肠造瘘输注营养液者。加强观察患者有无腹部症状。如患者突然出现胃或空肠造瘘管周围有类似营养液渗出或腹腔引流管引流出类似营养液的液体,应怀疑喂养管移位,营养液进入游离腹腔。应立即停止输注营养液并报告医师,尽可能协助清除或引流出渗漏的营养液。按医嘱应用抗生素避免继发性感染或腹腔脓肿。③肠道感染:胃肠道并发症主要有腹胀、腹泻、恶心、呕吐、肠蠕动亢进、胃潴留及便秘。处理措施包括应用不含乳糖,低脂配方,营养液室温下不超过8小时,输注管24小时更换,从小剂量、低浓度开始实施肠道营养,也可以稀释营养液,便秘患者增加配方的纤维素量,腹泻时进行常规检查和培养,同时服用蒙脱石散。同时应避免营养液污染、变质。在配制营养液时,注意无菌操作;配制的营养液暂时不用时应放冰箱保存,以免变质而引起肠道感染。④导管阻塞:EN过程中最常见,主要与喂养管的材料、导管内径细、胃管放置时间长、营养液浓度高、滴注速慢及未按要求冲洗管道有关,同时由于喂药时碾磨不细及注水不够也可引起喂养管阻塞。如出现堵塞,应用温开水加压冲洗及负压抽吸并反复捏挤体外管道部分,可用碳酸钙及酶溶液冲洗管道6~8小时再用灭菌水或温开水冲洗,调整患者体位,若上述方法无效,应重新置管。⑤高血糖:及时调整营养物质的比例和输注速度,合理应用胰岛素等降糖药物,对于急性呼吸窘迫综合征(acute respiratory distress syndrome,ARDS)及急性胰腺炎患者给予含糖极少要素膳。⑥低血糖:应用床旁血糖测定,快速补充高糖。

3.健康教育

(1)饮食摄入不足和营养不良对机体可能造成危害。

(2)经口饮食和肠道营养有助于维护肠道功能。

(3)术后患者恢复经口饮食是逐步递增的过程;在康复过程中,应该保持均衡饮食,保证足够的热量、蛋白质和维生素等摄入。

(4)指导需携带胃或空肠喂养管出院的患者和其家属进行居家喂养和自我护理。叮嘱输注营养液前、后,应用温开水冲洗喂养管,以避免喂养管阻塞。

四、肠外营养的应用与护理

(一)定义

肠外营养(parenteral nutrition,PN)是从静脉内供给营养作为手术前后及重症患者的营养支持,全部营养从肠外供给称全肠外营养(total parenteral nutrition,TPN)。肠外营养是经静脉途径供应患者所需要的营养要素,其中包括热量(碳水化合物、脂肪乳剂)、氨基酸、维生素、电解质及微量元素。肠外营养的主要途径有周围静脉和中心静脉。肠外营养可分为完全肠外营养和部分补充肠外营养。其目的是在患者无法正常进食的情况下仍可以维持营养状况、体重增加及创伤愈合,幼儿可以继续生长、发育。

(二)适应证

(1)胃肠道梗阻。

(2)短肠综合征:小肠切除>80%。

(3)小肠疾病:肠缺血、多发肠瘘。

(4)放射性肠炎。

(5)严重腹泻、顽固性呕吐>7天。

(6)重症胰腺炎:先输液抢救休克或多器官功能障碍综合征(multiple organ dysfunction

syndrome，MODS），待生命体征平稳后，若肠麻痹未消除、无法完全耐受肠道营养，则属肠外营养适应证。

（7）高分解代谢状态：大面积烧伤、严重复合伤、感染等。

（8）严重营养不良：伴胃肠功能障碍，无法耐受肠道营养。

（三）禁忌证

以下情况时，不宜使用肠外营养支持：①复苏早期阶段、血流动力学未稳定或严重水电介质与酸碱失衡；②肝功能严重衰竭，肝性脑病；③急性肾衰竭并存在严重氮质血症；④严重高血糖尚未控制。

（四）肠外营养的主要营养素及应用原则

1.糖类（碳水化合物）

碳水化合物（葡萄糖）是非蛋白质热量（non-protein calorie，NPC）的主要部分，临床常用的是葡萄糖。葡萄糖每天需要量＞100 g。为了提高足够的热量，在配方中常应用高浓度的葡萄糖，所需热量根据患者体重、消耗量、创伤及感染的程度而定。一般每天需 8 386～16 736 kJ，但对高热或严重创伤患者，热量需要量可达每天 20 920 kJ。

2.氨基酸/蛋白质

一般肠外营养蛋白质的补充以氨基酸液作为主要来源，静脉输注的氨基酸液，含有必需氨基酸（essential amino acid，EAA）及非必需氨基酸（non-essential amino acid，NEAA）。EAA 与 NEAA 的比例为 1∶1～1∶3）。存在全身严重感染患者的研究显示：尽管充分的给予营养支持，仍不能阻止蛋白质的丢失。瘦体组织（无脂组织群，lean body mass，LBM）丢失速度从每天 0.5%～1.0%。不同组织器官蛋白质合成与降解的反应是不同的，并在疾病时发生变化。稳定持续的蛋白质补充是营养支持的重要策略。ICU 患者人体测量结果提示蛋白质（氨基酸）的需要量供给至少应达到每天 1.2～1.5 g/kg。

3.水、电解质

营养液的容量应该根据每个患者病情及具体需要，综合考虑每天液体平衡和前负荷的状态确定，根据需要予以调整。连续性肾脏代替疗法（continuous renal replacement therapy，CRRT）治疗时水、电解质丢失量较大，应加强监测血电解质。一般情况每天补充钠离子 40～120 mmol，钾离子 60～100 mmol，钙离子 4～5 mmol，镁离子 2～4 mmol，磷离子 10～22.5 mmol。

4.脂肪

肠外营养支持治疗中所应用的为 10%与 20%脂肪乳剂。应用脂肪乳剂可在供热量同时避免必需脂肪酸缺乏。10%脂肪乳剂每 500 mL，可产生 1 881 kJ 热量，一般输入量不超过每天3 g/kg。

5.维生素

维生素参与着人体的生长发育及伤口修复，是体内必需的物质，同时参与糖类、蛋白质、脂肪代谢。需要注意的是国内一部分维生素制剂目前是不能由静脉供给，只能由肌内注射补充。

6.微营养素（维生素与微量元素）

重症患者血清抗氧化剂含量降低，肠外营养和肠道营养时可适当添加维生素 C、维生素 E 和β胡萝卜素等抗氧化物质。连续 9 天硒的补充，使合并 SIRS 和感染的重症患者肾衰发生率较对照组明显降低，死亡率有下降趋势。ARDS 患者血清维生素 E、维生素 C 和硒含量低于正常对照组，脂质过氧化物浓度升高。由此可提示应增加 ARDS 患者抗氧化物的补充量，以满足恢复机体抗氧化能力的需要。一项涉及 595 例创伤患者的 RCT 研究显示:补充维生素 E、维生素 C,使肺部并发症有下降趋势,MODS 发生率降低。

(五)肠外营养支持途径与选择原则

一般肠外营养支持途径主要为中心静脉和经外周静脉营养支持 2 种,如需要提供完整充分营养供给,临床多选择经中心静脉途径。若营养液容量和浓度不高,或需要接受部分肠外营养支持的患者,可采取经外周静脉途径。

选择经中心静脉途径给予营养支持包括经颈内静脉、锁骨下静脉、股静脉和外周插入的中央导管(peripherally inserted central catheter,PICC)途径。通过锁骨下静脉途径发生感染和血栓性并发症的概率均低于股静脉和颈内静脉途径,并且随着新型管材的使用和穿刺技术的提高,发生机械性损伤的的概率并不比经股静脉高。PICC 并不能减少导管相关性血液感染(catheter related blood infection,CRBI)的发生。对于全身脏器功能状态相对稳定,但由于疾病原因难以脱离或完全脱离肠外营养的患者,可选择此途径给予 PN 支持。

(六)护理诊断

(1)不舒适:与长时间输注肠外营养液有关。

(2)躯体移动障碍:与穿刺过程损伤神经有关。

(3)有体液失衡的危险:与营养制剂配制有关。

(4)潜在并发症:气胸、血管或胸导管损伤、导管移位、感染、空气栓塞、糖或脂肪代谢紊乱、血栓性浅静脉炎。

(七)护理措施

1.常规护理

(1)体位:妥善固定静脉留置针或深静脉导管的前提下,协助患者选择舒适体位。

(2)控制输液速度:根据提供的葡萄糖、脂肪和氨基酸用量,合理控制输液速度,以免快速输注时导致患者因脸部潮红、高热、出汗和心率加快等反应而感觉不舒适。营养液的输注可选择间断或连续,通常是选择连续 24 小时输注,但长期使用的患者有很多不足,间断的输注管理困难。但液体滴速的调节是很重要的,可以采用重力输注法和输液泵控制,目前临床上多采用重力输注法,但影响因素较多,滴速难以控制,最好使用输液泵,能够对滴速控制更加精确。输液泵与重力输注法输注最好间断使用,同时观察导管是否通畅,是否有打折、扭曲或堵塞现象。

(3)高热患者的护理:输注营养液过程中出现的发热,大多因输液过快引起;在输液结束后 1 小时、不经特殊处置可自行消退。对于部分高热患者可根据医嘱给予物理降温或服用退热。

(4)合理输液,维持患者体液平衡。①合理安排输液种类和顺序:应选择慢速输注,可适应人体代谢能力,同时使所输入的营养物质可以被充分利用。但已有电解质紊乱者,应先予以纠正,再输注 TPN 液;对于已有缺水者,为避免慢速输注营养液导致的体液不足,应先补充部分平衡盐溶液后再输注 TPN 液。②加强观察和记录:观察患者有无水肿发生或皮肤弹性消失,尿量是否过多或过少,并予以记录。根据患者的出入液量,合理补充液体和控制输液速度。③尽早经口饮食或肠道营养:TPN 患者因长期禁食,导致胃肠道黏膜缺乏食物刺激和代谢的能量而致肠黏膜结构和屏障功能受损、通透性增加,导致肠内细菌和脂多糖易位,并发肠源性的全身感染。当患者胃肠功能恢复或允许进食的情况下,鼓励患者经口饮食。

2.营养液护理

(1)营养液的配制和管理:营养液的配制应在层流环境下,严格执行按无菌操作技术;在配制前应将所有药品、器械准备齐全,避免增加污染机会。TPN 液输注系统和输注过程应保持连续性,保证配制的营养液在 24 小时内输完;期间不宜中断,以防污染;避免营养液长时间暴露于阳光和高温下而导致变质。

(2)注意 TPN 液的输注温度和保存时间:①TPN 液配制后若暂时不输注,应以 4 ℃保存于冰箱内;为避免输注液体过冷而致患者不舒适,须在输注前 0.5～1 小时取出、置室温下复温后再输。②TPN 液应在配制后 24 小时内输完,由于 TPN 液中所含成分达几十种,长时间在常温下搁置后可使营养液内某些成分降解、失稳定或产生颗粒沉淀,输入体内后易引起患者不舒适。

3.导管护理

导管穿刺点周围要注意消毒和保护,一般每天消毒穿刺点 1 次,为便于观察建议使用透明敷贴。若伤口没有渗出、积液或污染时,敷料可以 3 天更换 1 次;使用消毒的纱布应 2 天更换 1 次,揭下纱布时要轻柔,注意不要让导管滑出,如发现导管有滑出的可能,应妥善固定,再作处理,滑出的部分不应再送入,应该记录导管插入时的刻度,每天记录。外周静脉为预防静脉炎的发生,一般 24 小时更换输液穿刺的部位,若使用留置针,并能够留置时,应 72 小时更换输注部位。导管的肝素帽应每周更换 1 次,更换时注意不要让空气进入,严格无菌操作。观察穿刺部位有无红、肿、热、痛等现象,如果患者发生不明原因的寒战、发热、反应淡漠或烦躁不安,应疑为导管性感染。一旦发生上述现象,应及时通知医师,协助拔除导管,作细菌培养试验。当输液结束时,可用肝素稀释液封管,以防导管内血栓形成和保持导管通畅。

4.观察和预防并发症

(1)气胸:当患者于静脉穿刺时或置管后出现胸闷、胸痛、呼吸困难、同侧呼吸音减弱时,应考虑气胸的发生;应立即通知医师并协助处理。对依靠机械通气的患者,须加强观察,因此类患者即使胸膜损伤很小,也可能引起张力性气胸的发生。

(2)血管损伤:反复穿刺在同一部位易损伤血管,表现为局部出血或血肿形成等,应立即退针并压迫局部。

(3)胸导管损伤:多发生于左侧锁骨下静脉穿刺时,多数患者可自愈,少数需作引流或手术处理。

(4)空气栓塞:大量空气进入患者可立即致死。锁骨下静脉穿刺时,患者应置于平卧位、屏气;置管成功后及时连接输液管道;输液结束应旋紧导管塞。一旦怀疑空气进入,立即置患者于左侧卧位,以防空气栓塞。

(5)导管移位:锁骨下或其他深静脉穿刺置管后可因导管固定不妥而移位。临床表现为输液不畅或患者感觉颈、胸部酸胀不适,X 线透视可明确导管位置。静脉穿刺置管成功后必须妥善固定导管。一旦出现导管移位,应立即停止输液、拔管和做局部处理。

(6)静脉炎的护理:控制 TPN 的 pH,可以大大降低外周静脉炎的发生率。在液体中加入可的松或肝素对静脉炎有预防作用。最好 24 小时更换外周静脉输注部位,注意观察穿刺部位的情况,当出现静脉炎时,应立即停止输注,局部采用热敷,如果出现了外渗可用透明质酸局部封闭。

(7)感染:长期深静脉置管 TPN 和禁食,容易引起导管性和肠源性感染,应加强观察和预防。中心静脉导管的感染易继发于全身其他部位的感染,如泌尿道、肺部的感染,如果患者存在其他的感染,应警惕导管继发感染的可能,最好以预防为主,防止其他部位的感染。

(8)代谢紊乱。①糖代谢紊乱:在单位时间内患者输入的葡萄糖量超过人体代谢能力,或胰岛素相对不足时,患者可出现高血糖,其表现为血糖异常升高,亦可出现渗透性利尿、电解质紊乱、脱水、神志改变,甚至昏迷。护士应立即报告医师并协助处理,停止输葡萄糖溶液或含有大量糖的营养液;输入低渗或等渗氯化钠溶液,内加胰岛素,使血糖逐渐下降;应避免因血浆渗透压下降过快导致的急性脑水肿。糖代谢紊乱也可表现为可因突然停输高渗葡萄糖溶液而出现反应性低血糖。主要症状为面色苍白、四肢湿冷、脉搏加速和低血糖性休克;应立即报告医师并协助处理,推注或输注葡萄糖溶液。故肠外营养支持时,应加强临床观察和输液护理,输入速度应小于每分钟 5 mg/kg,当发现患者出现糖代谢紊乱征象时,应检测血糖值再根据结果予以相应处理。②脂肪代谢紊乱:脂肪代谢紊乱患者可发生高脂血症或脂肪超载综合征;后者表现为发热、血小板减少、溶血、急性消化道溃疡、肝脾肿大、骨骼肌肉疼痛等。发现类似症状,应立即停输注脂肪乳剂。对长期应用脂肪乳剂的患者,应定期作脂肪廓清试验以了解患者对脂肪的代谢、利用能力。通常,20%的脂肪乳剂 250 mL 需输注 4～5 小时。

(八)健康教育

因长期摄入营养不足或慢性消耗性疾病所致营养不良患者应及时到医院检查和治疗,防止严重营养不良和免疫防御能力下降。当患者出院时,若营养不良仍未完全纠正,应嘱患者继续增加饮食摄入,并定期到医院复诊。

(方晓霞)

第五节　重症肌无力

重症肌无力(MG)是乙酰胆碱受体抗体(AchR-Ab)介导的,细胞免疫依赖及补体参与者的神经-肌肉接头处传递障碍的自身免疫性疾病。病变主要累及神经-肌肉接头突触后膜上乙酰胆碱受体(AchR)。临床特征为部分或全身骨骼肌易疲劳,通常在活动后加重、休息后减轻,具有晨轻暮重等特点。MG 在一般人群中发病率为 8/10 万～20/10 万,患病率约为 50/10 万。

一、病因

(1)重症肌无力确切的发病机制目前仍不明确,但是有关该病的研究还是很多的,其中,研究最多的是有关重症肌无力与胸腺的关系,以及乙酰胆碱受体抗体在重症肌无力中的作用。大量的研究发现,重症肌无力患者神经-肌肉接头处突触后膜上的乙酰胆碱受体(AchR)数目减少,受体部位存在抗 AchR 抗体,且突触后膜上有 IgG 和 C_3 复合物的沉积。

(2)血清中的抗 AchR 抗体的增高和突触后膜上的沉积所引起的有效的 AchR 数目的减少,是本病发生的主要原因。而胸腺是 AchR 抗体产生的主要场所,因此,本病的发生一般与胸腺有密切的关系。所以,调节人体 AchR,使之数目增多,化解突触后膜上的沉积,抑制抗 AchR 抗体的产生是治愈本病的关键。

(3)很多临床现象也提示本病和免疫机制紊乱有关。

二、诊断要点

(一)临床表现

本病根据临床特征诊断不难。起病隐袭,主要表现受累肌肉病态疲劳,肌肉连续收缩后出现严重肌无力甚至瘫痪,经短暂休息后可见症状减轻或暂时好转。肌无力多于下午或傍晚劳累后加重,晨起或休息后减轻,称之为"晨轻暮重"。首发症状常为眼外肌麻痹,出现非对称性眼肌麻痹和上睑下垂,斜视和复视,严重者眼球运动明显受限,甚至眼球固定,瞳孔光反射不受影响。面肌受累表现皱纹减少,表情困难,闭眼和示齿无力;咀嚼肌受累使连续咀嚼困难,进食经常中断;延髓肌受累导致饮水呛咳,吞咽困难,声音嘶哑或讲话鼻音;颈肌受损时抬头困难。严重时出现肢体无力,上肢重于下肢,近端重于远端。呼吸肌、膈肌受累,出现咳嗽无力、呼吸困难,重症可因呼吸肌麻痹继发吸入性肺炎可导致死亡。偶有心肌受累可突然死亡,平滑肌和膀胱括约肌一般不受累。感染、妊娠、月经前常导致病情恶化,精神创伤、过度疲劳等可为诱因。

(二)临床试验

肌疲劳试验,如反复睁闭眼、握拳或两上肢平举,可使肌无力更加明显,有助诊断。

(三)药物试验

1.新斯的明试验

以甲基硫酸新斯的明 0.5 mg 肌内注射或皮下注射。如肌力在半至 1 小时内明显改善时可以确诊,如无反应,可次日用 1 mg、1.5 mg,直至 2 mg 再试,如 2 mg 仍无反应,一般可排除本病。为防止新期的明的毒碱样反应,需同时肌内注射阿托品 0.5~1.0 mg。

2.依酚氯铵试验

适用于病情危重、有延髓性麻痹或肌无力危象者。用 10 mg 溶于 10 mg 生理盐水中缓慢静脉注射,至 2 mg 后稍停 20 秒,若无反应可注射 8 mg,症状改善者可确诊。

(四)辅助检查

1.电生理检查

常用感应电持续刺激,受损肌反应及迅速消失。此外,也可行肌电图重复频率刺激试验,低频刺激波幅递减超过 10% 以上,高频刺激波幅递增超过 30% 以上为阳性。单纤维肌电图出现颤抖现象延长,延长超过 50 μs 者也属阳性。

2.其他

血清中抗 AchR 抗体测定约 85% 患者增高。胸部 X 线摄片或胸腺 CT 检查,胸腺增生或伴有胸腺肿瘤,也有辅助诊断价值。

三、鉴别要点

(1)本病眼肌型需与癔症、动眼神经麻痹、甲状腺毒症、眼肌型营养不良症、眼睑痉挛鉴别。

(2)延髓肌型者,需与真假延髓性麻痹鉴别。

(3)四肢无力者需与神经衰弱、周期性瘫痪、感染性多发性神经炎、进行性脊肌萎缩症、多发性肌炎和癌性肌无力等鉴别。特别由支气管小细胞肺癌所引起的 Lambert-Eaton 综合征与本病十分相似,但药物试验阴性。肌电图(EMG)有特征异常,静息电位低于正常,低频重复电刺激活动电位渐次减小,高频重复电刺激活动电位渐次增大。

四、规范化治疗

(一)胆碱酯酶抑制剂

主要药物是溴吡斯的明,剂量为 60 mg,每天 3 次,口服。可根据患者症状确定个体化剂量,若患者吞咽困难,可在餐前 30 分钟服药;如晨起行走无力,可起床前服长效溴吡斯的明 180 mg。

(二)皮质激素

皮质激素适用于抗胆碱酯酶药反应较差并已行胸腺切除的患者。由于用药早期肌无力症状可能加重,患者最初用药时应住院治疗,用药剂量及疗程应根据患者具体情况做个体化处理。

1.大剂量泼尼松

开始剂量为 60～80 mg/d,口服,当症状好转时可逐渐减量至相对低的维持量,隔天服 5～15 mg/d,隔天用药可减轻不良反应发生。通常 1 个月内症状改善,常于数月后疗效达到高峰。

2.甲泼尼龙冲击疗法

反复发生危象或大剂量泼尼松不能缓解,住院危重病例、已用气管插管或呼吸机可用,每天 1 g,口服,连用 3～5 天。如 1 个疗程不能取得满意疗效,隔 2 周可再重复 1 个疗程,共治疗 2～3 个疗程。

(三)免疫抑制剂

严重的或进展型病例必须做胸腺切除术,并用抗胆碱酯酶药。症状改善不明显者可试用硫唑嘌呤;小剂量皮质激素未见持续疗效的患者也可用硫唑嘌呤替代大剂量皮质激素,常用剂量为 2～3 mg/(kg·d),最初自小剂量 1 mg/(kg·d) 开始,应定期检查血常规和肝、肾功能。白细胞低于 3×10^9/L 应停用;可选择性抑制 T 和 B 淋巴细胞增生,每次 1 g,每天 2 次,口服。

(四)血浆置换

用于病情急骤恶化或肌无力危象患者,可暂时改善症状,或于胸腺切除术前处理,避免或改善术后呼吸危象,疗效持续数天或数月,该法安全,但费用昂贵。

(五)免疫球蛋白

通常剂量为 0.4 g/(kg·d),静脉滴注,连用 3～5 天,用于各种类型危象。

(六)胸腺切除

60 岁以下的 MG 患者可行胸腺切除术,适用于全身型 MG 包括老年患者,通常可使症状改善或缓解,但疗效常在数月或数年后显现。

(七)危象的处理

1.肌无力危象

肌无力危象最常见,常因抗胆碱酯药物剂量不足引起,注射依酚氯铵或新斯的明后症状减轻,应加大抗胆碱酯药的剂量。

2.胆碱能危象

抗胆碱酯酶药物过量可导致肌无力加重,出现肌束震颤及毒蕈碱样反应,依酚氯铵静脉注射无效或加重,应立即停用抗胆碱酯酶药,待药物排出后重新调整剂量或改用其他疗法。

3.反拗危象

抗胆碱酯酶药不敏感所致。依酚氯铵试验无反应。应停用抗胆碱酯酶药,输液维持或改用其他疗法。

(八)慎用和禁用的药物

奎宁、吗啡及氨基糖苷类抗生素、新霉素、多黏菌素、巴龙霉素等应禁用,地西泮、苯巴比妥等应慎用。

五、护理

(一)护理诊断

1.活动无耐力

与神经-肌肉联结点传递障碍;肌肉萎缩、活动能力下降;呼吸困难、氧供需失衡有关。

2.废用综合征

与神经肌肉障碍导致活动减少有关。

3.吞咽障碍

与神经肌肉障碍(呕吐反射减弱或消失;咀嚼肌肌力减弱;感知障碍)有关。

4.生活自理缺陷

与眼外肌麻痹、眼睑下垂或四肢无力、运动障碍有关。

5.营养不足,低于机体需要量

与咀嚼无力、吞咽困难致摄入减少有关。

(二)护理措施

(1)轻症者适当休息,避免劳累、受凉、感染、创伤、激怒。病情进行性加重者须卧床休息。

(2)在急性期,鼓励患者充分卧床休息。将患者经常使用的日常生活用品(如:便器、卫生纸、茶杯等)放在患者容易拿取的地方。根据病情或患者的需要协助其日常生活活动,以减少热量消耗。

(3)指导患者使用床档、扶手、浴室椅等辅助设施,以节省体力和避免摔伤。鼓励患者在能耐受的活动范围内,坚持身体活动。患者活动时,注意保持周围环境安全,无障碍物,以防跌倒,路面防滑,防止滑倒。

(4)给患者和家属讲解活动的重要性,指导患者和家属对受累肌肉进行按摩和被动/主动运动,防止肌肉萎缩。

(5)选择软饭或半流质饮食,避免粗糙干硬、辛辣等刺激性食物。根据患者需要供给高蛋白、高热量、高维生素饮食。吃饭或饮水时保持端坐、头稍微前倾的姿势。给患者提供充足的进餐时间、喂饭速度要慢,少量多餐,交替喂液体和固体食物,让患者充分咀嚼、吞咽后再继续喂。把药片碾碎后制成糊状再喂药。

(6)注意保持进餐环境安静、舒适;进餐时,避免讲话或进行护理活动等干扰因素。进食宜在口服抗胆碱酯酶药物后30~60分钟,以防呛咳。如果有食物滞留,鼓励患者把头转向健侧,并控制舌头向受累的一侧清除残留的食物或喂食数口汤,让食物咽下。如果误吸液体,让患者上身稍前倾,头稍微低于胸口,便于分泌物引流,并擦去分泌物。在床旁备吸引器,必要时吸引。患者不能经口进食时,遵医嘱给予营养支持或鼻饲。

(7)注意观察抗胆碱酯酶药物的疗效和不良反应,严格执行用药时间和剂量,以防因用量不足或过量导致危象的发生。

(三)应急措施

(1)一旦出现重症肌无力危象,应迅速通知医师;立即给予吸痰、吸氧、简易呼吸器辅助呼吸,做好气管插管或切开,人工呼吸机的准备工作;备好新斯的明等药物,按医嘱给药,尽快解除危象。

(2)避免应用一切加重神经肌肉传导障碍的药物,如吗啡、利多卡因、链霉素、卡那霉素、庆大霉素和磺胺类药物。

(四)健康指导

1.入院教育

(1)给患者讲解疾病的名称,病情的现状、进展及转归。

(2)根据患者需要,给患者和家属讲解饮食营养的重要性,取得他们的积极配合。

2.住院教育

(1)仔细向患者解释治疗药物的名称、药物的用法、作用和不良反应。

(2)告知患者常用药治疗方法、不良反应、服药注意事项,避免因服药不当而诱发肌无力危象。

(3)肌无力症状明显时,协助做好患者的生活护理,保持口腔清洁防止外伤和感染等并发症。

3.出院指导

(1)保持乐观情绪、生活规律、饮食合理、睡眠充足,避免疲劳、感染、情绪抑郁和精神创伤等诱因。

(2)注意根据季节、气候,适当增减衣服,避免受凉、感冒。

(3)按医嘱正确服药,避免漏服、自行停服和更改药量。

(4)患者出院后应随身带有卡片,包括姓名、年龄、住址、诊断证明,目前所用药物及剂量,以便在抢救时参考。

(5)病情加重时及时就诊。

(方晓霞)

第六节　重症病毒性肝炎

大多数病毒性肝炎预后良好,少部分人出现肝功能衰竭,我国定名为重型肝炎,预后较差。起病 10 天内出现急性肝功能衰竭现象称急性重症型;起病 10 天以上出现肝功能衰竭现象称亚急性重症型;在有慢性肝炎、肝硬化或慢性病毒携带状态病史的患者,出现肝功能衰竭表现称慢性重型肝炎。

一、诊断

(一)病因

本病病原体为各型肝炎病毒。肝炎病毒与机体的免疫反应都与本病的发病有关。发病多有诱因,如急性肝炎起病后,未适当休息、治疗,嗜酒或服用损害肝脏药物、妊娠或合并感染等。

(二)诊断要点

1.病史

急、慢性肝炎患者有明显的恶心、呕吐、腹胀等消化道症状。肝功能严重损害,特别是黄疸急骤加深,血清总胆红素$>171\ \mu mol/L$ 或每天上升幅度$>17\ \mu mol/L$。在胆红素增高的同时,血清转氨酶活性反而相对较低,呈"胆-酶分离"现象。凝血酶原活动$\leqslant40\%$,有肝性脑病、出血、腹水等表现。要注意区别急性、亚急性、慢性重型肝炎的不同点,发病 10 天以内出现的重型肝炎是急性重型肝炎,其特点为肝性脑病出现早、肝浊音界缩小较明显。发病 10 天～8 周出现的重型肝炎为亚急性重型肝炎,临床表现主要为严重消化道症状、重度黄疸、水肿及腹水,可有肝性脑病。慢性重型肝炎是在原有慢性肝炎或肝炎后肝硬化基础上出现的亚急性重型肝炎的临床表现,肝浊音界缩小不明显,病程一般较长。

2.危重指标

(1)突然出现精神、神志改变,即肝性脑病变化,从轻微的情绪与言行改变至严重的肝昏迷。

(2)短期内黄疸急剧加重,胆固醇或胆碱酯酶明显降低。

(3)腹胀明显加重,出现"胃型";腹水大量增加、尿量急剧减少等表现。

(4)凝血酶原活动度极度减低,出血现象明显,或有 DIC 表现。

(5)出现严重并发症如感染、肝肾综合征等。

3.辅助检查

(1)血象:急性重型肝炎可有白细胞升高及核左移。慢性重型肝炎由于脾功能亢进,故白细胞总数升高不明显,血小板多有减少。

(2)肝功能明显异常:尤以胆红素升高明显,胆固醇(酯)与胆碱酯酶明显降低。慢性重型肝炎多有清蛋白明显减少,球蛋白升高,A/G 比值倒置。

(3)凝血酶原时间延长:凝血酶原活动度降低至 40% 以下。可有血小板减少、纤维蛋白原减少、纤维蛋白降解产物(FDP)增加等 DIC 的表现。

(4)血氨升高:正常血氨静脉血中应大于 58 μmol/L(100 μg/dL),动脉血氨更能反映肝性脑病的轻重。

(5)氨基酸谱的测定:支链氨基酸正常或轻度减少,而芳香氨基酸增多,故支/芳比值下降。

(6)脑电图:可有高电压及阵发性慢波。脑电图检查有助于肝性脑病的早期诊断及判断预后。

(7)肾功能检查:有肝肾综合征时常有尿素及血清肌酐升高。

(8)各种肝炎病毒标志物检查:可确定病原及发现多型病毒重叠感染患者。

(9)肝活检:对不易确诊的患者应考虑做肝穿刺活检。但术前、术后应做好纠正出血倾向的治疗。如注射维生素 K_1、凝血酶原复合物、新鲜血浆,以改善凝血酶原活动度。术前、术后还可注射止血药。加强监护以防意外。

(三)鉴别诊断

1.药物及肝毒性毒物引起的急性中毒性重型肝炎

本病应有服药史及毒物史,如抗结核药、磺胺类药、抗真菌药(酮康唑)等,中草药中的川楝子、雷公藤、黄药子也可引起,毒物中有毒蕈中毒、蛇毒等。

2.妊娠急性脂肪肝

本病多发生于第 1 胎,妊娠后期,急性上腹痛,频繁呕吐,黄疸深重,出血,很快出现昏迷、抽搐、B 超检查可见肝脏回声衰减。

二、治疗

(一)治疗原则

治疗原则主要是综合治疗,包括支持疗法,防止肝坏死,改善肝功能,促进肝细胞再生,防止出血、肝性脑病、肝肾综合征、合并感染等并发症。

(二)常规治疗

1.一般支持疗法

(1)绝对卧床休息,记 24 h 出入量,密切观察病情变化。

(2)保证必要的热量供应,尽可能减少饮食中的蛋白质,以控制肠内氨的来源。补充足量维生素 C、维生素 K_1 及 B 族维生素。

(3)静脉输液,以 10% 葡萄糖溶液 1 500～2 000 mL/d,内加水飞蓟素、促肝细胞生长素、维生素 C 2.0～5.0 g,静脉滴注。大量维生素 E 静脉滴注,有助于消除氧自由基的中毒性损害。

(4)输新鲜血浆或全血,1 次/2～3 天,人血清蛋白 5～10 g,1 次/天。

(5)支链氨基酸 250 mL,1～2 次/天。

(6)根据尿量及血中钠、钾、氯化物检测结果,调整补充电解质,以维持电解质平衡,防止低血钾。

2.防止肝细胞坏死,促进肝细胞再生

(1)肝细胞再生因子(HGF)80～120 mg 溶于 10% 葡萄糖液 250 mL,静脉滴注,1 次/天。

(2)胸腺素 15～20 mg/d,溶于 10% 葡萄糖液内静脉滴注。

(3)10% 葡萄糖液 500 mL 加甘利欣 150 mg 或加强力宁注射液 80～120 mL,静脉滴注,1 次/天。10% 门冬氨酸钾镁 30～40 mL,溶于 10% 葡萄糖液中静脉滴注,1 次/天。长期大量应用注意观察血钾。复方丹参注射液 8～16 mL 加入 500 mL 右旋糖酐-40 内静脉滴注,1 次/天。改善微循环,防止 DIC 形成。

(4)前列腺素 E_1(PGE$_1$),开始为 100 μg/d,以后可逐渐增加至 200 μg/d,加于 10% 葡萄糖溶液 500 mL 中缓慢静脉滴注,半个月为一个疗程。

(5)胰高血糖素-胰岛素(G-I)疗法,方法为胰高血糖素 1 mg,普通胰岛素 10 U 共同加入 10% 葡萄糖溶液 500 mL 内,缓慢静脉滴注,1～2 次/天。

3.防治肝性脑病

(1)严格低蛋白饮食,病情严重时可进无蛋白质饮食,待病情好转后再逐渐增加。

(2)口服乳果糖糖浆 10～30 mL,3 次/天以使粪便 pH 降到 5 为宜,从而达到抑制肠道细菌繁殖、减轻内毒素血症。选用大黄煎剂、小量硫酸镁、20% 甘露醇 20～50 mL 口服、口服新霉素、食醋保留灌肠等。

(3)防止低血钾与碱血症,用支链氨基酸或六合氨基酸 250 mL 静脉滴注,1～2 次/天。

(4)消除脑水肿,有脑水肿倾向者用 20% 甘露醇 250 mL,加压快速静脉滴注。

4.防治出血

(1)观测血小板计数、凝血酶原时间、纤维蛋白原等,以便及早发现 DIC 征兆,尽早采取相应措施。早期应给改善微循环、防止血小板聚集的药物,如川芎嗪 160～240 mg,复方丹参注射液 8～18 mL,双嘧达莫 400～600 mg 等,加入葡萄糖溶液内静脉滴注。500 mL 右旋糖酐-40 加山莨菪碱注射液 10～20 mg,静脉滴注,如确已发生 DIC,应按 DIC 治疗。

(2)凝血因子的应用,纤维蛋白原 1.5 g 溶于 100 mL 注射用水中,缓慢静脉滴注,1 次/天。输新鲜血浆或新鲜全血。

(3)大剂量维生素 K_1 应早应用,有人认为大剂量维生素 K_1、维生素 C、维生素 E 合用,可使垂死的肝细胞复苏。

(4)酚磺乙胺 500 mg,静脉注射,1 次/天或 2 次/天。

(5)对有消化道大出血者,除输血及全身用止血药外,应进行局部相应处理。消化道出血,可口服凝血酶,每次 2 000 U;奥美拉唑 40 mg 静脉注射,1 次/6 小时;西咪替丁,每晚 0.4～0.8 g,可防治胃黏膜糜烂出血。对门静脉高压引起的上消化道出血,在血压许可的条件下,持续静脉滴注酚妥拉明以降低门脉压,可起到理想的止血效果。酚妥拉明 20～30 mg 加入 10% 葡萄糖溶液 1 000～1 500 mL 缓慢静脉滴注 8～12 小时,注意观察血压。

5.防治肾衰竭

(1)尽量避免用有肾毒性的药物。

(2)选用川芎嗪、复方丹参、山莨菪碱、右旋糖酐-40 等。如已有肾功能不全、尿少者,应按急性肾衰竭处理。注意水、电解质平衡,防止高血钾。

(3)适当用利尿药,可用呋塞米 20～100 mg 稀释后静脉注射。

(4)经用药不能缓解高血钾与氮质血症,应行腹膜透析。

6.防感染

(1)注意口腔护理,保持病室空气清新,防止交叉感染。及早发现感染征兆,要特别注意腹腔、消化道、呼吸道、口腔、泌尿系统感染。可用乳酸菌制剂,以低于 50 ℃ 的低温水冲服,以预防肠道感染。

(2)及早用抗生素,在没有找到致病菌前,一般首先考虑革兰阴性菌感染,全面考虑选用抗生素。要特别注意避免使用肾毒性与肝毒性抗生素。

三、急救护理

(一)护理目标

(1)患者及家属了解重症肝炎的诱发因素。

(2)患者症状改善,无护理并发症。

(3)为患者提供优质的护理服务,提高危重患者的生存质量,降低病死率。

(4)护士熟练掌握重症肝炎护理及预防保健知识。

(二)护理措施

1.休息与活动

卧床休息,病情允许时尽量采取平卧位。症状好转,黄疸消退,肝功能改善后,可逐渐增加活动量,以不感到疲劳为宜。肝功能正常 1～3 个月后可恢复日常活动及工作。

2.饮食

(1)饮食原则:高热量、高维生素、低脂、优质蛋白质、易消化饮食。

(2)肝性脑病神志不清时禁止摄入蛋白质饮食,清醒后可逐渐增加蛋白质含量,每天约 20 g,以后每隔 3～5 天增加 10 g,逐渐增加至 40～60 g/d。最好以植物蛋白质为宜。

(3)肝肾综合征时低盐或无盐饮食,钠限制每天 250～500 mg,进水量限制在 1 000 mL/d。

(4)为患者提供清洁、舒适的就餐环境,促进食欲。

3.预防感染

(1)保持病房空气清新,减少探视。加强病房环境消毒,每天常规进行地面、物表、空气消毒。

(2)注意饮食卫生及餐具的清洁消毒,避免交叉感染。

(3)加强无菌操作,防止医源性感染。

(4)严格终末消毒。

4.心理护理

重症肝炎患者病情危重,病死率高,患者及家属易形成恐惧的心理状态,对治疗失去信心。护士应详细了解患者及家属对疾病的态度,耐心倾听患者诉说,安慰患者,建立良好的护患关系。讲解好转的典型病例,使患者树立战胜疾病的信心。

5.症状护理

(1)观察患者生命体征、神志、瞳孔、尿量的变化,并做好记录。

(2)每周测量腹围和体重。利尿速度不宜过快,腹水伴水肿者,每天体重下降≤1 000 g。单纯腹水患者,每天体重下降≤400 g。

(3)避免肝性脑病的各种诱发因素:注意保持大便通畅,防治感染,禁用止痛、麻醉、安眠和镇静药物,维持水电解质和酸碱平衡。

(4)观察有无肝性脑病、出血、肝肾综合征等并发症的发生,如有病情变化及时汇报医师并配合抢救。

6.三腔二囊管护理

(1)胃气囊充气 200～300 mL,食管囊充气 150～200 mL。

(2)置管期间可因提拉过猛或患者用力咳嗽出现恶心,频繁期前收缩甚至窒息症状,应立即将气囊口放开,放出三腔管内气体,并行进一步处理。

(3)经常抽吸胃内容物,观察有无再出血。

(4)置管期间应保持口、鼻清洁,忌咽唾液、痰液,以免误入气管。

(5)置管 24 小时应放气 15～30 分钟,以免食管、胃底黏膜受压过久坏死。

(6)出血停止后放出气囊的气体,保留管道,继续观察 12～24 小时,无出血现象可考虑拔管,拔管前应吞服液状石蜡 20～30 mL。

7.健康教育

(1)向患者及家属讲解重症肝炎的诱因。

(2)按照医嘱合理用药,了解常用药物的作用、正确用量、用法、不良反应。勿自行使用镇静、安眠药物。

(3)合理饮食:高热量、高维生素、低脂、优质蛋白质、易消化饮食。

(4)预防交叉感染:实施适当的家庭隔离,如患者的餐具、用具和洗漱用品应专用,定时消毒。

(5)避免劳累、饮酒及应用肝损害药物。

(6)定期复查肝功能。

(方晓霞)

第七节　重症肺炎

肺炎是指终末气道、肺泡和肺间质的炎症,可由病原微生物、理化因素、免疫损伤、过敏及药物所致。细菌性肺炎是最常见的肺炎,也是最常见的感染性疾病之一。

目前肺炎按患病环境分成社区获得性肺炎(community-acquired pneumonia,CAP)和医院获得性肺炎(hospital-acquired pneumonia,HAP),CAP 是指在医院外罹患的感染性肺实质炎症,包括具有明确潜伏期的病原体感染而在入院后平均潜伏期内发病的肺炎。HAP 亦称医院内肺炎(nosocomial pneumonia,NP),是指患者入院时不存在,也不处于潜伏期,而于入院 48 h 后在医院(包括老年护理院、康复院等)内发生的肺炎。HAP 还包括呼吸机相关性肺炎(ventilator associated pneumonia,VAP)和卫生保健相关性肺炎(healthcare associated pneumonia,HCAP)。CAP 和 HAP 年发病率分别约为 12/1 000 人口和 5～10/1 000 住院患者,近年发病率有增加的趋势。肺炎病死率门诊肺炎患者<5%,住院患者平均为 12%,入住重症监护病房(ICU)者约 40%。发病率和病死率高的原因与社会人口老龄化、吸烟、伴有基础疾病和免疫功能低下有关,如慢性阻塞性肺病、心力衰竭、肿瘤、糖尿病、尿毒症、神经疾病、药瘾、嗜酒、艾滋病、久病体衰、大型手术、应用免疫抑制剂和器官移植等。此外,亦与病原体变迁、耐药菌增加、HAP 发病率增加、病原学诊断困难、不合理使用抗生素和部分人群贫困化加剧等有关。

重症肺炎至今仍无普遍认同的定义,需入住 ICU 者可认为是重症肺炎。目前一般认为,如果肺炎患者的病情严重到需要通气支持(急性呼吸衰竭、严重气体交换障碍伴高碳酸血症或持续低氧血症)、循环支持(血流动力学障碍、外周低灌注)及加强监护治疗(肺炎引起的脓毒症或基础疾病所致的其他器官功能障碍)时可称为重症肺炎。

一、病因和发病机制

正常的呼吸道免疫防御机制(支气管内黏液-纤毛运载系统、肺泡巨噬细胞等细胞防御的完整性等)使气管隆凸以下的呼吸道保持无菌。是否发生肺炎决定于两个因素:病原体和宿主因素。如果病原体数量多,毒力强和(或)宿主呼吸道局部和全身免疫防御系统损害,即可发生肺炎。病原体可通过下列途径引起社区获得性肺炎:①空气吸入;②血行播散;③邻近感染部位蔓延;④上呼吸道定植菌的误吸。医院获得性肺炎还可通过误吸胃肠道的定植菌(胃食管反流)和通过人工气道吸入环境中的致病菌引起。病原体直接抵达下呼吸道后,滋生繁殖,引起肺泡毛细血管充血、水肿,肺泡内纤维蛋白渗出及细胞浸润。

二、诊断

(一)临床表现特点

1.社区获得性肺炎

(1)新近出现的咳嗽、咳痰或原有呼吸道疾病症状加重,并出现脓性痰,伴或不伴胸痛。

(2)发热。

(3)肺实变体征和(或)闻及湿啰音。

(4)白细胞>$10×10^9$/L 或<$4×10^9$/L,伴或不伴细胞核左移。

(5)胸部 X 线检查显示片状、斑片状浸润性阴影或间质性改变,伴或不伴胸腔积液。

以上 1～4 项中任何 1 项加第 5 项,除外非感染性疾病可做出诊断。CAP 常见病原体为肺炎链球菌、支原体、衣原体、流感嗜血杆菌和呼吸病毒(甲、乙型流感病毒、腺病毒、呼吸合胞病毒和副流感病毒)等。

2.医院获得性肺炎

住院患者 X 线检查出现新的或进展的肺部浸润影加上下列 3 个临床症候中的 2 个或以上可以诊断为肺炎。①发热超过 38 ℃。②血白细胞增多或减少。③脓性气道分泌物。

HAP 的临床表现、实验室和影像学检查特异性低,应注意与肺不张、心力衰竭和肺水肿、基础疾病肺侵犯、药物性肺损伤、肺栓塞和急性呼吸窘迫综合征等相鉴别。无感染高危因素患者的常见病原体依次为肺炎链球菌、流感嗜血杆菌、金黄色葡萄球菌、大肠埃希菌、肺炎克雷伯杆菌等;有感染高危因素患者为金黄色葡萄球菌、铜绿假单胞菌、肠杆菌属、肺炎克雷伯杆菌等。

(二)重症肺炎的诊断标准

不同国家制定的重症肺炎的诊断标准有所不同,各有优缺点,但一般均注重对客观生命体征、肺部病变范围、器官灌注和氧合状态的评估,临床医师可根据具体情况选用。以下列出目前常用的几项诊断标准。

1.中华医学会呼吸病学分会 2006 年颁布的重症肺炎诊断标准

(1)意识障碍。

(2)呼吸频率≥30 次/分。

(3)$PaO_2 < 8.0$ kPa(60 mmHg)、氧合指数(PaO_2/FiO_2)< 40.0 kPa(300 mmHg),需行机械通气治疗。

(4)动脉收缩压< 12.0 kPa(90 mmHg)。

(5)并发脓毒性休克。

(6)X 线胸片显示双侧或多肺叶受累,或入院 48 小时内病变扩大≥50%。

(7)少尿:尿量< 20 mL/h,或< 80 mL/4 h,或急性肾衰竭需要透析治疗。

符合 1 项或以上者可诊断为重症肺炎。

2.美国感染病学会(IDSA)和美国胸科学会(ATS)2007 年新修订的诊断标准

具有 1 项主要标准或 3 项或以上次要标准可认为是重症肺炎,需要入住 ICU。

(1)主要标准:①需要有创通气治疗。②脓毒性休克需要血管收缩剂。

(2)次要标准:①呼吸频率≥30 次/分。②$PaO_2/FiO_2 \leqslant 250$。③多叶肺浸润。④意识障碍/定向障碍。⑤尿毒症(BUN≥7.14 mmol/L)。⑥白细胞减少(白细胞$< 4 \times 10^9$/L)。⑦血小板减少(血小板< 10 万$\times 10^9$/L)。⑧低体温(< 36 ℃)。⑨低血压需要紧急的液体复苏。

说明:①其他指标也可认为是次要标准,包括低血糖(非糖尿病患者)、急性酒精中毒/酒精戒断、低钠血症、不能解释的代谢性酸中毒或乳酸升高、肝硬化或无脾。②需要无创通气也可等同于次要标准的①和②。③白细胞减少仅为感染引起。

3.英国胸科学会(BTS)2001 年制定的 CURB(confusion, urea, respiratory rate and blood pressure,CURB)标准

(1)标准一:存在以下 4 项核心标准的 2 项或以上即可诊断为重症肺炎。①新出现的意识障碍;②尿素氮(BUN)> 7 mmol/L;③呼吸频率≥30 次/分;④收缩压< 12.0 kPa(90 mmHg)或舒张压$\leqslant 8.0$ kPa(60 mmHg)。

CURB 标准比较简单、实用,应用起来较为方便。

(2)标准二如下所述。

存在以上 4 项核心标准中的 1 项且存在以下 2 项附加标准时须考虑有重症倾向。附加标准包括:①$PaO_2 < 8.0$ kPa(60 mmHg)/$SaO_2 < 92\%$(任何 FiO_2)。②胸片提示双侧或多叶肺炎。

不存在核心标准但存在 2 项附加标准并同时存在以下 2 项基础情况时也须考虑有重症倾向。基础情况包括:①年龄≥50 岁;②存在慢性基础疾病。

如存在标准二中 2 种有重症倾向的情况时需结合临床进行进一步评判。在第 1 种情况下需至少12 h后进行一次再评估。

(3)CURB-65 即改良的 CURB 标准,标准在符合下列 5 项诊断标准中的 3 项或以上时即考虑为重症肺炎,需考虑收入 ICU 治疗:①新出现的意识障碍。②BUN>7 mmol/L。③呼吸频率≥30 次/分。④收缩压<12.0 kPa(90 mmHg)或舒张压≤8.0 kPa(60 mmHg)。⑤年龄≥65 岁。

(三)严重度评价

评价肺炎病情的严重程度对于决定在门诊或入院治疗甚或 ICU 治疗至关重要。肺炎临床的严重性决定于 3 个主要因素:局部炎症程度,肺部炎症的播散和全身炎症反应。除此之外,患者如有下列其他危险因素会增加肺炎的严重度和死亡危险。

1.病史

年龄>65 岁;存在基础疾病或相关因素,如慢性阻塞性肺疾病(COPD)、糖尿病、充血性心力衰竭、慢性肾功能不全、慢性肝病、1 年内住过院、疑有误吸、神志异常、脾切除术后状态、长期嗜酒或营养不良。

2.体征

呼吸频率>30 次/分;脉搏≥120 次/分;血压<12.0/8.0 kPa(90/60 mmHg);体温≥40 ℃或≤35 ℃;意识障碍;存在肺外感染病灶如败血症、脑膜炎。

3.实验室和影像学异常

白细胞>20×10⁹/L 或<4×10⁹/L,或中性粒细胞计数<1×10⁹/L;呼吸空气时 PaO_2<8.0 kPa(60 mmHg)、PaO_2/FiO_2<40.0 kPa(300 mmHg),或 $PaCO_2$>6.7 kPa(50 mmHg);血肌酐>106 μmol/L或BUN>7.1 mmol/L;血红蛋白<90 g/L 或血细胞比容<30%;血浆清蛋白<25 g/L;败血症或弥漫性血管内凝血(DIC)的证据,如血培养阳性、代谢性酸中毒、凝血酶原时间和部分凝血活酶时间延长、血小板减少;X 线胸片病变累及一个肺叶以上、出现空洞、病灶迅速扩散或出现胸腔积液。

为使临床医师更精确地做出入院或门诊治疗的决策,近几年用评分方法作为定量的方法在临床上得到了广泛的应用。PORT(肺炎患者预后研究小组,pneumonia outcomes research team)评分系统(表 15-6)是目前常用的评价社区获得性肺炎(community acquired pneumonia,CAP)严重度以及判断是否必须住院的评价方法,其也可用于预测 CAP 患者的病死率。其预测死亡风险分级如下。①1~2 级:≤70 分,病死率 0.1%~0.6%。②3 级:71~90 分,病死率 0.9%。③4 级:91~130 分,病死率 9.3%。④5 级:>130 分,病死率27.0%。PORT 评分系统因可以避免过度评价肺炎的严重度而被推荐使用,即其可保证一些没必要住院的患者在院外治疗。

表 15-6 PORT 评分系统

患者特征	分值	患者特征	分值	患者特征	分值
年龄		脑血管疾病	10	实验室和放射学检查	
男性	−10	肾脏疾病	10	pH<7.35	30
女性	+10	体格检查		BUN>11 mmol/L(>30 mg/dL)	20
住护理院		神志改变	20	Na⁺<130 mmol/L	20
并存疾病		呼吸频率>30 次/分	20	葡萄糖>14 mmol/L(>250 mg/dL)	10
肿瘤性疾病	30	收缩血压<12.0 kPa(90 mmHg)	20	血细胞比容<30%	10
肝脏疾病	20	体温<35 ℃或>40 ℃	15	PaO₂<8.0 kPa(60 mmHg)	10
充血性心力衰竭	10	脉率>12 次/分	10	胸腔积液	10

为避免评价 CAP 肺炎患者的严重度不足,可使用改良的 BTS 重症肺炎标准:呼吸频率≥30 次/分,舒张压≤8.0 kPa(60 mmHg),BUN>6.8 mmol/L,意识障碍。4 个因素中存在两个可确定患者的死亡风险更高。此标准因简单易用,且能较准确地确定 CAP 的预后而被广泛应用。

临床肺部感染积分(clinical pulmonary infection score,CPIS)(表 15-7)则主要用于医院获得性肺炎(hospital acquired pneumonia,HAP)包括呼吸机相关性肺炎(ventilator-associated pneumonia,VAP)的诊断和严重度判断,也可用于监测治疗效果。此积分从 0~12 分,积分 6 分时一般认为有肺炎。

表 15-7 临床肺部感染积分评分

参数	标准	分值
体温	≥36.5 ℃,≤38.4 ℃	0
	≥38.5~38.9 ℃	1
	≥39 ℃,或≤36 ℃	2
白细胞计数(×10⁹)	≥4.0,≤11.0	0
	<4.0,>11.0	1
	杆状核白细胞	2
气管分泌物	<14+吸引	0
	≥14+吸引	1
	脓性分泌物	2
氧合指数(PaO_2/FiO_2)	>240 或急性呼吸窘迫综合征	0
	≤240	2
胸部 X 线	无渗出	0
	弥漫性渗出	1
	局部渗出	2
半定量气管吸出物培养(0,1+,2+,3+)	病原菌≤1+或无生长	0
	病原菌≥1+	1
	革兰染色发现与培养相同的病原菌	2

三、治疗

(一)临床监测

1.体征监测

监测重症肺炎的体征是一项简单、易行和有效的方法,患者往往有呼吸频率和心率加快、发绀、肺部病变部位湿啰音等。目前多数指南都把呼吸频率加快(≥30 次/分)作为重症肺炎诊断的主要或次要标准。意识状态也是监测的重点,神志模糊、意识不清或昏迷提示重症肺炎可能性。

2.氧合状态和代谢监测

PaO_2、PaO_2/FiO_2、pH、混合静脉血氧分压(PvO_2)、胃张力测定、血乳酸测定等都可对患者的氧合状态进行评估。单次的动脉血气分析一般仅反映患者瞬间的氧合情况;重症患者或有病情明显变化者应进行系列血气分析或持续动脉血气监测。

3.胸部影像学监测

重症肺炎患者应进行系列 X 线胸片监测,主要目的是及时了解患者的肺部病变是进展还是好转,是否合并有胸腔积液、气胸,是否发展为肺脓肿、急性呼吸窘迫综合征(acute respiratory distress syndrome,ARDS)等。检查的频度应根据患者的病情而定,如要了解病变短期内是否增大,一般每 48 小时进行 1 次检查评价;如患者临床情况突然恶化(呼吸窘迫、严重低氧血症等),在不能除外合并气胸或进展至 ARDS 时,应短期内复查;而当患者病情明显好转及稳定时,一般可 10~14 天后复查。

4.血流动力学监测

重症肺炎患者常伴有脓毒症,可引起血流动力学的改变,故应密切监测患者的血压和尿量。这 2 项指标比较简单、易行,且非常可靠,应作为常规监测的指标。中心静脉压的监测可用于指导临床补液量和补液速度。部分重症肺炎患者可并发中毒性心肌炎或 ARDS,如临床上难于区分时应考虑行漂浮导管检查。

5.器官功能监测

器官功能监测包括脑功能、心功能、肾功能、胃肠功能、血液系统功能等,进行相应的血液生化和功能检查。一旦发现异常,要积极处理,注意防止多器官功能障碍综合征(multiple organ dysfunction syndrome,MODS)的发生。

6.血液监测

血液监测包括外周血白细胞计数、C 反应蛋白、降钙素原、血培养等。

(二)抗生素治疗

经验性联合应用抗生素治疗重症肺炎的理论依据是:联合应用能够覆盖可能的微生物并预防耐药的发生。对于铜绿假单胞菌肺炎,联用 β 内酰胺类和氨基糖苷类具有潜在的协同作用,优于单药治疗;然而氨基糖苷类抗生素的抗菌谱窄,毒性大,特别是对于老年患者,其肾损害的发生率比较高。临床应用氨基糖苷类时要注意其为浓度依赖性抗生素,一般要用足够剂量、提高峰药浓度以提高疗效,同时也应避免与毒性相关的谷浓度的升高。在监测药物的峰浓度时,庆大霉素和妥布霉素>7 μg/mL,或阿米卡星>28 μg/mL 的效果较好。氨基糖苷类的另一个不足是对支气管分泌物的渗透性较差,仅能达到血药浓度的 40%。此外,肺炎患者的支气管分泌物 pH 较低,在这种环境下许多抗生素活性都降低。因此,有时联合应用氨基糖苷类抗生素并不能增加疗效,反而增加了肾毒性。

目前对于重症肺炎,抗生素的单药治疗也已得到临床医师的重视。新的头孢菌素、碳青霉烯类、其他 β 内酰胺类和氟喹诺酮类抗生素由于抗菌效力强、广谱,并且耐细菌 β 内酰胺酶,故可用于单药治疗。即使对于重症 HAP,只要不是耐多药的病原体,如铜绿假单胞菌、不动杆菌和耐甲氧西林金黄色葡萄球菌(MRSA)等,仍可考虑抗生素的单药治疗。对重症 VAP 有效的抗生素一般包括亚胺培南、美罗培南、头孢吡肟和哌拉西林/他唑巴坦。对于重症肺炎患者来说,临床上的初始治疗常联用多种抗生素,在获得细菌培养结果后,如果没有高度耐药的病原体就可以考虑转为针对性的单药治疗。

临床上一般认为不适合单药治疗的情况包括:①可能感染革兰阳性、革兰阴性菌和非典型病原体的重症 CAP;②怀疑铜绿假单胞菌或肺炎克雷伯杆菌的菌血症;③可能是金黄色葡萄球菌和铜绿假单胞菌感染的 HAP。三代头孢菌素不应用于单药治疗,因其在治疗中易诱导肠杆菌属细菌产生 β 内酰胺酶而导致耐药发生。

对于重症 VAP 患者,如果为高度耐药病原体所致的感染则联合治疗是必要的。目前有3种联合用药方案,如下。①β 内酰胺类联合氨基糖苷类:在抗铜绿假单胞菌上有协同作用,但也应注意前面提到的氨基糖苷类的毒性作用;②2 个 β 内酰胺类联合使用:因这种用法会诱导出对2 种药同时耐药的细菌,故虽然有过成功治疗的报道,仍不推荐使用;③β 内酰胺类联合氟喹诺酮类:虽然没有抗菌协同作用,但也没有潜在的拮抗作用;氟喹诺酮类对呼吸道分泌物穿透性很好,对其疗效有潜在的正面影响。

对于铜绿假单胞菌所致的重症肺炎,联合治疗往往是必要的。抗假单胞菌的 β 内酰胺类抗生素包括青霉素类的哌拉西林、阿洛西林、氨苄西林、替卡西林、阿莫西林;第三代头孢菌素类的头孢他啶、头孢哌酮;第四代头孢菌素类的头孢吡肟;碳青霉烯类的亚胺培南、美罗培南;单酰胺类的氨曲南(可用于青霉素类过敏的患者);β 内酰胺类/β 内酰胺酶抑制剂复合剂的替卡西林/克拉维酸钾、哌拉西林/他唑巴坦。其他的抗假单胞菌抗生素还有氟喹诺酮类和氨基糖苷类。

1.重症 CAP 的抗生素治疗

重症 CAP 患者的初始治疗应针对肺炎链球菌(包括耐药肺炎链球菌)、流感嗜血杆菌、军团菌和其他非典型病原体,在某些有危险因素的患者还有可能为肠道革兰阴性菌属包括铜绿假单胞菌的感染。无铜绿假单胞菌感染危险因素的 CAP 患者可使用 β 内酰胺类联合大环内酯类或氟喹诺酮类(如左氧氟沙星、加替沙星、莫西沙星等)。因目前为止还没有确立单药治疗重症CAP 的方法,所以很难确定其安全性、有效性(特别是并发脑膜炎的肺炎)或用药剂量。可用于重症 CAP 并经验性覆盖耐药肺炎链球菌的 β 内酰胺类抗生素有头孢曲松、头孢噻肟、亚胺培南、美罗培南、头孢吡肟、氨苄西林/舒巴坦或哌拉西林/他唑巴坦。目前高达 40% 的肺炎链球菌对青霉素或其他抗生素耐药,其机制不是 β 内酰胺酶介导而是青霉素结合蛋白的改变。虽然不少β 内酰胺类和氟喹诺酮类抗生素对这些病原体有效,但对耐药肺炎链球菌肺炎并发脑膜炎的患者应使用万古霉素治疗。如果患者有假单胞菌感染的危险因素(如支气管扩张、长期使用抗生素、长期使用糖皮质激素)应联合使用抗假单胞菌抗生素并应覆盖非典型病原体,如环丙沙星加抗假单胞菌 β 内酰胺类,或抗假胞菌 β 内酰胺类加氨基糖苷类加大环内酯类或氟喹诺酮类。

临床上选取任何治疗方案都应根据当地抗生素耐药的情况、流行病学和细菌培养及实验室结果进行调整。关于抗生素的治疗疗程目前也很少有资料可供参考,应考虑感染的严重程度,菌血症、多器官功能衰竭、持续性全身炎症反应和损伤等。一般来说,根据疾病的严重程度和宿主免疫抑制的状态,肺炎链球菌肺炎疗程为 7～10 天,军团菌肺炎的疗程需要 14～21 天。ICU 的大多数治疗都是通过静脉途径的,但近期的研究表明只要病情稳定、没有发热,即使在危重患者,3 天静脉给药后亦可转为口服治疗,即序贯或转换治疗。转换为口服治疗的药物可选择氟喹诺酮类,因其生物利用度高,口服治疗也可达到同静脉给药一样的血药浓度。

由于嗜肺军团菌在重症 CAP 的相对重要性,应特别注意其治疗方案。虽然目前有很多体外有抗军团菌活性的药物,但在治疗效果上仍缺少前瞻性、随机对照研究的资料。回顾性的资料和长期临床经验支持使用红霉素 4 g/d 治疗住院的军团菌肺炎患者。在多肺叶病变、器官功能衰竭或严重免疫抑制的患者,在治疗的前 3～5 天应加用利福平。其他大环内酯类(克拉霉素和阿奇霉素)也有效。除上述之外可供选择的药物有氟喹诺酮类(环丙沙星、左氧氟沙星、加替沙星、莫西沙星)或多西环素。氟喹诺酮类在治疗军团菌肺炎的动物模型中特别有效。

2.重症 HAP 的抗生素治疗

HAP 应根据患者的情况和最可能的病原体而采取个体化治疗。对于早发的(住院 4 天内起病者)重症肺炎患者而没有特殊病原体感染危险因素者,应针对"常见病原体"治疗。这些病原体包括肺炎链球菌、流感嗜血杆菌、甲氧西林敏感的金黄色葡萄球菌和非耐药的革兰阴性细菌。抗生素可选择第二代、第三代、第四代头孢菌素、β 内酰胺类/β 内酰胺酶抑制剂复合剂、氟喹诺酮类或联用克林霉素和氨曲南。

对于任何时间起病、有特殊病原体感染危险因素的轻中症肺炎患者,有感染"常见病原体"和其他病原体危险者,应评估危险因素来指导治疗。如果有近期腹部手术或明确的误吸史,应注意厌氧菌,可在主要抗生素基础上加用克林霉素或单用 β 内酰胺类/β 内酰胺酶抑制剂复合剂;如果患者有昏迷或有头部创伤、肾衰竭或糖尿病史,应注意金黄色葡萄球菌感染,需针对性选择有效的抗生素;如果患者起病前使用过大剂量的糖皮质激素、近期有抗生素使用史、长期 ICU 住院史,即使患者的 HAP 并不严重,也应经验性治疗耐药病原体。治疗方法是联用两种抗假单胞菌抗生素,如果气管抽吸物革兰染色见阳性球菌还需加用万古霉素(或可使用利奈唑胺或奎奴普丁/达福普汀)。所有的患者,特别是气管插管的 ICU 患者,经验性用药必须持续到痰培养结果出来之后。如果无铜绿假单胞菌或其他耐药革兰阴性细菌感染,则可根据药敏情况使用单一药物治疗。非耐药病原体的重症 HAP 患者可用任何以下单一药物治疗:亚胺培南、美罗培南、哌拉西林/他唑巴坦或头孢吡肟。

ICU 中 HAP 的治疗也应根据当地抗生素敏感情况,以及当地经验和对某些抗生素的偏爱而调整。每个 ICU 都有它自己的微生物药敏情况,而且这种情况随时间而变化,因而有必要经常更新经验用药的策略。经验用药中另一个需要考虑的是"抗生素轮换"策略,它是指标准经验治疗过程中有意更改抗生素使细菌暴露于不同的抗生素从而减少抗生素耐药的选择性压力,达到减少耐药病原体感染发生率的目的。"抗生素轮换"策略目前仍在研究之中,还有不少问题未能明确,包括每个用药循环应该持续多久?应用什么药物进行循环?这种方法在内科和外科患者的有效性分别有多高?循环药物是否应该针对革兰阳性细菌同时也针对革兰阴性细菌等。

在某些患者中,雾化吸入这种局部治疗可用以弥补全身用药的不足。氨基糖苷类雾化吸入可能有一定的益处,但只用于革兰阴性细菌肺炎全身治疗无效者。多黏菌素雾化吸入也可用于耐药铜绿假单胞菌的感染。

对于初始经验治疗失败的患者,应该考虑其他感染性或非感染性的诊断,包括肺曲霉感染。对持续发热并有持续或进展性肺部浸润的患者可经验性使用两性霉素 B。虽然传统上应使用开放肺活检来确定其最终诊断,但临床上是否活检仍应个体化。临床上还应注意其他的非感染性肺部浸润的可能性。

(三)支持治疗

支持治疗主要包括液体补充、血流动力学、通气和营养支持,起到稳定患者状态的作用,而更直接的治疗仍需要针对患者的基础病因。流行病学证据显示,营养不良影响肺炎的发病和危重患者的预后。同样,临床资料也支持肠内营养可以预防肺炎的发生,特别是对于创伤的患者。对于严重脓毒症和多器官功能衰竭的分解代谢旺盛的重症肺炎患者,在起病 48 h 后应开始经肠内途径进行营养支持,一般把导管插入到空肠进行喂养以避免误吸;如果使用胃内喂养,最好是维持患者半卧体位以减少误吸的风险。

(四)胸部理疗

拍背、体位引流和振动可以促进黏痰排出的效果尚未被证实。胸部理疗广泛应用的局限在于:①其有效性未被证实,特别是不能减少患者的住院时间;②费用高,需要专人使用;③有时引起 PaO_2 的下降。目前的经验是胸部理疗对于脓痰过多($>30\ mL/d$)或严重呼吸肌疲劳不能有效咳嗽的患者是最为有用的,如对囊性纤维化、COPD 和支气管扩张的患者。

使用自动化病床的侧翻疗法,有时加以振动叩击,是一种有效地预防外科创伤及内科患者肺炎的方法,但其地位仍不确切。

(五)促进痰液排出

雾化和湿化可降低痰的黏度,因而可改善不能有效咳嗽患者的排痰,然而雾化产生的大多水蒸气都沉积在上呼吸道并引起咳嗽,一般并不影响痰的流体特性。目前很少有数据支持湿化能特异性地促进细菌清除或肺炎吸收的观点。乙酰半胱氨酸能破坏痰液的二硫键,有时也用于肺炎患者的治疗,但由于其刺激性,因而在临床应用上受到一定限制。痰中的 DNA 增加了痰液黏度,重组的 DNA 酶能裂解 DNA,已证实在囊性纤维化患者中有助于改善症状和肺功能,但对肺炎患者其价值尚未被证实。支气管舒张药也能促进黏液排出和纤毛运动频率,对 COPD 合并肺炎的患者有效。

四、急救护理

(一)护理目标

(1)维持生命体征稳定,降低病死率。

(2)维持呼吸道通畅,促进有效咳嗽、排痰。

(3)维持正常体温,减轻高热伴随症状,增加患者舒适感。

(4)供给足够营养和液体。

(5)预防传染和继发感染。

(二)护理措施

1.病情监护

重症肺炎患者病情危重、变化快,特别是高龄及合并严重基础疾病患者,需要严密监护病情变化,包括持续监护心电、血压、呼吸、血氧饱和度,监测意识、尿量、血气分析结果、肾功能、电解质、血糖变化。任何异常变化均应及时报告医师,早期处理。同时床边备好吸引装置、吸氧装置、气管插管和气管切开等抢救用品及抢救药物等。

2.维持呼吸功能的护理

(1)密切观察患者的呼吸情况,监护呼吸频率、节律、呼吸音、血氧饱和度。出现呼吸急促、呼吸困难,口唇、指(趾)末梢发绀,低氧血症(血氧饱和度<80%),双肺呼吸音减弱,必须及时给予鼻导管或面罩有效吸氧,根据病情变化调节氧浓度和流量。面罩呼吸机加压吸氧时,注意保持密闭,对于面颊部极度消瘦的患者,在颊部与面罩之间用脱脂棉垫衬托,避免漏气影响氧疗效果和皮肤压迫。意识清楚的患者嘱其用鼻呼吸,脱面罩间歇时间不宜过长。鼓励患者多饮水,减少张口呼吸和说话。

(2)常规及无创呼吸机加压吸氧不能改善缺氧时,采取气管插管呼吸机辅助通气。机械通气需要患者较好的配合,事先向患者简明讲解呼吸机原理、保持自主呼吸与呼吸机同步的配合方法、注意事项等。指导患者使用简单的身体语言表达需要,如用动腿、眨眼、动手指表示口渴、翻身、不适等或写字表达。机械通气期间严格做好护理,每天更换呼吸管道,浸泡消毒后再用环氧乙烷灭菌;严格按无菌技术操作规程吸痰。护理操作特别是给患者翻身时,注意呼吸机管道水平面保持一定倾斜度,使其低于患者呼吸道,集水瓶应在呼吸环路的最低位,并及时检查倾倒管道内、集水瓶内冷凝水,避免其反流入气道。根据症状、血气分析、血氧饱和度调整吸入氧浓度,力求在最低氧浓度下达到最佳的氧疗效果,争取尽快撤除呼吸机。

(3)保持呼吸道通畅,及时清除呼吸道分泌物。①遵医嘱给予雾化吸入每天 2 次,有效湿化呼吸道。正确使用雾化吸入,雾化液用生理盐水配制,温度在 35 ℃左右。使喷雾器保持竖直向上,并根据患者的姿势调整角度和位置,吸入过程护士必须在场严密观察病情,如出现呼吸困难、口周发绀,应停止吸入,立即吸痰、吸氧,不能缓解时通知医师。症状缓解后继续吸入。每次雾化后,协助患者翻身、拍背。拍背时五指并拢成空心掌,由上而下,由外向内,有节律地轻拍背部。通过振动,使小气道分泌物松动易于进入较大气道,有利于排痰及改善肺通、换气功能。每次治疗结束后,雾化器内余液应全部倾倒,重新更换灭菌蒸馏水;雾化器连接管及面罩用 0.5% 三氯异氰尿酸(健之素)消毒液浸泡 30 分钟,用清水冲净后晾干备用。②指导患者定时有效咳嗽,病情允许时使患者取坐位,先深呼吸,轻咳数次将痰液集中后,用力咳出,也可促使肺膨胀。协助患者勤翻身,改变体位,每 2 小时拍背体疗 1 次。对呼吸无力、衰竭的患者,用手指压在胸骨切迹上方刺激气管,促使患者咳嗽排痰。③老年人、衰弱的患者,咳嗽反射受抑制者,呼吸防御机制受损,不能有效地将呼吸道分泌物排出时,应按需要吸痰。用一次性吸痰管,检查导管通畅后,在无负压情况下将吸痰管轻轻插入 10～15 cm,退出 1～2 cm,以便游离导管尖端,然后打开负压,边旋转边退出。有黏液或分泌物处稍停。每次吸痰时间应少于 15 秒。吸痰时,同一根吸痰管应先吸气道内分泌物,再吸鼻腔内分泌物,不能重复进入气道。

(4)研究表明,患者俯卧位发生吸入性肺炎的概率比左侧卧位和仰卧位患者低,定时帮助患者取该体位。进食时抬高床头 30°～45°,减少胃液反流误吸机会。

3.合并感染性休克的护理

发生休克时,患者取去枕平卧位,下肢抬高 20°～30°,增加回心血量和脑部血流量。保持静脉通道畅通,积极补充血容量,根据心功能、皮肤弹性、血压、脉搏、尿量及中心静脉压情况调节输液速度,防止肺水肿。加强抗感染,使用血管活性药物时,用药浓度、单位时间用量,严格遵医嘱,动态观察病情,及时反馈,为治疗方案的调整提供依据。体温不升者给予棉被保暖,避免使用热水袋、电热毯等加温措施。

4.合并急性肾衰竭的护理

少尿期准确记录出入量,留置导尿管,记录每小时尿量,严密观察肾功能及电解质变化,根据医嘱严格控制补液量及补液速度。高血钾是急性肾衰竭患者常见死亡原因之一,此期避免摄入含钾高的食物;多尿期应注意补充水分,保持水、电解质平衡。尿量<20 mL/h 或<80 mL/24 h 的急性肾衰竭者需要血液透析治疗。

5.发热的护理

高热时帮助降低体温,减轻高热伴随症状,增加患者舒适感。每 2 小时监测体温 1 次。密切观察发热规律、特点及伴随症状,及时报告医师对症处理;寒战时注意保暖,高热给予物理降温,冷毛巾敷前额,冰袋置于腋下、腹股沟等处,或温水、酒精擦浴。物理降温效果差时,遵医嘱给予退热剂。降温期间要注意随时更换汗湿的衣被,防止受凉,鼓励患者多饮水,保证机体需要,防止肾血流灌注不足,诱发急性肾功能不全。加强口腔护理。

6.预防传染及继发感染

(1)采取呼吸道隔离措施,切断传播途径。单人单室,避免交叉感染。严格遵守各种消毒、隔离制度及无菌技术操作规程,医护人员操作前后应洗手,特别是接触呼吸道分泌物和护理气管切开、插管患者前后要彻底流水洗手,并采取戴口罩、手套等隔离手段。开窗通风保持病房空气流通,每天定时紫外线空气消毒30～60分钟,加强病房内物品的消毒,所有医疗器械和物品特别是呼吸治疗器械定时严格消毒、灭菌。控制陪护及探视人员流动,实行无陪人管理。对特殊感染、耐药菌株感染及易感人群应严格隔离,及时通报。

(2)加强呼吸道管理。气管切开患者更换内套管前,必须充分吸引气囊周围分泌物,以免含菌的渗出液漏入呼吸道诱发肺炎。患者取半坐位以减少误吸危险。尽可能缩短人工气道留置和机械通气时间。

(3)患者分泌物、痰液存放于黄色医疗垃圾袋中焚烧处理,定期将呼吸机集水瓶内液体倒入装有0.5％健之素消毒液的容器中集中消毒处理。

7.营养支持治疗的护理

营养支持是重要的辅助治疗。重症肺炎患者防御功能减退,体温升高使代谢率增加,机体需要增加免疫球蛋白、补体、内脏蛋白的合成,支持巨噬细胞、淋巴细胞活力及酶活性。提供重症肺炎患者高蛋白、高热量、富含维生素、易消化的流质或半流质饮食,尽量符合患者口味,少食多餐。有时需要鼻饲营养液,必要时胃肠外应用免疫调节剂,如免疫球蛋白、血浆、清蛋白和氨基酸等营养物质以提高抵抗力,增强抗感染效果。

8.舒适护理

为保证患者舒适,重视做好基础护理。重症肺炎急性期患者要卧床休息,安排好治疗、护理时间,尽量减少打扰,保证休息。帮助患者维持舒服的治疗体位。保持病室清洁、安静,空气新鲜。室温保持在22～24 ℃,使用空气湿化器保持空气相对湿度为60％～70％。保持床铺干燥、平整。保持口腔清洁。

9.采集痰标本的护理干预

痰标本是最常用的下呼吸道病原学标本,其检验结果是选择抗生素治疗的确切依据,正确采集痰标本非常重要。准确的采样是经气管采集法,但患者有一定痛苦,不易被接受。临床一般采用自然咳痰法。采集痰标本应注意必须在抗生素治疗前采集新鲜、深咳后的痰,迅速送检,避免标本受到口咽处正常细菌群的污染,以保证细菌培养结果准确性。具体方法是:嘱患者先将唾液吐出、漱口,并指导或辅助患者深吸气后咳嗽,咳出肺部深处痰液,留取标本。收集痰液后应在30分钟内送检。经气管插管收集痰标本时,可使用一次性痰液收集器。用无菌镊夹持吸痰管插入气管深部,注意勿污染吸痰管。留痰过程注意无菌操作。

10.心理护理

评估患者的心理状态,采取有针对性的护理。患者病情重,呼吸困难、发热、咳嗽等明显不适,导致患者烦躁和恐惧,加压通气、气管插管、机械通气患者尤其明显,上述情绪加重呼吸困难。护士要鼓励患者倾诉,多与其交流,语言交流困难时,用文字或体态语言主动沟通,尽量消除其紧张恐惧心理。了解患者的经济状况及家庭成员情况,帮助患者寻求更多支持和帮助。及时向患者及家属解释,介绍病情和治疗方案,使其信任和理解治疗、护理的作用,增加安全感,保持情绪稳定。

11.健康教育

出院前指导患者坚持呼吸功能锻炼,做深呼吸运动,增强体质。减少去公共场所的次数,预防感冒。上呼吸道感染急性期外出戴口罩。居室保持良好的通风,保持空气清新。均衡膳食,增加机体抵抗力,戒烟,避免劳累。

(方晓霞)

第八节　重　症　哮　喘

　　支气管哮喘(简称哮喘)是常见的慢性呼吸道疾病之一,近年来,其患病率在全球范围内有逐年增加的趋势,参照全球哮喘防治创议(GINA)和我国2008年版支气管哮喘防治指南,将定义重新修订为哮喘是由多种细胞包括气道的炎性细胞和结构细胞(如嗜酸性粒细胞、肥大细胞、T细胞、中性粒细胞、平滑肌细胞、气道上皮细胞等)和细胞组分参与的气道慢性炎症性疾病。这种慢性炎症导致气道高反应性,通常出现广泛多变的可逆性气流受限,并引起反复发作性的喘息、气急、胸闷或咳嗽等症状,常在夜间和(或)清晨发作、加剧,多数患者可自行缓解或经治疗缓解。如果哮喘急性发作,虽经积极吸入糖皮质激素($\leqslant$1 000 μg/d)和应用长效 β_2 受体激动剂或茶碱类药物治疗数小时,病情不缓解或继续恶化;或哮喘呈暴发性发作,哮喘发作后短时间内即进入危重状态,则称为重症哮喘。如病情不能得到有效控制,可迅速发展为呼吸衰竭而危及生命,故需住院治疗。

一、病因和发病机制

(一)病因
　　哮喘的病因还不十分清楚,目前认为同时受遗传因素和环境因素的双重影响。

(二)发病机制
　　哮喘的发病机制不完全清楚,可能是免疫-炎症反应、神经机制和气道高反应性及其之间的相互作用。重症哮喘目前已经基本明确的发病因素主要有以下几种。

　　1.诱发因素的持续存在

　　诱发因素的持续存在使机体持续地产生抗原-抗体反应,发生气道炎症、气道高反应性和支气管痉挛,在此基础上,支气管黏膜充血水肿、大量黏液分泌并形成黏液栓,阻塞气道。

　　2.呼吸道感染

　　细菌、病毒及支原体等的感染可引起支气管黏膜充血肿胀及分泌物增加,加重气道阻塞;某些微生物及其代谢产物还可以作为抗原引起免疫-炎症反应,使气道高反应性加重。

　　3.糖皮质激素使用不当

　　长期使用糖皮质激素常常伴有下丘脑-垂体-肾上腺皮质轴功能抑制,突然减量或停用,可造成体内糖皮质激素水平的突然降低,造成哮喘的恶化。

　　4.脱水、痰液黏稠、电解质紊乱

　　哮喘急性发作时,呼吸道丢失水分增加、多汗造成机体脱水,痰液黏稠不易咳出而阻塞大小气道,加重呼吸困难,同时由于低氧血症可使无氧酵解增加,酸性代谢产物增加,合并代谢性酸中毒,使病情进一步加重。

5.精神心理因素

许多学者提出心理-社会因素通过对中枢神经、内分泌和免疫系统的作用而导致哮喘发作，是使支气管哮喘发病率和死亡率升高的一个重要因素。

二、病理生理

重症哮喘的支气管黏膜充血水肿、分泌物增多甚至形成黏液栓以及气道平滑肌的痉挛导致呼吸道阻力在吸气和呼气时均明显升高，小气道阻塞，肺泡过度充气，肺内残气量增加，加重吸气肌肉的负荷，降低肺的顺应性，内源性呼气末正压（PEEPi）增大，导致吸气功耗增大。小气道阻塞，肺泡过度充气，相应区域毛细血管的灌注减低，引起肺泡通气/血流（V/Q）比例的失调，患者常出现低氧血症，多数患者表现为过度通气，通常 $PaCO_2$ 降低，若 $PaCO_2$ 正常或升高，应警惕呼吸衰竭的可能性或是否已经发生了呼吸衰竭。重症哮喘患者，若气道阻塞不迅速解除，潮气量将进行性下降，最终将会发生呼吸衰竭。哮喘发作持续不缓解，也可能出现血液循环的紊乱。

三、临床表现

（一）症状

重症哮喘患者常出现极度严重的呼气性呼吸困难、被迫采取坐位或端坐呼吸，干咳或咳大量白色泡沫痰，不能讲话、紧张、焦虑、恐惧、大汗淋漓。

（二）体征

患者常出现呼吸浅快，呼吸频率增快（>30 次/分），可有三凹征，呼气期两肺满布哮鸣音，也可哮鸣音不出现，即所谓的"寂静胸"，心率增快（>120 次/分），可有血压下降，部分患者出现奇脉、胸腹反常运动、意识障碍，甚至昏迷。

四、实验室检查和其他检查

（一）痰液检查

哮喘患者痰涂片显微镜下可见到较多嗜酸性粒细胞、脱落的上皮细胞。

（二）呼吸功能检查

哮喘发作时，呼气流速指标均显著下降，第 1 秒钟用力呼气容积（FEV_1）、第 1 秒钟用力呼气容积占用力肺活量比值（$FEV_1/FVC\%$，即 1 秒率）以及呼气峰值流速（PEF）均减少。肺容量指标可见用力肺活量减少、残气量增加、功能残气量和肺总量增加，残气占肺总量百分比增高。大多数成人哮喘患者呼气峰值流速<50％预计值则提示重症发作，呼气峰值流速<33％预计值提示危重或致命性发作，需做血气分析检查以监测病情。

（三）血气分析

由于气道阻塞且通气分布不均，通气/血流比例失衡，大多数重症哮喘患者有低氧血症，PaO_2<8.0 kPa（60 mmHg），少数患者 PaO_2<6.0 kPa（45 mmHg），过度通气可使 $PaCO_2$ 降低，pH 直上升，表现为呼吸性碱中毒；若病情进一步发展，气道阻塞严重，可有缺氧及 CO_2 潴留，$PaCO_2$ 上升，血 pH 下降，出现呼吸性酸中毒；若缺氧明显，可合并代谢性酸中毒。$PaCO_2$ 正常往往是哮喘恶化的指标，高碳酸血症是哮喘危重的表现，需给予足够的重视。

(四)胸部 X 线检查

早期哮喘发作时可见两肺透亮度增强,呈过度充气状态,并发呼吸道感染时可见肺纹理增加及炎性浸润阴影。重症哮喘要注意气胸、纵隔气肿及肺不张等并发症的存在。

(五)心电图检查

重症哮喘患者心电图常表现为窦性心动过速、电轴右偏、偶见肺性 P 波。

五、诊断

(一)哮喘的诊断标准

(1)反复发作喘息、气急、胸闷或咳嗽,多与接触变应原、冷空气、物理、化学性刺激以及病毒性上呼吸道感染、运动等有关。

(2)发作时双肺可闻及散在或弥漫性,以呼气相为主的哮鸣音,呼气相延长。

(3)上述症状和体征可经治疗缓解或自行缓解。

(4)除去其他疾病所引起的喘息、气急、胸闷和咳嗽。

(5)临床表现不典型者(如无明显喘息或体征),应至少具备以下 1 项试验阳性:①支气管激发试验或运动激发试验阳性;②支气管舒张试验阳性,第 1 秒用呼气容积增加≥12%,且第 1 秒用呼气容积增加绝对值≥200 mL;③呼气峰值流速日内(或 2 周)变异率≥20%。

符合(1)~(4)条或(4)~(5)条者,可以诊断为哮喘。

(二)哮喘的分期及分级

根据临床表现,哮喘可分为急性发作期、慢性持续期和临床缓解期。急性发作是指喘息、气促、咳嗽、胸闷等症状突然发生,或原有症状急剧加重,常有呼吸困难,以呼气流量降低为其特征,常因接触变应原、刺激物或呼吸道感染诱发。哮喘急性发作时病情严重程度可分为轻度、中度、重度、危重四级(表 15-8)。

表 15-8 哮喘急性发作时病情严重程度的分级

临床特点	轻度	中度	重度	危重
气短	步行、上楼时	稍事活动	休息时	
体位	可平卧	喜坐位	端坐呼吸	
谈话方式	连续成句	常有中断	仅能说出字和词	不能说话
精神状态	可有焦虑或尚安静	时有焦虑或烦躁	常有焦虑、烦躁	嗜睡、意识模糊
出汗	无	有	大汗淋漓	
呼吸频率(次/分)	轻度增加	增加	>30	
辅助呼吸肌活动及三凹征	常无	可有	常有	胸腹矛盾运动
哮鸣音	散在,呼气末期	响亮、弥漫	响亮、弥漫	减弱,甚至消失
脉率(次/分)	<100	100~120	>120	脉率变慢或不规则
奇脉(深吸气时收缩压下降,mmHg)	无,<10	可有,10~25	常有,>25	无
使用 β_2 受体激动剂后呼气峰值流速占预计值或个人最佳值%	>80%	60%~80%	<60% 或 <100 L/min 或作用时间<2 h	

（续表）

临床特点	轻度	中度	重度	危重
PaO$_2$（吸空气，mmHg）	正常	≥60	<60	<60
PaCO$_2$（mmHg）	<45	≤45	>45	>45
SaO$_2$（吸空气，%）	>95	91～95	≤90	≤90
pH				降低

注：1 mmHg＝0.133 kPa。

六、鉴别诊断

（一）左侧心力衰竭引起的喘息样呼吸困难

（1）患者多有高血压、冠状动脉粥样硬化性心脏病、风湿性心脏病和二尖瓣狭窄等病史和体征。

（2）阵发性咳嗽，咳大量粉红色泡沫痰，两肺可闻及广泛的湿啰音和哮鸣音，左心界扩大，心率增快，心尖部可闻及奔马律。

（3）胸部 X 线及心电图检查符合左心病变。

（4）鉴别困难时，可雾化吸入 β$_2$ 受体激动剂或静脉注射氨茶碱缓解症状后，进一步检查，忌用肾上腺素或吗啡，以免造成危险。

（二）慢性阻塞性肺疾病

（1）中老年人多见，起病缓慢、病程较长，多有长期吸烟或接触有害气体的病史。

（2）慢性咳嗽、咳痰，晨间咳嗽明显，气短或呼吸困难逐渐加重。有肺气肿体征，两肺可闻及湿啰音。

（3）慢性阻塞性肺疾病急性加重期和哮喘区分有时十分困难，用支气管扩张药和口服或吸入激素做治疗性试验可能有所帮助。慢性阻塞性肺疾病也可与哮喘合并同时存在。

（三）上气道阻塞

（1）呼吸道异物者有异物吸入史。

（2）中央型支气管肺癌、气管支气管结核、复发性多软骨炎等气道疾病，多有相应的临床病史。

（3）上气道阻塞一般出现吸气性呼吸困难。

（4）胸部 X 线摄片、CT、痰液细胞学或支气管镜检查有助于诊断。

（5）平喘药物治疗效果不佳。

此外，应和变态反应性肺浸润、自发性气胸等相鉴别。

七、急诊处理

哮喘急性发作的治疗取决于发作的严重程度以及对治疗的反应。对于具有哮喘相关死亡高危因素的患者，应给予高度重视。高危患者包括：①曾经有过气管插管和机械通气的濒于致死性哮喘的病史；②在过去 1 年中因为哮喘而住院或看急诊；③正在使用或最近刚刚停用口服糖皮质激素；④目前未使用吸入糖皮质激素；⑤过分依赖速效 β$_2$ 受体激动剂，特别是每月使用沙丁胺醇（或等效药物）超过 1 支的患者；⑥有心理疾病或社会心理问题，包括使用镇静药；⑦有对哮喘治疗不依从的历史。

(一)轻度和部分中度急性发作哮喘患者可在家庭中或社区中治疗

治疗措施主要为重复吸入速效 β_2 受体激动剂,在第 1 小时每次吸入沙丁胺醇 $100\sim200\ \mu g$ 或特布他林 $250\sim500\ \mu g$,必要时每 20 分钟重复 1 次,随后根据治疗反应,轻度调整为 3~4 小时再用 2~4 喷,中度1~2 小时用 6~10 喷。如果对吸入性 β_2 受体激动剂反应良好(呼吸困难显著缓解,呼气峰值流速占预计值>80%或个人最佳值,且疗效维持 3~4 小时),通常不需要使用其他药物。如果治疗反应不完全,尤其是在控制性治疗的基础上发生的急性发作,应尽早口服糖皮质激素(泼尼龙 $0.5\sim1\ \mathrm{mg/kg}$ 或等效剂量的其他激素),必要时到医院就诊。

(二)部分中度和所有重度急性发作均应到急诊室或医院治疗

1.联合雾化吸入 β_2 受体激动剂和抗胆碱能药物

β_2 受体激动剂通过对气道平滑肌和肥大细胞等细胞膜表面的 β_2 受体的作用,舒张气道平滑肌、减少肥大细胞脱颗粒和介质的释放等,缓解哮喘症状。重症哮喘时应重复使用速效 β_2 受体激动剂,推荐初始治疗时连续雾化给药,随后根据需要间断给药(6 次/天)。雾化吸入抗胆碱药物,如溴化异丙托品(常用剂量为 $50\sim125\ \mu g$,3~4 次/天)、溴化氧托品等可阻断节后迷走神经传出支,通过降低迷走神经张力而舒张支气管,与 β_2 受体激动剂联合使用具有协同、互补作用,能够取得更好的支气管舒张作用。

2.静脉使用糖皮质激素

糖皮质激素是最有效的控制气道炎症的药物,重度哮喘发作时应尽早静脉使用糖皮质激素,特别是对吸入速效 β_2 受体激动剂初始治疗反应不完全或疗效不能维持者。如静脉及时给予琥珀酸氢化可的松($400\sim1\ 000\ \mathrm{mg/d}$)或甲泼尼龙($80\sim160\ \mathrm{mg/d}$),分次给药,待病情得到控制和缓解后,改为口服给药(如静脉使用激素 2~3 天,继之以口服激素 3~5 天),静脉给药和口服给药的序贯疗法有可能减少激素用量和不良反应。

3.静脉使用茶碱类药物

茶碱具有舒张支气管平滑肌作用,并具有强心、利尿、扩张冠状动脉、兴奋呼吸中枢和呼吸肌等作用。临床上在治疗重症哮喘时静脉使用茶碱作为症状缓解药,静脉注射氨茶碱[首次剂量为 4~6 $\mathrm{mg/kg}$,注射速度不宜超过 $0.25\ \mathrm{mg/(kg \cdot min)}$,静脉滴注维持剂量为 $0.6\sim0.8\ \mathrm{mg/(kg \cdot h)}$],茶碱可引起心律失常、血压下降,甚至死亡,其有效、安全的血药浓度范围应在 $6\sim15\ \mu g/mL$,在有条件的情况下应监测其血药浓度,及时调整浓度和滴速。发热、妊娠、抗结核治疗可以降低茶碱的血药浓度;而肝疾病、充血性心力衰竭以及合用西咪替丁(甲氰咪胍)、喹诺酮类、大环内酯类药物等可影响茶碱代谢而使其排泄减慢,增加茶碱的毒性作用,应引起重视,并酌情调整剂量。

4.静脉使用 β_2 受体激动剂

平喘作用较为迅速,但因全身不良反应的发生率较高,国内较少使用。

5.氧疗

使 $\mathrm{SaO_2} \geqslant 90\%$,吸氧浓度一般 30%左右,必要时增加至 50%,如有严重的呼吸性酸中毒和肺性脑病,吸氧浓度应控制在 30%以下。

6.气管插管机械通气

重度和危重哮喘急性发作经过氧疗、全身应用糖皮质激素、β_2 受体激动剂等治疗,临床症状和肺功能无改善,甚至继续恶化,应及时给予机械通气治疗,其指征主要包括意识改变、呼吸肌疲劳、$\mathrm{PaCO_2} \geqslant 6.0\ \mathrm{kPa}(45\ \mathrm{mmHg})$ 等。可先采用经鼻(面)罩无创机械通气,若无效应及早行气管插管机械通气。哮喘急性发作机械通气需要较高的吸气压,可使用适当水平的呼气末正压治疗。如果需要过高的气道峰压和平台压才能维持正常通气容积,可试用允许性高碳酸血症通气策略以减少呼吸机相关肺损伤。

八、急救护理

(一)护理目标

(1)及早发现哮喘先兆,保障最佳治疗时机,终止发作。

(2)尽快解除呼吸道阻塞,纠正缺氧,挽救患者生命。

(3)减轻患者身体、心理的不适及痛苦。

(4)提高患者的活动能力,提高生活质量。

(5)健康指导,提高自护能力,减少复发,维护肺功能。

(二)护理措施

(1)院前急救时的护理:①首先做好出诊前的评估。接到出诊联系电话时询问患者的基本情况,做出预测评估及相应的准备。除备常规急救药外,需备短效的糖皮质激素及 β_2 受体激动剂(气雾剂)、氨茶碱等。做好机械通气的准备,救护车上的呼吸机调好参数,准备吸氧面罩。②到达现场后,迅速评估病情及周围环境,判断是否有诱发因素。简单询问相关病史,评估病情。立即监测生命体征、意识状态的情况,发生呼吸、心搏骤停时立即配合医师进行心肺复苏,建立人工气道进行机械辅助通气。尽快解除呼吸道阻塞,及时纠正缺氧是抢救患者的关键。给予氧气吸入,面罩或者用高频呼吸机通气吸氧。遵医嘱立即帮助患者吸入糖皮质激素和 β_2 受体激动剂定量气雾剂,氨茶碱缓慢静脉滴注,肾上腺素 0.25～0.5 mg 皮下注射,30 分钟后可重复 1 次。迅速建立静脉通道。固定好吸氧、输液管,保持通畅。重症哮喘病情危急,严重缺氧导致极其恐惧、烦躁,护士要鼓励患者,端坐体位做好固定,扣紧安全带,锁定担架平车与救护车定位把手,并在旁扶持。运送途中,密切监护患者的呼吸频率及节律、血氧饱和度、血压、心率、意识的变化,观察用药反应。

(2)到达医院后,帮助患者取坐位或半卧位,放移动托板,使其身体伏于其上,利于通气和减少疲劳。立即连接吸氧装置,调好氧流量。检查静脉通道是否通畅。备吸痰器、气管插管、呼吸机、抢救药物、除颤器。连接监护仪,监测呼吸、心电、血压等生命体征。观察患者的意识、呼吸频率、哮鸣音高低变化。一般哮喘发作时,两肺布满高调哮鸣音,但重危哮喘患者,因呼吸肌疲劳和小气道广泛痉挛,使肺内气体流速减慢,哮鸣音微弱,出现"沉默胸",提示病情危重。护士对病情变化要有预见性,发现异常及时报告医师处理。

(3)迅速收集病史、以往药物服用情况,评估哮喘程度。如果哮喘发作经数小时积极治疗后病情仍不能控制,或急剧进展,即为重症哮喘,此时病情不稳定,可危及生命,需要加强监护、治疗。

(4)确保气道通畅维护有效排痰、保持呼吸道通畅是急重症哮喘的护理重点。①哮喘发作时,支气管黏膜充血水肿,腺体分泌亢进,合并感染更重,产生大量痰液。而此时患者因呼吸急促、喘息,呼吸道水分丢失,致使痰液黏稠不易咳出,大量黏痰形成痰栓阻塞气管、支气管,导致严重气道阻塞,加上气道痉挛,气道内压力明显增加,加重喘息及感染。因此,必须注意补充水分、湿化气道,积极排痰,保持呼吸道通畅。②按时协助患者翻身、叩背,加强体位引流;雾化吸入,湿化气道,稀释痰液,防止痰栓形成。采用小雾量、短时间、间歇雾化方式,湿化时密切观察患者呼吸状态,发现喘息加重、血氧饱和度下降等异常立即停止雾化。床边备吸痰器,防止痰液松解后大量涌出导致窒息。吸痰时动作轻柔、准确,吸力和深度适当,尽量减少刺激并达到有效吸引。每次吸痰时间≤15秒,该过程中注意观察患者的面色、呼吸、血氧饱和度、血压及心率的变化。严格无菌操作,避免交叉感染。

(5)吸氧治疗的护理:①给氧方式、浓度和流量根据病情及血气分析结果予以调节。一般给予鼻导管吸氧,氧流量4～6 L/min;有二氧化碳潴留时,氧流量2～4 L/min;出现低氧血症时改用面罩吸氧,氧流量6～10 L/min。经过吸氧和药物治疗病情不缓解,低氧血症和二氧化碳潴留加剧时进行气管插管呼吸机辅助通气。此时应做好呼吸机和气道管理,防止医源性感染,及时有效地吸痰和湿化气道。气管插管患者吸痰前后均应吸入纯氧3～5分钟。②吸氧治疗时,观察呼吸窘迫有无缓解,意识状况,末梢皮肤黏膜颜色、湿度等,定时监测血气分析。高浓度吸氧(>60%)持续6小时以上时应注意有无烦躁、情绪激动、呼吸困难加重等中毒症状。

(6)药物治疗的护理:终止哮喘持续发作的药物根据其作用机制可分为:具有抗炎作用和缓解症状作用两大类。给药途径包括吸入、静脉和口服。①吸入给药的护理吸入的药物局部抗炎作用强,直接作用于呼吸道,所需剂量较小,全身性不良反应较少。剂型有气雾剂、干粉和溶液。护士指导患者正确吸入药物。先嘱患者将气呼尽,然后开始深吸气,同时喷出药液,吸气后屏气数秒,再慢慢呼出。吸入给药有口咽部局部的不良反应,包括声音嘶哑、咽部不适和念珠菌感染,吸药后让患者及时用清水含漱口咽部。密切观察与用药效果和不良反应,严格掌握吸入剂量。②静脉给药的护理经静脉用药有糖皮质激素、茶碱类及β受体激动剂。护士要熟练掌握常用静脉注射平喘药物的药理学、药代动力学、药物的不良反应、使用方法及注意事项,严格执行医嘱的用药剂量、浓度和给药速度,合理安排输液顺序。保持静脉通路畅通,药液无外渗,确保药液在规定时间内输入。观察治疗反应,监测呼吸频率、节律、血氧饱和度、心率、心律和哮喘症状的变化等。应用拟肾上腺素和茶碱类药物时应注意观察有无心律失常、心动过速、血压升高、肌肉震颤、抽搐、恶心、呕吐等不良反应,严格控制输入速度,及时反馈病情变化,供医师及时调整医嘱,保持药物剂量适当;应用大剂量糖皮质激素类药物应观察是否有消化道出血或水钠潴留、低钾性碱中毒等表现,发现后及时通知医师处理。③口服给药重度哮喘吸入大剂量激素治疗无效的患者应早期口服糖皮质激素,一般使用半衰期较短的糖皮质激素,如泼尼松、泼尼龙或甲泼尼龙等。每次服药护士应协助,看患者服下,防止漏服或服用时间不恰当。正确的服用方法是每天或隔天清晨顿服,以减少外源性激素对脑垂体-肾上腺轴的抑制作用。

(7)并发症的观察和护理:重危哮喘患者主要并发症是气胸、皮下气肿、纵隔气肿、心律失常、心功能不全等,发生时间主要在发病48小时内,尤其是前24小时。在入院早期要特别注意观察,尤应注意应用呼吸机治疗者及入院前有肺气肿和(或)肺心病的重症哮喘患者。①气胸是发生率最高的并发症。气胸发生的征象是清醒患者突感呼吸困难加重、胸痛、烦躁不安、血氧饱和度降低。由于胸膜腔内压增加,使用呼吸机时机器报警。护士此时要注意观察有无气管移位,血流动力学是否稳定等,并立即报告医师处理。②皮下气肿一般发生在颈胸部,重者可累及到腹部。表现为颈胸部肿胀,触诊有握雪感或捻发感。单纯皮下气肿一般对患者影响较轻,但是皮下气肿多来自气胸或纵隔气肿,如处理不及时可危及生命。③纵隔气肿是最严重的并发症,可直接影响到循环系统,导致血压下降、心律失常,甚至心搏骤停,短时间内导致患者死亡。发现皮下气肿,同时有血压、心律的明显改变,应考虑到纵隔气肿的可能,立即报告医师急救处理。④心律失常患者存在的低氧及高碳酸血症、氨茶碱过量、电解质紊乱、胸部并发症等,均可导致各种期前收缩、快速心房纤颤、室上速等心律失常。发现新出现的心律失常或原有心律失常加重,要针对性地观察是否存在上述原因,做出相应的护理并报告医师处理。

(8)出入量管理:急重症哮喘发作时因张口呼吸、大量出汗等原因容易导致脱水、痰液黏稠不易咳出,必须严格出入量管理,为治疗提供准确依据。监测尿量,必要时留置导尿管,准确记录24小时出入量及每小时尿量,观察出汗情况、皮肤弹性,若尿量少于 30 mL/h,应通知医师处理。神志清醒者,鼓励饮水。对口服不足及神志不清者,经静脉补充水分,一般每天补液 2 500～3 000 mL,根据患者的心功能状态调整滴速,避免诱发心力衰竭、急性肺水肿。在补充水分的同时应严密监测血清电解质,及时补充纠正,保持酸碱平衡。

(9)基础护理:哮喘发作时,患者生活不能自理,护士要做好各项基础护理。尽量维护患者的舒适感。①保持病室空气新鲜流通,温度(18～22 ℃)、相对湿度(50%～60%)适宜,避免寒冷、潮湿、异味。注意保暖,避免受凉感冒。室内不摆放花草,整理床铺时防止尘埃飞扬。护理操作尽量集中进行,保障患者休息。②帮助患者取舒适的半卧位和坐位,适当用靠垫等维持,减轻患者体力。每天 3 次进行常规口腔、鼻腔清洁护理,有利于呼吸道通畅,预防感染并发症。口唇干燥时涂液状石蜡。③保持床铺清洁、干燥、平整。对意识障碍加强皮肤护理,保持皮肤清洁、干燥,及时擦干汗液,更换衣服,每 2 小时翻身 1 次,避免局部皮肤长期受压。协助床上排泄,提供安全空间,尊重患者,及时清理污物并清洗会阴。

(10)安全护理:为意识不清、烦躁的患者提供保护性措施,使用床挡,防止坠床摔伤。哮喘发作时,患者常采取强迫坐位,给予舒适的支撑物,如移动餐桌、升降架等。哮喘缓解后,协助患者侧卧位休息。

(11)饮食护理:给予高热量、高维生素、易消化的流质食物,病情好转后改半流质、普通饮食。避免产气、辛辣、刺激性食物及容易引起过敏的食物,如鱼、虾等。

(12)心理护理:严重缺氧时患者异常痛苦,有窒息和濒死感,患者均存在不同程度的焦虑、烦躁或恐惧,后者诱发或加重哮喘,形成恶性循环。护士应主动与患者沟通,提供细致护理,给患者精神安慰及心理支持,说明良好的情绪能促进缓解哮喘,帮助患者控制情绪。

(13)健康教育:为了有效控制哮喘发作、防止病情恶化,必须提高患者的自我护理能力,并且鼓励亲属参与教育计划,使其准确了解患者的需求,能提供更合适的帮助。患者经历自我处理成功的体验后会增加控制哮喘的信心,改善生活质量,提高治疗依从性。具体内容主要有:哮喘相关知识,包括支气管哮喘的诱因、前驱症状、发作时的简单处理、用药等;自我护理技能的培养,包括气雾剂的使用、正确使用峰流速仪监测、合理安排日常生活和定期复查等。

指导环境控制:识别致敏源和刺激物,如宠物、花粉、油漆、皮毛、灰尘、吸烟、刺激性气体等,尽量减少与之接触。居室或工作学习的场所要保持清洁,常通风。

呼吸训练:指导患者正确的腹式呼吸法、轻咳排痰法及缩唇式呼吸等,保证哮喘发作时能有效地呼吸。

病情监护指导:指导患者自我检测病情,每天用袖珍式峰流速仪监测最大呼出气流速,并进行评定和记录。急性发作前的征兆有:使用短效 β 受体激动剂次数增加、早晨呼气峰流速下降、夜间苏醒次数增加或不能入睡,夜间症状严重等。一旦有上述征象,及时复诊。嘱患者随身携带止喘气雾剂,一出现哮喘先兆时立即吸入,同时保持平静。通过指导患者及照护者掌握哮喘急性发作的先兆和处理常识,把握好急性加重前的治疗时间窗,一旦发生时能采取正确的方式进行自救和就医,避免病情恶化或争取抢救时间。

指导患者严格遵医嘱服药:指导患者应在医师指导下坚持长期、规则、按时服药,向患者及照护者讲明各种药物的不良反应及服用时注意事项,指导其加强病情观察。如疗效不佳或出现严重不良反应时立即与医师联系,不能随意更改药物种类、增减剂量或擅自停药。

指导患者适当锻炼,保持情绪稳定:在缓解期可做医疗体操、呼吸训练、太极拳等,戒烟,减少对气道的刺激。避免情绪激动、精神紧张和过度疲劳,保持愉快情绪。

指导个人卫生和营养:细菌和病毒感染是哮喘发作的常见诱因。哮喘患者应注意与流感者隔离,定期注射流感疫苗,预防呼吸道感染。保持良好的营养状态,增强抗感染的能力。胃肠道反流可诱发哮喘发作,睡前 3 小时禁饮食、抬高枕头可预防。

(方晓霞)

第九节　高血糖危象

高血糖危象指的是糖尿病昏迷,而糖尿病是由多种病因引起的以慢性高血糖为特征的代谢紊乱,其基本病理生理为绝对或相对性胰岛素分泌不足所引起的糖代谢紊乱,严重时可导致酸碱平衡失常。特征性的病理改变包括高血糖、高酮血症及代谢性酸中毒,发展到严重时可发生酮症酸中毒昏迷和高渗性非酮症性昏迷。

一、糖尿病酮症酸中毒

糖尿病酮症酸中毒(DKA)为最常见的糖尿病急症,是由于体内胰岛素缺乏引起的以高血糖、高血酮和代谢性酸中毒为主要表现的临床综合征。当代谢紊乱发展至脂肪分解加速、血清酮体积聚超过正常水平时称为酮血症,尿酮体排出增多称为酮尿,临床上统称为酮症。当酮酸积聚而发生代谢性酸中毒时称为酮症酸中毒,常见于 1 型糖尿病患者或 B 细胞功能较差的 2 型糖尿病患者伴应激时。

(一)病因

DKA 发生在有糖尿病基础,在某些诱因作用下发病。DKA 多见于年轻人,1 型糖尿病易发,2 型糖尿病可在某些应激情况下发生。发病过程大致可分为代偿性酮症酸中毒与失代偿性酮症酸中毒两个阶段。诱发 DKA 的原因如下。

1.急性感染

以呼吸、泌尿、胃肠道和皮肤的感染最为常见。伴有呕吐的感染更易诱发急性感染。

2.胰岛素和药物治疗中断

胰岛素和药物治疗中断是诱发 DKA 的重要因素,特别是胰岛素治疗中断。有时也可因体内产生胰岛素抗体致使胰岛素的作用降低而诱发。

3.应激状态

糖尿病患者出现精神创伤、紧张或过度劳累、外伤、手术、麻醉、分娩、脑血管意外、急性心肌梗死等。

4.饮食失调或胃肠疾病

严重呕吐、腹泻、厌食、高热等导致严重失水,过量进食含糖或脂肪多的食物,酗酒,或每天糖类摄入过少(<100 g)时。

5.不明病因

发生DKA时往往有几种诱因同时存在,但部分患者可能找不到明显诱因。

(二)发病机制

主要病理基础为胰岛素相对或绝对不足、拮抗胰岛素的激素(胰高血糖素、皮质醇、儿茶酚胺类、生长激素)增加以及严重失水等,因此产生糖代谢紊乱,血糖不能正常利用,导致血糖增高、脂肪分解增加、血酮增高和继发性酸中毒与水、电解质平衡失调等一系列改变。本病发病机制中各种胰岛素拮抗激素相对或绝对增多起重要作用。

1.脂肪分解增加、血酮增高与代谢性酸中毒的出现

DAK患者脂肪分解的主要原因有:①胰岛素的严重缺乏,不能抑制脂肪分解。②糖利用障碍,机体代偿性脂肪动员增加。③生长激素、胰高血糖素和糖皮质激素的作用增强,促进脂肪的分解。此时因脂肪动员和分解加速,大量脂肪酸在肝经B氧化生成乙酰辅酶A。正常状态下的乙酰辅酶A主要与草酰乙酸结合后进入三羧酸循环。DAK时,由于草酰乙酸的不足,使大量堆积的乙酰辅酶A不能进入三羧酸循环,加上脂肪合成受抑制,使之缩合为乙酰乙酸,再转化为β-羟丁酸、丙酮,三者总称为酮体。与此同时,胰岛素的拮抗激素作用增强,也成为加速脂肪分解和酮体生成的另一个主要方面。在糖、脂肪代谢紊乱的同时,蛋白质的分解过程加强,出现负氮平衡,血中生酮氨基酸增加,生糖氨基酸减少,这在促进酮血症的发展中也起了重要作用。当肝内产生的酮体量超过了周围组织的氧化能力时,便引起高酮血症。

病情进一步恶化将引起:①组织分解加速。②毛细血管扩张和通透性增加,影响循环的正常灌注。③抑制组织的氧利用。④先出现代偿性通气增强,继而pH下降,当pH<7.2时,刺激呼吸中枢引起深快呼吸(Kussmaul呼吸),pH<7.0时,可导致呼吸中枢麻痹,呼吸减慢。

2.胰岛素严重缺乏、拮抗激素增高及严重脱水

当胰岛素严重缺乏和拮抗激素增高情况下,糖利用障碍,糖原分解和异生作用加强,血糖显著增高,可超过19.25 mmol/L,继而引起细胞外高渗状态,使细胞内水分外移,引起稀释性低钠。一般来说,血糖每升高5.6 mmol/L,血浆渗量增加5.5 mmol/L,血钠下降2.7 mOsm/L。此时,增高的血糖由肾小球滤过时,可比正常的滤过率[5.8~11 mmol/(L·min)]高出5~10倍,大大超过了近端肾小管回吸收糖[16.7~27.8 mmol/(L·min)]的能力,多余的糖由肾排出,带走大量水分和电解质,这种渗透性利尿作用必然使有效血容量下降,机体处于脱水状态。此外,由此而引起的机体蛋白质、脂肪过度分解产物(如尿素氮、酮体、硫酸、磷酸)从肺、肾排出,同时厌食、呕吐等症状,都可加重脱水的进程。在脱水状态下的机体,胰岛素利用下降与反调节激素效应增强的趋势又必将进一步发展。这种恶性循环若不能有效控制,必然引起内环境的严重紊乱。

3.电解质失衡

因渗透性利尿作用,从肾排出大量水分的同时也丢失K^+、Na^+和Cl^-等离子。血钠在初期可由于细胞内液外移和排出增多而引起稀释性低钠,但若失水超过失钠程度,血钠也可增高。血钾降低多不明显,有时由于DKA时组织分解增多使大量细胞内K^+外移而使测定的血钾不低,但总体上仍以低钾多见。

(三)临床表现

绝大多数 DKA 见于 1 型糖尿病患者,有使用胰岛素治疗史,且有明显诱因,小儿则多以 DKA 为首先症状出现。一般起病急骤,但也有逐渐起病者。早期患者常感软弱、乏力、肌肉酸痛,是为 DKA 的前驱表现,同时糖尿病本身症状也加重,常因大量尿糖及酮尿使尿量明显增加,体内水分丢失,多饮、多尿更为突出,此时食欲缺乏、恶心、呕吐、腹痛等消化道症状及胸痛也很常见。老年有冠心病者可并发心绞痛,甚而心肌梗死及心律失常或心力衰竭等。由于 DKA 时心肌收缩力减低,每搏量减少,加以周围血管扩张,血压常下降,导致周围循环衰竭。

1.严重脱水

皮肤黏膜干燥、弹性差,舌干而红,口唇樱桃红色,眼球下陷,心率增快,心音减弱,血压下降;并可出现休克及中枢神经系统功能障碍,如头痛、神志淡漠、恍惚,甚至昏迷。少数患者尚可在脱水时出现上腹部剧痛、腹肌紧张而压痛,酷似急性胰腺炎或外科急腹症,胰淀粉酶亦可升高,但非胰腺炎所致,系与严重脱水和糖代谢紊乱有关,一般在治疗 2～3 天后可降至正常。

2.酸中毒

可见深而快的 Kussmaul 呼吸,呼出气体呈酮味(烂苹果味),但患者常无呼吸困难感觉,少数患者可并发呼吸窘迫综合征。酸中毒可导致心肌收缩力下降,诱发心力衰竭。当 pH＜7.2 时中枢神经系统受抑制则出现倦怠、嗜睡、头痛、全身痛、意识模糊和昏迷。

3.电解质失衡

早期低血钾常因病情发展而进一步加重,可出现胃肠胀气、腱反射消失和四肢麻痹,甚至有麻痹性肠梗阻的表现。当同时合并肾功能损害,或因酸中毒致使细胞内大量钾进入细胞外液时,血钾也可增高。

4.其他

肾衰竭时少尿或无尿,尿检出现蛋白、管型;部分患者可有发热,病情严重者体温下降,甚至降至 35 ℃以下,这可能与酸血症时血管扩张和循环衰竭有关;尚有少数患者可因 6-磷酸葡萄糖脱氢酶缺乏而产生溶血性贫血或黄疸。

(四)实验室检查

1.尿糖、尿酮检查

尿糖、尿酮强阳性,但当有严重肾功能损害时由于肾小球滤过率减少而导致肾糖阈增高时,尿糖和尿酮亦可减少或消失。

2.血糖、血酮检查

血糖明显增高,多高达 16.7～33.3 mmol/L,有时可达 55.5 mmol/L 以上;血酮体增高,正常值＜0.6 mmol/L,＞1.0 mmol/L 为高血酮,＞3.0 mmol/L 提示酸中毒。

3.血气分析

代偿期 pH 可在正常范围,HCO_3^- 降低;失代偿期 pH＜7.35,HCO_3^- 进一步下降,BE 负值增大。

4.电解质测定

血钾正常或偏低,尿量减少后可偏高,血钠、血氯多偏低,血磷低。

5.其他

肾衰竭时,尿素氮、肌酐增高,尿常规可见蛋白、管型,白细胞计数多增加。

(五)诊断及鉴别诊断

DKA的诊断基于如下条件:①尿糖强阳性。②尿酮体阳性,但在肾功能严重损伤或尿中以 β-羟丁酸为主时尿酮可减少甚至消失。③血糖升高,多为 16.7~33.3 mmol/L,若>33.3 mmol/L, 要注意有无高血糖高渗状态。④血 pH<7.35,HCO_3^-<15 mmol/L。在早期代偿阶段血 pH 可正常,但 BE 负值增大。关键在于对临床病因不明的脱水、酸中毒、休克、意识改变进而昏迷的患者应考虑到 DKA 的可能。若尿糖、尿酮体阳性,血糖明显增高,无论有无糖尿病史,都可结合临床特征而确立诊断。

DKA 可有昏迷,但在确立是否为 DKA 所致时,除需与高血糖高渗状态、低血糖昏迷和乳酸性酸中毒进行鉴别外,还应注意脑血管意外的出现,应详查神经系统体征,特别要急查头颅 CT, 以资鉴别,必须注意二者同时存在的可能性。

(六)急诊处理

治疗原则为尽快纠正代谢紊乱,去除诱因,防止各种并发症。补液和胰岛素治疗是纠正代谢紊乱的关键。

1.补液

输入液体的量及速度应根据患者脱水程度、年龄及心脏功能状态而定。一般每天总需量按患者原体重的 10% 估算。首剂生理盐水 1 000~2 000 mL,1~2 小时静脉滴注完毕,以后每 6~8 小时输 1 000 mL 左右。补液后尿量应在每小时 100 mL 以上,如仍尿少,表示补液不足或心、肾功能不佳,应加强监护,酌情调整。昏迷者在苏醒后,要鼓励口服液体,逐渐减少输液,较为安全。

2.胰岛素治疗

常规以小剂量胰岛素为宜,这种用法简单易行,不必等血糖结果;无迟发低血糖和低血钾反应,经济、有效。实施时可分两个阶段进行。

(1)第 1 阶段:患者诊断确定后(或血糖>16.7 mmol/L),开始先静脉滴注生理盐水,并在其中加入短效胰岛素,每小时给予每千克体重 0.1 U 胰岛素,使血清胰岛素浓度恒定达到 100~200 μU/mL,每 1~2 小时复查血糖,如血糖下降<30%,可将胰岛素加量;对有休克和(或)严重酸中毒和(或)昏迷的重症患者,应酌情静脉注射首次负荷剂量 10~20 U 胰岛素;如下降>30%,则按原剂量继续静脉滴注,直至血糖下降为≤13.9 mmol/L 后,转第 2 阶段治疗;当血糖≤8.33 mmol/L 时,应减量使用胰岛素。

(2)第 2 阶段:当患者血糖下降至≤13.9 mmol/L 时,将生理盐水改为 5% 葡萄糖(或糖盐水),胰岛素的用量则按葡萄糖与胰岛素之比为(3~4):1(即每 3~4 g 糖给胰岛素 1 U)继续点滴,使血糖维持在 11.1 mmol/L 左右,酮体阴性时,可过渡到平日治疗剂量,但在停止静脉滴注胰岛素前 1 小时酌情皮下注射胰岛素 1 次,以防血糖的回升。

3.补钾

DKA 者从尿中丢失钾,加上呕吐与摄入减少,必须补充。但测定的血钾可因细胞内钾转移至细胞外而在正常范围内,因此,除非患者有肾功能障碍或无尿,一般在开始治疗即进行补钾。补钾应根据血钾和尿量:治疗前血钾低于正常,立即开始补钾,前 2~4 小时通过静脉输液每小时补钾为 13~20 mmol/L(相当于氯化钾 1.0~1.5 g);血钾正常、尿量>40 mL/h,也立即开始补钾;血钾正常、尿量<30 mL/h,暂缓补钾,待尿量增加后再开始补钾;血钾高于正常,暂缓补钾。使用时应随时进行血钾测定和心电图监护。如能口服,用肠溶性氯化钾 1~2 g,3 次/天。用碳

酸氢钠时,鉴于它有促使钾离子进入细胞内的作用,故在滴入 5%碳酸氢钠 150~200 mL 时,应加氯化钾 1 g。

4.纠正酸中毒

患者酸中毒系因酮体过多所致,而非 HCO_3^- 缺乏,一般情况下不必用碳酸氢钠治疗,大多可在输注胰岛素及补液后得到纠正。反之,易引起低血钾、脑水肿、反常性脑脊液 pH 下降和因抑制氧合血红蛋白解离而导致组织缺氧。只有 pH<7.1 或 $CO_2CP<6.7$ mmol/L、HCO_3^-<5 mmol/L时给予碳酸氢钠 50 mmol/L。

5.消除诱因,积极治疗并发症

并发症是关系到患者预后的重要方面,也是酮症酸中毒病情加重的诱因,如心力衰竭、心律失常、严重感染等,都须积极治疗。此外,对患者应用鼻导管供氧,严密监测神志、血糖、尿糖、尿量、血压、心电图、血气、血浆渗量、尿素氮、电解质及出入量等,以便及时发现病情变化,及时予以处理。

(七)急救护理

1.急救护理要点

(1)补液:是抢救 DKA 首要的、极其关键的措施。补液可以迅速纠正失水以改善循环血容量与肾功能。通常使用 0.9%氯化钠注射液。一般补液应遵循以下原则。①若血压正常或偏低,血钠<150 mmoL/L,静脉输入 0.9%氯化钠注射液。发生休克者,还应间断输入血浆或全血。②若血压正常,血钠≥150 mmol/L,或伴有高渗状态,可开始就用低渗液体。③血糖降至 13.9 mmol/L以下,改用 5%葡萄糖注射液。补充的量及速度须视失水程度而定。一般按患者体重(kg)的 10%估计输液量。补液按先快后慢的原则进行。头 4 个小时补充总量的 1/4~1/3,头 8~12 小时补充总量的 2/3,其余的量在24~48 小时内补足。补液途径以静脉为主,辅以胃肠内补液。

(2)应用胰岛素:静脉滴注或静脉推注小剂量胰岛素治疗,此法简单易行,安全有效,较少发生低血钾、脑水肿及后期低血糖等严重不良反应。每小时胰岛素用量 0.1 U/kg(可用 50 U RI 加入 500 mL 0.9%氯化钠注射液中以 1 mL/min 的速度持续静脉滴注)。

(3)保持呼吸道通畅,吸氧,提供保护性措施。

2.一般护理要点

(1)严密观察生命体征和神志变化,低血钾患者应做心电图监测,为病情判断和观察治疗反应提供客观依据。

(2)及时采血、留尿,送检尿糖、尿酮、血糖、血酮、电解质及血气等。

(3)准确记录 24 小时出入量。

(4)补液时密切监测肺水肿发生情况。

(5)遵医嘱用药,纠正电解质及酸碱失衡:轻症患者经补液及胰岛素治疗后,酸中毒可逐渐得到纠正,不必补碱。重症酸中毒,二氧化碳结合力<8.92 mmol/L,pH<7.1,应根据血 pH 和二氧化碳结合力变化,给予适量碳酸氢钠溶液静脉输入。酸中毒时细胞内缺钾,治疗前血钾水平不能真实反映体内缺钾程度,治疗后 4~6 小时血钾常明显下降,故在静脉输入胰岛素及补液同时应补钾,最好在心电监护下,结合尿量和血钾水平,调整补钾量和速度。在使用胰岛素 4 小时后,只要有尿排出(>30 mL/h),则应当补钾。

(6)对症护理:针对休克、严重感染、心力衰竭、心律失常、肾衰竭、脑水肿等进行处理,加强护理,注意口腔、皮肤的护理,预防压疮和继发性感染。昏迷患者应加强生活护理。

二、糖尿病高渗性非酮症昏迷

非酮症性高血糖高渗性糖尿病昏迷(NKHDC)是糖尿病的严重急性合并症。特点是血糖极高,没有明显的酮症酸中毒,因高血糖引起血浆高渗性脱水和进行性意识障碍的临床综合征。

(一)病因及发病机制

诱发因素常见的有:大量口服或静脉输注糖液,使用糖皮质激素、利尿剂(如呋塞米、噻嗪类、山梨醇)、免疫抑制剂、氯丙嗪、苯妥英钠、普萘洛尔等药物,急性感染,手术,以及脑血管意外、急性心肌梗死、心力衰竭等应激状态,腹膜透析和血液透析等。详细的发病机制还有待于进一步阐明。可能由于本病患者体内仍有一定数量的胰岛素,虽然由于各种不同原因而使其生物效应不足,但其数量足以抑制脂肪细胞脂肪分解,而不能抑制肝糖原分解和糖原异生,肝脏产生葡萄糖增加释入血流,同时葡萄糖因胰岛素不足不能透过细胞膜而为脂肪、肌肉摄取与利用,导致血糖上升。脂肪分解受抑制,游离脂肪酸增加不多,使肝脏没有足够的底物形成较多的酮体。加以本病患者抗胰岛素激素(如生长激素、糖皮质激素等)水平虽然升高,但其出现时间较酮症酸中毒患者为迟,且其上升程度不足以引起生酮作用。血糖升高,大量尿糖从肾排出,引起高渗性利尿,从而导致脱水和血容量减少。

(二)临床表现

1.前驱期表现

NKHDC起病多隐蔽,在出现神经系统症状和进入昏迷前常有一段过程,即前驱期,表现为糖尿病症状如口渴、多尿和倦怠、无力等症状的加重,反应迟钝,表情淡漠,引起这些症状的基本原因是由于渗透性利尿失水。这一期可由几天到数周,发展比糖尿病酮症酸中毒慢,如能对NKHDC提高警惕,在前驱期及时发现并诊断,则对患者的治疗和预后大有好处,但可惜往往由于前驱期症状不明显,一则易被患者本人和医师所忽视,再者常易被其他合并症症状所掩盖和混淆,而使诊断困难和延误。

2.典型期的临床表现

如前驱期得不到及时治疗,则病情继续发展,由于严重的失水引起血浆高渗和血容量减少,患者主要表现为严重的脱水和神经系统两组症状和体征,我们观察的全部患者都有明显的脱水表现,外观患者的唇舌干裂、眼窝塌陷、皮肤失去弹性,由于血容量不足,大部分患者有血压减低、心跳加速,少数患者呈休克状态,有的由于严重脱水而无尿,神经系统方则表现为不同程度的意识障碍,从意识模糊、嗜睡直至昏迷,可以有一过性偏瘫。病理反射和癫痫样发作,出现神经系统症状常是促使患者前来就诊的原因,因此常误诊为一般的脑血管意外而导致误诊、误治,后果严重。和酮症酸中毒不一样,NKHDC没有典型的酸中毒呼吸,如患者出现中枢性过度换气现象时,则应考虑是否合并有败血症和脑血管意外。

(三)实验室及其他检查

(1)血常规。由于脱水血液浓缩,血红蛋白增高,白细胞计数多$>10\times10^9$/L。

(2)血糖极高>33.3 mmol/L(多数>44.4 mmol/L)。

(3)血电解质改变不明显。

(4)尿糖强阳性,尿酮体阴性或弱阳性。

(5)血浆渗透压增高血浆渗透压可按下面公式计算：

$$血浆渗透压(mOsm/L)=2(Na^+ + K^+)+\frac{血糖\ mg/dL}{18}+\frac{BUN\ mg/dL}{2.8}$$

正常范围 280～300 mOsm/L,NKHDC 多＞340 mOms。

其他血肌酐和尿素氮多增高,原因可由于肾脏本身因素,但大部分患者是由于高度脱水肾前因素所致,因而血肌酐和尿素氮一般随急性期补液治疗后而下降,如仍不下降或特别高者预后不良。

(四)诊断

NKHDC 的死亡率极高,能否及时诊断直接关系到患者的治疗和预后。从上述 NKHDC 的临床表现看,对本症的诊断并不困难,关键是所有的临床医师要提高对本症的警惕和认识,特别是对中、老年患者有以下临床症状者,无论有无糖尿病历史,均提示有 NKHDC 的可能,应立即做实验室检查:①进行性意识障碍和明显脱水表现者。②中枢神经系统症状和体征,如癫痫样抽搐和病理反射征阳性者。③合并感染、心肌梗死、手术等应激情况下出现多尿者。④大量摄糖、静脉输糖或应用激素、苯妥英钠、普萘洛尔等可致血糖增高的药物时出现多尿和意识改变者。⑤水入量不足、失水和用利尿药、脱水治疗与透析治疗等。

实验室检查和诊断指标:对上述可疑 NKHDC 者应立即取血查血糖、血电解质(钠、钾、氯)、尿素氮和肌酐、CO_2CP,有条件做血酮和血气分析,查尿糖和酮体,做心电图。NKHDC 实验室诊断指标:①血糖＞33.3 mmol/L。②有效血浆渗透压＞320 mOsm/L,有效血浆渗透压指不计算血尿素氮提供的渗透压。③尿糖强阳性,尿酮体阴性或弱阳性。

(五)鉴别诊断

首先,需与非糖尿病脑血管意外患者相鉴别,这种患者血糖多不高,或有轻度应激性血糖增高,但不可能＞33.3 mmol/L。其次,需与其他原因的糖尿病性昏迷相鉴别。

(六)危重指标

所有的 NKHDC 患者均为危重患者,但有下列表现者大多预后不良。①昏迷持续 48 小时尚未恢复者。②高血浆渗透压于 48 小时内未能纠正者。③昏迷伴癫痫样抽搐和病理反射征阳性者。④血肌酐和尿素氨增高而持续不降低者。⑤患者合并有革兰阴性细菌感染者。

(七)治疗

尽快补液以恢复血容量,纠正脱水及高渗状态,降低血糖,纠正代谢紊乱,积极查询并清除诱因,治疗各种并发症,降低死亡率。

1.补液

迅速补液,扩充血容量,纠正血浆高渗状态,是本症治疗中的关键。

(1)补液的种类和浓度:具体用法可按以下 3 种情况。①有低血容量休克者,应先静脉滴注等渗盐水,以较快地提高血容量,升高血压,但因其含钠高,有时可造成血钠及血浆渗透压进一步升高而加重昏迷,故应在血容量恢复,血压回升至正常且稳定而血浆渗透压仍高时,改用低张液(4.5 g/L 氯化钠或 6 g/L 氯化钠)。②血压正常,血钠＞150 mmol/L,应首先静脉滴注 4.5～6 g/L氯化钠溶液,使血浆渗透压迅速下降。因其含钠量低,输入后可有 1/3 进入细胞内,大量使用易发生溶血或导致继发性脑水肿及低血容量休克危险,故当血浆渗透压降至 330 mmol/L 以下,血钠在 140～150 mmol/L 时,应改输等渗氯化钠溶液。若血糖降至 13.8～16.5 mmol/L 时,改用 50 g/L 有葡萄糖溶液或葡萄糖盐水。③休克患者或收缩压持续＞10.6 kPa者,除补等渗液外,应间断输血浆或全血。

（2）补液量估计：补液总量可按体重的10％估算。

（3）补液速度：一般按先快后慢的原则，前4小时补总量的1/3，1.5～2 L，前8、12小时补总量的1/2加尿量，其余在24～48小时内补足。但在估计输液量及速度时，应根据病情随时调整仔细观察并记录尿量，血压和脉率，应注意监测中心静脉压和心电图等。

（4）鼻饲管内补给部分液体：可减少静脉补液量，减轻心肺负荷，对部分无胃肠道症状患者可试用，但不能以此代替输液，以防失去抢救良机。

2.胰岛素治疗

本症患者一般对胰岛素较敏感，有的患者尚能分泌一定量的胰岛素，故患者对胰岛素的需要量比酮症酸中毒者少。目前多采用小剂量静脉滴注，一般5～6 U/h与补液同时进行，大多数患者在4～8小时后血糖降至14 mmol/L左右时，改用50 g/L葡萄糖溶液或葡萄糖盐水静脉注射，病情稳定后改为皮下注射胰岛素。应1～2小时监测血糖1次，对胰岛素却有抵抗者，在治疗2～4小时内血糖下降不到30％者应加大剂量。

3.补钾

尿量充分，宜早期补钾。用量根据尿量、血钾值、心电监护灵活掌握。

4.治疗各种诱因与合并症

（1）控制感染：感染是本症最常见的诱因，也是引起患者后期死亡的主要因素，必须积极控制各种感染合并症。强调诊断一经确立，即应选用强有力抗生素。

（2）维持重要脏器功能：合并心脏疾病者，如心力衰竭，应控制输液量及速度，避免引起低血钾和高血钾；保持血渗透压，血糖下降速度，以免引起脑水肿；加强支持疗法等。

（八）急救护理

1.急救护理要点

（1）补液：与DKA相近，但因患者失水更严重，应更积极补液。迅速补液以恢复血容量，纠正高渗和脱水。早期静脉输入0.9％氯化钠注射液，以便较快扩张微循环而补充血容量，迅速纠正血压。但需注意迅速大量输液不当时，可发生肺水肿等并发症。补充大量低渗溶液，有发生溶血、脑水肿及低血容量休克的危险。故应随时观察患者，如发现患者咳嗽、呼吸困难、烦躁不安、脉搏加快，特别是在昏迷好转过程中出现上述表现，提示可能输液过量，应立即减慢输液速度并及时处理。尿色变粉红提示发生溶血，应停止输入低渗溶液并对症处理。

（2）应用胰岛素：需要量相对酮症酸中毒昏迷为少，一般用普通胰岛素，剂量为3～5 U/h。血糖降至13.9 mmol/L时停止注射胰岛素，防止因血糖下降太快、太低而发生脑水肿。也可一开始采用上述小剂量胰岛素治疗的方法，每2～4小时测血糖。

2.一般护理要点

（1）严密观察病情：与糖尿病酮症酸中毒的观察大致相似，应随时观察患者的呼吸、脉搏、血压、神志变化，观察尿液颜色和量。

（2）遵医嘱用药，纠正电解质紊乱：主要是补充钾盐，若有低血钙、低血镁或低血磷时，可酌情给予葡萄糖酸钙、硫酸镁或磷酸钾缓冲液。

（3）积极治疗诱因及伴随症：患者死亡与潜在疾病和诱发因素密切相关，故应及时协助完善各项检查，仔细辨别原发疾病，包括控制感染，纠正休克，防止心力衰竭、肾衰竭、脑水肿的发生等。

3.健康教育

待病情稳定给予以下指导。

(1)增加对疾病的认识:指导患者和其亲属增加对疾病的认识,让患者和其亲属了解糖尿病的病因、临床表现,提高患者对治疗的依从性,使之积极配合治疗。

(2)了解糖尿病的控制目标,指导患者进行血糖的自我监测,掌握血糖仪的使用方法。了解糖尿病的控制目标。

(3)用药及饮食指导:向患者讲解降糖药物的种类及作用、给药方法和时间,使用胰岛素的患者应教会患者或其亲属掌握正确的注射方法。强调饮食治疗的重要性,指导患者通过营养师制订切实可行的饮食计划。

(4)指导患者定期复查,以了解病情控制情况。每3~6个月门诊定期复查,每年全身检查一次,以便及早防治慢性并发症。

(5)指导患者外出时携带识别卡,以便发生紧急情况时及时处理。　　　　　　**(方晓霞)**

第十节　低血糖危象

低血糖危象又称低血糖症,是血葡萄糖(简称血糖)浓度低于正常的临床综合征。成人血糖低于2.8 mmol/L可认为血糖过低,但是否出现症状,个体差异较大。当血糖降低,引起交感神经过度兴奋和中枢神经异常的症状和体征时,就称为低血糖危象。

一、病因与发病机制

(一)病因

引起低血糖的病因有很多,根据低血糖发作的特点可分为空腹低血糖、餐后低血糖、药物引起的低血糖3类。

1.空腹低血糖

(1)内分泌性:胰岛素或胰岛素样物质过多。

(2)肝源性:肝炎,肝硬化,肝淤血,先天性糖原代谢酶缺乏。

(3)营养障碍:尿毒症,严重营养不良。

2.餐后低血糖

(1)胃切除术后饮食性反应性低血糖。

(2)功能性餐后低血糖:多在餐后2~4小时发作,特点是低血糖症状不经治疗可恢复。

(3)晚期或迟发性餐后低血糖:为糖尿病早期表现之一,进食后引起迟发性低血糖。

3.药物因素

(1)胰岛素:糖尿病患者因胰岛素应用不当而致低血糖是临床最常见的原因。

(2)口服糖药:对初用降糖药的老年患者,若用量不当容易发生低血糖。

(3)其他药物:如乙醇、水杨酸、磺胺类、β受体阻滞剂等。

(二)发病机制

人体内维持血糖正常有赖于消化道、肝肾及内分泌腺体等多器官功能的协调一致。人体通过神经体液调节机制来维持血糖的稳定,当血糖下降时,体内胰岛素分泌减少,而胰岛素的反调节激素如肾上腺素、胰高血糖素、皮质醇分泌增加。使肝糖原产生增加,糖利用减少,以保持血糖稳定。其主要生理意义在于保证对脑细胞的供能。当血糖降到≤2.8 mmol/L 时,一方面引起交感神经兴奋,大量儿茶酚胺释放,另一方面由于能量供应不足使大脑皮质功能抑制,皮质下功能异常,即表现为中枢神经低糖和交感神经兴奋两组症状。

二、护理评估

(一)临床表现

1.神经性低血糖症状

即脑功能障碍症状,受累部位可从大脑皮质开始,表现为精神不集中、头晕、迟钝、视物不清、步态不稳;也可有幻觉、躁动、行为怪异等精神失常表现;波及表层下中枢、中脑、延髓等时,表现为神志不清、幼稚动作、舞蹈样动作,甚至阵挛性、张力性痉挛,锥体束征阳性,乃至昏迷、血压下降。这些症状随着血糖逐渐下降而出现。

2.交感神经过度兴奋症状

因释放大量肾上腺素,临床表现为出汗、颤抖、心悸、饥饿、焦虑、紧张、软弱无力、面色苍白、流涎、肢凉震颤、血压轻度升高等。这些症状的严重性与低血糖的程度、持续时间以及血糖下降速度有关。

(二)病情判断

可依据 Whipple 三联征确定低血糖:①低血糖症状;②发作时检测血糖低于 2.8 mmol/L;③供糖后低血糖症状迅速缓解。

三、急救护理

(一)急救护理要点

(1)立即采血、测血糖。

(2)如患者尚清醒,有吞咽动作时,马上喂糖水。

(3)如患者已昏迷,立即建立静脉通道,遵医嘱升高血糖。①注射 50％葡萄糖注射液,大多数患者经过立即注射 50％葡萄糖注射液 50～100 mL 后能迅速清醒。未清醒者可反复注射直到清醒。因口服降糖药物引起的低血糖症,血液中较高的药物浓度仍在继续起作用,患者易再度陷于昏迷,故应继续静脉滴注 5％～10％的葡萄糖注射液。并应根据病情观察数小时至数天;②应用升糖激素:经上述处理患者神志仍不清醒或血糖未达到目标,必要时可选用以下方法。氢化可的松静脉推注或加入葡萄糖中静脉滴注,一日总量控制在 200～400 mg;胰升糖素 0.5～1 mg 皮下、肌内或静脉注射。

(二)一般护理要点

(1)严密观察病情:①密切监测血糖,观察生命体征及神志变化,持续多功能心电监护;②观察治疗前后的病情变化,评估治疗效果;③记录 24 小时出入量。

(2)采取适当的体位:采取头高脚低位,头部抬高 15°～30°角,并偏向一侧。

(3)保持呼吸道通畅,持续氧气吸入,氧流量为 2～4 L/min。

(4)注意保暖。

(5)昏迷患者按昏迷常规护理,加强安全防范。

(三)健康教育

(1)教会糖尿病患者自我监测血糖、尿糖。

（2）按时应用降糖药,按时进食,一旦发生心慌、冷汗、饥饿感等低血糖现象时,应及时处理,如自服糖水或进食含糖食物,缓解病情。

（3）定期门诊随访,有异常及时就医。

（4）饮食指导:平日饮食应少食多餐,低糖、高纤维素、高蛋白质饮食,必要时咨询营养师。

（方晓霞）

第十一节　高血压危象

在高血压过程中,由于某种诱因使周围小动脉发生暂时性强烈痉挛,使血压进一步地急剧增高,引起一系列神经-血管加压性危象、某些器官性危象及体液性反应,这种临床综合征称为高血压危象。

一、病因

本病可发生于缓进型或急进型高血压、各种肾性高血压、嗜铬细胞瘤、妊娠高血压综合征、卟啉病等,也可见于主动脉夹层动脉瘤和脑出血,在用单胺氧化酶抑制剂治疗的高血压患者,进食过含酪胺的食物或应用拟交感药物后,均可导致血压的急剧升高。精神创伤、情绪激动、过度疲劳、寒冷刺激、气候因素、月经期和更年期内分泌改变等为常见诱因。在上述诱因的作用下,原有高血压患者的周围小动脉突然发生强烈痉挛,周围阻力骤增,血压急剧升高而导致本病的发生。心、脑、肾动脉有明显硬化的患者,在危象发生时易发生急性心肌梗死、脑出血和肾衰竭。

二、发病机制

高血压危象的发生机制,多数学者认为是由于高血压患者在诱发因素的作用下,血液循环中肾素、血管紧张素、去甲基肾上腺素和精氨酸升压素等收缩血管活性物质突然急骤的升高,引起肾脏出入球小动脉收缩或扩张,这种情况若持续性存在,除了血压急剧增高外还可导致压力性多尿,继而发生循环血容量减少,又反射性引起血管紧张素Ⅱ、去甲肾上腺素和精氨酸升压素生成和释放增加,使循环血中血管活性物质和血管毒性物质达到危险水平,从而加重肾小动脉收缩。

三、病情评估

（一）主要症状

1.神经系统症状

剧烈头痛、多汗、视力模糊、耳鸣、眩晕或头晕、手足震颤、抽搐、昏迷等。

2.消化道症状

恶心、呕吐、腹痛等。

3.心脏受损症状

胸闷、心悸、呼吸困难等。

4.肾脏受损症状

尿频、少尿、无尿、排尿困难或血尿。

(二)主要体征

(1)突发性血压急剧升高,收缩压＞26.7 kPa(200 mmHg),舒张压≥16.0 kPa(120 mmHg),以收缩压升高为主。

(2)心率加快(＞110 次/分)心电图可表现为左心室肥厚或缺血性改变。

(3)眼底视网膜渗出、出血和视盘水肿。

(三)主要实验室检查

危象发生时,血中游离肾上腺素或去甲肾上腺素增高、肌酐和尿素氮增高、血糖增高,尿中可出现蛋白和红细胞,酚红排泄试验、内生肌酐清除率均可低于正常。

(四)详细评估

(1)有无突然性血压急剧升高。在原高血压的基础上,动脉血压急剧上升,收缩压高达26.7 kPa(200 mmHg),舒张压 16.0 kPa(120 mmHg)以上。

(2)有无存在诱发危象的因素。包括情绪激动、寒冷刺激、精神打击、过度劳累、内分泌功能失调等。

(3)血压、脉搏、呼吸、瞳孔、意识,注意有无脑疝的前驱症状。

(4)患者对疾病、治疗方法以及饮食和限盐的了解。

(5)观察尿量及外周血管灌注情况,评估出入量是否平衡。

(6)用药效果及不良反应。

(7)有无并发症发生。

四、急救护理

(一)急救干预

(1)立即给患者半卧位,吸氧,保持安静。

(2)尽快降血压,一般收缩压＜21.3 kPa(160 mmHg),舒张压＜13.3 kPa(100 mmHg),平均动脉压＜16.0 kPa(120 mmHg),不必急于将血压完全降至正常:一般采用硝酸甘油、压宁定(利喜定)静脉给药。

(3)有抽搐、躁动不安者使用安定等镇静药。

(4)如有脑水肿发生可适当使用脱水药和利尿药,常用药物有 20％甘露醇和呋塞米。

(二)基础护理

(1)保持环境安静,绝对卧床休息。

(2)给氧,昏迷患者应保持呼吸道通畅,及时清除呼吸道分泌物。

(3)建立静脉通路,保证降压药的及时输入。

(4)做好心理护理,消除紧张状态,避免情绪激动,酌情使用有效镇静药。

(5)限制钠盐摄入,每天小于 6 g,多食新鲜蔬菜和水果,保证足够的钾、钙、镁摄入;禁食刺激性食物如酒、烟等,昏迷患者给予鼻饲。

(6)保持大便通畅,排便时避免过度用力。

(7)严密观察血压,严格按规定的测压方法定时测量血压并做好记录,最好进行 24 小时动态血压监测,并进行心电监护,观察心率、心律变化,发现异常及时处理。

(8)观察头痛、烦躁、呕吐、视力模糊等症状经治疗后有无好转,精神状态有无由兴奋转为安静。高血压脑病随着血压的下降,神志可以恢复,抽搐可以停止,所以应迅速降压、制止抽搐以减轻脑水肿,按医嘱适当使用脱水剂。

(9)记录24小时出入量,昏迷患者给予留置导尿管,维持水、电解质和酸碱平衡。

(三)预见性观察

(1)心力衰竭:主要为急性左心衰竭,应注意观察患者的心率、心律变化,做心电监护,及时观察有否心悸、呼吸困难、粉红色泡沫样痰等情况出现。

(2)脑出血表现为嗜睡、昏迷、肢体偏瘫、面瘫,伴有或不伴有感觉障碍,应加以观察,出现情况及时处理。

(3)肾衰竭观察尿量,定期复查肾功能,使用呋塞米时尤其应注意。

(方晓霞)

第十二节　超高热危象

危象不是一个独立的疾病,它是指某一疾病在病程进展过程中所表现的一组急性综合征。多数危象的发生是由于某些诱发因素对基础疾病所导致的原有内环境急剧变化,并对生命重要器官特别是大脑功能构成严重的威胁。抢救不及时,死亡率和致残率均较高。但若能及时发现、及时治疗、护理措施得当,危象是可以得到有效的控制的。

体温超过41℃称为高热。超高热危象是指高热同时伴有抽搐、昏迷、休克、出血等,多有体温调节中枢功能障碍。超高热可使肌肉细胞快速代谢,引起肌肉僵硬、代谢性酸中毒及心脑血管系统等的损害,严重者可导致患者死亡。

一、病因

(一)感染性发热

任何病原体(各种病毒、细菌、真菌、寄生虫、支原体、螺旋体、立克次体等)引起的全身各系统器官的感染。

(二)非感染性发热

凡是病原体以外的各种物质引起的发热均属于非感染性发热。常见病因如下。

1.体温调节中枢功能异常

体温调节中枢受到损害,使体温调定点上移,造成发热。常见于中暑、安眠药中毒、脑外伤、脑出血等。

2.变态反应与过敏性疾病

变态反应时形成抗原抗体复合物,激活白细胞释放内源性致热源而引起发热,如血清病、输液反应、药物热及某些恶性肿瘤等。

3.内分泌与代谢疾病

如甲亢、硬皮病等。

二、临床表现

(一)体温升高

患者体温达到或超过41℃,出现呼吸急促、烦躁、抽搐、休克、昏迷等症状。

（二）发热的特点

许多发热疾病具有特殊热型，根据不同热型，可提示某些疾病的诊断，如稽留热常见于伤寒、大叶性肺炎；弛张热常见于败血症、严重化脓性感染等。

（三）伴随症状

发热可伴有皮疹、寒战、淋巴结或肝脾肿大等表现。

三、实验室及其他检查

有针对性地进行血常规、尿常规、便常规、脑脊液等常规检查，病原体显微镜检查，细菌学检查，血清学检查，血沉、免疫学检查、X线、超声、CT检查等。

四、治疗要点

（一）治疗原则

迅速降温，有效防治并发症，加强支持治疗，对因治疗。

（二）治疗措施

1.降温

迅速而有效地将体温降至 38.5 ℃是治疗超高热危象的关键。

(1)物理降温的常用方法：①冰水擦浴。对高热、烦躁、四肢末梢灼热者可用。②温水擦浴。对寒战、四肢末梢厥冷的患者，用 32～35 ℃温水擦浴，以免寒冷刺激而加重血管收缩。③酒精擦浴。30％～50％酒精擦拭。④冰敷。用冰帽、冰袋置于前额及腋窝、腹股沟、腘窝等处。

物理降温的注意事项：①擦浴方法是自上而下，由耳后、颈部开始，直至患者皮肤微红，体温降至38.5 ℃左右。②不宜在短时间内将体温降得过低，以防引起虚脱。③伴皮肤感染或有出血倾向者，不宜皮肤擦浴。④降温效果不佳者可适当配合药物降温等措施。

(2)药物降温的常用药物：①复方氨基比林 2 mL 或柴胡注射液 2 mL 肌内注射。②阿司匹林、对乙酰氨基酚、地塞米松等。③对高热伴惊厥的患者，可用人工冬眠药物(哌替啶 100 mg、异丙嗪 50 mg、氯丙嗪50 mg)全量或半量静脉滴注。

药物降温的注意事项：降温药物可以减少产热和利于散热，故用药时要防止患者虚脱。及时补充水分，冬眠药物可引起血压下降，使用前应补足血容量、纠正休克，注意血压的变化。

2.病因治疗

(1)对于各种细菌感染性疾病，除对症处理外，应早期使用广谱抗生素，如有病原体培养结果及药敏试验，可针对感染细菌应用敏感的抗生素。

(2)非感染性发热，一般病情复杂，应根据患者的原发病进行有针对性的处理。

五、护理措施

（一）一般护理

保持室温在 22～25 ℃，迅速采取有效的物理降温方式，高热惊厥的患者，置于保护床内，防止坠床或碰伤，备舌钳或牙垫防止舌咬伤。建立静脉通路，保持呼吸道通畅。

（二）严密观察病情

注意观察患者生命体征、神志、末梢循环和出入量的变化，特别应注意体温的变化及伴随的症状，每4小时测一次体温，降至 39 ℃以下后，每目测体温 4 次，直至体温恢复正常。观察降温治疗的效果。避免降温速度过快,防止患者出现虚脱现象。

(三)加强基础护理

(1)患者卧床休息,保持室内空气新鲜,避免着凉。

(2)降温过程中出汗较多的患者,要及时更换衣裤被褥。保持皮肤清洁舒适。卧床的患者,要定时翻身,防止压疮。

(3)给予高热量、半流质饮食,鼓励患者多进食、多饮水、每天液体入量达 3 000 mL;保持大便通畅。

(4)加强口腔和呼吸道护理,防止感染及黏膜溃破;协助患者排痰;咳嗽无力或昏迷无咳嗽反射者,可气管切开,保持呼吸道通畅。

(方晓霞)

第十三节　多器官功能障碍综合征

多器官功能障碍综合征(multiple organ dysfunction syndrome,MODS)是指在严重创伤、感染和休克时,原无器官功能障碍的患者同时或者在短时间内相继出现两个以上器官系统的功能障碍以致机体内环境的稳定必须靠临床干预才能维持的综合征。

MODS 的原发致病因素是急性而继发受损器官可在远隔原发伤部位,不能将慢性疾病、组织器官退化、机体失代偿时归属其中。常呈序惯性器官受累,致病因素与发生 MODS 必须>24 h。发生 MODS 前,机体器官功能基本正常,功能损害呈可逆性,一旦发病机制阻断、及时救治,器官功能有望恢复。

一、病因

(一)严重创伤

严重创伤是诱发 MODS 的常见因素之一,主要见于复合伤、多发伤、战地伤、烧伤及大手术创伤,并由此可引起心、肺、肝、肾、造血系统、消化道等多个组织器官系统的功能障碍。

(二)休克

各种原因导致的休克是引起 MODS 的重要发病因素,尤其是出血性休克和感染性休克更易引发 MODS。休克过程中机体各重要器官血流不足而呈低灌注状态,引起广泛性全身组织缺氧、缺血,代谢产物蓄积,影响细胞代谢、损害器官的功能,最后导致 MODS。

(三)严重感染

严重感染是引发 MODS 的最主要因素之一,尤其是腹腔感染,是诱发 MODS 的重要原因。据相关资料统计,腹腔感染在多种 MODS 致病因素中占首位。其中革兰阴性杆菌占大多数,如腹腔内脓肿、急性化脓性阑尾炎、急性坏死性胰腺炎、急性腹膜炎、急性胆囊炎等更易导致 MODS 的发生。有报道 MODS 患者 69%～75%的病因与感染有关。

(四)医源性因素

医源性因素也是造成 MODS 的一个重要因素。尤其是急危重症患者,病情错综复杂,如治疗措施应用不当,容易对脏器造成不必要的损伤而引发 MODS。较常见的因素如下。

（1）长时间（＞6 h）高浓度给氧可破坏肺表面活性物质,损害肺血管内皮细胞。

（2）大量输血、输液可导致急性肺水肿、急性左心功能不全。

（3）药物使用不当可导致肝、肾等重要脏器功能障碍。

（4）不适当的人工机械通气可造成心肺功能障碍。

（5）血液吸附或血液透析造成的不均衡综合征、出血和血小板减少。

（五）心搏、呼吸骤停

心搏、呼吸骤停致使机体各重要脏器严重缺血、缺氧,若能在短时间内得到有效及时的抢救,复苏成功后,血流动力学改善,各大器官恢复灌流,形成"缺血-再灌注",但同时也可能引发"再灌注"损伤,导致 MODS。

二、临床表现

MODS 多以某一器官功能受损开始发病,并序贯的影响到其他器官,由于首先受累器官的不同以及受累器官组合的不同,因此,其临床表现也不尽相同,下面将各器官受累时的主要表现分别介绍(表 15-9)。

表 15-9 MODS 的临床表现

	休克	复苏	高分解代谢	MOF
全身情况	萎靡、不安	差、烦躁	很差	终末
循环	需输液	依赖容量	CO↓,休克	药物依赖
呼吸	气促	呼碱低氧	ARDS	O_2↓,CO_2↑
肾脏	少尿	氨↑	氨↑,需透析	恶化
胃肠	胀气	摄食↓	应激性溃疡	功能紊乱
肝脏	肝功轻度↓	中度↓	严重↓	衰竭
代谢	血糖↑需胰岛素	高分解代谢	代谢性酸中毒,血糖↑	肌萎缩,酸中毒
CNS	模糊	嗜睡	昏迷	深昏迷
血液	轻度异常	BPC↓,WBC↑	凝血异常	DIC

（一）心脏

心脏的主要功能是泵功能,并推动血液在体内进行周而复始的循环,无论是心脏发生继发性损伤或原发性损伤都能够引起泵功能障碍,从而引起急性心功能不全,主要临床特征表现为急性肺循环淤血和供血不足。

急性心功能不全可概括为急性右心功能不全和急性左心功能不全,临床上急性右心功能不全极为少见,因此一般急性心功能不全即泛指急性左心功能不全,临床上最常见的是急性左心室功能不全。临床症状及体征表现如下。

1.呼吸困难

按诱发呼吸困难急性程度的不同又可分为劳力性呼吸困难、夜间阵发性呼吸困难和端坐呼吸,而端坐呼吸和夜间阵发性呼吸困难是急性左心功能不全早期或急性发作时的典型表现之一,必须给予高度重视。

2.咳嗽与咯血

急性心功能不全引起的咳嗽主要特征为无其他原因可解释的刺激性干咳,尤以平卧或活动时为明显,半卧位或坐起及休息时咳嗽可缓解。若发生肺水肿时可见大量白色或粉红色泡沫样痰,严重者可发生咯血。

心排血量急剧下降是严重急性左心功能不全可引起的病变,从而引起心源性晕厥、心源性休克及心搏骤停。

(二)呼吸功能

临床特征表现为发绀和呼吸困难,血气分析检查常呈现为低氧血症。严重者可出现急性呼吸窘迫综合征(ARDS)或急性呼吸功能不全。ARDS 是 MODS 常伴发的一种临床表现,其病理改变为急性非心源性肺水肿。临床特点如下。

(1)起病急,呼吸极度困难,经鼻导管高流量吸氧不能缓解。

(2)呼吸频率加快,常超过每分钟 28 次,并进行性加快,严重者可达每分钟 60 次以上,患者所有呼吸肌都参与了呼吸运动,仍不能满足呼吸对氧的需求而呈现为窘迫呼吸。

(3)血气分析呈现为 $PO_2 < 8.0$ kPa(60 mmHg),并呈进行性下降,高流量氧疗也难以使 PO_2 提高,而必须采用人工机械通气。

(三)肝

当肝脏功能遭到严重损害时,临床表现为肝细胞性黄疸,巩膜、皮服黄染,尿色加深呈豆油样,血清生化检查显示:总胆红素升高(直接胆红素与间接胆红素均升高)并伴有肝脏酶学水平升高,同时 ALT、AST、LDH 均大于正常值的 2 倍以上,还可伴有清蛋白含量、血清总蛋白下降及凝血因子减少,既往有肝病史或病情严重者即可发生肝性脑病。

(四)肾

在急危重症的抢救过程中,多种原因都可能造成肾小管功能受损或急性肾小球功能受损,从而引起急性肾功能不全,其临床表现主要为氮质血症、少尿、无尿和水、电解质及酸碱平衡失调。当发生急性肾功能不全后,常易导致病情急剧进展或明显恶化,在以各种原因所导致的休克为 MODS 的原发病变时,肾功能不全也可能为最早的表现。

(五)胃肠道

各种原因引起的胃肠黏膜缺血及病变、治疗过程中的应激,导致的胃泌素与肾上腺皮质激素分泌增加,而导致胃黏膜病变,引起消化道大出血;或者其他因素所致的胃肠道蠕动减弱,从而发生胃肠麻痹。

(六)凝血功能

毛细血管床开放,血流缓慢或淤积,致使凝血系统被激活,引起微循环内广泛形成微血栓,导致弥散性血管内凝血可由任何原因所致的组织微循环功能障碍造成。进一步使大量凝血因子和血小板被消耗,引发全身组织发生广泛出血。临床常表现为黏膜、皮肤形成花斑,皮下出血,注射部位或手术切口、创面自发性弥漫性渗血,术后引流管内出血量增多,严重者内脏器官也发生出血。化验检查可见血浆蛋白原含量降低,纤维组织蛋白原降解产物增加,血小板计数呈进行性减少,凝血酶原时间延长。

(七)脑

由于危重病病变发生发展过程中的多种因素影响而使脑组织发生缺血、缺氧和水肿,从而在临床上引起患者意识障碍。如出现淡漠、烦躁、自制力和定向力下降,对外界环境、自己及亲人不能确认,甚至出现嗜睡、昏睡、昏迷。同时常伴有瞳孔、出现神经系统的病理反射及呼吸病理性变化等。

三、护理

(一)一般护理

1.饮食护理

MODS 患者机体常处于全身炎性反应高代谢状态,机体消耗极度升高,免疫功能受损,内环境紊乱,因此保证营养供应至关重要。根据病情选择进食方式,尽量经口进食,必要时给予管饲或静脉营养,管饲时注意营养液的温度及速度,避免误吸及潴留。

(1)肠道营养:根据患者病情选择管饲途径:口胃管、鼻胃管、鼻肠管、胃造口管、空肠造瘘等。

(2)肠外营养:根据患者病情给予不同成分的 TPN 治疗。

2.环境管理

病室清洁安静,最好住单人房间,室内每天消毒 1 次。

3.心理护理

因患者起病突然、病情严重,容易恐惧,护士耐心解释疾病发生发展的原因,帮助患者树立信心并取得积极配合,保证患者情绪稳定。

(二)重症护理

1.病情观察

全面观察,及早发现、预防各器官功能不全征象。

(1)循环系统:血压,心率及心律,CVP、PCWP 的监测,严格记录出入液量。

(2)呼吸系统:呼吸频率及节律,动脉血气分析,经皮血氧饱和度的监测。

(3)肾功能监测:监测尿量,计算肌酐清除率,规范使用抗生素,避免使用肾毒性强的药物,必要时行 CRRT 治疗。

(4)神经系统:观察患者的意识状态、神志、瞳孔、反应等的变化。

(5)定时检测肝功能,注意保肝,必要时行人工肝治疗。加强血糖监测。

(6)肠道功能监测与支持:根据医嘱正确给予营养支持,合理使用肠道动力药物,保持肠道通畅。

(7)观察末梢温度和皮肤色泽。

2.各脏器功能的护理

(1)呼吸功能的护理:加强呼吸道的湿化与管理,合理湿化,建立人工气道患者及时吸痰。根据患者病情,及时稳定脱机。多次进行机械通气、病情反复的患者,对脱机存在恐惧感,得知要脱机即表现为紧张、恐惧,这种情绪将影响患者的正常生理功能,如产生呼吸、心率加快、血压升高等,影响脱机的实施。需对患者实施有效的心理护理。

(2)循环功能的护理:MODS 患者在抢救治疗过程中,循环系统不稳定,血压波动大且变化迅速,需通过有创动脉测压及时可靠准确的连续提供动脉血压,为及时发现病情变化并给治疗提供可靠的资料。同时注意观察患者痰液色质量,及时发现心力衰竭早期表现。严格控制出入液量。

(3)肝肾功能的护理:注意肝肾功化验指标的变化,严密监测尿量、尿色、尿比重,保持水电解质平衡。避免使用肝肾毒性药物。维持血容量及血压,保证和改善肾脏血流灌注。严重衰竭患者及时采用连续血液净化治疗。

(4)胃肠道功能的护理:应激性溃疡出血是 MODS 常见的胃肠功能衰竭症状,早期进行胃肠道内营养,补充热量,促进胃肠蠕动的恢复,维持菌群平衡,保护胃黏膜。观察患者是否存在腹胀,及时听诊肠鸣音,观察腹部体征的变化。患者发生恶心、呕吐时及时清理呕吐物,避免误吸。发生腹泻时,及时清理,保持床单位清洁,观察大便性状、色质量,留取异常大便标本并及时送检。

3.药物治疗的护理

(1)根据医嘱补液,为避免发生肺水肿,可在 PCWP 及 CVP 指导下调整补液量及速度。

(2)按常规使用血管活性药物。

(3)血压过低时不可使用利尿剂,用后观察尿量变化。

(4)使用制酸剂和胃黏膜保护剂后,要监测胃液 pH。

(5)观察要点:持续心电监护,监测体温。

(方晓霞)

第十六章

康复科护理

第一节 颅脑外伤

一、概述

颅脑损伤是指头颅部特别是脑受到外来暴力打击所造成的脑部损伤,可导致意识障碍、记忆缺失及神经功能障碍。由于颅脑损伤具有损伤部位的多发性、损伤的复杂性等特点,其康复不仅涉及肢体运动功能的康复,同时更多地涉及对记忆力、注意力、思维等高级中枢功能的康复,因此,更需要家庭成员了解和参与到患者的康复训练和护理中,使患者的功能得到最大限度的恢复。

和康复医疗的其他方面相比,脑外伤康复的发展相对滞后。在美国,脑外伤康复20世纪70年代进入有组织的阶段,其标志是脑外伤治疗与康复示范中心体系的建立。我国迄今为止尚未建立脑外伤的康复医疗体系,没有脑外伤康复专科医院,综合医院没有脑外伤康复的亚专科设置,跨学科合作团队和学科内团队工作模式尚未有效建立,因此脑外伤康复是康复医疗服务体系的一块短板。治疗体系还必须考虑特殊教育的要求、生活自理能力、职业训练和支持,以及家庭成员的支持等问题。脑外伤患者,特别是重型患者的自然病程可能相当长,甚至影响终身。脑外伤的康复期比其他获得性损伤和神经系统疾病的康复时间更长。因此,外伤治疗体系必须认识到康复治疗的长期性。要正确认识脑外伤的自然病程,在不同阶段采用个体化的康复治疗和服务措施,避免不必要和无效的治疗手段。

(一)流行病学

美国每年新增脑外伤患者5万人死亡,23万人住院治疗,8万人遗留长期残疾,存活的脑外伤残疾者总数达到530万人(2%总人口)。根据世界卫生组织的保守估计,1990年全球新增的脑外伤患者总数可能在950万以上。我国脑外伤发病率已超过100/10万人口,仅次于西方发达国家,重型脑外伤的病死率和致残率居高不下,总病死率高达30%～50%。大部分生存下来的颅脑外伤患者,常常遗留不同程度的神经功能障碍,如意识、运动、语言、认知等方面的障碍,给患者及其家庭带来痛苦和沉重的负担。因此,对颅脑损伤患者给予积极的康复训练和护理是十分必要的。

（二）病因

颅脑损伤是创伤中发病率仅次于四肢的常见损伤,其死亡率和致残率均居各类创伤首位。随着社会主义现代化的加速,城市人口更为密集,机动车辆急剧增加,导致交通事故发生频繁;施工规模扩大,房屋建筑向高层发展,使工伤事故增加;体育运动日趋普及,且竞技对抗程度剧烈,运动创伤也有所增多;此外,自然灾害等意外事故也频频发生,因而包括颅脑损伤在内的各种创伤发生率大幅度增加。为此,交通事故、工伤事故、高处坠落、失足跌倒、各种钝器对头部的打击是产生颅脑损伤的常见原因。

（三）临床分类

颅脑损伤可以分为闭合性伤和开放性伤两类。闭合性损伤时,头皮、颅骨和硬脑膜三者中至少有一项保持完整,脑组织与外界不沟通。如果头皮、颅骨和硬脑膜三者均有破损,颅腔与外界沟通,即为开放性损伤。脑组织不仅可因暴力的直接作用产生原发性损伤,如脑震荡、脑挫裂伤、原发性脑干损伤和弥漫性轴索损伤,还可在原发性损伤的基础上产生脑水肿、颅内血肿、脑移位和脑疝等继发性脑损伤,其症状和体征是在伤后逐步出现或加重,严重程度并不一定与原发性损伤的严重程度一致。脑损伤后所致的残疾种类繁多,如意识障碍、智能障碍、精神心理异常、运动障碍、感觉障碍、语言障碍,以及视觉、听力和嗅觉障碍等。

二、临床表现

颅脑损伤患者可因损伤部位和伤情轻重不同而出现多种多样程度不同的神经功能障碍和精神异常,轻者如头痛、眩晕、失眠、烦躁、记忆力减退,重者如意识障碍、智能障碍、感觉障碍、言语障碍和精神心理异常。有些患者甚至长期昏迷不醒,或呈植物状态生存。颅脑损伤能引起的神经功能障碍和精神异常,有些可以逆转而暂时存在,通过适当治疗能获得不同程度的改善,甚至完全恢复;但有些则属不能逆转而长期存在,从而成为长久性障碍。有些患者由于伤后处理不当,如昏迷和瘫痪患者因未能重视合理体位、肢位的维持和及早进行活动,可导致关节肌肉萎缩、挛缩和畸形而出现二次性损害。

颅脑损伤的临床表现是由受伤的轻重程度决定的,轻微颅脑损伤可仅有头皮血肿,严重的脑外伤的症状可出现以下表现。

（一）重度颅脑损伤的临床表现

（1）急性期损伤发生至1个月,中枢神经系统损伤后72小时就开始出现可塑性变化。头痛、恶心、呕吐,头痛呈持续性胀痛,呕吐一般为喷射性呕吐。

意识障碍:遗忘症,易疲劳与精神萎靡或行为冲动亦可出现谵妄状态。

生命体征改变:如血压、心率、呼吸、瞳孔大小等。自主神经功能失调,表现为心悸、血压波动、多汗、月经失调、性功能障碍等。

其他表现:如头晕、目眩、耳鸣、记忆力减退、注意力难以集中、智能减退、失眠等。

颅脑损伤恢复的早期阶段,患者可能表现出行为上的紊乱和心理社会能力方面的功能低下,包括情绪不稳,攻击性行为、冲动和焦虑不安、定向力障碍、挫败感、否认和抑郁等。

（2）恢复期1～3个月为中枢神经系统自然恢复期,可塑性尤为明显。

急性期常见症状有所减轻,生命体征趋向稳定。同时既有局灶性症状,如偏瘫、失语等,又有全面性脑功能障碍,如昏迷、认知障碍等。

恢复期和慢性期的精神障碍则多伴有器质性损害的病理基础,如脑瘢痕、囊肿、脑膜粘连、弥漫性神经元退变等,表现为各种妄想、幻觉、人格改变和性格改变(如情绪不稳定、固执、易激惹、易冲动或淡漠、对周围事物缺乏兴趣等),亦可出现记忆力衰退、语言含糊、语调缓慢、寡言或计算和判断能力减退等情况。

(3)后遗症期 3 个月以后:①脑外伤后综合征,仍然存在或者出现的一系列神经精神症状,患者表现为头昏、头痛、疲乏、睡眠障碍、记忆力下降、精力及工作能力的下降、心悸、多汗、性功能下降等。神经系统检查没有阳性的体征。②复杂多样的功能障碍,如运动障碍、言语障碍、感觉障碍、心理社会行为障碍等。③长期制动导致的失用综合征,可涉及身体各大系统。

(4)可分为轻度、中度及重度(表 16-1),急性重度颅脑损伤应尽早诊断,尽早干预。①轻度损伤者伤后昏迷在半小时以内,仅有短暂脑功能障碍而无器质性改变。②中度损伤者有脑器质性损害,昏迷在12 h以内,可有偏瘫、失语等症状。③重度损伤者昏迷在 12 h 以上,神经系统阳性体征明显。④特重型损伤者可出现生命危险甚至死亡。

表 16-1　颅脑损伤病情分度

分度标准	轻度	中度	重度
脑 CT	正常	正常/异常	异常
意识丧失(LOC)	0~30 分钟	>30 分钟且<24 小时	>24 小时
意识/精神状态转换(AOC)	一瞬间到 24 小时内	>24 小时,严重程度根据其他标准确定	
创伤后失忆症(PTA)	0~1 天	>1 天且<7 天	>7 天
格拉斯哥昏迷评分 (最好 24 小时内评分)	13~15 分	9~12 分	<9 分

(5)并发症造成的继发性运动功能障碍传统观念认为重型颅脑损伤患者必须静卧或镇静制动,昏迷患者更是长期卧床不起。由于缺少活动,加之关节长期处于非功能位置,久而久之可发生关节活动度受限、关节强直、挛缩变形和肌肉软弱无力,从而产生包括运动功能障碍在内的一系列二次性损害,妨碍功能恢复,导致残疾或使残疾加重。

(二)癫痫

癫痫是颅脑损伤后常见的并发症。各种类型的颅脑损伤皆可导致癫痫发作,但开放性颅脑损伤后癫痫发生率明显高于闭合性颅脑损伤。闭合性颅脑损伤患者中有 1‰~5‰ 发生癫痫;而开放性颅脑损伤患者的癫痫发生率可高达 20%~50%。

三、主要功能障碍

颅脑损伤时大脑皮质常常受累,因而是导致认知功能障碍的重要原因,可出现意识改变、记忆力障碍、听力理解异常、失用症、失认症、忽略症、体象障碍、皮质盲、智能障碍等情况。昏迷是颅脑损伤后的常见症状之一。虽然总的来说颅脑损伤导致的昏迷持续时间多属短暂,但有些患者可以长期昏迷不醒,有些还可以演变为植物状态。

(1)运动障碍包括肢体瘫痪、共同运动、肌张力异常、共济障碍。

(2)感觉障碍包括浅感觉、深感觉障碍。

(3)言语障碍包括失语症和构音障碍。

(4)认知障碍包括意识障碍、智力障碍、记忆障碍、失认症、失用症等。

（5）心理和社会行为障碍包括抑郁心理、焦躁心理、情感障碍及行为障碍等。

（6）日常生活活动能力障碍。

（7）其他障碍如大小便障碍、自主神经功能障碍、面肌瘫痪、延髓麻痹、失用综合征、误用及过用综合征及其他脑神经功能障碍等。

四、康复评定

（一）脑损伤严重程度的评估

1974 年 Fennett 根据患者的睁眼（E）、语言表现（V）和肢体运动（M）三个因素建立了一个判断意识状态的系统，即著名的格拉斯哥昏迷评分标准，用以判断患者的伤情，总分 15 分，8 分以下为昏迷；3～5 分为特重型损伤；6～8 分为严重损伤；9～12 分为中度损伤；13～15 分为轻度损伤。

（二）运动功能评估

评定内容：肌力、肌张力、协调能力、平衡能力、步行能力等。评定方法：徒手肌力评定、Ashworth肌张力（痉挛）分级、指鼻试验和跟-膝-胫试验、定量平衡功能评定、步态分析等。

由于颅脑损伤后常发生广泛和多发性损伤，可出现瘫痪、共济失调、震颤等。其中瘫痪可累及所有肢体，初期多为软瘫，后期多为痉挛。肢体的运动功能常采用 Brunnstrom6 阶段评估法可以简单分为：Ⅰ期-迟缓阶段；Ⅱ期-出现痉挛和联合反应阶段；Ⅲ期-连带运动达到高峰阶段；Ⅳ期-异常运动模式阶段；Ⅴ期-出现分离运动阶段；Ⅵ期-正常运动阶段。

（三）脑神经功能评估

评估患者嗅神经、视神经、面神经、听神经等功能是否出现障碍，检查有无偏盲或全盲、有无眼球活动障碍、面神经瘫痪或听力障碍等。

（四）言语功能评估

失语和构音障碍的评估方法与脑卒中相同。颅脑损伤另有一种常见的言语障碍，即言语错乱，其特点为词汇和语法的运用基本正确，但时间、空间、人物定向障碍十分明显，不配合检查，且不能意识到自己的回答是否正确。

（五）认知功能评估

记忆障碍包括近记忆障碍和远记忆障碍。近记忆障碍可采用物品辨认—撤除—回忆法评估，远记忆障碍可采用 Wechsler 记忆评价试验。知觉障碍可采用 Rivermead 知觉评价表评估。

（六）情绪行为评估

颅脑损伤患者常见焦虑、抑郁、情绪不稳定、攻击性、神经过敏、呆傻等情绪障碍，亦可有冲动、幼稚、丧失自知力、类妄想狂、强迫观念等行为障碍，可做相关的评估。

（七）日常生活活动能力评定

日常生活活动能力（activities of daily living，ADL），MBI 指数，对进食、洗澡、修饰、穿衣、控制大小便、如厕、床椅转移、平地行走及上下楼梯 10 项日常生活活动的独立程度评定，满分 100 分，＞60 分有轻度功能障碍，能独立完成部分日常生活活动，需要部分帮助；60～41 分有中度功能障碍，需要极大的帮助方能完成日常生活活动；≤40 分有重度功能障碍，大部分日常生活活动能力不能完成，依赖明显。

五、康复治疗

(一)康复治疗措施

(1)建立相应的康复治疗组由护士、治疗师和医师共同组成。

(2)制订合理的康复计划根据病情和功能状况制订康复治疗计划并实施。

(3)心理康复尽快消除患者和家属的消极情绪,取得患者和家属高度配合。

(4)预防性康复皮肤保护、预防挛缩、鼓励活动。

(5)综合康复对移动、持物、自身照顾、认知、交流、社会适应、精神稳定、娱乐和就业等日常生活的需求牵涉到的基本方面进行指导和训练。

(6)早期介入、综合治疗、循序渐进、个别对待、持之以恒的康复治疗原则。

(二)康复治疗

功能锻炼、整体康复和重返社会是颅脑损伤康复治疗的三大主要任务。由于颅脑损伤的类型、并发症和后遗症较多,康复治疗具有复杂、繁重和需时较长等特点,因此,康复治疗必须贯穿整个颅脑损伤治疗的全过程。在早期就要注意加强康复护理,以减少并发症和后遗症,为今后的康复创造良好的条件;一旦出现精神障碍和肢体功能障碍,就必须及早而有针对性地制订出康复治疗计划。

(1)加强颅脑外伤初期的处理,尽早采取措施避免发生严重的脑缺血、缺氧,严密监测颅内压和血气值,及时排除颅内血肿,控制脑水肿,降低颅内压,防止一切可能发生的并发症,使病情尽快趋于稳定,防止持续性植物状态的发生。

(2)及时给予促神经营养和代谢活化剂或苏醒剂,改善脑组织代谢,促进神经细胞功能恢复,可静脉输注三磷酸腺苷、辅酶 A、谷氨酸、核苷酸、吡拉西坦等。

(3)为改善脑血液供应和提高氧含量,行高压氧治疗,并维持营养支持;如果口服和鼻饲还不能达到基本营养要求,可行胃造瘘进食。为防止关节变形和肌肉萎缩,应有计划地摆放体位、定期翻身、关节活动度训练、低中频电疗等物理因子治疗、矫形具治疗,以及推拿、按摩、针灸;预防感染、失水、便秘、尿潴留及压疮等并发症的发生。

(4)运动功能障碍的康复运动功能的训练一定要循序渐进,对肢体瘫痪的患者在康复早期即开始做关节的被动运动,以后应尽早协助患者下床活动,先借助平衡木练习站立、转身,后逐渐借助拐杖或助行器练习行走。

(5)言语障碍训练言语功能的训练,护理人员应仔细倾听,善于猜测询问,为患者提供诉说熟悉的人或事的机会,并鼓励家人多与患者交流。

(6)认知功能障碍训练包括以下。

记忆力训练:记忆是大脑对信息的接收、贮存及提取的过程,记忆恢复主要依赖于脑功能的恢复。训练原则为患者每次需要记住的内容要少,信息呈现的时间要长,两种信息出现的间隔时间亦要长些。可采用记忆训练课(姓名和面容记忆、单词记忆、地址和电话号码记忆、日常生活活动记忆等)和记忆代偿训练(日记本、时间表、地图、清单、标签等)。

PQRST 法:此方法为一系列记忆过程的英文字母缩写。P:先预习(preview)要记住的内容;Q:向自己提问(question)与内容有关的问题;R:为了回答问题而仔细阅读(read)资料;S:反复陈述(state)阅读过的资料;T:用回答问题的方式来检验(test)自己的记忆。

编故事法:把要记住的内容按照患者的习惯和爱好编一个小故事,有助于记忆。也可以利用辅助物品来帮助记忆,如日记本、记事本,鼓励患者将家庭地址、常用电话号码等记录于上,并经常查阅。在训练过程中,康复护理人员应注意:建立固定的每天活动时间,让患者不间断地重复和练习;细声缓慢地向患者提问,耐心等候他们回答;训练从简单到复杂,从部分到全部;利用视、听、触、嗅和运动等多种感觉输入来配合训练;每次训练时间要短,回答正确要及时给予鼓励;多利用记忆辅助物帮助训练,如墙上悬挂时间表、用毛笔写的家属姓名,让患者携带记事本等。

注意力训练:注意力是指将精神集中于某种特殊刺激的能力。可采用平衡功能测评训练仪、猜测游戏、删除游戏、时间感训练等方式进行训练。

平衡功能测评训练仪:利用平衡功能训练仪加强认知注意力训练,通过监视屏向患者提供身体重心变化,利用视觉和听觉反馈信息来实现对身体重心的控制,训练项目中蕴含了注意、记忆、知觉等方面内容,患者通过前后左右方向上的重心摆动及主动调整注意力进行训练。在认知注意力训练中包含了五大注意基本特征的训练:注意维持、警觉、注意转移、注意分配、注意选择、注意广度。

猜测游戏:取一个玻璃球和两个透明玻璃杯,护士在患者的注视下将一杯扣在玻璃球上,让患者指出有球的杯子,反复进行无误后,改用不透明的杯子重复上述过程。

删除游戏:在纸上写一行大写的英文字母如 A、C、G、H、G、U、I,让患者指出指定的字母如C,成功删除之后改变字母的顺序再删除规定的字母,患者顺利完成后将字母写得小些或增加字母的行数及字数再进行删除。

时间感训练:要求患者按命令启动秒表,并于 10 秒时主动停止秒表,然后将时间逐步延长至1 分钟,当误差<2 秒时,让患者不看表,用心算计算时间,以后逐渐延长时间,并一边与患者交谈一边让患者进行训练,要求患者尽量控制自己不因交谈而分散注意力。

感知力训练:感知力障碍主要表现为失认症(半侧空间失认、疾病失认、Gerstman 综合征、视失认、身体失认等)和失用症(结构失用、运动失用、穿衣失用、意念和意念运动性失用等)。可采用对患者进行各种物体的反复认识和使用训练、加强对患者的感觉输入等方式进行训练。

解决问题能力的训练:解决问题的能力涉及推理、分析、综合、比较、抽象、概括等多种认知过程的能力。简易的训练方法包括指出报纸中的信息、排列数字、物品分类等。

指出报纸中的信息:取一张当地的报纸,让患者浏览后,首先问关于报纸首页的信息,如报纸名称、日期、大标题等。回答正确后,请患者找出文娱专栏、体育专栏或商业广告的所在版面。回答无误后,再训练患者寻找特殊信息,如某个电视台的节目预告、气象预报结果、球队比赛得分等。

排列数字:给患者 3 张数字卡,让他由高到低按顺序排好,然后每次给他 1 张数字卡,让其根据数字的大小插进已排好的 3 张卡之间,正确无误后再增加给予数字卡的数量。在排列数字的同时,可询问患者有关数字的各种知识,如哪些是奇数、哪些是偶数、哪些互为倍数等。

物品分类:给患者一张列有 30 项物品名称的清单,要求患者按照物品的共性进行分类,如这些物品分属于家具、食物、衣服。如果患者有困难,可给予帮助。训练成功后,可增加分类的难度,如将食物细分为植物、动物、奶类、豆制品等。

六、康复护理

(一)康复护理目标

(1)稳定病情,并保留身体的整合能力;定期检查和定量评估患者的状态。

（2）实施各种相应措施,调控其心理状态,发现即使极为轻微的进步也应当重视,以此鼓励患者,增强患者康复的信心。

（3）指导、督促功能训练,促进功能恢复,使其具有较好的独立生活能力。

（4）防治各种并发症,最大限度地降低死亡率、致残率,使患者少依赖或不依赖别人,提高日常生活活动能力,使患者具有较好功能的生命质量,重归家庭、社会。

（二）康复护理

指导患者进行全面康复,在功能评定的基础上,合理安排康复治疗计划,制订出切实可行的近期目标、中期目标和远期目标。既要选择适当的运动疗法进行反复训练,又必须进行认知、心理等其他康复训练,并且持之以恒。

1.预防性康复护理

（1）预防压疮:颅脑损伤患者的皮肤保护包括 2 个方面:一是预防压疮,应用特殊的病床诸如气垫床、水垫床等,定时翻身,保持床单清洁平整干燥,骨突出和易受压部位要垫以棉垫,一旦发现皮肤发红或发生压疮,应及时处理和治疗;二是避免因躁动不安引起的皮肤擦伤,必要时踝部可应用有良好衬垫的石膏夹板进行保护。

（2）预防挛缩:及早进行关节的主动和被动活动,并维持良好的肢位和体位。

（3）鼓励活动:颅脑损伤和其他神经疾病一样,不活动不仅使肌肉力量逐渐丧失,还导致心肺功能障碍。除加强身体的支持治疗外,更重要的是对患者进行适当刺激,鼓励其尽早参与自身照顾活动,如在床上翻身;及早下床坐到椅子上是增强肌力、恢复心肺功能、防止挛缩畸形和缓解皮肤压力等一系列重要康复措施的起始点。

（4）预防并发症:早期功能训练,被动运动和按摩肢体,预防关节挛缩、肩-手综合征、肩关节半脱位、直立性低血压、深静脉血栓形成、肺部感染等并发症。

2.综合康复护理

（1）维持营养,保持水、电解质平衡,以增强体质。

（2）维持合理体位:头的位置不宜过低,以利于颅内静脉血回流。肢体置于功能位,尤其注意防止下肢屈曲挛缩和足下垂畸形。

（3）肢体被动活动和按摩:定时活动肢体各关节,在被动活动时,动作要轻柔,以防损伤关节和发生骨折,具体方法同脑血管意外后康复护理。

（4）患者的促醒:昏迷患者有计划的感觉刺激,每一次与患者的接触过程中直接对患者说话就是一种有益的刺激。在患者耳边放录音机以合适的音量放送其平时熟悉喜爱的音乐、戏曲。

（5）肢体功能康复护理:方法同脑血管意外后康复护理。

（6）日常生活练习:进行日常生活活动练习,以逐步达到生活自理。

3.心理康复护理

颅脑损伤常因突然发生的意外所致,致残率高,患者从过去健康的身体,正常的工作、生活情况下,突然转变为肢体功能障碍,需要他人照顾,身体和心理方面面临了巨大的打击和压力,常表现出情绪低落、意志消沉、抑郁、悲观和焦虑,甚至会产生轻生的念头及其他异常的行为举止。尤其是情绪消极、行为障碍的患者,护理人员应多与其交谈,在情感上给予支持和同情,鼓励患者积极面对现实,树立信心,以积极的态度配合治疗,共同努力恢复和(或)代偿其失去的功能,早日回归家庭和社会。对患者进行行为矫正疗法,通过不断地再学习,消除病态行为,建立健康行为,使患者能面对现实,学会放松,逐步消除恐惧、焦虑与抑郁。鼓励患者尽可能做力所能及的事情,逐步学会生活自理。

4.康复健康教育

(1)急性期:颅脑损伤是因外界暴力作用于头部而引起,由于发病突然,患者有不同程度的意识障碍,家属难以接受现状,表现为急躁、恐慌和不知所措。另外多数颅脑损伤患者均有不同程度的原发性昏迷,失去自我表达能力、接受能力,教育对象主要是家属。

内容:颅脑损伤疾病相关知识、病情观察合作要点、饮食指导、体位指导、气管切开护理指导、各种管道护理指导、康复训练指导、输液指导、用药指导,以及对可能出现并发症的预防和处理等。

(2)恢复期。①教育家属及患者树立战胜疾病的信心:正确面对现实,积极配合康复训练,争取早日康复。②在训练过程中讲解相关训练技巧、方法:使其了解功能康复是一个缓慢渐进的过程,需要有足够的信心、耐心,使家属及患者主动协助医护人员对患者实施康复训练,提高患者的康复质量和生活质量。③对自我健康维护的指导:指导患者及家属掌握日常生活自理方面的护理技能,积极进行关节活动训练、言语训练、吞咽训练;学习生活自理,自己洗脸、刷牙、梳头、洗澡等。④指导合理营养:安排清淡、高蛋白质、高热量、低脂肪易消化、富含维生素的膳食,提高患者的抵抗力,减少并发症,促进康复,缩短住院时间。⑤患者家属承担着对患者长期照顾的责任,其对相关知识的了解和掌握,直接影响患者的康复和生活质量。如患者后遗智障,根据患者家属在患者出院前对健康教育的需求,把家属纳入健康教育对象,提供他们最需要掌握和了解的相关消息。

(焦仲苗)

第二节 脊髓损伤

一、概述

脊髓损伤是由于各种致病因素引起脊髓结构和功能损害,造成损伤水平以下脊髓功能障碍,包括感觉和运动功能障碍,反射异常及大、小便失禁等相应的病理改变,也就是常见的四肢瘫(颈段脊髓损伤)、截瘫(胸、腰段脊髓损伤),是一种严重致残性损伤。脊髓损伤是一种引起患者生活方式变化的严重疾病,很多患者因此生活不能自理,需要有人照料,如护理不当,还会发生压疮、泌尿系统感染、呼吸系统感染等严重并发症。现代医学在脊髓损伤的药物治疗、手术治疗、康复治疗方面有重大进展。在脊柱脊髓损伤患者的诊治过程中,脊髓损伤康复就显得尤为重要,脊髓损伤康复能够使患者在尽可能短的时间内,用较少的治疗费用,得到最大限度的功能恢复,提高患者的生活质量、减轻家庭、社会负担,为患者回归社会奠定基础。

(一)病因

脊髓损伤的原因依时代及地区、国情或文化习惯的不同而异,过去以战伤、煤矿事故为多,近年来交通事故、工农业劳动灾害事故急剧增加,而运动外伤与日常生活中的损伤亦引起了人们的注意。概括起来有:①外伤(交通事故、坠落、跌倒等)有时伴有脊柱骨折脱位,有时不伴有脊柱损伤而单纯脊髓损伤。②脊柱、脊髓发生的肿瘤及血管畸形。③分布到脊髓的血管阻塞。④脊髓的炎症。⑤脊髓被压迫：韧带骨化、椎间盘突出、变形性退行性脊柱疾病等。⑥其他疾病：先、后天畸形、脱髓性变性疾病、代谢性疾病、脊柱结核等。

(二)构建新型康复服务模式

脊髓损伤者治疗困难，伤后障碍多，并发症多，是残疾人中最为困难的一个群体。目前，我国有脊髓损伤者 120 多万人，并以每年约 1 万人的速度递增。为了改善脊髓损伤者的生活质量，我国正在积极构建立足社区的新型康复服务模式"中途之家"。

从 2009 年起，中国肢残人协会在上海、浙江、河南、广西等省区市的 12 个单位开展了脊髓损伤者"中途之家"试点工作。借鉴国外和我国台湾地区的康复模式，立足社区，利用现有社会政策和康复资源，实现了机构训练和社区训练相结合、专业指导与病友互助相结合、集中训练与自主训练相结合的新型康复模式。在上海召开的"中途之家"试点工作总结大会上，中国残疾人联合会主席张海迪表示，目前脊髓损伤在世界范围内都是一个医学难题，还没有最好的医疗方法。但试验和实践表明，正确的康复训练可以帮助患者重建功能，提高生活自理能力。"中途之家"成为脊髓损伤者从病床回归到社会途中的"家"，许多脊髓损伤者通过积极的治疗和训练，重新回归社会，潜能得到了发挥，精神也获得了解放。

(三)分类

1.**按损伤的部位分**

(1)四肢瘫：指由于脊髓腔内脊髓神经组织的损伤造成颈段运动、感觉功能的损害和丧失。四肢瘫引起上肢、躯干、大腿及盆腔脏器的功能损害，不包括臂丛病变或椎管外周围神经的损伤。

(2)截瘫：指椎管内神经组织的损伤造成脊髓胸、腰或骶段的运动、感觉功能损害或丧失，其上肢功能完好，不包括腰骶丛病变或椎管外周围神经的损伤。

2.**按损伤的程度分**

(1)不完全损伤：如果发现神经损伤平面以下包括最低位骶段保留部分感觉或运动功能，这种损伤为不完全损伤。骶部感觉包括肛门黏膜皮肤连接处和深部肛门的感觉，运动功能检查是用手指肛检确定肛门外括约肌的自主收缩。

(2)完全性损伤：是指骶段感觉、运动功能完全消失。

3.**按脊髓功能损害分级**

脊髓功能损害分级见表 16-2。

表 16-2　ASIA 脊髓功能损害分级

功能损害分级	临床表现(体征)
A.完全性损害	在骶段无任何运动或感觉功能保留
B.不完全性损害	损伤平面以下包括骶节段($S_1 \sim S_5$)还存在感觉功能，但无运动功能
C.不完全性损害	损伤平面以下存在运动功能，并且大部分关键肌的肌力<3 级
D.不完全性损害	损伤平面以下存在运动功能，并且大部分关键肌的肌力≥3 级
E.正常	运动和感觉功能正常

二、临床表现

(一)运动障碍表现

表现为肌力、肌张力、反射的改变。

1.肌力改变

主要表现为脊髓损伤平面以下肌力减退或消失,造成自主运动功能障碍。颈段脊髓中央管周围神经组织的损伤导致的运动、感觉功能损伤和丧失称四肢瘫,表现为上肢、躯干、大腿及盆腔脏器的功能障碍。椎管内神经组织的损伤造成脊髓胸、腰或骶段的运动、感觉功能损害或丧失称截瘫,截瘫不涉及上肢功能。

2.肌张力改变

主要表现为脊髓损伤平面以下肌张力的增强或降低,影响运动功能。

3.反射功能的改变

主要表现为脊髓损伤平面以下反射消失、减弱或亢进,出现病理反射。

(二)感觉障碍表现

主要表现为脊髓损伤平面以下感觉(痛温觉、触压觉及本体觉)的减退、消失或感觉异常。

1.不完全性损伤

感觉障碍呈不完全性丧失,病变范围和部位差异明显;损伤部位在前,表现为痛、温觉障碍;损伤部位在后,表现为触觉及本体觉障碍;损伤部位在一侧,表现为对侧浅感觉障碍、同侧触觉及深部感觉障碍。

2.完全性损伤

损伤平面以上可有痛觉过敏,损伤平面以下感觉完全丧失,包括肛门周围的黏膜感觉也丧失。

(三)括约肌功能障碍表现

主要表现为膀胱括约肌和肛门括约肌功能障碍,如尿潴留、尿失禁和排便障碍。脊髓损伤早期膀胱无充盈感,呈无张力性神经源性膀胱,膀胱充盈过度时出现尿失禁。排便功能障碍是因结肠反射缺乏,肠蠕动减慢,导致排便困难,称神经源性大肠功能障碍。如排便反射破坏,发生大便失禁,称弛缓性大肠。

(四)自主神经功能障碍表现

表现为排汗功能和血管运动功能障碍,出现高热及 Guttmann 征,张口呼吸,鼻黏膜血管扩张、水肿而发生鼻塞,心动过缓,直立性低血压,皮肤脱屑及水肿、指甲松脆和角化过度等。

(五)临床综合征

1.中央综合征

病变几乎只发生于颈段,尚存骶部感觉,上肢肌力减弱重于下肢。

2.布朗-塞卡综合征

病变造成较为明显的同侧本体感觉和运动的丧失,对侧的痛温觉丧失。

3.前柱综合征

病变造成不同程度的运动和痛温觉丧失,而本体感觉存在。

4.圆锥综合征

脊髓骶段的圆锥损伤和锥管内的腰神经根损伤,常可引起膀胱、肠道和下肢反射消失。

5.马尾综合征

椎管内的腰骶神经根损伤引起膀胱、肠道及下肢反射消失。

(六)临床并发症表现

呼吸系统并发症、深静脉血栓形成、疼痛、异位骨化、压疮、关节挛缩等。

三、主要功能障碍

(一)运动障碍
表现为肌力、肌张力、反射的改变。

(二)感觉障碍
主要表现为脊髓损伤平面以下感觉(痛温觉、触压觉及本体觉)的减退、消失或感觉异常。

(三)括约肌功能障碍
主要表现为膀胱括约肌和肛门括约肌功能障碍,如尿潴留、尿失禁和排便障碍。

(四)自主神经功能障碍
表现为排汗功能和血管运动功能障碍。

(五)颈段脊髓损伤
四肢瘫;胸、腰段脊髓损伤-截瘫。

(六)日常生活活动能力障碍
严重影响生活质量。

四、康复评定

评定的内容:首先掌握患者的全身状态及心理状态,然后以各种方法判明患者的残疾程度,即残存的恢复能力,并判明妨碍恢复的因素,计算两者之差,即可正确判明其恢复潜力。把一个动作从各个角度分析,使脊髓损伤患者能够完成这些动作并进行训练。

(一)肌力测定
肌力测定通常使用:0级,不能动;1级,能动;2级,良;3级,优;4级,正常。5~6级分级采用徒手肌力检查法。徒手肌力分级评价标准见康复评定章节。

(二)关节活动度测定
不让关节活动,可使肌肉及肌腱短缩,关节周围软组织的柔软性减少或消失,导致关节挛缩,活动范围减少。关节活动范围受限将成为生活动作的极大障碍。使用关节活动度测定仪测定并记录。

(三)感觉测定
感觉评定用于确定感觉平面。大致分为浅部感觉测定、深部感觉测定和固有感觉测定等使用器械或徒手检查并记录。

(四)呼吸测定
脊髓损伤患者(特别是颈髓损伤患者)中,由于储备肺活量低下而引起咳痰能力及耐久性低下,这对功能训练的内容或质量将产生较大的影响。对呼吸型和咳嗽的力量进行评定,对最大呼气及吸气时,胸廓扩张及肺活量进行测定。

(五)功能独立性测定
为了反映脊髓损伤对个体患者的影响,评估患者功能恢复的变化和通过治疗所取得的进步,必须要有一个标准的日常生活能力的测定,即功能独立性测定(functional independence measure,FIM),包括评价入院时、住院中、出院时6个方面的内容、18个项目。每一项按完成情况评为7个等级,最高为7级,最低1级,最后计算FIM总分。FIM基本反映了患者的生活能力及需要借助依赖的程度,体现出脊髓损伤后主要的功能障碍在患者生活能力方面表现。

(六)平衡测定

脊髓损伤的完全麻痹区,因感觉消失,不能辨认位置。平衡测定,大致分为伸腿坐位评定和轮椅上评定。伸腿坐位的测定分为六个阶段来观察姿势保持能力,故主要评定保持时间的长短和徒手抵抗。

(七)其他评定和测定

反射的检查、痉挛的检查、制作支具及轮椅时的评定、住宅构造评定等。

(八)心理社会状况

脊髓损伤患者因有不同程度的功能障碍,患者会产生严重的心理负担及社会压力,对疾病康复有直接影响。要评估患者及家属对疾病及康复的认知程度、心理状态、家庭及社会的支持程度。

五、康复治疗

(一)脊髓损伤康复目标

每个患者的康复目标都有所不同。最有效的康复路线取决于:损伤的类型(疾病或创伤-颈段、胸段或腰段);患者的现有功能水平;患者的需求和个体化目标;患者的社会经济学和环境状态。

(1)完全性脊髓损伤患者的康复目标为维持残存功能,并学会如何在以后的生活中防止并发症(意即如何适应新的生活方式)。这类患者需要足够的心理支持,还要对其房屋进行适应性修改,并提供相应的支具或其他永久性辅助器具以助行走、吃饭、写字等。

(2)不完全性损伤患者康复目标的设定则需针对其想要重获的功能,因为对他们而言,部分功能的恢复更有可能。

(3)短期目标应根据患者的现有情况每周制订1次。长期目标的制订则需参照评定结束后患者的主观愿望,每两周评价1次,如果没有达到目标,就要继续治疗或调整原定目标。

(4)如果能在正确评价的基础上进行有效的训练,最大限度地发挥残存功能,使患者早日回归家庭并重返社会。脊髓损伤后,通过患者及康复工作者的共同努力,依其损伤平面及轻重,其恢复程度只能达到如下的目标。完全性损伤及不完全性损伤的功能预后大不相同,在制订康复目标时要注意损伤水平(平面)以功能最大限度水平(平面)为准。

(二)脊髓损伤外科治疗

外科治疗的主要目标是:①对骨折脱位进行复位,纠正畸形;②椎管减压,有利于脊髓功能恢复;③坚强内固定重建脊柱稳定性;④有利于开展早期康复。颈脊髓完全性损伤存在脊髓受压者减压后还可促进颈脊神经根性恢复,从而改善上肢功能,为进一步提高患者康复水平创造了条件。手术仅是脊柱脊髓损伤治疗的重要环节,而非全部,其主要目的是重建脊柱的稳定性、椎管减压以促进脊髓功能的恢复,为早期康复训练创造条件。在正确及时地急救处理、外科治疗和药物治疗的同时,开展早期康复可以最大限度地减少脊髓损伤并发症,并促进神经功能恢复。如果术后不及早开展康复治疗,外科治疗就失去了其重要意义,这对完全性脊髓损伤患者尤其重要。

(三)脊髓损伤功能训练

1.训练计划

动作训练应尽早开始。伤后尚不能来训练室时,应在床边开始进行动作训练。动作训练要达到的目标,在伤后与回归社会之前的内容有所不同。一般将伤后脊柱骨折脱位治疗的卧床期称为急性期,身边的活动能自立时的训练为离床期,设计好出院后的生活而进行训练为社会回归准备期。

2.关节活动范围(ROM)的训练

(1)急性期关节活动范围的训练:急性期以维持伤前正常的关节活动范围为目标,此时瘫痪为弛缓性,故暴力操作易引起软组织的损伤,有可能形成异位骨化。缓慢活动关节。

(2)离床期关节活动范围的训练:离床期为经内固定及治疗脊柱骨折部位已经稳定,允许坐起的时期。急性期由治疗者被动进行,而离床期则由患者自己动作以扩大关节的活动范围。关节活动范围训练的目的在于动作训练能够顺利地进行,如有关节挛缩阻碍动作训练时则应由康复治疗师积极采取对策。

(3)回归社会准备期关节活动范围的训练:此期的患者即将出院,出院后的健康管理则由患者自己去完成,与排泄及皮肤管理的方法相同,有必要指导患者自己去进行关节活动范围的训练。

3.肌力增强训练

肌力增强训练如同关节活动范围训练,按照各个时期进行。

(1)急性期肌力增强训练:此时的训练在于预防卧床期间产生的肌力下降。训练时以不引起疼痛为准,行等长运动及左右对称性运动。

(2)离床期肌力增强训练:离床期要积极进行肌力强化训练,目的是为了有助于获得各种动作,尤其是脊髓损伤者,要想达到用上肢支撑体重,需要有足够的肌力来达到肩及肘关节的稳定。方法:胸腰髓损伤者用铁哑铃等行逐渐增强训练,颈髓损伤者用重锤、滑轮、橡皮带,或康复治疗师的徒手阻力法,坐位训练及支撑动作,或驾驶增加负荷的轮椅,反复地进行动作训练,以达到肌力的增强。

(3)回归社会准备期的肌力增强训练:此期患者身边动作已能自理,乘坐轮椅的时间已增长,故与入院初期相比已大不相同。训练内容有一对一动作训练及由各种运动而提高肌力及耐力,应积极参与集体训练并与其他患者进行竞争。

4.翻身、支撑、起坐、坐位移动训练

(1)翻身动作训练。为易于完成翻身动作,许多患者利用上肢的反作用来加大上半身的旋转运动量,抓住床栏和床单而使上半身强力旋转。

翻身的训练:不抓物品的翻身方法为交叉两下肢→施行肘伸展双上肢向翻身相反方向水平旋转→肘伸展双下肢努力向翻身方向摆动,旋转→继上身而旋转骨盆,完成翻身。变俯卧位时,先旋转上身,用双肘撑住,然后再旋转骨盆及下肢,完成到腹卧位的翻身动作。

(2)支撑动作训练。支撑动作的必要条件:上肢要有充分的肌力,尤其肩胛带周围的肌力是必需的。四肢瘫者中,斜方肌在使躯干上提时起重要作用,支撑使躯干前倾则三角肌等肩关节屈肌群起重要作用。四肢瘫臀部不能向后上方抬起。腘绳肌的紧张对增加坐位姿势的稳定性是必要的,支撑动作是预防压疮和自己变换姿势和位置的基本动作。

截瘫者支撑动作训练:手撑在大粗隆的侧方,肘伸展,肩胛带下牵,抬起臀部。开始训练时用支撑台,由此便有效上肢长度加长,易于完成上提动作。然而在抬起状态下,臀部向左右前后活动,在抬臀训练动作练习中,在足跟与垫子之间铺上易滑动板而减轻摩擦,由康复治疗师帮助完成。臀部能高抬后练习向高处转移,此时为保护臀部皮肤,要把垫子铺在台上。膝手位(即匍匐爬位)进行骨盆控制的练习,有助于上肢肌力及平衡能力的改善。

四肢瘫者的训练:四肢瘫者中,将失去的姿势予以恢复的能力很重要。为此,运动开始时仅能做些残存能力小的动作,为提高姿势复原的能力,在垫上,轮椅上向前后、左右破坏平衡,然后做恢复姿势的训练。四肢瘫者不能充分抬起臀部时,可在屈膝状态下练习抬起动作。

(3)起坐动作训练。截瘫患者起坐动作的训练:为完成起坐动作需要力量将接近水平的躯干训练到接近于坐位的姿势,起坐后再训练返回水平位的姿势,逐渐减少倾斜的角度。用肘的起坐方法:①仰卧位将头抬起;②头颈部屈曲的同时肩部伸展与内收使肘呈支撑位;③用单侧肘移动体重并伸展对侧肘;④手撑在后方承重,另一侧肘亦伸展,用两手支撑。

截瘫患者翻身起坐的方法:截瘫者的翻身起坐训练。①利用反作用进行动作,准备向翻身相反方向摆动上肢;②上肢用大力气向翻身侧摆动并翻身;③用翻身侧的肘支撑体重,然后在躯体转动时以对侧的手支撑。

四肢瘫痪者的坐位训练:颈髓损伤者坐位训练开始的早期多出现直立性低血压症状,此时用站立斜台慢慢增加直立性低血压的耐受。从将头抬起 30°开始,如有不适就立即回到仰卧位。轮椅坐位训练为得到稳定性,为应对直立性低血压,多使用高靠背轮椅。坐位稳定、低血压症状减少后再由高靠背轮椅换至普通型轮椅。

四肢瘫者起坐训练:四肢瘫者起坐动作的方法有数种,根据瘫痪水平和残存肌力,关节活动范围等来选择合适的方法进行训练。为了能够在任何情况下都能坐起,要学会多种方法。①抓住几根绳的起坐方法:利用右前臂将绳子卷起,拉起躯干的同时,左肘靠近躯干并拉起身体,手移向躯干近处,上半身拉成直角;放下绳子,手撑于床面,双手支撑躯干;②抓住床栏的起坐方法:翻向右侧的前臂事先拉住床栏,翻身到半侧卧位,左手背屈钩住床栏,用双上肢用力拉起上身,屈伸头颈部,利用反作用将右肘的位置慢慢地移蹭向下肢侧。

(4)移动与转移动作训练。截瘫者的训练:坐位移动(支撑动作中的移动),在支撑状态下上抬臀部,向前、后、左、右移动,亦可用此方法上下阶梯。

轮椅与床间的转移:①轮椅与床斜对着放,不使用扶手,向轮椅垫的前方移动,在轮椅座位上横向移动;②臀部旋转向床上移动,康复治疗师站在患者的前方辅助及指导。

轮椅与垫子及地面的间转移。①从轮椅转移到地面:轮椅与垫子成直角,尽可能接近,转移动作中,重量加于前方而后轮浮起,双手放在扶手上,或单手及肘放在垫上,向前方移动下降,足板为帆布时,用它来下降,完成从轮椅转移到地面;②从垫子上到轮椅的方法:利用上肢及背肌肌力,臀部向后上方抬起,与轮椅成向后并稍斜向接近。尽可能把扶手压在垫子下,臀部上抬并转移,也有先乘坐到帆布上再做的方法。

四肢瘫者的训练:肱三头肌残存者臀部上提的动作不充分时,如同截瘫者将轮椅斜向接近,亦可指导在下肢屈曲位完成转移动作。

(5)坐位平衡训练:截瘫者在无靠背的情况下能保持轮椅的坐位,由背阔肌及残存的骶棘肌的作用,躯干从前倾位回到站立位,则动作易于完成,故有效使用上肢肌力,可大旋转扶手轮(扶轮)。四肢瘫者,躯干的动态平衡难以维持,因而对四肢瘫者要调整轮椅坐垫及靠背的角度与高度,以得到稳定姿势的坐位。由于对轮椅的改善而在某种程度上补充了四肢瘫者平衡能力的不足。

5.步行训练

步行训练、站立:站立对于心理、生理、职业、休闲等均有益。站立可使心脏得到强化,改善周身循环,站立使内脏得到适当的位置关系,改善呼吸及消化功能,有利于尿从膀胱排出,有利于尿路感染的预防,站立使下肢及背部肌肉伸展而减少坐位时承重部位的压力。站立训练首先是由斜台站立开始,逐渐使之达到站立位,这样即可避免直立性低血压引起的眩晕或晕厥。站立在心理上亦居重要地位,利用站立轮椅则可与其他人在同一高度相接触或接近环境。站立可增加社交、休闲和劳动的机会,回到原工作岗位,并提高了在家庭环境内的活动性。

(四)辅助器具康复训练

1.颈髓损伤

根据患者功能情况选配高靠背轮椅或普通轮椅,上颈髓损伤可选配电动轮椅。早期活动时可佩戴颈托,对需要的患者可配制手功能位矫形器、踝足矫形器(AFO)等,多数患者需要进食、穿衣、打电话、书写等自助具,坐便器、洗澡椅可根据情况选用。

2.胸1～4脊髓损伤

常规配制普通轮椅、坐便器、洗澡椅、拾物器。符合条件者可配备截瘫步行矫形器(RGO 等)或髋膝踝足矫形器(HKAFO),配合助行架、拐杖、腰围等进行治疗性站立和步行。多数患者夜间需要踝足矫形器(AFO)维持足部功能位。

3.胸5～腰2脊髓损伤

大部分患者可通过截瘫步行矫形器(RGO)或膝踝足矫形器(KAFO)配合步行架、拐杖、腰围等进行功能性步行,夜间使用踝足矫形器(AFO)维持足部功能位。常规配制普通轮椅、坐便器、洗澡椅可根据情况选用。

4.腰3及以下脊髓损伤

多数应用踝足矫形器(AFO)、四脚拐或手杖等可独立步行,但部分患者仍需要轮椅、坐便器、洗澡椅。

六、康复护理

(一)急性期康复护理

此期第一目标是使受伤部位安静固定,同时还要防止压疮、尿路感染、呼吸系统疾病及关节挛缩等并发症;在此基础上在床边进行过渡到下一步离床期的功能训练。

1.抗痉挛体位的摆放

各种原因所致的肢体瘫痪性疾病的急性期,因生命体征不平稳、瘫痪肢体不能活动或肢体制动等原因,患者被迫卧床。此时,为了防止压疮,预防肢体挛缩,维持良好血液循环,应注意正确的肢体摆放位置,并每隔1～2 h翻身1次。

四肢瘫的患者,肩关节应处于外展位,肘关节伸直,前臂外旋,腕背伸,拇指外展、背伸,手指微屈。如病情允许应定期俯卧位,伸展髋关节。踝关节保持垂直。

2.关节被动活动

指导对瘫痪肢体的关节每天应进行1～2次的被动运动,每次每个关节应至少活动20次,防止关节挛缩、畸形。

3.体位变换

脊髓损伤患者应根据病情变换体位,一般每2 h变换1次,变换前向患者或家属说明目的和要求,取得患者的理解和配合。体位变换时,仔细检查全身皮肤状态:有无局部压红、破溃,皮温情况,肢体血液循环情况,并按摩受压部位。对颈髓损伤患者应注意轴向翻身以维持脊柱的稳定性。

4.呼吸及排痰

颈脊髓损伤波及呼吸肌的患者,应协助并指导训练腹式呼吸运动及咳嗽、咳痰能力,预防肺感染,促进呼吸功能。

5.大、小便的处理

脊髓损伤后1~2周内多采用留置导尿管的方法,指导并教会定期开放尿管,一般每3~4小时开放1次,嘱患者做排尿动作,主动增加腹压或用手按压下腹部使尿液排出。应保证每天水摄入量在2 500~3 000 mL,预防泌尿系统感染,以后可根据病情采用间歇导尿法。便秘可用润滑剂、缓泻剂、灌肠等方法。

(二)恢复期康复护理

在恢复期康复护士应配合PT师、OT师监督、保护、辅导患者去实践已学习到的日常生活动作,不脱离整体训练计划,指导患者独立完成功能训练。

1.增强肌力促进运动功能恢复指导

脊髓损伤患者为了应用轮椅、拐杖或自助器,在卧床或坐位时均要重视并协助患者进行肩带肌的训练、上肢支撑力训练及握力训练。肌力Ⅰ级时,给予辅助运动;肌力Ⅱ~Ⅲ级时,可进行较大范围的辅助运动、主动运动及器械性运动,肌力逐渐恢复,可逐步减小辅助力量,肌力达Ⅲ~Ⅳ级时,可进行抗阻力运动。

2.坐位训练

病情重的患者可分为长坐位和端坐位训练,可在床上进行。应在康复治疗师的指导下协助患者完成坐位训练,包括坐位静态平衡训练、躯干向前、后、左、右及旋转活动时的动态平衡训练。在坐位平衡训练中,应逐步从睁眼状态过渡到闭眼状态下的平衡训练。

3.转移训练

转移训练是日常生活及康复锻炼过程中,有目标、有质量、有意义的体位转换及身体移动。转移训练可增强患者回归社会的信心。主动转移可以提高独立生活的能力,减少患者对他人的依赖,但前提是要有足够的上肢肌力。脊髓损伤患者,尤以T_{12}~L_1节段水平损伤的患者需强化训练,争取达到非常熟练的程度,获得完全独立转移的能力,包括帮助转移和独立转移训练,是脊髓损伤患者必须掌握的技能。在协助患者进行转移训练前,康复护士应先演示、讲解,并协助患者完成训练。

(1)床-轮椅转移:由床上移动到轮椅或由轮椅移动到床。

(2)坐-站转移:从坐位转移到站立位。患者应该首先具备1或2级站立平衡能力才可以进行坐-站转移训练。要训练使用矫形器坐起站立,先用双手支撑椅子站起,膝关节向后伸,锁定膝关节,保持站立稳定。用膝踝足支具者,锁定膝关节后,可以开始步行。

(3)辅助转移:需要器械帮助,部分或全部需要他人帮助,才能够完成转移动作。

滑板:四肢瘫患者在上肢肌力不足以支撑躯体并挪动转移时,可以采用滑板(牢固的塑料板或木板)垫在臀下,从滑板上将躯体滑动到轮椅,或滑动到床上。

助力:患者如果上肢肘关节屈肌力3级或4级,但手腕无力时不能通过滑板完成转移,则可以用于搂住辅助者的头颈或背部,身体前倾;辅助者头置于患者一侧腋下,两手托患者臀部,同时用双膝关节固定患者的两膝,使用腰部后倾的力量将患者臀部拉向自己的躯干,使患者的膝关节伸直并稳定,然后侧身将患者转移到床上或从床转移到轮椅上。

转移训练要点:①做好解释工作,取得配合;②训练时仅给予最小的辅助,并依次减少辅助量,最终使患者独立翻身;③据患者的实际肌力和关节控制能力,选择适宜的转移方式;④有脊柱内固定或骨折愈合不充分时,注意不要产生显著的脊柱扭转剪力;⑤转移动作后注意身体下面的床垫和裤子等必须平整,避免造成局部压力过大而导致压疮;⑥辅助转移操作者尽量采用缩短运动阻力臂、分解动作、鼓励患者参与等方式,减少对自己腰部的应力,减少发生肌肉、韧带和关节损伤。

4.站立训练

病情较轻的患者经过早期坐位训练后,无直立性低血压等不良反应即可在康复治疗师指导下进行站立训练。训练时应注意协助患者保持脊柱的稳定性,协助佩戴腰围训练站立活动。患者站起立床,从倾斜20°开始,逐渐增加角度,约8周达90°。

5.步行训练

伤后3～5个月,已完成上述训练,或佩戴矫形器后进行。先在平行杠内站立,要协助患者训练,并注意保护患者安全;后在平行杠内行走训练。可采用迈至步、迈越步、四点步、二点步方法训练,平稳后移至杠外训练,用双拐来代替平行杠,方法相同,训练结束,可获得独立的站立和行走功能。

6.ADL能力训练

指导和协助患者床上活动、就餐、洗漱、更衣、排泄、移动、使用家庭用具等,训练前应协助患者排空大小便,如患者携带尿管、便器等,应在训练前协助患者妥善固定好。训练后,对患者整体情况进行观察,如有不适感及时与康复医师联系,调整训练内容。

(1)对于手不能抓握的患者,需要配合必要的助具,或进行食具改良来协助进食,如在餐饮具下面安装吸盘,以防止滑动,佩戴橡皮食具持物器等。

(2)对于手功能受限的患者在刷牙、梳头时可用环套套在手上,将牙刷或梳子套在套内使用。

(3)拧毛巾时,可指导患者将毛巾中部套在水龙头上,然后将毛巾双端合拢,再将毛巾向一个方向转动,将水挤出。

(4)沐浴时应辅助患者借助长柄的海绵刷擦洗背部和远端肢体。

7.假肢、矫形器、辅助器具使用

康复护士在PT师、OT师指导下,熟悉并掌握其性能、使用方法和注意事项,监督、保护患者完成特定动作,发现问题及时纠正。

8.离床期康复护理训练指导

瘫痪者日常动作的基础是坐位,白天的所有活动都以这种姿势进行。轮椅是其新的腿和脚,同时也是保持这种坐位姿势的装置。已渡过急性期的患者应尽早重新获得坐位功能,争取身边动作的自立,并做好下一步回归社会的准备。

功能训练的要点:为了达到上述目标,在训练室进行集中训练回病房要进一步训练、练习。训练的主要目的是通过积极的残存肌肉的增强和关节活动范围的训练,以促进残存部位的活动。同时,使瘫痪部位的躯干和下肢获得适当的柔软性也很重要。在基本条件齐备之后,即可在轮椅或垫上开始各种动作的训练。

开始指导动作时,即使从安全管理方面着想,康复护士不应离开患者。

(1)起身动作训练指导:健康人能用腹肌和髋关节屈肌的力量立起上身。这些肌肉瘫痪的脊髓损伤者则利用上肢剩余肌肉的作用做些动作。最重要的肌肉是肩关节伸展、内旋及肘关节伸展与颈部屈曲的肌肉。躯干柔软性受损害时,此动作困难。

(2)坐位平衡训练指导:不仅在躯干肌瘫痪的高位胸髓损伤,就连低位胸髓、腰髓损伤,其保持坐位也不能说容易。这是因有髋关节周围肌肉麻痹的缘故。若上身的重心离开髋关节轴,则向前后方向倒下,故上肢的支持很必要。因此,坐位时为使上肢自由,必须练好将重心的位置正好保持在支持面上。

(3)用支撑动作移动身体训练指导:在保持坐位成功之后,下一个目标是移动身体。胸腰髓损伤者移动动作的基本点是两手按在床上而抬起臀部的支撑动作。为了充分地做此动作,需加强肩胛骨下牵肌及肩关节屈曲肌等的力量。

9.回归社区家庭准备期康复指导

此时期能从床上自由地移坐到轮椅,身边动作可以自主,患者在医院内的动作随之增多。从这一期开始应积极地鼓励其外出和外宿。由于接触了社会环境,能使患者本人真正地感觉到今后需要做什么。在这个基础上,针对其回归社会的准备,应规定一些具体的目标。如患者年轻,或无重大阻碍因素,应能达到下列一些指标。

(1)应用性的轮椅操作训练指导:①每段 10~15 cm 的升降。②8~10 m 的登坡能力。③抬高前轮达到平衡。

(2)应用性的转移动作训练指导:①轮椅与平常坐位处之间。②轮椅与汽车之间。③轮椅与床之间。④轮椅与轮椅之间。

(3)在轮椅上能持续做各种活动的耐久性训练指导:功能训练的要点:应用性的转移动作及轮椅操作训练须在离床期后紧接着做面对面的指导。除此以外,在此时期以集体形式作为活动性高的运动训练及室外步行训练。多种运动能使平衡能力和轮椅操作能力得到增强。此外,通过以回归社会为目标的室外步行训练,取得上肢肌力及持久力的提高。

(4)步行能力训练指导:颈髓损伤上肢残留部分功能者,只要无并发症,以轮椅为主的日常生活是能自立的。脊髓损伤者站立、步行有以下好处,即经常使用轮椅者易出现下肢挛缩、骨质疏松、下肢血液循环低下、挛缩致痉挛加重等。如能站立、步行、上下阶梯等则其受益甚大,能有稳定的站立,在社交场面上,对树立自己形象很有作用,其精神效果将是巨大的。对此应加强站立及步行的康复训练。

通过上述集体活动,使其从过去的被动训练转变为由患者自身积极参加的训练。正是这种积极性才是回归社会的第一步。可以认为其心理上的巨大效果,更能超过功能上的训练效果。此外,在出院后继续进行运动活动的也有很多,这不但在保持体力上,而且在脊髓损伤者的生存质量(QOL)方面的意义也是很大的。

10.患者及家属的康复健康教育

教育患者和家属/陪护并取得他们的合作应作为一套完整的康复计划的一部分。康复过程的每一步都应同他们进行讨论并对每一项选择的原因做出解释,这能够让患者更深刻地理解损伤及其结局,从而在康复治疗中更好地配合,还有助于他们以积极的态度解决伤后必须面对的一系列问题。

(1)对家属康复教育:家属是患者的陪护者、监护者和重返社会的支持者,在患者的康复过程中起重要作用。对家属或陪护进行康复技能的健康教育,主要包括疾病的相关知识、康复训练项目、心理护理、日常活动的护理技巧等内容。

家属也会在这场巨变中受创(活动和参与),因此在康复程序中家属扮演着至关重要的角色。

康复护理应该教会家属/陪护:①如何进行关节活动度练习;②如何进行安全转移或辅助转移;③如何预防压疮及肺部疾病;④如何管理膀胱功能及预防尿路感染;⑤如何在日常生活动作训练中寻求辅助患者及训练患者之间的平衡。

家属最初对患者的过度护理及保护是可以理解的。应该让家属/陪护知道患者现有的和能够重获的功能,应该让他们认识到:患者自己做的及尝试的动作越多,他的独立性就越强。积极的、现实的功能预测对患者日后的生活很重要。

(2)自我观察的教育:患者截瘫部位感觉障碍,出现问题不易发现,因此,应教会患者自我观察,以便及早发现,如压迫部位皮肤的颜色、尿道口是否清洁干燥、大小便外观是否正常、肌肉挛缩的程度是否加重等。

(3)皮肤护理教育:脊髓损伤由于卧床时间长,皮肤抵抗力有所减退,要教育患者及家属定时翻身,更换体位,按摩骨突处,保持床单清洁平整,预防压疮形成。做到勤翻身、勤观察、勤按摩、勤换洗。

(4)预防肺部并发症教育:为防止呼吸道分泌物淤积,引发肺部感染,教育患者要经常变换体位,翻身拍背,指导患者正确的胸腹式呼吸入有效的咳嗽排痰,痰液排出困难时,采用体位排痰法或进行雾化吸入。

(5)预防泌尿系统感染教育:留置尿管期间,指导家属每天清洗尿道口 2 次,每周换尿袋 2 次,导尿管定时开放,尿管拔除后,训练排尿功能,教会患者自己做膀胱按摩,轻轻按压下腹部,协助排尿,同时鼓励患者多饮水,每天 2 000～2 500 mL。为提高患者的自我管理能力,减少尿路感染,提高患者的生活质量,对神经源性膀胱患者进行系统健康教育,教会间隙导尿方法。

(6)肠道的护理教育:指导家属给患者以高纤维素饮食,多食新鲜蔬菜、水果,在床上适当增加活动量,促进肠蠕动,指导患者进行顺结肠方向腹部按摩,定时排便,必要时使用缓泻剂,以防便秘或灌肠等确保肠道畅通。

(7)预防失用综合征教育:指导患者保持良好的体位,保持关节的功能位置,预防足下垂,教会患者及家属经常对肢体进行主动和被动活动,以保持关节活动度,防止关节变形、强直、肌肉萎缩;对没有瘫痪的上肢,可利用举哑铃、拉弹簧等方法,增强肌力训练。

(8)功能重建的教育:主要围绕功能锻炼和恢复自理能力两方面,下肢截瘫的患者指导在床上练习自己搬动下肢翻身,练习起坐及坐稳;坐位练习穿脱衣服、鞋子,双上肢撑起躯干;站立练习扶床站立,带支具站立站稳、行走,不带支具站立站稳,从轮椅与床上之间的活动,在轮椅上完成生活需要的动作,如洗漱、进食;截瘫者的练习主要锻炼捏与握的功能,练习捏住汤匙进食,增加力量握住更重的物品。

通过康复健康教育,教会一些生存、生活技能,尽量使其达到最大限度的自理,恢复患者的自尊、自信、自我价值感,为其以后的生存、生活奠定基础,尽快回归家庭、社会。

11.脊髓损伤患者心理康复护理

几乎所有的脊髓损伤的患者因伤残所造成的生活、工作和活动能力的障碍和丧失,产生悲观、焦虑、急躁或绝望情绪,疾病康复受到严重影响。对于脊髓损伤患者产生的各种心理问题,通常运用支持、认知和行为等心理学方法帮助患者尽早渡过心理的危险期,树立康复的信心,使他们顺利回归家庭和社会。同时,在心理康复护理和治疗过程中,还要针对脊髓损伤患者的病情和心理特点,注重心理康复策略。

(1)明确康复训练的价值和意义:帮助脊髓损伤患者正确认识康复训练的重要性,引导他们将注意力集中于康复训练,是患者康复的关键,同时也有利于患者心理能量的正确释放,缓解心理压力。一般情况下,对康复训练意义的评价要切合实际,既不能夸大康复训练的功效,给患者造成"只要积极训练就可以完全康复"的概念;也不能贬低康复训练的作用,认为康复训练无足轻重,有则练之,无则不练,这样会影响患者的康复进程和康复效果。

(2)重建患者的价值取向:残疾并不等于失去自由及一切,也不等于没有作为和价值。但是,患者由于受不合理认知观念的困扰,认为残疾等于失去了一切和做人的尊严,无法享受生活,不能参加工作,不能进行社会交往,家人、社会和朋友不会再接纳自己等。产生这些想法的原因是这部分患者的价值观存在偏差,对残疾本身带有偏见所致。所以,对这部分患者进行心理康复护理的一个主要任务就是重新建立患者的价值取向,正确认识残疾和残疾后的人生价值,树立正确的价值观,重新找回人生的幸福感,坦然面对残疾和未来。

(3)心理康复护理。

震惊阶段的心理康复护理:由于患者情感麻木,思维反应迟钝,所以周围人的关心和安慰,可以给患者积极的支持。合理运用心理防御机制,运用体贴性的语言,向患者正面解释脊髓损伤的知识。收集对患者恢复有利的信息,让他们相信脊髓损伤的恢复仍有希望,缓解患者对残疾的恐惧感,减轻其心理压力。同时,指导家属或朋友给患者更多的关心和照顾。

否认阶段的心理康复护理:对处于否认期的患者,一切要顺其自然,不要操之过急,允许患者有一个适应、领悟的过程,逐渐接受残疾的现实。要认真倾听他们的想法,注意建立良好的医患关系。对有较强自制力又愿意接受帮助的患者,可在患者情绪较平静后,有计划、有策略地逐步向患者透露病情,使其在不知不觉中逐步接受自己的病情。有些不太愿意接受帮助的患者,则鼓励他们多接触病友,逐渐从周围病友、医护人员处了解病情。对于只相信药物治疗、手术治疗,甚至偏方、秘方,对康复治疗不了解、不接受的患者,可举一些错失康复治疗时机的典型病例,实事求是地宣传脊髓损伤的康复知识,使他们明白康复治疗的重要性,早日接受康复治疗。

抑郁或焦虑反应阶段的心理康复护理:有研究认为截瘫患者有自杀意念。由于截瘫患者有自杀意念者大部分发生在抑郁期,所以预防自杀是抑郁期健康教育的重点,一些患者表面装得若无其事,其实可能对自杀已有准备,所以要求医护人员、家属、陪护密切注意患者的情绪变化,防止意外事件的发生。抑郁期患者一般都有自卑心理,无法正确评价自己的价值,对残疾生活过分悲观,所以要引导患者积极面对残疾的现实,让患者逐步明白,残疾并不等于残废,脊髓损伤只要坚持康复,可以重新回归家庭和社会,还可以用角色转换的方式,让患者自己思考,让他放弃轻生的念头。

对抗独立阶段心理康复护理:该期患者的情况比较复杂,心理障碍的关键是与所处社会环境之间协调不当,在行为上表现为不适应,对治疗易产生抵触情绪。要对患者的行为表示同情和理解,不要一味指责。可以和患者将心比心进行交谈,劝患者认真思考一下,假如为了有依靠,自己什么也不动,也不参加康复训练,吃亏的最终是自己。利用社会支持系统共同做好心理康复。

适应阶段心理康复护理:适应期最突出的心理障碍是患者面对新生活感到选择职业困难。多数患者已无法从事原来的工作,需要重新选择。因此求职咨询和职前培训已成为主要问题,治疗者应在这方面给患者提供信息,同时帮助他看到自己的潜能,扬长避短,努力适应环境。其次,患者残疾后多数在医院或家中长期治疗休息,很少接触社会,对重返社会心理压力较大,害怕旁人讽刺和嘲笑,所以在出院之前要帮助他们学习一些人际交往技巧,学会处理残疾生活可能遇到的一些特殊情况,指导他们处理好和家人的关系。

在实际康复过程中以上 5 个阶段的划分也不是绝对的,不是所有的患者都经过全部 5 个阶段,有的患者跨过某一阶段,直接进入另一个阶段,有些患者具有相连两个阶段的心理行为特点。心理康复护理,一定要注意辨别患者的情绪变化,准确判断他们的心理特点,有的放矢,灵活掌握心理康复护理策略,只有这样才能给患者行之有效的帮助。

(焦仲苗)

第三节 脊 柱 裂

一、概述

脊柱裂是指身体后正中线上骨(脊椎骨)和神经(脊髓)由于发育障碍所致愈合不全的状态。它是一种骨骼、神经系统的先天性发育畸形。

脊柱裂主要分为脊柱潜在畸形而无症状的隐性脊柱裂及临床有明显症状的囊性脊柱裂。此病隐匿患者较多,故发病率难以统计。囊性脊柱裂在临床上最常见,发病率与人种有关,白种人较多发。以欧洲北部为例,发病率在 4‰,日本则为 0.3‰,国人为 0.2‰~1‰。囊性脊柱裂患儿自然死亡率很高,残存患儿也多遗留严重的后遗症,如脑积水性痴呆、下身瘫痪和大小便失禁等,常常不能生活自理,成为家庭、社会负担。

二、诊断要点

根据临床表现、脊柱 X 线摄片,诊断即可确立。

(一)临床表现

1.囊性脊柱裂

出生后在背部中线有一囊性肿物,随年龄增大而增大,体积小者呈圆形,较大者可不规则,有的基底宽阔,有的有一细颈样蒂。表面皮肤可正常,或菲薄易破,或有深浅不一的皮肤凹陷,啼哭或按压囟门时,囊肿的张力可能增高;若囊壁较薄,囊腔较大,透光试验可为阳性。脊髓、脊膜膨出者均有不同程度的神经系统症状和体征,可表现为程度不等的下肢弛缓性瘫痪和膀胱、肛门括约肌功能障碍。

2.隐性脊柱裂

在背部虽没有包块,但病变区皮肤常有片状多毛区或细软毫毛,或有片状血管痣等。大多数无任何症状,少数可有腰痛、遗尿、下肢无力等。某些患者在成长过程中,排尿障碍日趋明显,直到学龄期仍有尿失禁,这是终丝在骨裂处形成粘连紧拉脊髓产生的脊髓栓系综合征。

(二)辅助检查

1.脊柱 X 线摄片

可见棘突、椎板缺损,穿刺囊腔抽到脑脊液。

2.MRI 检查

可见到膨出物内的脊髓、神经,并可见到脊髓空洞症等畸形。

三、功能评定

(一)运动障碍

脊柱裂造成的主要障碍是运动功能障碍,这种障碍与截瘫平面密切相关,所以对截瘫平面的判定是对脊柱裂患儿评价的基本点,可作为预后预测、分析肢体畸形、决定康复治疗措施的依据。

截瘫的运动障碍与支配肌肉的脊神经有一定的相互关系,是评价的重要内容。

此外,脊柱裂患儿发生下肢畸形和关节挛缩也较多见,畸形发生与瘫痪平面具有对应关系,应进行评价。第3腰髓平面,髋关节可以发生麻痹伴髋关节脱位;第4腰髓平面,髋关节可发生麻痹性髋关节半脱位及足内翻畸形;第5腰髓平面,产生以足内翻为多发的足各种畸形;第1骶髓平面,产生平足畸形;第2骶髓平面,产生爪状趾畸形。

(二)步行障碍

脊柱裂患儿由于脊髓及神经的损害,造成截瘫平面以下的运动功能障碍。截瘫平面不同步行的障碍程度也不同,可根据 Hoffer 步行能力分级分为 4 级。

1.无行走能力

无实际行走可能。在应用长下肢矫形器(附带骨盆带)及拐杖的前提下可做步行动作,但仅有治疗意义(如防止骨质疏松、压疮等并发症),是一种治疗性步行。平时只能借助轮椅移动。截瘫平面相当于第 2 胸髓至第 1 腰髓。

2.非功能性步行

训练时可借助下肢矫形器、拐杖等进行训练性步行。此种步行是康复治疗及防止并发症所必要的,而且行走不能长时间、长距离地进行,在日常生活中,移动时仍需使用轮椅。截瘫平面相当于第 1、2 腰髓。

3.家庭性步行

于室内借助矫形器可以行走,室外活动则需使用轮椅。截瘫平面为第 3、4 腰髓。

4.社会性步行

借助下肢矫形器可以在室内、户外进行行走活动,是功能性步行,有实用价值,其行走能力及耐力均达到较高程度,可步行参与某些社会交往活动。相应节段为第 4 腰髓至第 3 骶髓。

(三)脑功能障碍

患儿可患有脑积水或小头畸形,因脑发育不全或脑萎缩而出现脑功能障碍的征象(脑征)。主要表现为智力落后;严重脑积水患儿头围可超过正常小儿 1 倍以上,由于压迫脑组织而影响智力的一定的脑功能。个别严重患儿合并痉挛性脑性瘫痪,小头畸形患儿脑功能障碍常比脑积水患儿更严重。

评价时除对头颅畸形情况进行临床检查判定外,应做小儿智商测定及言语能力等的测定。

四、常用临床处理

(一)终止妊娠

妊娠 16～18 周抽取羊水检测甲胎蛋白,如呈阳性反应,即表明胎儿有严重脊柱裂畸形而应予以流产。

(二)囊肿切除

对囊性脊柱裂肿物上皮肤完整无神经症状、短时间内无破裂危险的,可在半岁左右手术切除。当肿物中心外皮很薄,随时有破溃危险或发现刚刚溢液而立刻就诊者,则应尽早手术。对局部已破溃感染或成为肉芽面者,必须积极用抗菌药物湿敷,争取早日形成瘢痕愈合,然后手术切除。

(三)脑积水的处理

行侧脑室-腹腔引流术,手术将脑室置一软性导管经皮下引入腹腔,使脑脊液通过导管流入腹腔,从而减轻脑组织受压及损害。

(四)脊髓拴系综合征的治疗

对出现进行性运动、感觉及排尿、排便功能障碍的患儿要考虑到脊髓拴系综合征(tethered cord syndrome,TCS)的可能。可通过磁共振成像检查确诊。

目前治疗方法是对确诊者行手术切断紧张的脊髓马尾终丝,松解粘连的脊髓和脊神经,可望解除症状并防止病情进展。

五、康复治疗与护理

(一)康复治疗目标

康复治疗和训练的主要目标:首先训练患儿自己控制大小便,以利正常生活和学习;其次训练提高自我保护能力,防止压疮等并发症的发生;最后是采取综合康复措施补偿小儿功能缺陷,充分发挥肢体残余功能的代偿作用,使其重建运动功能,达到自己移动和行走,实现自我料理,独立生活,重返家庭和社会,参加学习、工作,享受正常人所具有的生存权利目标。

(二)康复治疗原则

(1)预防躯干、髋关节、膝关节和足部的变形与挛缩。

(2)增强未受损肌肉的肌力,借助矫形器保持发育。至2～3岁头围多可自然停止增大,保留立位。

(3)为了生活自理和重返社会,应借助拐杖和矫形器行走,借助轮椅进行移动。

(4)对于膀胱障碍者,应指导其应用压迫法排尿、间歇导尿和自己间歇导尿,养成不同年龄段定期排尿的生活习惯。

(5)定期泌尿外科门诊随访,定期尿常规和膀胱功能检查。

(三)不同年龄期的康复治疗方法

1.新生儿期

(1)闭锁术后,立即进行物理治疗。

(2)双下肢弛缓性瘫痪,髋关节应取屈曲、外展、外旋位,保持双下肢良肢位并进行关节活动度训练。

(3)膀胱障碍者应用压迫法排尿。

2.婴儿期

(1)鼓励患儿俯卧位,目的是为了获得上肢与躯干的支撑。

(2)翻身、双手支撑、坐位、四爬位等发育阶段,应保持相应的姿势。

(3)四爬位时,应保持髋关节的稳定。

(4)膀胱障碍时,应接受泌尿外科医师的指导。

3.幼儿期

(1)重点是借助拐杖和矫形器进行站立与步行训练。

（2）对于膀胱障碍者,培养其良好的生活习惯,根据膀胱功能状态进行间歇性导尿,入学前应能自己间歇导尿。

（四）其他方法

（1）可采用神经发育学疗法及诱导疗法等运动疗法进行功能训练。

（2）矫形器的应用:①保持立位训练稳定的矫形器。②腰髓水平损伤,借助脊柱长下肢矫形器、骨盆带长下肢矫形器。第3腰髓水平以下损伤,借助短下肢矫形器,第4腰髓水平以下损伤借助矫形鞋。③躯干不能支撑或体弱的患儿,借助坐位保持器具和躯干矫形器,预防和改善脊柱后凸和侧弯。

（焦仲苗）

第四节　痉　挛

一、概述

痉挛是中枢神经系统损害后出现的肌肉张力异常增高的综合征,是牵张反射亢进的一种临床表现,是一种以速度依赖的紧张性牵张反射亢进为特征的运动功能障碍。痉挛的速度依赖是指伴随肌肉牵伸速度的增加,肌肉痉挛的程度也增高。痉挛可以影响患者的日常生活活动和康复训练,严重痉挛是患者功能恢复的主要障碍,给患者的身心带来很大的痛苦,不利于其身心健康的恢复。

痉挛是一种病理生理状态,由于肌肉的张力增高,从而使随意运动失去了良好的活动背景,运动变得笨拙、吃力、肌肉容易疲劳。并且由于痉挛使肢体长期处于某种体位而导致软组织挛缩,形成畸形。对患者的影响包括:①增加运动的阻力,使随意运动难以完成;②由于阻力增加,运动迟缓,难以控制,难以完成精巧的动作;③由于反应迟钝,动作协调困难,容易摔倒;④强直痉挛,不便护理,容易发生压疮等并发症;⑤影响步态和日常生活活动。

二、分类

痉挛的发生为脑损伤后上运动神经控制系统对下位神经元的抑制作用下降或中断,使得周围的β、γ神经元兴奋性升高,从而增加了肌梭对刺激的敏感性,降低反射的阈值,从而出现牵张反射亢进,肌肉痉挛。

（一）脑源性痉挛

一般在发病后3～4周出现。脑干、基底节、皮质及其下行运动径路受损,皆可表现出瘫痪肢体的肌张力持续性增高、痉挛,肢体的协调性下降,精细活动困难,呈现典型的"画圈"行走步态。脑瘫儿双下肢痉挛呈现剪刀步态。

（二）脊髓源性痉挛

一般在发病后4～6个月出现,晚于脑源性痉挛出现的时间。颈、胸、腰段的高位脊髓完全损伤临床表现为痉挛,骶段的脊髓完全性损伤临床表现为迟缓性瘫痪。

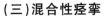

(三)混合性痉挛

多发性硬化损伤脑白质和脊髓的轴突而出现痉挛。

三、康复护理评定

(一)病因评估

确定是脑源性痉挛、脊髓性痉挛还是混合性痉挛。评估内容包括:体检、痉挛的质和量评价、痉挛的功能评价等。

(二)痉挛程度评定

改良 Ashworth 分级法是临床上评定痉挛的主要方法。手法检查是检查者根据受试者关节被动运动时所感受的阻力来进行分级评定。生物力学评定方法包括钟摆试验和等速装置评定方法。

(三)对痉挛产生的影响进行评估

(1)有无肌肉的挛缩、异常的姿势及关节畸形。

(2)有无功能的下降和活动困难。

(3)有无运动速度下降、协调性运动困难和活动容易疲劳。

(4)有无日常生活活动和社会功能下降。

四、康复治疗

痉挛的表现个体差异较大,制定治疗方案时应因人而异,首先针对每个患者分析其问题特殊所在。单以痉挛不能决定是否治疗,治疗痉挛与否及如何积极实施应以患者的功能状态为指导,加强康复小组协作共同进行。综合多种方法治疗痉挛才能收到较好成效。常用的治疗方案为七步阶梯治疗方案。

(一)解除诱因

痉挛与各种外界刺激有关,因此在治疗前应积极预防诱发肌痉挛的因素,如发热、结石、尿路感染、压疮、疼痛、便秘和加重肌痉挛的药物等。通常诱因解除后,肌痉挛会有明显减轻。

(二)姿势和体位

某些姿势和体位可以减轻肌痉挛。患者应该从急性期开始采取抗痉挛的良好体位,可使异常增高的肌张力得到抑制,如脑血管意外、颅脑外伤的急性期采取卧位抗痉挛模式体位,可减轻肌痉挛;脊髓损伤者利用斜板床站立,也可减轻下肢肌痉挛。脑瘫患儿的正确抱姿等。

(三)物理治疗

1.电疗

将波宽和频率相同,但出现的时间有先有后的两组方波,分别刺激痉挛肌及其拮抗肌,使两者交替收缩,利用交互抑制和高尔基腱器兴奋引起的抑制以对抗痉挛。经皮神经电刺激疗法是一种使用广泛的低频电疗方法。在痉挛患者的治疗中,主要是通过刺激痉挛肌的拮抗肌收缩,通过交互抑制的原理,降低痉挛肌的张力。

2.冷疗

用冰敷或冰水浸泡痉挛肢体 5～10 秒,可使肌痉挛产生一过性放松。因为突然的冷刺激常常引起肌肉的紧张和张力的升高,但是持续的冷疗则可以降低神经肌肉的兴奋性,从而降低肌肉张力。

3.水疗

水压对肌肉持久的压迫与按摩有利于肌痉挛的缓解。室温保持在 25 ℃,水温宜在 30 ℃ 左右。

4.热疗

温热疗法也可以降低神经张力,降低肌肉的张力。如各种传导热(如蜡、砂、泥等)、辐射热 (红外线)及内生热(超短波)等。

5.肌电生物反馈

可减少静止时肌痉挛及其相关反应,也可抑制被动牵伸时痉挛肌的不自主活动。利用肌电 生物反馈再训练痉挛肌的拮抗肌,也能起到交替抑制的作用。

(四)运动疗法

运动疗法包括主动运动、被动运动和按摩等治疗手法。如肱二头肌痉挛可练习肱三头肌的 主动和抗阻收缩;被动屈曲足趾可降低肌张力;深而持久的肌肉按摩,或温和地被动牵张痉挛肌 可降低肌张力。

(五)康复工程技术

主要是运用矫形器材预防和治疗痉挛带来的肌肉和关节的挛缩、关节活动度下降及被动牵 拉痉挛肌肉以降低张力。如用于内收肌痉挛的外展矫形器,用于屈肘肌痉挛的充气压力矫形器, 用于足下垂内外翻的踝足矫形器等。

(六)药物治疗

如单曲林、巴氯芬、A 型肉毒素、神经溶解阻滞技术等。

(七)手术治疗

手术治疗痉挛,不仅可通过对神经进行手术,切断某些神经通路而降低神经的兴奋性,例如 脊神经后根切断术、脊髓切开术等,目前已经较少采用;还可通过手术矫正痉挛导致的肢体畸形, 从而提高患者的功能和生活质量。

五、护理

(1)积极进行康复教育,预防伤害性刺激,减轻或消除增强和加重痉挛的因素,如压疮、骨折、 感染、焦虑或精神过度紧张、不良体位、便秘等。

(2)告知患者控制痉挛有利于预防畸形及挛缩,便于护理,增加耐受力和肢体运动能力。鼓 励患者参加静止站立、踏车、散步等活动,以助于减轻肌肉强直。

(3)由于运动阻力增加,患者运动迟缓,难以控制,难以完成精巧的动作,护士应注意协助患 者完成;由于躯干的伸肌群收缩会破坏坐位和站立平衡,要防止患者突然摔倒。

(4)不是所有的痉挛都需要治疗。部分患者的轻度痉挛对其功能使用有重要帮助,如下肢的 伸肌一定程度的痉挛对下肢伸展的关节的扣锁有一定的辅助作用,但严重痉挛则影响患者活动, 应考虑治疗。需向患者解释清楚。

(5)被动运动及按摩时,嘱患者做痉挛肌等长收缩.然后主动放松,再做被动牵张时,能显著 减少牵张阻力。视患者情况可行 1 天多次进行被动运动及按摩。

(6)严密观察药物的疗效及不良反应。如单曲林不良反应有无力、头晕、胃肠道反应、肝脏损 害;巴氯芬不良反应有头昏、乏力、恶心和感觉异常。告知患者留陪护,防跌倒。

(焦仲苗)

第五节　压　疮

　　压疮也是康复医学中常见的并发症之一,各种导致运动和感觉障碍的疾病均可引起压疮,如脑卒中、脊髓损伤等。一旦发生压疮,不仅给患者增加痛苦,加重病情,延长康复的时间,严重时可因继发感染引起脓毒败血症而危及生命。因此,必须加强护理,减少压疮的发生。

一、概述

　　压力性溃疡或压疮是由于身体局部组织长期受压,血液循环障碍,组织营养缺乏,致使皮肤失去正常功能,而引起的组织破坏和坏死。压疮不仅可发生于卧床患者,也可发生于坐位(如坐轮椅)或使用整形外科装置的患者。

　　压疮发生的原因很多,病理过程复杂,常见的有:①长期保持一种体位的患者身体局部组织受压过久;②皮肤经常受摩擦、潮湿(如排泄物)等物理性刺激;③石膏绷带和夹板使用不当使局部血液循环不良;④全身营养缺乏;⑤继发感染等。

(一)好发人群

　　各种伤病(如骨折、脊髓损伤、慢性神经系统疾病等)导致患者运动能力下降或丧失而长期卧床、各种消耗性疾病及老年患者,若有低蛋白血症、大小便失禁、营养不良、维生素缺乏等则更易发生。

(二)好发部位

　　压疮多发生于受压和缺乏脂肪组织保护,无肌肉包裹或肌层较薄的骨隆突及受压部位,95%发生于下半身。根据体位不同,受压点不同,好发部位亦不同(图16-1)。

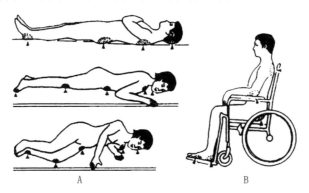

图16-1　压疮的好发部位

　　(1)仰卧位好发于枕骨粗隆、肩胛部、肘部、棘突、骶尾部、足跟。

　　(2)侧卧位好发于耳郭、肩峰、肘部、髂嵴及髂结节部、股骨大转子、膝关节的内外侧、外踝。

　　(3)俯卧位好发于颧弓及面颊部、肩部、乳房、肋弓、男性生殖器、耻骨、髂嵴、膝部、足趾。

　　(4)坐位好发于肩胛部、坐骨结节、足跟。长期使用轮椅者以坐骨结节部位发生比例较高。

　　不良搬运或转移,床或椅垫选择不当,衣物穿着不当等,都可对运动障碍的患者造成因保护不当而直接使患者暴露在致伤外力的作用下,如帮助患者转移过程中不当拖拽,不定期翻身导致皮肤长期受压,不及时清理大小便使皮肤潮湿均可导致压疮。

二、压疮的评估

(一)危险因素的评估

通过评分的方法,对患者发生压疮的危险性进行评估(表 16-3)。当评分≤16 分时,易发生压疮;分数越低,则发生压疮的危险性越高。

表 16-3　压疮危险因素评估表

项目	4 分	3 分	2 分	1 分
精神状态	清醒	淡漠	模糊	昏迷
营养状况	良好	一般	差	极差
运动能力	运动自如	轻度受限	重度受限	运动障碍
活动能力	活动自如	扶助行走	依赖轮椅	卧床不起
排泄控制	能控制	尿失禁	大便失禁	二便失禁
血液循环	毛细血管再灌注迅速	毛细血管再灌注减慢	轻度水肿	中度至重度水肿
体温	36.6～37.2 ℃	37.3～37.7 ℃	37.8～38.3 ℃	>38.3 ℃
用药情况	未使用镇静剂或类固醇	使用镇静剂	使用类固醇	使用镇静剂和类固醇

(二)压疮的分期

根据病变发展的严重程度和侵害深度,压疮可分为以下 4 期。

1.淤血红润期(Ⅰ期)

为压疮初期。受压部位出现暂时性血液循环障碍,局部皮肤红、肿、浸润,伴有麻木触痛感。此期病理损害仅累及皮肤的表皮层,临床表现为不能消退的皮肤红斑,但皮肤仍保持完整。

2.炎性浸润期(Ⅱ期)

如红肿部位继续受压,血液循环得不到改善,静脉回流受阻,局部静脉淤血,将导致受压部位局部红肿向外浸润、扩大和变硬,皮肤成紫红色边缘,向外扩展,疼痛加剧并有水疱形成。

3.浅度溃疡期(Ⅲ期)

表皮水泡破溃,可显露出潮湿红润的疮面,有黄色渗出液流出;如发生感染,则疮面有脓液覆盖,致使浅层组织坏死,溃疡形成,疼痛加剧。局部感染组织坏死形成浅层溃疡。

4.坏死溃疡期(Ⅳ期)

坏死组织发黑,脓性分泌物增多,有臭味;感染向周围及深部组织扩展,侵入真皮下层和肌肉层,还可累及骨或关节,可并发骨髓炎及化脓性关节炎;严重的可引起脓毒败血症,危及患者生命。

三、压疮的防治及护理

在压疮的防治中预防胜于治疗,一旦压疮发生往往难以治愈,且可并发如骨髓炎、瘘管、窦道或脓肿形成、异位骨化脓毒性关节炎等。严重影响患者的健康与功能,甚至威胁生命,因此防止压疮的意义十分重要。应特别强调在处理已经发生的压疮时,还应预防其他部位发生新的压疮和已经愈合的压疮复发。预防需要康复医师、护士、治疗师、患者的共同配合,虽然对于长期卧床患者的压疮预防并不容易,但精心科学的护理,可以将压疮的发生降到最低程度。

(一)压疮的预防

预防压疮的关键在于消除与压疮发生有关的各种危险因素。

1.减少对局部皮肤组织的压力

(1)经常更换体位:可防止患者同一部位受到长时间的持续压力,是有效预防压疮的关键。卧床患者一般交替地利用仰卧位、侧卧位、俯卧位;使用轮椅者,应指导其养成经常变换位置的习惯,并且要常做引体向上运动。体位更换一般每2小时更换1次,必要时每30分钟更换1次;要制订体位变换时间表并在床头建立体位变换记录卡,严格按时间表进行,不得随意更改。卡中应列有翻身时间,体位、值班护士签名等项目。体位更换前后要对压疮多发部位的皮肤认真观察并记录观察结果。翻身后使体位安置妥当,并注意保护骨隆突部皮肤。翻身前后要对压疮好发部位的皮肤进行仔细检查,并记录结果。

(2)保护骨隆突处皮肤:减少骨突出部位的压迫,进行支撑训练。对截瘫患者等需长期依靠轮椅生活的患者,应指导他们练习双手支撑床面,或椅子扶手等将臀部抬高的动作。利用软枕或其他软垫等放置于骨隆突下,使其不直接接触床面,以减轻局部压力;利用床上护架架空盖被,减轻盖被对患者脚部和其他部位的压力;使用特制的床垫如海绵垫、充气垫、充水垫等,以减轻身体对局部的压力。

(3)注意正确固定:对使用石膏、绷带、夹板、牵引器等固定的患者,随时观察局部状况及指(趾)甲的颜色、温度变化,仔细听取患者意见,适当调节松紧;衬垫应平整、柔软;如发现石膏绷带过紧或凹凸不平,立即通知医师,及时调整。

2.保护皮肤

减少皮肤的不良刺激,增强血液循环。保持床铺单位的整洁、干燥、平整,尤其对大小便失禁者更应注意保持床褥和皮肤的干燥,对被排泄物污染的床单要及时更换处理。

(1)增强皮肤血液循环:对长期卧床的患者,每天应进行全范围关节运动,维持关节的活动性和肌肉张力;经常用温水清洗皮肤,还可用少许50%乙醇对经常受压部位的皮肤及全背皮肤进行按摩,以促进肢体的血液循环。

(2)避免潮湿刺激:患者出汗时,应及时将皮肤擦干,更换干净的衣服;大小便失禁者,可用尿布或接尿器保持会阴部干燥;床铺应保持平整、干燥、干净。

3.避免对皮肤的摩擦力

(1)患者取半卧位时,注意防止身体下滑,使用海绵垫要加套。

(2)为患者更换卧位时,应抬起患者的身体,避免推、拉的动作;使用便盆时可在便盆上垫软纸或布垫,以防擦伤皮肤。

(3)不能用破损的便器,床上使用时严禁硬塞,应抬起臀部送取便器。

(4)翻身时如有导管要注意保持通畅,切勿扭曲,翻身后再仔细检查。

4.改善患者的全身营养状况

在病情允许情况下,应给以高蛋白质、高维生素饮食,增加矿物质锌的摄入,以增强机体抵抗力和组织修复能力,纠正贫血或低蛋白血症。

5.为患者及其家属提供健康指导

使患者及家属获得预防压疮的知识和技能,积极配合并参与护理活动,预防压疮的发生。指导内容包括:正常的皮肤结构及其功能;引起压疮的主要原因;身体易受压的部位;如何自我或由他人协助检查皮肤状况;预防压疮的方法;如何处理已发生的压疮。

(二)压疮治疗及护理

发生压疮后,应积极采取局部治疗为主,全身治疗为辅的综合护理措施。治疗应从整体进行处理,包括一般治疗(消除危险因素)、病因治疗(消除局部压力作用)、压疮疮面治疗。对于Ⅰ、Ⅱ期压疮原则上采用保守疗法,主要有解除压迫、疮面处理和全身管理。Ⅲ、Ⅳ期压疮如保守无效时采取手术治疗。对于疮面,除常规无菌清疮换药外,应利用物理疗法如紫外线,红外线照射等以促进创面愈合。

1.全身治疗

主要是积极治疗原发病,增加营养和全身抗感染治疗等。良好的营养是疮面愈合的重要条件,故应增加患者蛋白质、维生素和微量元素的摄入;遵医嘱抗感染治疗以预防败血症;加强心理护理。

2.清创和局部换药

溃疡形成后可根据伤口情况按外科换药法进行处理,如先用无菌生理盐水清洗伤口,然后用无菌凡士林纱布及无菌纱布覆盖。浅表创面可用新鲜鸡蛋内膜覆盖,有保护创面、促进上皮生长的作用。溃疡深、分泌物多时,可用3%过氧化氢清洗伤口。

3.物理疗法

压疮发生的整个过程中局部可用理疗进行处理。紫外线照射有消炎、止痛、促进上皮生长和组织再生的作用,对Ⅰ、Ⅱ期压疮的治疗效果明显。红外线照射有促进血液循环、增强细胞功能、使疮面干燥、促进肉芽组织生长等功能,能用于创面较深的压疮,也可应用微波、激光等治疗。

4.外科手术治疗

溃疡较深且面积较大、坏死组织较多、用一般方法很难使疮面愈合者,可采用手术疗法,包括切除坏死组织、直接闭合、皮肤移植、皮瓣、肌皮瓣和游离瓣转移等。

(焦仲苗)

第六节　周围神经疾病

一、概述

周围神经疾病是指周围运动、感觉和自主神经的结构和功能障碍。周围神经疾病的表现多种多样,其分类依赖于解剖结构、病理和临床特征。常见的周围神经病有很多,常见的有 Bell 麻痹、三叉神经痛、Guillain-Barre 综合征等。对周围神经疾病进行康复护理时,首先要明确诊断,了解病因,然后在根据症状的不同有针对性地进行护理干预。康复是周围神经在恢复期中的重要措施,有助于预防肌肉挛缩和关节畸形。

(一)病因

1.特发性

如急性和慢性炎症性脱髓鞘性多发神经病,可能为自身免疫性。

2.营养性及代谢性

慢性酒精中毒、慢性胃肠道疾病、妊娠或手术后等引起营养缺乏；代谢障碍性疾病,如糖尿病、尿毒症、血卟啉病、肝病、黏液性水肿、肢端肥大症、淀粉样变性继发营养障碍和 B 族维生素缺乏,以及恶病质等。

3.药物及中毒

(1)药物如氯霉素、顺铂、乙胺丁醇、甲硝唑等可诱发感觉性神经病,胺碘酮、氯喹、戒酒硫、吲哚美辛、呋喃类、异烟肼、苯妥英、青霉胺、长春新碱可诱发运动性神经病。

(2)酒精中毒。

(3)有机农药和有机氯杀虫剂。

(4)化学品:如二硫化碳、三氯乙烯、丙烯酰胺等。

(5)重金属(砷、铅、铊、汞、金和白金)。

(6)白喉毒素等。

4.传染性及肉芽肿性

如艾滋病、麻风病、莱姆病、白喉和败血症等。

5.血管炎性

如结节性多动脉炎、系统性红斑狼疮、类风湿关节炎、硬皮病等。

6.肿瘤性及副蛋白血症性

如淋巴瘤、肺癌和多发性骨髓瘤等引起癌性远端轴索病、癌性感觉神经元病等,以及副肿瘤综合征、副蛋白血症(如 Poems 综合征)和淀粉样变性等。

7.遗传性

(1)特发性:如遗传性运动感觉神经病、遗传性感觉神经病、Friedreich 共济失调、家族性淀粉样变性等。

(2)代谢性:如卟啉病、异染性脑白质营养不良、Krabbe 病、无 β 脂蛋白血症和遗传性共济失调性多发性神经病(Refsum 病)等。

(二)分类

Sedden 将周围神经病分为 3 类。

1.神经失用

神经失用为暂时的神经功能传导阻滞,通常多见于机械压迫、牵拉伤等,一般在 6 周内神经功能可以恢复。

2.轴索断裂

轴突在鞘内发生断裂,神经鞘膜保存完好,多见于严重的闭合性神经挤压伤,如肱骨干骨折所导致桡神经损伤。轴索断伤时,损伤部位远端神经的感觉、运动和自主神经功能全部丧失,并发生沃勒变性。由于神经膜保存完好,轴突再生时一般不会发生迷路,其神经功能恢复接近正常,但在神经被牵拉的部位,尤其臂丛,可能由于扭转力的关系,被扭转的神经出现结构瓦解,再生时出现轴索迷途,因而交叉支配会不可避免地发生。

3.神经断裂

神经断裂是指神经束或神经干的断裂,即除了轴索、髓鞘外,包括神经膜完全横断,必须经过神经缝合和(或)神经移植,否则功能不能恢复。

二、临床表现

(一)活动能力障碍

周围神经疾病表现为弛缓性瘫痪、肌张力降低、肌肉萎缩、抽搐。日常生活、工作中某些功能性活动能力障碍,如臂丛神经损伤者,由于上肢运动障碍可不同程度地影响进食、个人卫生、家务活动以及写字等手精细动作,坐骨神经损伤者可出现异常步态或行走困难。

(二)感觉异常

1.主观感觉异常

主观感觉异常是在没有任何外界刺激的情况下出现的感觉异常。①局部麻木、冷热感、潮湿感、震动感,以麻木感多见;②自发疼痛:有刺痛、跳痛、刀割痛、牵拉痛、灼痛、胀痛、触痛、撕裂痛、酸痛、钝痛等,同时伴有一些情感症状;③幻痛,周围神经损伤伴有肢体缺损或截肢者有时出现幻肢痛。

2.客观感觉丧失

主要有:①感觉丧失,深浅感觉、复合觉、实体觉丧失;②感觉减退;③感觉过敏,即感觉阈值降低,小刺激出现强反应,以痛觉过敏最多见,其次是温度觉过敏;④感觉过度,少见;⑤感觉倒错,如将热的误认为是冷的,也较少见。

(三)反射均减弱或消失

周围神经病损后,其所支配区域的深浅反射均减弱或消失。

(四)自主神经功能表现

(1)皮肤发红、皮温升高、潮湿、角化过度及脱皮等。

(2)有破坏性病损时皮肤发绀、冰凉、干燥无汗或少汗、菲薄,皮下组织轻度肿胀,指甲(趾甲)粗糙变脆,毛发脱落,甚至发生营养性溃疡。

三、主要功能障碍

(一)运动障碍

迟缓性瘫痪、肌张力低、肌肉萎缩。

(二)感觉障碍

局部麻木、灼痛、刺痛、感觉过敏、实体感缺失等,包括:①感觉缺失。②感觉异常。③疼痛。

(三)反射障碍

腱反射减弱或消失。

(四)自主神经功能障碍

局部皮肤光润、发红或发绀、无汗、少汗或多汗,指(趾)甲粗糙、脆裂等。

四、康复评定

(一)运动功能的评定

1.肌力评定

对耐力、速度、肌张力予以评价。

2.关节活动范围测定

注意对昏迷患者可进行瘫痪试验、坠落试验。

3.患肢周径的测量

观察畸形、肌肉萎缩、肿胀的程度及范围,必要时用尺测量或容积仪测量对比。

4.运动功能恢复等级评定

由英国医学研究会(EMRC)提出,将神经损伤后的运动功能恢复情况分为六级,简单易行,是评定运动功能恢复最常用的方法(见徒手肌力测定)。

(二)感觉功能评定

由于传入纤维受损,表现为痛觉、温度觉及本体感觉减退、过敏或异常。感觉功能的测定,除了常见的用棉花或大头针测定触觉、痛觉外,还可做温度觉试验,VonFrey 单丝压觉试验,Weber 两点辨别觉试验,手指皮肤皱褶试验,皮肤定位觉、皮肤图形辨别觉、实体觉、运动觉和位置觉试验,Tinel 征检查等。

对感觉功能的恢复情况,可参考英国医学研究会的分级评定(表 16-4)。

表 16-4 周围神经病损后感觉功能恢复评定表

恢复	等级	评定标准
0 级	(S_0)	感觉无恢复
1 级	(S_1)	支配区皮肤深感觉恢复
2 级	(S_2)	支配区浅感觉和触觉部分恢复
3 级	(S_3)	皮肤痛觉和触觉恢复,且感觉过敏消失
4 级	(S_3+)	感觉达到 S_3 水平外,两点辨别觉部分恢复
5 级	(S_4)	完全恢复

(三)反射检查

患者常表现为反射改变,深反射、浅反射减弱或消失,早起偶有深反射亢进。反射检查时需患者充分合作,并进行双侧对比检查。常用反射有肱二头肌反射、肱三头肌反射、桡骨骨膜反射、膝反射、踝反射等。

(四)自主神经检查

自主神经功能障碍,血管扩张,汗腺分泌减少、增强或停止分泌,表现为皮肤潮红、皮温升高或降低、色泽苍白、指甲粗糙脆裂等。常用发汗试验,包括 Minor 淀粉-碘试验、茚三酮试验。

(五)日常生活能力评定

周围神经病损后,会不同程度地出现日常生活活动能力困难。日常生活活动评定对了解患者的能力,制订康复计划,评价治疗效果,安排重返家庭或就业都十分重要。

(六)电生理学评定

评定神经肌电图、直流-感应电检查,对周围神经病损做出客观、准确判断,指导康复并估计预后。常用方法如下。

1.直流感应电测定

应用间断直流电和感应电刺激神经、肌肉,根据阈值的变化和肌肉收缩状况来判断神经肌肉的功能状态。

2.强度-时间曲线

强度-时间曲线是一种神经肌肉兴奋性的电诊断方法。通过时值测定和曲线描记判断肌肉为完全失神经支配及正常神经支配,并可反映神经有无再生。它可对神经损伤程度、恢复程度、损伤的部位、病因进行判断,对康复治疗有指导意义。

3.肌电图检查

对周围神经病损有重要的评定价值,可判断失神经的范围与程度以及神经再生的情况。由于神经损伤后的变性、坏死需要经过一定时间,失神经表现伤后 3 周左右才出现,故最好在伤后 3 周进行肌电图检查。

4.神经传导速度的测定

对周围神经病损是最为有用的。可以确定传导速度、动作电位幅度和末梢潜伏时。既可用于感觉神经,也可用于运动神经的功能评定,以及确定受损部位。

5.体感诱发电位检查

体感诱发电位(SEP)是刺激从周围神经上行至脊髓、脑干和大脑皮质感觉区时在头皮记录电位,具有灵敏度高、对病变进行定量估计、对传导通路进行定位测定、重复性好等优点。对常规肌电图难以查出的病变,SEP 可容易做出诊断,如周围神经靠近中枢部位的损伤、在重度神经病变和吻合神经的初期测定神经的传导速度等。

五、康复治疗

(一)康复治疗目标

早期防治各种并发症(炎症、水肿等);晚期促进受损神经再生,以促进运动功能和感觉功能的恢复,防止肢体发生挛缩畸形,最终改善患者的日常生活和工作能力,提高生活质量。康复治疗应早期介入,介入越早,效果越好。治疗时根据病情的不同时期进行有针对性的处理,包括理疗、肌力训练、运动疗法、日常生活活动能力训练、作业治疗、感觉训练、手术治疗等。

(二)康复治疗原则

(1)闭合性神经损伤常为挫伤所致的神经震荡或轴突中断,多能自愈。应做短期观察,若 3 个月后经肌电图检查仍无再生迹象方可手术探查。

(2)开放性神经断裂,一般需手术治疗。手术时机及种类需外科医师决定。

(3)神经功能恢复慢,应及早康复治疗,以促进周围神经修复,减缓肌肉萎缩和关节僵硬。

(三)康复治疗

1.早期康复

早期一般为发病后 5~10 天。首先要针对致病因素去除病因,减少对神经的损害,预防关节挛缩的发生,为神经再生做好准备。

(1)受损肢体的主动、被动运动:由于肿胀、疼痛等因素,周围神经损伤后常出现关节挛缩和畸形,受损肢体各关节早期应做各方向的被动运动,每天 1~2 次,保证受损各关节的活动范围。若受损范围较轻,要进行主动运动。

(2)受损肢体肿痛的护理:水肿与病损后血液循环障碍,组织液渗出增多有关。可抬高患肢、弹力绷带包扎、做轻柔的向心方向按摩及被动运动或冷敷等。

(3)受损部位的保护:由于受损肢体的感觉缺失,易继发外伤,应注意对受损部位的保护,如戴手套、穿袜子等。若出现外伤,可选择适当的物理方法,如紫外线、超短波、微波等温热疗法。

(4)矫形器的应用:周围神经损伤早期使用夹板,可以防止挛缩畸形发生。例如上肢腕、手指可使用夹板固定。足部肌力不平衡所致足内翻、外翻、足下垂,可用下肢短矫形器,大腿肌群无力致膝关节支撑不稳、小腿外翻、屈曲-挛缩,可用下肢长矫形器矫正。

2.恢复期康复

急性期5～10天,炎症水肿消退后,进入恢复期。早期的治疗护理措施仍可选择使用,此期的重点是促进神经再生、保证肌肉的质量、增强肌力、促进感觉功能。

(1)神经肌肉点刺激疗法:周围神经受损后,肌肉瘫痪,可采用神经肌肉点刺激疗法保护肌肉质量。应注意治疗局部皮肤的观察和护理,防治感染或烫伤。

(2)肌力训练:受损肌肉肌力为0～1级时辅助患者进行被动运动,应注意循序渐进。受损肌肉肌力为2～3级时,进行助力运动、主动运动及器械性运动,但应注意运动量不宜过大,以免肌肉疲劳。随肌力逐渐增强,助力逐渐减小。受损肌肉肌力为3～4级时,可协助患者进行抗阻力练习,以争取肌力的最大恢复。同时进行速度、耐力、灵敏度、协调性与平衡性的专门练习。

(3)作业疗法:根据功能障碍的部位及程度、肌力及耐力情况进行相关的作业治疗,如进行木工、编织、打字、雕刻、缝纫、修理仪器等。注意逐渐增加作业难度和时间,在肌力未充分恢复之前,用不加阻力的方法,要防止由于感觉障碍引起机械摩擦性损伤。

(4)感觉功能训练:如果患者存在浅感觉障碍,可选择不同质地的旧毛巾、丝绸、石子,不同温度的物品分布刺激健侧及患侧皮肤,增加感觉输入。开始训练时让患者睁眼观察、体会,逐渐过渡到让患者闭眼体会、辨别。如存在深感觉障碍,在关节被动运动或肌力训练过程中,应强调局部的位置觉及运动觉训练,让患者在反复比较中逐渐体会。

(5)促进神经再生:可选用神经生长因子、维生素 B_1、维生素 B_6 等药物,以及超短波、微波、红外线等物理因子,有利于损伤神经的再生。

(6)手术治疗:对保守治疗无效而又有手术指征的周围神经损伤患者应及时进行手术治疗。如神经探查术、神经松解术、神经移植术、神经缝合术。

六、康复护理

(一)康复护理目标

1.早期目标

止痛、消肿、减少并发症、预防伤肢肌肉和关节的挛缩。

2.恢复期目标

促进神经再生,恢复肌力,增加关节活动度,促进感觉功能的恢复,对于不能完全恢复的肢体,使用支具,促进代偿,最大限度恢复其生活能力。

(二)康复护理

1.早期康复护理

保持功能位:应用矫形器,石膏托等,将受损肢体的关节保持在功能位。如垂腕时,将腕关节固定于背伸20°～30°,垂足时,将踝关节固定于90°。

2.指导日常生活活动训练

在进行肌力训练时,结合日常生活活动训练,如上肢练习洗脸、梳头、穿衣等训练;下肢练习踏自行车、踢球动作等。训练应逐渐增加强度和时间,以增强身体的灵活性和耐力。

3.心理康复护理

周围神经病损患者,往往伴有急躁、焦虑、抑郁、躁狂等心理问题,担心病损后不能恢复、就诊的经济负担、病损产生的家庭和工作等方面的问题。可采用医学教育、心理咨询、集体治疗、其他患者示范等方式来消除或减轻患者的心理障碍,使其发挥主观能动性,积极地进行康复治疗。

4.康复健康教育

对周围神经损伤的患者应做如下的康复健康教育。

(1)使患者和家属了解疾病的概况、病因、主要临床表现,以及各种功能障碍的状态和预后情况等。

(2)向患者及家属介绍康复治疗措施:包括正确的肢体功能位置、如何保持关节活动度、主要的物理治疗以及感觉功能是如何促进和恢复的。

(3)感觉障碍的患者教育:对于感觉障碍的患者要关注夹板内皮肤的完整情况观察以及关节活动度的范围等。

(4)注意保护,防止伤害:教会患者在日常生活活动中,注意保护肢体,防治再损伤。如患手接触热水壶、热锅时,应带厚手套,避免烫伤;外出或日常生活活动时,应避免他人碰撞患肢,必要时佩戴支具使患肢保持功能位。

(5)尽快适应生活:指导患者学会日常生活活动自理,患者肢体功能障碍较重者,应指导患者如何进行生活方式的改变,指导患者如何单手穿衣、进食等。

(6)向患者及家属讲解健康饮食的重要性:要多吃含高蛋白质、高热量、高维生素食物。同时注意原发性疾病如高血压、糖尿病的控制情况。

(7)改善心理状态:指导患者减轻或解除因损伤带来的焦虑、忧虑、躁狂等。

七、社区家庭康复指导

(1)继续康复训练指导并鼓励患者在工作、生活活动中尽可能多用患肢,将康复训练贯穿于日常生活活动中,寻求更多的家庭及社会支持以促进患者的功能早日康复。

(2)日常生活指导指导患者在日常生活中、工作中注意保护无感觉区。注意手脚的保护和坐的姿势。对皮肤有自主神经功能障碍者,可在温水内浸泡 20 min,然后涂上油膏,每天 1 次,可防止皮肤干燥和皲裂。如果已有伤口,要尽快去医院诊治。

(3)指导作业活动鼓励患者积极地参与家务活动,作业活动,如缝纫、木工、工艺、娱乐等均可在家里进行。

(4)定期随访。

(焦仲苗)

第七节　慢性呼吸衰竭

一、概述

呼吸衰竭(简称呼衰)是指各种原因引起的肺通气和(或)换气功能严重障碍,以致在静息状态下亦不能维持足够的气体交换,导致低氧血症伴(或不伴)高碳酸血症,进而引起一系列病理生理改变和相应临床表现的综合征。动静脉血气分析常被用于诊断呼吸衰竭的标准。即在海平面大气压下[101.0 kPa(760 mmHg)],静息状态呼吸空气并除外心内解剖分流等因素,动脉血氧分压(PaO_2)<8.0 kPa(60 mmHg),或同时伴有二氧化碳分压($PaCO_2$)>6.7 kPa(50 mmHg)

时,作为呼吸衰竭(简称呼衰)的标准。

慢性呼吸衰竭是指原有慢性呼吸病的基础上发生了呼吸衰竭。多见于慢性阻塞性肺疾病(COPD)、重度肺结核、间质性肺疾病、神经肌肉病变等。由于呼吸功能损害逐渐加重,虽伴有缺氧或同时伴有二氧化碳潴留,但通过机体代偿适应,生理功能障碍和代谢紊乱不严重,仍可保持一定的生活活动能力,动脉血气分析 pH 尚在正常范围(7.35~7.45)称为代偿性慢性呼衰。但慢性呼吸衰竭患者一旦并发呼吸道感染,或因其他原因(如并发气胸)增加了呼吸生理负担,出现了严重的缺氧和(或)二氧化碳潴留,动脉血气分析 pH 常<7.35,机体出现失代偿,称为慢性呼衰急性加重。

慢性呼吸衰竭常为支气管肺疾病所引起,如慢性阻塞性肺疾病(COPD)、重症哮喘、严重肺结核、支气管扩张症、弥漫性肺组织纤维化、肺尘埃沉着病等,其中 COPD 最常见。胸廓病变如胸部手术、外伤、广泛胸膜增厚胸廓畸形亦可引起呼吸衰竭。

二、临床表现

(一)按照血气分析改变可分为Ⅰ型呼衰和Ⅱ型呼衰

1.Ⅰ型呼衰

仅有缺氧而无二氧化碳潴留,即 PaO_2<8.0 kPa(60 mmHg),$PaCO_2$ 降低或正常,多见于换气功能障碍(弥散功能障碍,通气/血流比例失调,肺动-静脉样分流增加)的病例,如急性呼吸窘迫综合征、间质性肺炎、急性肺栓塞等。

2.Ⅱ型呼衰

缺氧伴二氧化碳潴留,即 PaO_2<8.0 kPa(60 mmHg),$PaCO_2$>6.7 kPa(50 mmHg),主要由于肺泡通气不足所致。慢性呼衰急性加重时多属于此类型,如慢性阻塞性肺疾病。

(二)按病理生理可分泵衰竭和肺衰竭

1.泵衰竭

由于呼吸驱动力不足(呼吸中枢运动)或呼吸运动受限(周围神经麻痹,呼吸肌疲劳,胸廓畸形)引起的呼吸衰竭。

2.肺衰竭

由于气道阻塞,肺组织与胸膜病变和肺血管病变所致的呼吸衰竭。

(三)症状体征

除呼衰原发疾病的症状、体征外,主要为缺氧伴二氧化碳潴留所致的呼吸困难和多脏器功能障碍。

1.呼吸困难

主要表现为呼吸频率、节律和幅度的改变。慢性呼吸衰竭表现为呼吸费力伴呼气延长,严重时呼吸浅快,并发二氧化碳麻醉时,出现慢呼吸或潮式呼吸。

2.发绀

发绀是缺氧的典型表现。当动脉血氧饱和度<85%时,出现口唇、指甲和舌发绀。另外,发绀的程度与还原型血红蛋白含量相关,因此红细胞增多者发绀明显,而贫血患者则不明显。

3.精神神经症状

慢性呼吸衰竭随着 $PaCO_2$ 升高,出现先兴奋后抑制症状。兴奋症状包括烦躁不安、昼夜颠倒甚至谵妄。二氧化碳潴留加重时导致肺性脑病,出现抑制症状,表现为表情淡漠、肌肉震颤、间歇抽搐、嗜睡甚至昏迷。

4.循环系统表现

二氧化碳潴留可使外周浅表静脉充盈,皮肤温暖多汗,眼部球结膜水肿,心率增快,由于心排血量增加,脉搏洪大有力,血压升高。由于脑血管扩张,可产生搏动性头痛,严重的缺氧和酸中毒可引起周围循环衰竭、血压下降、心肌损害、心律失常甚至心搏骤停。慢性呼衰并发肺心病时可出现体循环淤血等右心衰竭表现。

5.消化和泌尿系统表现

严重呼衰时可损害肝、肾功能。并发肺心病时出现尿量减少。部分患者可引起应激性溃疡而发生上消化道出血。

三、主要功能障碍情况

(1)呼吸困难:活动甚至休息时喘息。

(2)运动量减少:社会活动、业余生活、户内和户外活动减少。

(3)活动受限:日常生活基本活动受限,独立性丧失。

(4)日常生活活动自理障碍。

四、康复评定

(一)肺通气功能评定方法

1.常规肺活量测定(VC)

在平静呼吸 3~4 个潮气量之后进行深吸气至极限后,不限制时间的深呼气至残气量水平,取其最高值。

2.用力肺活量(FVC)

在平静呼吸数次后尽力深吸气至 TLC(肺总量)位,然后做最大力、最快速的呼气至 RV(残气量)位,一口气完成不能中断。其中第一秒呼出的气量就称为第一秒用力呼气量。

3.最大通气量(MVV)

最大通气量(MVV)是单位时间内的最大呼吸量,反映呼吸动态功能。

4.峰流速

峰流速指受试者用力呼气时最大流速。

(二)肺换气功能的评定

通过检测二氧化碳的弥散量来判断肺的弥散功能,通过核医学的检测并结合一些生理指标测定来判断肺的通气血流比例。

(三)通气血流比例测定

正常情况下 V/Q 约为 0.8,大于或小于 0.8 均提示存在影响肺部通气血流比例失调的因素,检测方法包括放射性核素测定、静-动脉分流量测定、肺泡-动脉氧分压差测定、多种惰性气体检测法等。

(四)血气分析评估

临床最常用的血气分析标本为动脉血样,主要取血部位有肱动脉、桡动脉、股动脉。

1.进行酸碱失衡判断

主要通过血气结果中 HCO_3^- 与 $PaCO_2$ 这两个关键参数并结合 pH 的变化来进行判断。

2.呼吸功能判断

(1)判断是否有呼吸衰竭及其类型:当 $PaO_2 < 8.0$ kPa(60 mmHg),$PaCO_2$ 降低或正常时为 Ⅰ型呼衰,当 $PaO_2 < 8.0$ kPa(60 mmHg),$PaCO_2 > 6.7$ kPa(50 mmHg)时,为Ⅱ型呼衰。

(2)判别急性与慢性:一般情况下急性患者血气结果中常有 pH 改变,慢性病变时 pH 常常接近或已经正常(代偿),并持续 1 个月以上。

(3)对换气状况判断:肺泡气-动脉血氧分压差(PA-aDO₂)>2.0 kPa(15 mmHg)提示有换气功能障碍。

(4)对机体氧合状态的评估:见表 16-5。

表 16-5　按 PaO_2 评估缺氧程度

PaO_2	缺氧程度
<10.7 kPa(80 mmHg)	轻度缺氧
<8.0 kPa(60 mmHg)	中度缺氧
<5.3 kPa(40 mmHg)	重度缺氧

(五)运动负荷试验

1.运动负荷实验的记录

在运动试验中具体检测记录每分通气量、心率等,分别测定安静、定量活动后及恢复期中的耗氧量或测最大运动能力时的最大摄氧量($VO_{2\,max}$)。主要的运动试验方法有两种。

(1)6 分钟步行试验:是一种运动试验,在平坦的地面划出一段长达 30.5 m 的直线距离,折返处应有锥形标志。患者围绕锥形体往返走动,步履缓急由患者根据自己的体能决定。在旁监测的人员每 2 分钟报时 1 次,并记录患者可能发生的气促、胸痛等不适。如患者体力难支可暂时休息或中止试验。6 分钟后试验结束,监护人员统计患者步行距离进行结果评估。划为 4 个等级:1 级少于 300 m,2 级为 300~374.5 m,3 级为 375~449.5 m,4 级超过 450 m。级别越低心肺功能越差。达到 3 级与 4 级者,可说心肺功能接近或已达到正常。

(2)踏功率车:运动强度以功率表示。由于受试者是坐在踏车上进行原地踏车运动的,躯干及上肢相对固定,对血压测量和心电图记录干扰小,对于不能适应跑台的患者更为合适。操作时通过增加阻力来增加运动负荷。

2.运动负荷实验的评定

运动能力的评定:直接反映心肺功能综合能力的最主要指标是最大摄氧量($VO_{2\,max}$),在逐渐递增的运动试验中,一段时间内 VO_2 会随运动功率增加而增加,但当运动到一定程度时,VO_2 即会维持在一定水平,不再随运动功率的增加而增加了,此时的 VO_2 即为 $VO_{2\,max}$。正常值:大于预计值的 84%。各种心肺疾病、贫血等均能引起氧的运输或利用障碍,导致 $VO_{2\,max}$ 下降(表 16-6~表 16-8)。

表 16-6　用最大摄氧量($VO_{2\,max}$)评估运动能力

编号	$VO_{2\,max}$(mL·kg)	运动能力	备注
1	25~39	一定强度娱乐比赛,如高尔夫球、马赛等	能胜任日常工作
2	20~24	娱乐运动,如行走(7 km/h)、骑车(14 km/h)等	
3	10~19	休闲家务,如走路(7 km/h)、家务劳动等	
4	6~9	少量活动,如坐着或站着干点活等	

表 16-7　美国心脏与胸科协会对心肺功能障碍的评估标准

编号	$VO_{2\,max}(mL \cdot kg)$	运动能力	备注
1	16~20	轻度心肺功能障碍	康复治疗
2	10~15	中度心肺功能障碍	胜任外科手术
3	6~9	重度心肺功能障碍	胜任外科手术
4	<6	严重心肺功能障碍	手术禁忌证

表 16-8　美国医学会肺功能障碍指南

程度	呼吸困难	$FVC,FEV_1,FEV_1/FVC$	$VO_{2\,max}$
1级(无障碍)	无	所有指标>95%预计值	>25 mL/(kg·min)
2级(轻度障碍)	活动、爬山、上楼时出现,走平路时不明显	占预计值的60%~65%	20~25 mL/(kg·min)
3级(中度障碍)	走路时可出现	FVC 50%~60%,FEV_1 40%~60%,FEV_1/FVC 40%~60%	15~20 mL/(kg·min)
4级(重度障碍)	超过100 m步行即可出现,甚至休息状态亦出现	$FVC<50\%$,$FEV_1<40\%$,$FEV_1/FVC<40\%$	<15 mL/(kg·min)

(六)呼吸系统主观症状的评定方法

呼吸系统的主观症状通常以有无出现气短、气促为标准。采用六级制,即按日常生活中出现气短、气促症状,分成 6 个等级。

五、康复治疗

呼吸衰竭康复治疗原则是在保持呼吸道通畅的条件下,迅速纠正缺氧、二氧化碳潴留、酸碱失衡和代谢紊乱,防治多器官功能受损,积极治疗原发病,消除诱因,预防和治疗并发症。

(一)保持呼吸道通畅

气道不通畅可加重呼吸肌疲劳,气道分泌物积聚时可加重感染并可导致肺不张,减少呼吸面积,加重呼吸衰竭,因此,保持气道通畅是纠正缺氧和二氧化碳潴留的最重要措施。

(1)清除呼吸道分泌物及异物。

(2)缓解支气管痉挛:用支气管舒张药,必要时给予糖皮质激素以缓解支气管痉挛。

(3)建立人工气道:如上述方法不能有效地保持气道通畅,可采用简易人工气道、气管插管或气管切开建立人工气道,以方便吸痰或做机械通气治疗。

(二)氧疗

任何类型呼吸衰竭都存在低氧血症,氧疗是呼衰患者重要治疗措施。不同类型呼衰其氧疗指征和给氧方法不同。原则是Ⅱ型呼衰应给予低浓度(<35%)持续给氧,Ⅰ型呼衰应给予较高浓度(>35%)持续给氧。

(三)增加通气量、减少二氧化碳潴留

1.呼吸兴奋剂

呼吸兴奋剂通过刺激呼吸中枢或外周化学感受器,增加呼吸频率和潮气量,改善通气,当同时增加呼吸做功,增加氧耗量和二氧化碳的产生量,所以必须在保持呼吸道通畅的前提下使用,

否则会促发和(或)加重呼吸肌疲劳,加重二氧化碳潴留。主要用于以中枢抑制为主所致的呼衰,不宜用于以换气功能障碍为主所致的呼衰。常用药物有尼可刹米、洛贝林、多沙普仑等。

2.机械通气

对于呼吸衰竭严重、经上述处理不能有效改善缺氧和二氧化碳潴留时需考虑机械通气。

3.抗感染

感染是慢性呼吸衰竭急性加重最常见诱因,一些非感染性因素诱发的呼衰加重也常继发感染,因此需进行积极抗感染治疗。

4.纠正酸碱平衡失调

慢性呼吸衰竭常有二氧化碳潴留,导致呼吸性酸中毒,宜采用改善通气的方法纠正。如果呼吸性酸中毒发生发展过程缓慢,机体常以增加碱储备来代偿,当呼吸性酸中毒纠正后原已增加的碱储备会使 pH 升高,对机体造成危害,因此,在纠正呼吸性酸中毒的同时需给予盐酸精氨酸和氯化钾,以防止代谢性碱中毒发生。

5.病因治疗

由于引起呼吸衰竭的原因很多,因此在解决呼吸衰竭本身造成危害的同时,须采取适当的措施消除病因,此乃治疗呼吸衰竭的根本所在。

6.一般支持治疗

重症患者需转入 ICU 进行积极抢救和监测,预防和治疗肺动脉高压、肺源性心脏病、肺性脑病、肾功能不全和消化功能障碍,防治多器官功能障碍综合征(MODS)。

(四)物理治疗

超短波治疗、超声雾化治疗等有助于消炎、抗痉挛,利用排痰保护黏液毯和纤毛功能。

(五)自然疗法

提高机体抵抗力是预防慢性呼衰急性加重发作的基本措施,包括合适的户外运动锻炼、保健按摩等空气浴、日光浴、森林浴等均有一定效果。

六、康复护理

(一)康复目标

(1)症状改善,呼吸困难发作减少,自信心增加,抑郁、焦虑和恐慌改善,睡眠质量改善。

(2)在家中、社区和休闲活动时活动能力改善。

(3)下肢肌、上肢肌和呼吸肌耐力和肌力改善。

(4)在自我照料、购物、休闲活动和工作、性功能等方面有改善。

(5)增强自我照顾能力,如分泌物清除、药物及氧气使用、营养摄入和家庭事务处理。

(二)康复护理

1.营养指导

指导患者制订高热量、高蛋白质、高维生素的饮食计划,少量多餐,避免在餐前或餐后过多饮水,餐后避免平卧,有利于消化,腹胀的患者应进软食,细嚼慢咽,指导患者避免进食过高碳水化合物以免产生过多的二氧化碳,避免进食产气的食物,如汽水、啤酒、豆类、马铃薯和胡萝卜等,避免易引起便秘的食物,如油煎食物、干果、坚果等。改善营养状态可增强呼吸肌力量,最大限度改善患者的整体健康状态。

2.运动训练

运动和活动受限是患者典型特征,疾病早期过度用力会引起呼吸困难,中后期进行一般体力活动(工作、娱乐活动、休闲、日常保洁)就会出现呼吸困难、腿无力,有不适感。为了避免上述症状的出现,患者会限制自己的活动,这将形成恶性循环,加重体力和精神状态的恶化。因此运动训练是肺功能康复的基础所在。运动训练的绝对禁忌证包括伴发眩晕或用力性晕厥的严重肺动脉高压、药物不能控制的严重充血性心力衰竭、不稳定的冠状动脉综合征以及易引起骨折或顽固性疲劳的恶性肿瘤。

(1)呼吸功能锻炼:是以有效的呼吸增强呼吸肌,特别是膈肌的肌力和耐力为主要原则,以减轻呼吸困难,提高机体活动能力、预防呼吸肌疲劳、防治发生呼吸衰竭及提高患者生存质量为目的,常见的呼吸功能锻炼方法有腹式呼吸、缩唇呼吸肌及全身呼气体操。要想取得效果,达到运动目的,最为重要的是持之以恒,每天坚持。

全身呼吸体操:将腹式呼吸、缩唇呼吸和扩胸、弯腰、下蹲等动作结合,每天1～2次,每次1～2遍,逐渐增加至3～4遍。其步骤如下:①平静呼吸;②立位吸气,而后前倾呼气;③单举上臂呼气,双手压腹呼气;④平举上肢吸气,双臂下垂呼气;⑤平伸上肢吸气,双手压腹呼气;⑥抱头吸气,转体呼气;⑦立位上举上臂呼气,蹲位呼气;⑧缩唇呼吸;⑨平静呼吸及放松。

(2)上、下肢力量和耐力训练、排痰训练、咳嗽训练。

3.氧疗护理

慢性呼吸衰竭患者的呼吸中枢对二氧化碳刺激的敏感性明显降低,有赖于低氧状态来兴奋中枢。持续性低流量吸氧(1～2 L/min)可提高患者生活质量,使患者生存率提高2倍。给氧温度保持37 ℃,湿度100％为宜。

4.无创通气护理

(1)保持呼吸道通畅,及时清除口鼻、咽喉部分泌物和胃反流物,鼓励患者饮水1 000～1 500 mL/d,采用雾化吸入,和应用祛痰药使气道充分湿化。对咳嗽、咳痰无力者定时翻身、叩背,予湿化后吸痰。有舌根后坠者可用口咽通气管保持气道通畅。

(2)合理调节参数,肺大疱患者注意吸气压力不可过大,以免导致气胸发生。指导患者吸气闭口,跟随呼吸机同步呼吸预防胃胀气发生。

(3)选择大小合适的鼻面罩,头带松紧适宜,以能伸入一指为宜,每1～2小时松解面罩5～10分钟,以预防面部压疮发生,饭后停用呼吸机30分钟,防止呕吐误吸发生。

(4)密切观察精神神经症状及球结膜水肿体征,出现神志不清、嗜睡、球结膜水肿明显,分泌物不能自行有效清除,血气分析结果二氧化碳潴留加重等,应做好气管插管准备行有创通气治疗。

(5)做好呼吸机管道管理,预防呼吸机相关性肺炎发生。

5.心理护理

老年慢性呼吸衰竭患者心理负担较重,易产生恐惧、紧张、和焦虑抑郁等情绪。对前途、家庭经济问题顾虑重重,产生不同程度悲观、淡漠、沮丧、失眠、孤独感,康复训练消极等。护士要多抽时间与患者交谈,讲明病情和预后情况,打消其顾虑,激发其坚强的意志力去战胜疾病,增强康复信心,从而提高患者的生活质量和自我照顾能力。生活上给予体贴,夜间睡眠光线要弱,尽量满足患者生活所需。使用无创通气经济费用较高,因而患者常出现焦虑情绪,对疾病治疗失去信心;有些患者不能适应呼吸机,造成人机对抗反而加重病情,造成恐惧心理。上机前一定先和患者做模拟训练,使患者呼吸能跟随机器同步,同时使患者充分认识到无创通气优于有创通气的诸多优点。

七、社区家庭康复指导

慢性呼吸衰竭患者度过危重期后,重要的是预防和及时控制呼吸道感染等因素,以减少急性发作,尽可能延缓肺功能恶化的进程,使患者能在回归家庭的较长时间内保持生活自理能力,包括进食、沐浴、如厕、功能性转换(厕所、浴盆、沐浴扶手、床、椅)、食物的准备、餐具清洁、衣物的洗。家庭安排、工作、休闲等,提高生活质量。

(一)疾病治疗知识指导

在疾病治疗中使患者了解药物剂量、用法、不良反应、禁忌证。使患者认识到氧疗的治疗作用十分重要。指导患者及家属如何利用医疗资源,包括正确使用相关设备,对治疗要有依从性。利用脉搏氧饱和度仪监测血氧饱和度的增高情况,以加深患者通过对正确呼吸技巧的认识。教育患者运用咳嗽技巧、拍打及震动和体位引流来清除过多的痰液。

(二)运动指导

制订个人运动计划,鼓励患者养成良好的运动习惯。针对个体进行呼吸设备的教育和训练,包括使用设定剂量的吸入器、氧输送系统和储存系统、呼吸肌训练设备、非侵袭性和侵袭性通气辅助装置及气管造口术后护理等。

(三)氧疗知识指导

正确及安全使用氧气:在氧气使用过程中主要应防止火灾及爆炸,在吸氧过程中禁止吸烟。患者自感喘憋加重时常自行调节流量吸入高浓度氧而导致二氧化碳潴留,加重缺氧,要对患者及家属进行氧疗知识的宣教。

(四)疾病预防知识指导

指导患者预防感冒,防止受凉,注意天气变化,适时增减衣物,保持室内温度。可采用防感冒按摩、冷水洗脸、食醋熏蒸、增强体质等方法来预防。教育患者戒烟,治疗尼古丁依赖,避免环境或职业刺激,做好呼吸系统感染的早期自我监测,以尽早开始治疗计划,避免病情的全面恶化。

(五)饮食指导

推荐合适食物的摄入,以达到适宜体重,摄入足够水量,纠正电解质失衡。

(六)心理指导

主要指导患者减少压力,控制焦虑和抑郁,少发脾气,使家庭关系更融洽,改变行为方式。

(焦仲苗)

参 考 文 献

[1] 刘爱杰,张芙蓉,景莉,等.实用常见疾病护理[M].青岛:中国海洋大学出版社,2021.

[2] 邹国涛.儿科常见疾病临床诊疗实践[M].北京:中国纺织出版社,2022.

[3] 万霞.现代专科护理及护理实践[M].开封:河南大学出版社,2020.

[4] 王婷,王美灵,董红岩,等.实用临床护理技术与护理管理[M].北京:科学技术文献出版社,2020.

[5] 蔡华娟,马小琴.护理基本技能[M].杭州:浙江大学出版社,2020.

[6] 林杰.新编实用临床护理学[M].青岛:中国海洋大学出版社,2019.

[7] 程娟.临床专科护理理论与实践[M].开封:河南大学出版社,2020.

[8] 时元梅,巩晓雪,孔晓梅.基础护理学[M].汕头:汕头大学出版社,2019.

[9] 姜雪.基础护理技术操作[M].西安:西北大学出版社,2021.

[10] 张书霞.临床护理常规与护理管理[M].天津:天津科学技术出版社,2020.

[11] 李玫.精编护理学基础与临床[M].长春:吉林科学技术出版社,2019.

[12] 任潇勤.临床实用护理技术与常见病护理[M].昆明:云南科技出版社,2020.

[13] 王小萍.精编护理学基础与临床[M].长春:吉林科学技术出版社,2019.

[14] 尹玉梅.实用临床常见疾病护理常规[M].青岛:中国海洋大学出版社,2020.

[15] 张苹蓉,卢东英.护理基本技能[M].西安:陕西科学技术出版社,2020.

[16] 靳蓉晖,石丽,张艳.实用护理学[M].长春:吉林科学技术出版社,2019.

[17] 吴欣娟.临床护理常规[M].北京:中国医药科技出版社,2020.

[18] 赵安芝.新编临床护理理论与实践[M].北京:中国纺织出版社,2020.

[19] 谭燕青.实用临床内科护理学[M].长春:吉林科学技术出版社,2019.

[20] 窦超.临床护理规范与护理管理[M].北京:科学技术文献出版社,2020.

[21] 初钰华,刘慧松,徐振彦.妇产科护理[M].济南:山东人民出版社有限公司,2021.

[22] 曾广会.临床疾病护理与护理管理[M].北京:科学技术文献出版社,2020.

[23] 李鑫,李春芳,张书丽.护理学[M].南昌:江西科学技术出版社,2019.

[24] 高正春.护理综合技术[M].武汉:华中科学技术大学出版社,2021.

[25] 于翠翠.实用护理学基础与各科护理实践[M].北京:中国纺织出版社,2022.

[26] 孙丽博.现代临床护理精要[M].北京:中国纺织出版社,2020.

[27] 陈荣珠,朱荣荣.妇产科手术护理常规[M].合肥:中国科学技术大学出版社,2020.

[28] 姜鸿.现代外科常见病临床护理学[M].汕头:汕头大学出版社,2019.

[29] 安旭姝,曲晓菊,郑秋华.实用护理理论与实践[M].北京:化学工业出版社,2022.

[30] 王丽.护理学[M].长春:吉林大学出版社,2019.

[31] 任丽,孙守艳,薛丽.常见疾病护理技术与实践研究[M].西安:陕西科学技术出版社,2022.

[32] 王艳.常见病护理实践与操作常规[M].长春:吉林科学技术出版社,2020.

[33] 孔幕贤,徐妍.当代临床护理学[M].汕头:汕头大学出版社,2019.

[34] 周香凤,叶茂,黄珊珊.护理学导论[M].北京:中国协和医科大学出版社,2019.

[35] 王林霞.临床常见病的防治与护理[M].北京:中国纺织出版社,2020.

[36] 张双,孔洁.产科护理纠纷的防范措施[J].世界最新医学信息文摘,2021,21(39):137-138.

[37] 樊建卿.层级护理管理在胃肠外科护理中的应用[J].内蒙古医学杂志,2022,54(6):759-760.

[38] 李银鹏.外科护理的护理风险及护理措施[J].中文科技期刊数据库(引文版)医药卫生 2022,(6):221-224.

[39] 王思婷,秦明芳,韦丽华.内科护理学临床带教的德育渗透[J].当代医学,2020,26(12):173-175.

[40] 刘君.临床护理保护用于呼吸内科护理管理的效果分析[J].中国卫生产业,2022,19(9):71-74.